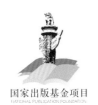

"十三五"国家重点图书出版规划项目

国家出版基金项目
NATIONAL PUBLICATION FOUNDATION

海洋生物医用材料大系

MARINE BIOMEDICAL MATERIALS

总主编

奚廷斐　周长忍

主　审

刘昌胜　付小兵　顾晓松

蛋白质基海洋生物医用材料

PROTEIN-BASED MARINE BIOMEDICAL MATERIALS

主编

位晓娟　顾其胜

上海科学技术出版社

图书在版编目（ＣＩＰ）数据

蛋白质基海洋生物医用材料 / 位晓娟，顾其胜主编
. -- 上海 ：上海科学技术出版社，2020.1
（海洋生物医用材料大系）
ISBN 978-7-5478-4722-0

Ⅰ．①蛋⋯ Ⅱ．①位⋯ ②顾⋯ Ⅲ．①蛋白质－海洋
生物－生物材料 Ⅳ．①R318.08

中国版本图书馆CIP数据核字(2020)第006475号

蛋白质基海洋生物医用材料
主编　位晓娟　顾其胜

上海世纪出版(集团)有限公司
上海 科 学 技 术 出 版 社　出版、发行
(上海钦州南路 71 号　邮政编码 200235　www.sstp.cn)

浙江新华印刷技术有限公司印刷

开本 787×1092　1/16　印张 25.25　插页 4
字数：500 千字
2020 年 1 月第 1 版　2020 年 1 月第 1 次印刷
ISBN 978 - 7 - 5478 - 4722 - 0/R · 1988
定价：158.00 元

本书如有缺页、错装或坏损等严重质量问题，
请向工厂联系调换

丛书内容提要

　　我国对于海洋生物医用材料的深入研究已有近30年历史，但从国家战略层面对海洋生物医用材料整个行业的发展、挑战及对策进行全面总结和剖析的系统性专著迄今尚属空白。本丛书系统梳理了海洋生物医用材料行业的研发进展、行业现况、临床应用、质量控制标准及政府监管等情况，组织大专院校的材料学专家、相关生产企业、临床应用科室、政府监管人员等，结合自己的工作实际对海洋生物医用材料的生产、科研、教学、临床、检测和评价、监管、新增长点等各个方面，提出了具有高度科学性、严谨性、实用性的总结和思考，进而编撰本套丛书。

本套丛书包括6个分卷：

　　第一卷·海洋生物医用材料导论：论述海洋生物医用材料的战略现况、资源及种类分布、研发现况、临床应用现况、市场监管现况、全球新局势下挑战与机遇、发展新趋势等。

　　第二卷·壳聚糖基海洋生物医用材料：论述壳聚糖基生物医用材料的研发现况、医用原料制备及风险控制、产品分类监管及产品开发、标准化现况、智能型新材料、新技术及应用、发展新趋势等。

　　第三卷·海藻酸基海洋生物医用材料：论述海藻酸基生物医用材料的研发现况、医用原料制备及风险控制、产品分类监管及产品开发、标准化现况、智能型新材料、新技术及应用、行业前景及挑战、发展新趋势等。

丛书内容提要

第四卷·蛋白质基海洋生物医用材料：论述鱼胶原蛋白基生物医用材料的研发现况、原料生产与关键控制、质量控制与检测、国内外标准情况、临床现况、行业前景及挑战、发展新趋势等。

第五卷·海洋生物医用材料临床应用：论述海洋生物医用材料的临床应用现况、临床使用原则/方式/技巧、临床问题及对策、上市后再评价、应用新趋势与新思路等。

第六卷·海洋生物医用材料监管与评价：论述海洋生物医用材料的政策法规（分类界定、命名规则、技术评审要点及解读等），安全性和有效性评价（标准、技术要求、检验方法、临床研究、新趋势），市场准入（注册程序、生产管理、销售管理），上市后监管和再评价（抽检、不良事件、再评价）。

丛书编委会

丛书总主编

奚廷斐　周长忍

执行总主编

位晓娟　顾其胜

主　　审

刘昌胜　付小兵　顾晓松

分卷主编

第一卷·海洋生物医用材料导论

奚廷斐　周长忍

第二卷·壳聚糖基海洋生物医用材料

顾其胜　陈西广　赵成如

丛书编委会

第三卷·海藻酸基海洋生物医用材料

马小军　于炜婷　秦益民

第四卷·蛋白质基海洋生物医用材料

位晓娟　顾其胜

第五卷·海洋生物医用材料临床应用

张　伟　顾其胜　杨宇民

第六卷·海洋生物医用材料监管与评价

冯晓明　柯林楠

本卷编者名单

主编

位晓娟　顾其胜

编委

以姓氏笔画为序

王南平　上海市水产研究所(上海市水产技术推广站)

母瑞红　中国食品药品检定研究院

刘伟治　中国海洋大学海洋生命学院

何　兰　上海市水产研究所(上海市水产技术推广站)

位晓娟　上海交通大学附属第六人民医院

莫秀梅　东华大学化学化工与生物工程学院

顾其胜　烟台大学生命科学学院

本卷编者名单

参编人员

以姓氏笔画为序

王南平　王硕硕　母瑞红　朱振中　刘伟治　李东升　何　兰　位晓娟　余　凡

沈　威　陈泓弛　林　途　莫秀梅　顾其胜　徐平平　高　敏　郭休玉　唐　千

主编简介

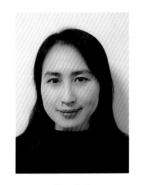

位晓娟

中国生物材料学会海洋生物分会委员,现就职于上海交通大学附属第六人民医院。2007年毕业于中国海洋大学,获理学博士学位。2015年完成北京大学博士后工作,在站期间作为子课题负责人承担国家高技术研究发展计划(863计划)主题项目1项。先后师从多名领域内知名专家,主要研究方向为转化医学、生物医用材料与生物活性物质。有十余年的生物医用产品研发和产业化经验,曾与多家高校、科研院所或企业单位合作,对组织工程医疗产品及生物制品的开发、功能评价、标准化以及成果转化具有丰富的实践经验,曾在多家企业担任技术负责人或技术顾问,主持或参与多项相关产品的设计开发和成果转化,是海洋生物医用材料领域,尤其是转化医学领域的中青年学者。曾参与多项国家和省部级科技项目(包括国家高技术研究发展计划项目、国家自然科学基金项目、上海市纳米专项等),现作为主要参与人员在研"十三五"国家重点研发计划项目2项。多次参加高端学术会议并做分会场主持及发言。申请专利20余项,发表学术论文20余篇,参编学术专著4部。

主编简介

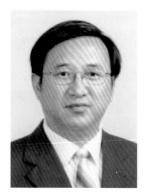

顾其胜

教授级高级工程师。毕业于复旦大学上海医学院（原上海医科大学）药学系。现受聘于烟台大学生命科学学院，从事海洋生物医学材料的教学与科研工作。曾在多家生物医药公司任董事长或总经理、总工程师或首席科学家，企业管理经验丰富。曾与多个高校和科研院所密切合作，联合带教了大批硕士和博士研究生。迄今共发表学术论文 200 余篇，主编学术专著 10 余本。参加国家高技术研究发展计划项目、国家"十一五""十二五""十三五"重点专项及上海市重点专项等科研项目。共申请专利 36 项，其中 16 项已获授权。在科研成果方面，主持研发的《水溶性医用几丁糖的制备技术与应用》获得 2009 年国家科学技术进步奖二等奖，同时还获得 2008 年上海市技术发明奖一等奖等省部级奖项 6 项以及数十项其他奖项。

序一

医疗器械及生物材料领域在我国正处于快速发展期,也是我国医疗行业参与国际竞争的热点领域之一。建设海洋强国战略和"一带一路"倡议的提出,将发展海洋新技术、新产业提高到新的战略高度,"十三五"和即将开始的"十四五"时期是我国海洋经济发展的关键阶段,为我国海洋生物医用材料行业的发展提供了难得的机遇。

我国对于海洋生物医用材料的研究已有近 30 年历史,研发、产业、人才、市场及监管等相对成熟,业已形成部分具有国际先进水平的自主产品和技术,但也存在一些问题。从国家层面对海洋生物医用材料整个行业的发展进行总结和剖析,对行业所面临的挑战以及相关策略进行分析和梳理,以提供指导,这关系到整个行业的健康发展。

本套丛书首次从国家需求、行业发展高度对海洋生物医用材料领域的发展、现况及最新进展进行全面总结,结合临床应用、注册监管、风险控制等需求进行探讨与对策分析,不仅对产业的发展有很好的指导作用,还为该领域相关政策、法规、标准等的制定提供科学参考。丛书的选题契合国家战略需求,既涵盖业已成熟的产品,又涉及有潜力的产品,并对有望形成新增长点的材料和产业提出分析,以提供策略指导。更值得赞赏的是,丛书中设置了临床应用分册和监管评价分册,不仅可为海洋生物医用材料科研工作者提供参考,还可为从事相关领域产业化的企业、管理人员或行业标准化人员提供思路,同时还为国家药品监督管理局对行业的监管及法规制定提供参考。

丛书编撰聚集了国内在材料学、工程学、化学、生物学、监管科学等领域的专家,

序一

以及相关的企业、临床机构和检验机构,体现了我国海洋生物医用材料领域老-中-青团队的凝聚力和传承,从研发、产业化、临床、标准、法规、注册、监管、医工结合等多个角度对海洋生物医用材料的行业发展把脉,结合国际情况和我国国情进行总结与分析。编写时还邀请临床医生参与,使得内容更贴近临床需求。本套丛书是集该行业几十年产品、技术、经验之大成之作,实属难能可贵。

中国科学院院士

华东理工大学　教授

2019 年 10 月

序二

海洋资源丰富、种类繁多且再生能力强,这为大力开发且纵深发展海洋资源奠定了基础。党的十八大报告就已经提出:"提高海洋资源开发能力,发展海洋经济,保护海洋生态环境,坚决维护国家海洋权益,建设海洋强国。"这是我国首次提出海洋强国建设的概念。我国提出的"一带一路"倡议对世界海洋经济、产业和布局业已产生了巨大影响。

海洋生物医用材料是海洋生物医药整体中的重要组成部分,业已形成新的经济增长点。海洋生物医用材料不仅仅是生物材料中的重要组成,而且已形成产业,是生物材料发展中的一大闪光点。

本套丛书的编者首次系统综合了海洋生物医用材料的国内外现况及最新科研成就,并对其发展前景、机遇与挑战等进行科学分析,尤其是对海洋生物医用材料产品开发与监管、海洋生物资源的高值化利用、新形势下行业发展新动力等方面具有重要指导意义。6个分卷系统介绍了海洋生物医用材料研发重点、产品上市、应用与监管以及发展趋势。随着该领域新技术、新产品的逐渐成熟,势必有更多与时俱进的分卷陆续入编。更令人叹赏的是,本套丛书首次尝试将临床应用、标准法规与监管等单独成册,有效突破"产-学-研-医-管"之间的壁垒,极好地诠释了新形势下"产-学-研-医-检-监"型转化医学新模式的内涵,可为科研立方向、为转化立标准、为质量控制立原则、为临床立规范、为监管立依据。

该套丛书凝集了在海洋生物医用材料研发、产业化、临床应用、标准化及质量监管等领域多位知名专家及其团队的数年心血之结晶,同时兼收本领域国内外最新进展之精华,具有很强的实用性、科学性、严谨性、先进性和引导性,是业内首部行

序二

业指导性和实用性极强的标志性系列丛书。本套丛书已列入"十三五"国家重点图书出版规划项目,并获得国家出版基金资助,可喜可贺,这既是肯定,更是鞭策。本套丛书的编写和问世将为我国海洋生物医用材料的健康发展和国际竞争力的提高提供有力的参考与指导,能够对从事生物医用材料的学者和科研工作者、高校的相关师生、企业生产管理人员、医院医务工作者和国家药品监督管理人员提供帮助和参考。

中国工程院院士

中国人民解放军总医院　教授

2019 年 10 月

序三

　　我国拥有广阔的海洋空间和丰富的海洋资源,自党的十六大提出"逐步将我国建设成为海洋经济强国"的宏伟目标以来,党的十八大、十九大进一步强化了我国海洋经济发展,党中央提出了发展海洋经济、建设海洋强国的发展目标。因此,有关海洋和海洋相关资源等研究越来越受到重视。如何很好地开发利用海洋资源,并最终形成生产力,服务于国家和民族发展,造福亿万国民,是我们当代科技工作者责无旁贷的使命。

　　海洋生物医用材料的研究和应用在我国还是一个新兴的、充满活力的、具有无限发展前景的领域,相关的研发和生产企业、科研院所、高校和机构近年来取得了众多的成果和进展,但是相对于广阔无边的海洋及其丰富资源来说,还有太多的发展空间需要我们去开拓和探索。我国当前各个行业的快速发展,特别是环保理念和"健康中国"事业的发展,使海洋生物材料的研究和应用也具有无限的发展前景。可以说,当前是我国海洋源生物材料可能出现一波高速发展的关键时期。

　　在这样的时期,我国一部分在海洋生物材料领域具有较好基础的专家学者聚集在一起,团结协作,不懈努力。从各自单打独斗进行产品研发到学科交叉合作攻关,从成立"中国生物材料学会海洋生物材料分会"到海洋生物材料相关的国家"十三五"重点研发计划项目的立项,从相关的科研机构、生产企业之间的合作到材料专业与临床医学团队之间的携手,形成的新局面和大趋势都是令人欣喜的。在这样的基础上,出版《海洋生物医用材料大系》这样的丛书真是恰逢其时、顺势而生。我参加过这个丛书创作团队的一次审稿会,专家们分别来自管理机构、企业、高校、医院等,丛书的内容涵盖了材料学、生产工艺、评价、检测、临床应用、政策法规等各

序三

个方面,团队成员严谨、认真的态度和作风给我留下了深刻的印象。我相信这样一套丛书不仅可以成为相关行业和从业人员的有益参考甚至指南,更能填补我国在这一领域的空白,成为一套里程碑式的经典图书。

海洋无边,资源无限,我辈唯有多努力,方能多收获,不负这个伟大时代给予我们的机遇。

我期待这一套丛书的尽快推出,也期待着我国海洋生物材料的研发和应用的新高潮。

我们都期待着,一个东方"海洋强国"的崛起。

中国工程院院士
南通大学　教授
2019 年 10 月

丛书前言

海洋生物医用材料是我国科技界率先提出的新概念，也是我国医疗行业参与国际竞争有望"弯道超车"的热点之一。建设海洋强国战略和"一带一路"倡议的提出，将发展海洋新技术、新产业提高到战略高度。"十三五"时期是我国海洋经济发展的关键时期，以海洋发达国家和海上丝绸之路沿线国家为重点，新的海洋技术成果开发、转移、分享及竞争模式逐渐形成，对我国海洋生物医用材料行业的发展是千载难逢的机遇，也是任重道远的挑战。

我国对海洋生物医用材料的研究取得了可喜的成绩，业已形成部分具有国际先进水平的自主产品和技术，但也暴露出许多问题，如成果转化力度和深度相对欠缺、产业化规模和速度与科研成果增长严重脱节、标准化及临床再评价仍相对滞后等，难以满足行业健康、可持续发展的需求。迄今，从国家战略层面上对海洋生物医用材料整个行业的发展及策略进行全面总结和剖析的系统性专著尚属空白，与我国迅猛发展的海洋生物医用材料现况以及国家的海洋经济战略布局不匹配。

本套丛书立足海洋生物医用材料的发展现状和趋势，并追踪国内外的前沿方向和技术，首次系统梳理并总结了多种海洋生物医用材料的研发进展、行业现况、临床应用、质量控制标准及政府监管等情况，结合科研、转化、评价、监管等领域专家多年的实践经验及对国内外最新情况的解读，对海洋生物医用材料的生产、科研、教学、临床、检测和评价、监管、新增长点等提出了具有高度科学性、严谨性、实用性的总结和思考，可读性和可操作性强，并对整个行业的发展方向、机遇挑战等关键问题给出科学指导，对该行业的研发、产业化及监管等均有很强的引领性。本套丛书的 6 个分卷系统地介绍了海洋生物医用材料研发重点、产品上市、应用与监

丛书前言

管和发展趋势。集中反映在四个方面：①系统介绍了近30年来壳聚糖基和海藻酸基海洋生物医用材料的产品开发、规模化生产与临床应用的实况及进展。②以正处于产业突破边缘的鱼胶原、明胶为例，对蛋白质基海洋生物医用材料的开发和挑战进行分析，并提出导向性开发与思考建议。③以产品转化与应用为目标，将海洋生物医用材料的临床应用作为产品设计开发及应用全过程的核心，并做专业性、系统性阐述。④首次尝试将海洋生物医用材料为重点的标准法规与监管单独成册，可为生物医用材料科研立方向、为转化立标准、为质量控制立原则、为临床立规范、为监管立依据。

　　本套丛书高度契合国家战略需求，分卷设计既涵盖业已成熟的壳聚糖、海藻酸类产品，又覆盖具有巨大潜力的蛋白质类产品，并对许多有望形成新的增长点的材料研究和产业开发提出分析策略，不仅对产业发展有很好的实用指导，对该领域相关政策、法规、标准等制定也能提供科学参考。由于丛书中设有临床应用和监管评价分卷，不仅可为从事海洋生物医用材料、转化医学研究的工作者和研究生提供参考，还可为从事相关领域产业化的企业、管理人员或行业标准化人员提供思路，同时还为国家药品监督管理局对行业的监管及法规制定提供参考和依据。

丛书总主编　**奚廷斐　周长忍**

2019 年 11 月

本卷编写说明

海洋环境的复杂性、特殊性和多样性赋予海洋蛋白质更为丰富的结构新颖性和功能活性。蛋白质和多糖共同构成了细胞微环境的主体支架,但相较于多糖基海洋生物医用材料而言,蛋白质基海洋生物医用材料的研发和转化较为滞后,截至目前,仅有胶原、明胶、黏附蛋白等几类材料相对成熟并初步形成成果转化。随着海洋资源开发日趋推进,已有多种新型海洋蛋白质类材料和活性物质的研究陆续发表,但多为不系统的基础研究,尚难形成技术或产品导向。为更有的放矢地评述行业现况、推动行业发展,本分卷重点介绍已有较为系统性应用基础研究和产业规模的胶原、明胶、黏附蛋白等几种代表性蛋白质基海洋材料,其他海洋蛋白质类材料将在其渐成规模后再编入分卷的新版本内容中,在本版中暂不做展开介绍。

本书内容主要从蛋白质基海洋生物医用材料的科研与生产、标准与质控、前景与挑战出发,以规模化制备和质量控制为切入点,涵盖了材料制备工艺、质量控制、标准化要求、风险控制、开发热点、市场现况、前景及挑战等设计开发与成果转化关键问题,每一章节均结合转化实践经验,着重叙述其科学原理、实践要点与可行性,理论联系实际、科研联系产品、产品结合应用,为推动蛋白质基生物医用材料的培育及发展提供参考和建议。在本书编写过程中,组织了中国食品药品检定研究院、东华大学、中国海洋大学、上海市水产研究所(上海市水产技术推广站)、上海交通大学附属第六人民医院及上海其胜生物材料技术研究所等单位的专家及年轻学者,汇聚了若干科研、实践的宝贵经验结晶,可读性强。由于参编人员来自不同单位和学科,各章节之间的衔接、平衡以及规范用语等方面可能存在不足或缺陷。此外,蛋白质类海洋生物医用材料的开发处于起步阶段,基础研究、产品开发及市场

本卷编写说明

反馈等都逊于壳聚糖、海藻酸等海洋多糖类材料。从品类而言,海洋蛋白质虽然种类繁多,但挖掘度不足,目前仅有以海洋胶原、黏附蛋白等为代表的少数海洋蛋白质初步形成研究和开发基础。考虑到本套丛书的实用性导向,本分卷主要介绍以胶原、明胶为代表的海洋蛋白质类产品的结构、功能、制备、质控、评价、产品开发及前景,对海洋黏附蛋白仅做概况性介绍,其他海洋蛋白质则未涉及。相信随着对海洋蛋白质基础研究关注度和投入度的加大,会有更多、更成熟的海洋蛋白质类医用产品得以陆续开发,以满足日益提升的临床需求,编者们也将对该领域的发展前沿和产业趋势保持密切持续关注。最后,尽管本书编写耗时两年多,但肯定存在不足,敬请广大读者不吝指正。

　　本书的读者对象主要是医药科研工作者,尤其是生物医用材料及其组织工程与再生医学相关的企、事业单位的生产与科研人员,大学及科学院所的专业技术人员,以及临床各科室的医生。

位晓娟　顾其胜

2019 年 10 月

目录

第二章 · 海洋胶原的制备与关键技术

053

第四章 · 海洋胶原的技术指标与检测方法

第五章 · 海洋明胶的技术指标与检测方法

第六章 · 海洋胶原再生医学研究与应用

241

第七章 · 蛋白质基海洋生物医用材料的开发与新趋势

299

第八章 · 海洋胶原基生物医用材料的前景及挑战

337

附录 · 海洋生物医用材料专业名词术语

第一章·海洋胶原的结构与性能

　　胶原在生物进化上高度保守,不同种类动物的胶原其核心区氨基酸序列基本相似。因此,海洋动物源性胶原与陆地哺乳动物源性胶原的结构基本相似,其在动物体内的分布、功能也大致相仿,为其部分替代哺乳动物源性胶原用于转化医学提供了结构基础,有望成为重要的陆地源性胶原替代来源。相较于多糖基海洋生物材料而言,胶原基海洋生物医用材料的发展相对滞后,尽管在功能保健品、化妆品等领域已有稳定市场,但在医疗制品领域的开发则仍显不足。迄今,已有少数胶原基海洋蛋白质类医疗产品获准欧盟认证,脱细胞鱼皮基质类产品刚获美国食品药品管理局批注,但国家食品药品监督管理总局尚未批准相关产品上市。随着海洋资源开发的深入,国内外已有许多科研机构或企业关注鱼胶原基医疗产品的设计开发和产业转化问题。简言之,胶原基海洋生物医用材料的研发、转化、政策导向及需求培育均已处于突破边缘,有望成为继壳聚糖、海藻酸之后的第三大类海洋源性生物医用材料,替代陆地哺乳动物源性胶原产品用于医学临床及大健康领域。

第一节 · 海洋胶原概述

作为细胞外基质的主要组分之一,胶原是动物结缔组织的主要成分,也是哺乳动物体内含量最多、分布最广的功能性蛋白质,约占生物体蛋白质总量的30%,在某些特殊生物体内含量甚至高达80%以上,水产动物体内胶原含量通常高于陆生动物。胶原抗原性低,生物降解性好,生物相容性高于白蛋白、明胶等天然生物高分子,与透明质酸、壳聚糖、海藻酸同为最常用的天然医用高分子材料,已广泛应用于制药、生物医疗、健康保健、美容护理等领域。目前市售胶原产品主要来源于陆地哺乳动物,成本高,随着禽流感、牛海绵状脑病、蓝耳病等人畜共患传播性疾病的暴发,寻找安全性更高、资源更丰富的替代性新型胶原已成为全球普遍关心的问题。迄今,尚未有水产品人畜共患疾病的报道,因此,以鱼胶原为代表的水源性胶原比陆地动物源胶原的生物安全性高。此外,海洋胶原的交联度、氨基酸组成等方面呈现多样性和保守性的有机统一,表现出更独特的功能特性和衍生化潜力,因此,海洋胶原已成为最具潜力的替代性胶原来源。

一、概念与术语

胶原广泛存在于无脊椎动物和脊椎动物的结缔组织(皮肤、骨骼、肌腱、韧带、巩膜等)中,主要起到结构支撑作用,是动物体内含量最丰富的功能性蛋白质,约占机体蛋白质总量的30%。由于具有良好的结构和功能,胶原已广泛应用于制药、生物医疗、健康保健、美容护理等领域。目前医用胶原材料基本来源于猪、牛、羊等陆地哺乳动物,成本昂贵且病毒传播风险高,已被各国列为高风险管理医疗制品。重组人源胶原的发展为解决胶原原料来源问题提供了新思路,但其研发、生产成本和技术壁垒高,分子量、热稳定性等关键参数也仍需优化调整。因此,寻找一种资源丰富、成本低廉、安全性风险低的胶原新来源势在必行。

与陆地胶原相比,海洋胶原具有如下优势:①来源丰富、价格低廉:我国是水产大国,每年产生上万吨水产加工废弃物(占鱼体总重的50%~70%),主要包括鱼鳞、鱼皮、鱼鳍、鱼骨等,不仅污染环境而且造成资源浪费。常见海洋胶原主要来源于鱼皮、鱼鳞等组织(Ⅰ型)、少量源自软骨(Ⅱ型)、鱼肠(Ⅲ型)、肌肉(Ⅴ型)等组织。胶原含量占鱼体总蛋白质的25%~30%,其中,鱼鳞中胶原含量为20%~40%,鱼皮中粗胶原的含量甚至高达80%~90%,由此可见,海洋胶原来源广泛、资源丰富、价格低廉,还可同时解决水产加工废弃物的环境污染问题,具备作为新型胶原来源的工业化基础。②原料多样性高、污染率低:生命起源于海洋,海洋生物与陆地生物同出一源,具有互联共享的来源基础和进化基础。海洋面积约占地球面积的 3/4,经过 35 亿年的发展进化形成了极为丰富的生物多样性和物种特异性。近年来,随着陆地生物资源的破坏和污染,海洋资源业已作为海洋药物、海洋生物材料及海洋生物制品等储备资源引起世界各国的普遍重视。③免疫原性低、安全性高:海洋胶原抗原性较低,不会引起明显的过敏反应,去除端肽后所得的酶法海洋胶原其抗原性进一步降低,完全满足医用材料的安全性要求;海洋胶原携带人畜共患病毒的风险远低于陆地哺乳动物源性胶原,迄今尚未有鱼类人畜共患病毒的报道,用于医疗制品的开发安全性更高;此外,市售海洋胶原多肽类功能保健品每年已有数十亿市场,安全性和有效性均已得到普遍认可。④宗教伦理风险低:猪、牛等来源的胶原产品均因宗教壁垒问题禁入部分地区,可及性差。而海洋胶原则可有效规避猪、牛源性胶原的宗教壁垒问题,适用范围更广、宗教伦理风险更低。国家宏观战略发展目标对海洋生物医用材料的发展是一个良好的机遇。随着"海上丝绸之路"战略的展开,我国海洋生物医用材料行业的发展势必面临参与海洋技术开发、转移、分享及竞争的新常态、新局面,海洋胶原作为海洋蛋白质类材料的典型代表,已逐渐成为海洋医用产品开发和转化的聚焦热点之一,有望作为新型胶原来源为再生医学和转化医学提供新材料、新产品。

(一) 基本概念

胶原(collagen)是细胞外基质的结构蛋白,分子中含有 1 个或几个由 α-链组成的三股螺旋结构的区域(即胶原域)。《生物化学与分子生物学名词》一书中给出的胶原定义是:纤维状蛋白质家族,动物细胞外基质和基底组织的主要成分,占哺乳动物总蛋白质的 25%。有多种类型,Ⅰ型最为常见(如皮肤、骨骼、肌腱等),分子细长,有刚性,由 3 条胶原多肽链形成三螺旋结构。

胶原不是某一种蛋白质的名称,而是一类高度特化的蛋白质家族的统称,迄今已经鉴别出 27 种不同基因型的胶原家族成员,结构和功能彼此相似又存有差异,均表现为特征三螺旋结构,是无支链的纤维型蛋白质。胶原广泛存在于低等脊椎动物和哺乳动物的结缔组织(皮肤、骨骼、肌腱、韧带、巩膜)中,通常以胶原纤维的形式存在。胶原分子由 3 条 α-肽链组成,呈三维螺旋结构,甘氨酸几乎占总氨基酸残基的 1/3,羟脯氨酸、羟赖氨酸以及脯氨酸的含量也较为丰富,但不含色氨酸残基,酪氨酸残基含量极少。补体 C1q、乙酰胆碱酯酶、甘露糖结合蛋白等也具有三股螺旋结构域,但不参与细胞外基质的装配,因此不属于胶原。

每个胶原分子都由 3 条 α-肽链组成,每条肽链大约有 1 000 个氨基酸残基,因此胶原的分子量大约为 30 万。胶原分子内 α-肽链中有大约 1/3 的氨基酸残基是甘氨酸,在氨基酸排列顺序中,每隔 2 个其他氨基残基就会有 1 个甘氨酸残基,故胶原结构可以用

$(GLY-X-Y)_n$ 表示,其中 X、Y 分别代表其他氨基酸,而且胶原肽链的羟脯氨酸和羟赖氨酸残基主要出现在 Y 的位置上,而不带羟基的脯基酸则常常出现在 X 的位置上,这种有规则的排列是 3 条 α-肽链有序结合形成右手三螺旋结构的基础。在肽链的螺旋体上环绕分布着氨基、羟基、羧基和酰胺基,彼此间相互作用形成一个紧密而稳固的螺旋体结构。

胶原结构呈现多样化和复杂性,有"生物合金钢"之称。在基因水平上,已知胶原的编码基因有 30 余种,经过不同的剪接方式和启动子操作后会生成不同的多肽链结构,如构成Ⅳ型胶原的 α-链便有 6 种之多;三级结构水平上,胶原的三螺旋结构可为同型 α-链组成的同质三聚体或异质三聚体,也可为不同 α-链组成的混合型螺旋结构,例如,业已发现,胶原中存在由 V 型和Ⅺ型 α-链杂交组成的混合型同工三螺旋结构;四级结构水平上,上述极具多样性的胶原分子又可以不同方式聚集装配,形成适应不同功能需求的细胞外基质结构,如Ⅱ型胶原与Ⅸ型胶原相互作用可以构成软骨组织的透明软骨蛋白质网络,不仅具有高强度的力学性能,其特征性的可逆性水化-去水化功能还为关节的润滑、减震和应力耗散提供了结构基础。结构决定功能,胶原结构的多样性和复杂性为其功能的多样性奠定了基础,使得其作为不同组织或器官细胞外基质的主要组分可行使各具特色的功能,满足机体正常生理活动的需求。

水生生物胶原是指来源于水生生物(如鱼类、软体动物、棘皮动物、腔肠动物等)的胶原,包括海洋源性胶原和淡水源性胶原,其中,鱼胶原来源最为丰富。海洋源性胶原来源于海洋生物,因原料来源种类、环境、季节、部位等不同而呈现出丰富的多样性。

鱼胶原是源自鱼类结缔组织的一组胶原的统称,其类型、结构与功能等与陆地胶原基本一致,但由于其来源生物的栖息地环境比陆地环境更具特异性和多样性,因此作为主要结构蛋白的胶原结构和功能也表现为更加丰富的特异性和多样性。作为最古老的脊椎动物,鱼胶原结构与组成保持了与高等哺乳动物胶原的高度同源性和相似性。目前,已从鱼类中分离鉴定出的胶原类型主要包括:Ⅰ型(广泛分布于真皮、骨、鳞、鳔、肌肉等处)、Ⅱ型(软骨和脊索)、Ⅺ型(软骨和脊索)以及 V 型(肌肉)。此外,哺乳动物中含量比较丰富的Ⅲ型胶原仅在鱼肠中有少量分布,鱼类的某些基底膜组织中也发现有ⅩⅧ型胶原的分布,但由于含量低、提取困难,难以形成规模化制备或提取。常见的鱼胶原多为Ⅰ型,是水产品加工废弃物(鱼皮、鱼鳞和鱼骨)中含量最多的蛋白质,约占鱼胶原含量的 90%。

(二) 常用术语

1. 胶原

胶原(collagen)是动物结缔组织中最丰富的一种结构蛋白,由原胶原分子组成。原胶原分子是一种具有右手超螺旋结构的蛋白质,每个原胶原分子都由 3 条特殊的左手螺旋(螺距

0.95 nm,每圈含 3.3 个氨基酸残基)的多肽链右手旋转形成。

2. 明胶

明胶(gelatin)是水溶性蛋白质混合物,皮肤、韧带、肌腱中的胶原经酸或碱部分水解或在水中煮沸而产生,呈无色或微黄透明的脆片或粗粉状,在 35～40 ℃水中溶胀形成凝胶(含水为自重的 5～10 倍),是营养不完全蛋白质,缺乏某些必需氨基酸,尤其是色氨酸,广泛应用于食品和制作黏合剂、感光底片、滤光片等。

3. 胶原多肽

胶原多肽(collagen peptide)是胶原经水解后形成的可溶性水解胶原,为保留三螺旋结构的片段性小分子。

4. 成纤维胶原、非成纤维胶原

根据是否形成带有周期性横纹的胶原原纤维,可将胶原分为成纤维胶原(fibrillar or fibril-forming collagen)和非成纤维胶原(non-fibrillar or non-fibril-forming collagen)。成纤维胶原多由单一类型的二级结构组成,其多肽亚基排列成沿单轴大致平行的规则结构,形成长纤维或片层,由于含有大量的疏水基,一般不溶于水或稀盐溶液。

成纤维胶原在生物体内以胶原纤维形式存在,约占胶原总量的 90%,包括Ⅰ、Ⅱ、Ⅲ、Ⅴ、Ⅺ、ⅩⅩⅣ 和 ⅩⅩⅦ 型胶原。

非成纤维胶原的 α-链同时含有胶原域和非胶原域,可细分为六类:FACIT 族胶原(包括Ⅸ、Ⅻ、ⅩⅣ、ⅩⅥ、ⅩⅨ、ⅩⅩ 和 ⅩⅪ 型)、网状结构胶原(包括Ⅳ、Ⅷ 和 Ⅹ 型)、念珠状胶原(Ⅵ型)、锚定胶原(包括Ⅶ 和 ⅩⅦ 型)、跨膜胶原(包括ⅩⅢ、ⅩⅩⅢ 和 ⅩⅩⅤ 型)、结构尚未明确的胶原。

5. 胶原原纤维

胶原原纤维(collagen fibril)由胶原分子构成,是构成胶原纤维的超微结构单位。胶原分泌到动物细胞外以后发生聚集,许多胶原分子并行排列,1/4 错位,首尾相连,N-端和交错的 C-端之间形成共价键以稳定结构,产生直径 10～300 nm、长达几百毫米的纤维即为胶原原纤维。

6. 胶原纤维

胶原纤维(collagenous fiber)是胶原原纤维进一步聚集形成的更大的纤维,呈集束电缆状,直径达几毫米,在光学显微镜下可见,具有较高抗张强度。

7. 胶原域

胶原域(collagen canonical)是胶原具有生物活性的最小单位,其结构为甘氨酸-X-Y(Gly-X-Y;X、Y代表其他氨基酸残基,X多为脯氨酸)三肽构成的重复序列,分子量约为280。胶原域是胶原分子的核心特征。

8. 一级结构

由多个单体以共价键组成的生物大分子中不同单体的排列顺序,包括结构单元(单体、亚基)的化学结构、立体化学构型和构象,结构单元之间的键接和序列等。就胶原的一级结构(primary structure)而言,是指组成胶原的氨基酸序列。

9. 二级结构

多肽链沿分子的一条轴所形成的旋转和折叠等,主要是由分子内的氢键维系的局部空间排列,如 α-螺旋、β-折叠、β-转角、无规卷曲等。胶原的二级结构(secondary structure)为多肽链中主链骨架在局部空间中有规律的盘绕和折叠,即胶原分子中肽链主链原子的相对空间位置,不包括与其他链段的相互关系及侧链构象的内容。

10. 超二级结构

蛋白质二级结构和三级结构之间的一个过渡性结构层次,在肽链折叠过程中,因一些二级结构的构象单位彼此相互作用组合而成。典型的超二级结构(super-secondary structure)有 Rossman(罗斯曼)折叠,模式有 βαβ、四股 α-螺旋形成的四螺旋束等。

11. 三级结构

生物大分子在二级、超二级结构的基础上进一步盘绕形成的高级结构。如多肽链所形成的不规则三维折叠。三级结构(tertiary structure)产生于肽链上氨基酸侧链之间的相互作用。胶原的三级结构主要指在二级结构基础上,由于氨基酸侧链的相互作用,肽链进一步折叠和盘曲形成的球状分子,即整条肽链所有原子在三维空间的排布顺序。

12. 四级结构

蛋白质的层次结构中第四个层次,特指组成蛋白质的各个亚基通过非共价键相互作用(包括疏水相互作用、氢键和盐键等)排列组装而成的立体结构。例如,胶原的四级结构(quaternary structure)是指由 2 条或 2 条以上具有独立三级结构的多肽链以非共价键链接的空间排布和接触部位的布局。

13. Ⅰ型胶原

Ⅰ型胶原(type Ⅰ collagen)属于纤维型胶原,由 *COL1A1* 和 *COL1A2* 基因编码,是生物体内含量最丰富的胶原。一般来说,Ⅰ型胶原可溶于稀酸和稀碱中。加热情况下(例如 60 ℃),胶原可变性成单 α-链(明胶)。

14. 酸溶性胶原和酶溶性胶原

采用酸性条件下破坏胶原纤维分子间的盐键和 Schiff 碱制备的胶原称为酸溶性胶原(acid-soluble collagen,ASC);采用酶降解胶原纤维的非螺旋端释放出的胶原称为酶溶性胶原(pepsin-soluble collagen,PSC)。通常来说,PSC 由于切除了抗原性较强的端肽,其生物相容性和安全性高于 ASC,更能满足医用产品对材料的安全性需求。

15. 玻璃化转变温度

玻璃态时,胶原的分子链及链段相对"冻结",具有一定有序性,仅构成分子的原子(或基团)在其平衡位置做振动,即 Brownian(布朗)运动。温度升高后,链段运动增强表现为高弹性质,对应的温度即为玻璃化转变温度(glass transition temperature,T_g)。

胶原类型、原料来源、制备工艺等因素均可影响胶原的玻璃化转变温度。一般而言,哺乳动物胶原的玻璃化转变温度高于海洋源性胶原。

16. 热收缩温度和热变性温度

热收缩温度(thermal shrinkage temperature,T_s)和热变性温度(thermal denaturation temperature,T_d)是衡量胶原热稳定性的主要指标,二者之差一般在 20～25 ℃,该差值不受鱼类种属影响。

胶原在一定温度下会发生变性产生不可逆的收缩、卷曲现象,该温度即为热收缩温度,一般将胶原纤维收缩到其原长度 1/3 时的温度定义为 T_s。当温度高于热收缩温度时,维系空间构象的氢键和范德瓦耳斯力(van der waals force)等次级键破坏、空间结构丧失、疏水基团暴露,发生明胶化作用,表现为分子聚集沉淀现象,通常把 50％ 胶原分子发生变性的温度称为 T_d。一般来说,T_s 值较 T_d 值更易测定。

17. 等电点

当胶原溶液处于某一 pH 时,其氨基酸侧链解离成正、负离子的趋势相等,即成为兼性离子,净电荷为零,此时溶液的 pH 即为胶原的等电点(isoelectric point,pI)。pI 与胶原结构有关,与环境 pH 无关。

二、分类与界定

与陆地哺乳动物源性胶原基本相似,海洋胶原分子由 3 条 α-肽链组成,呈典型的三维螺旋结构,甘氨酸(Gly)约占氨基酸总量的 1/3,亚氨基酸含量略低,因此海洋胶原的热收缩温度、玻璃化转变温度以及肽链交联度等与陆地哺乳动物源性胶原略有不同。目前,常见海洋胶原原料或产品主要有三种:海洋胶原、海洋明胶和海洋胶原多肽,这三种物质虽具有同源性,但在结构和性能上却有很大的区别。

从结构角度而言,后两者均为变性胶原,部分或完全丧失了三螺旋结构;前者则有效保持了胶原的天然活性结构。从分子量角度而言,前两者均为高分子量天然生物高分子,可形成稳定的三维结构,从而承担组织工程支架、组织填充、药用辅料或药物缓释载体等功能;后者则为小分子类物质,水溶性良好,主要用于功能保健品、功能食品以及化妆品等领域。从产品管理归类角度而言,前两者相关的医疗产品归属于医疗器械管理,或者作为原料归属于药用辅料管理;而后者相关的医疗产品归属于药品管理,为海洋活性物质或海洋药物。简言之,海洋胶原、海洋明胶和海洋胶原多肽三者因结构与性能不同,功能、应用与管理也不一致,但许多科学研究尤其是企业产品并未对其进行明确区分,不仅难以为消费者提供科学明晰的产品信息,而且增加了监管的难度和风险。为避免概念混淆及混用,本节对海洋胶原、海洋明胶和海洋胶原多肽给出明确定义及界定,并明确本书中所述"海洋胶原基海洋生物医用材料"仅包含高分子量的胶原和明胶,不包含作为海洋药物的多肽。

(一) 海洋胶原

常见海洋胶原主要来源于鱼皮、鱼鳞、鱼鳔等组织(Ⅰ型),少量源自软骨(Ⅱ型)、肌肉(Ⅴ型)、脊索(Ⅺ型)等组织。海洋胶原具有完整的天然三螺旋结构,以胶原纤维的形式存在于动物组织中。常用海洋胶原以鱼皮、鱼鳞来源的Ⅰ型胶原为主,其分子通常具有典型 $[\alpha_1]_2[\alpha_2]_1$ 三螺旋结构,而来源于真骨鱼类鱼皮的Ⅰ型胶原则含有其他脊椎动物所没有的第 3 条 α-链,即为 $[\alpha_1][\alpha_2][\alpha_3]$。由于胶原核心区高度进化保守,其氨基酸一级结构与陆地哺乳动物源性胶原无显著差异,即甘氨酸残基含量约为 1/3、不含色氨酸(Trp)和半胱氨酸(Cys)、含少量酪氨酸(Tyr)、羟脯氨酸(Hyp)含量较低。

通常来说,海洋胶原由于羟脯氨酸含量低、分子间交联度低,在低温下也易溶于中性盐溶液或弱酸溶液,较易制备得到可溶性胶原溶液,可操作性优于哺乳动物源性胶原。与猪、牛等哺乳动物不同,海洋生物多属于变温动物,其胶原的氨基酸组成中亚氨基酸含量较低,因此分子间交联度较低、热稳定性较差,对酶、热等反应更敏感。陆地哺乳动物源性的胶原变性温度多集中于 37~40 ℃,海洋胶原的变性温度则多分布于 28~32 ℃,但某些特殊热带鱼类的胶原其变性温度甚至可接近陆地源性胶原。为避免海洋胶原变性,制备过程中需严格控制工艺温度低于变性温度,在转化医学研究中也应根据需求进行相应衍生化修饰以改善其稳定性。此外,海洋胶原的热稳定性还表现为丰富的物种特异性,暖水性海洋生物的胶原热稳定性高于冷水性动物,皮肤源性胶原的热分解温度低于肌肉源性胶原(约 1 ℃),呈现出比陆地动物来源胶原更为复杂的多样性。

与陆地源性胶原相似,海洋胶原的制备方法主要包括化学法(酸法)和生物法(酶法)。其中,生物法制备胶原是在胶原提取后再用蛋白酶切除端肽从而降低免疫原性,所得胶原的生物相容性和安全性更高,在医学基础研究中应用更为广泛。根据原料性质的特殊性,海洋胶原制备工艺中对脱腥脱臭、色素去除及小清蛋白(一种主要的鱼类致敏原)去除等有特殊要求,这也是海洋胶原制备的技术难点和质量控制关键点。此外,由于海洋胶原热稳定性较低,为避免胶原变性,制备过程中需严格控制温度低于变性温度,其干燥成形方式也应优选冷冻干燥,胶原规模化生产中常用的喷雾干燥或热干燥易导致海洋胶原变性,因此不建议采用。氨基酸组成与序列、分子量及分布、玻璃化转变温度、热稳定性等是影响海洋胶原功能与应用的重要参数,也可作为关键质控指标。

经低温提取精制的海洋胶原保留了天然仿生结构,分子量破坏不高,其生物功能和力学性能均得到有效保留,可针对不同临床应用的适宜性和可操作性制备成不同剂型或形状。常见海洋胶原原料多为白色或浅黄色粉末、海绵、片状物等,海洋胶原类材料可作为创伤敷料、人工皮肤、止血材料、软组织充填、软骨修复、细胞培养基质、组织工程支架和药物载体等广泛应用于人体临床。

(二) 海洋明胶

海洋明胶(fish gelatin)不是天然存在的高分子蛋白质,而是海洋胶原部分变性的产物,是胶原经过不完全水解制备而成的非均一性、热可溶性的蛋白质混合物。海洋生物结缔组织的韧性和交联度相对较低,因此比陆地动物源性明胶更易提取。海洋明胶的制备工艺主要包括酸法和碱法,所用原料或提取方法不同所得鱼明胶的化学性质也不相同。在不同的海洋明胶制备工艺中,胶原纤维在一定酸碱条件下受热水解时发生热变性,氢键、离子键部分断裂,天然三螺旋结构松散打开,同时一部分酰胺交联键被破坏,因此海洋明胶呈现不规则卷曲的肽链结构且可溶于水。提胶过程中,如何有效优化条件和参数减少分子量损失、控制分子量分布范围、防止次级水解的发生是关键工艺。此外,海洋明胶制备过程中涉及大量酸碱处理,该工艺过程会使个别氨基酸发生化学变化,如:碱处理使精氨酸(Arg)转化为鸟氨酸(Orn),组分分析时应考虑该因素的影响。

凝胶强度、凝胶温度、熔胶温度、流变性能等是评价海洋明胶质量的重要指标,而上述指标则取决于分子量及分布、氨基酸组成与序列、α-链含量等因素。海洋明胶强度与陆地哺乳动物源性明胶相差不大,暖水性动物源性的明胶强度甚至高于陆地哺乳动物,但海洋明胶的凝胶强度分布区间更为宽泛,因海洋生物种类、区域、季节等不同存在较大差异。一般来说,海洋明胶的水溶性高于陆地哺乳动物源性明胶,其凝胶温度和熔胶温度分别为 8～25 ℃ 和 11～28 ℃,低于猪或牛来源的明胶(20～25 ℃、28～31 ℃),但某些暖水性海洋鱼类提取的明胶熔化温度较高,甚至接近哺乳动物明胶,可能与其氨基酸序列中脯氨酸(Pro)和羟脯氨酸含量增加有关。

海洋明胶的氨基酸组分与海洋胶原基本相同,但酸碱处理使得分子量大幅降低,其分子量通常集中在几万到十几万之间,而海洋胶原的分子量可高达几十万。不同陆地哺乳动物源性明胶的性质基本相似,而海洋明胶的性质则因工艺和组织来源不同存在显著差异,通常暖水性海洋明胶的理化性质或力学性能高于冷水性海洋明胶。由于三螺旋结构的部分破坏,海洋明胶分子暴露出更多的疏水性及亲水性氨基酸侧链基团,为化学改性和衍生化修饰提供了结构基础。

与陆地哺乳动物源性明胶相似,海洋明胶部分变性、非均一的特殊结构组成决定其具有其他天然或合成高分子材料所不能兼备的多种特性,例如:①可迅速溶于热水形成均匀溶液,冷水中则可吸水膨胀呈水凝胶状。②是亲水化合物,在一定温度条件下可溶解形成溶液,溶液冷却后形成凝胶,凝胶-溶胶过程是可逆的。③是一种聚两性电解质,等电点的不同是区别酸法明胶和碱法明胶的重要标志。④其溶液黏度高,成膜性好;其凝胶强度高,适用于组织工程支架材料。⑤玻璃化转变温度相对低,但可通过分子内和分子间的交联予以提高。⑥虽然因部分变性丧失天然三螺旋结构,但其相对松散的分子结构暴露出大量的氨基酸侧链基团,可以进行各种化学改性制备不同性质和功能的衍生物。

常见海洋明胶多为无色至白色或浅黄色颗粒或粉末,透明或半透明,微带光泽。目前,海洋明胶多用于培养基、软胶囊、食品添加剂等领域。海洋明胶的凝胶-溶胶为可逆反应,可作为温敏性材料用于药物缓释或组织工程领域,因其凝胶温度和熔化温度较低,尤其适用于热敏性药物、活性因子、DNA 等包裹或缓释。

(三)海洋胶原多肽

海洋胶原多肽(fish collagen peptide)为海洋胶原的完全水解产物。海洋胶原的氨基酸序列中有许多具有生物活性的氨基酸序列,但天然氨基酸的有序结构使得这些活性中心被包埋于分子内部无法表现其生物学活性。经彻底水解后,三螺旋结构被完全破坏使得活性中心暴露,因此,海洋胶原多肽表现出抗炎、降压、抗氧化、诱导组织再生等多种活性功能。

胶原多肽根据水解程度的不同,其分子量及分子量分布也有差异,从而呈现出生物学活性的多样性。一般认为,分子量 1 000～10 000 以及小于 1 000 的多肽具有抗菌活性,其抑菌活性与多肽分子中阳离子含量呈正相关。由于甘氨酸和脯氨酸的含量比较高,且其相对较高的疏水性有利于脂溶性的增加,海洋胶原多肽的抗氧化作用优于猪、牛胶原多肽。此外,海洋胶原多肽的结构与降压肽的结构相似,有较为显著的降压作用。另有研究证实,海洋胶原多肽可有效促进细胞的体外黏附,对表皮细胞的增殖以及成纤维细胞的蛋白质分泌均有一定促进作用。

由于海洋胶原多肽为小分子活性物质,不具备构建生物医用材料的结构基础,其在医学领域的应用归属于海洋药物或活性物质管理,而非本丛书涉及的生物医用材料领域,因此,本书中所述的"海洋胶原基海洋生物医用材料"仅包括上文中的海洋胶原及海洋明胶。但值得注意的是,海洋胶原或海洋明胶基生物材料为可降解材料,在体内经各种酶切降解为多肽、氨基酸,最终被人体吸收利用或排出体外。因此,根据 GB/T 16886 系列标准的要求,应视海洋胶原多肽为此类材料的降解产物,在设计开发海洋胶原基海洋生物医用材料或产品时,应将其多肽表现出的活性、功能等列入评价和风险管理的考量范畴。

三、资源与分布

海洋是生命的发源地,海洋资源的科学开发利用始终是各国关注的热点和战略要点。海洋面积约占地球面积的 3/4(约 3.6 亿平方公里),约占全球能源和资源储备的 1/2,亿万年的发展进化形成了极为丰富的生物多样性,生物总量占地球生物总量的约 87%。作为地球最大的生态系统,海洋是最大的生物资源库和重要的生命保障系统,为人类生存发展提供物质财富和生命空间,人类食用蛋白质的 20% 以上来自海洋,全球 60% 以上的人口居住于距海岸线 100 km 以内的海岸带地区,全球 70% 以上的贸易发生在海上。

为适应海洋复杂的生活环境,海洋生物进化出独特的基因,如耐寒、耐热、耐高压、耐盐等,可产生结构独特、生物多样性显著的海洋天然产物,为创新药物和材料的研发提供了重要的结构信息和原料来源,是许多人类重大疾病药物先导化合物和医用材料资源库。目前全球已有 13 个海洋创新药物批准上市,2016 年海洋药物的全球市场已达 86 亿美元,中国海洋生物药物也由 2005 年的 17 亿元增加到 2015 年的 302 亿元,取得了长足发展。在海洋医用材料领域,以壳聚糖、海藻酸、卡拉胶、琼脂糖等为代表的天然生物材料已广泛应用于骨科、眼科、口腔科、普外科、妇产科、整形美容科等多个临床领域,其安全性和有效性业已获得临床认可。近年来,随着陆地生物资源的破坏和污染加剧以及陆地源性药物耐药性的日趋紧迫,海洋资源作为海洋药物、海洋生物材料及海洋生物制品等储备资源更是引起了世界各国的普遍重视,势必成为海洋经济的新兴增长点。据了解,世界各国尤其是美国、日本及欧洲等国均已将海洋生物资源开发列入重点规划,海洋医药已成为蓝色经济发展中的重要一极和国际医药领域竞争的热点。1996 年,中国将海洋药物开发纳入国家高技术研究发展计划,正式拉开了海洋生物医药等海洋战略性新兴产业独立发展、深化和产业化的帷幕,也为我国深耕海洋科技、构建"蓝色药库"奠定了基础。2012 年国务院印发全国海洋经济发展的"十二五"计划,明确将"海洋药物和生物制品"列入海洋新兴产业培育壮大,支持开发安全有效、具有自主知识产权的海洋新药、海洋生物功能材料、生物制剂、海洋保健品和功能食品等,并推动相关标准体系建设和生产装备开发。现代海洋开发的竞争在很大程度上是科技实力的竞争。与陆地资源开发相比,海洋资源开发的技术要求与技术创新的难度要大得多。未来随着海洋资源开发向纵深推进,不仅传统海洋产业升级对科技的要求将进一步提升,而且海洋生物基因等新兴战略性产业的培育以及海洋环境保护和海洋综合服务能力的提升也要依赖于科技创新来实现。为此,要加强科技创新和科技成果转化,实施海洋经济结构的战略性调整。

探索、认识、开发海洋是人类共同的事业,中国科学家提出的构建透明海洋的主题被纳入联合国未来十年海洋科学可持续发展规划,这是中国海洋科技界对世界的贡献。2013 年,国家主席习近平先后提出共建"丝绸之路经济带"和"21 世纪海上丝绸之路"的重大倡议;2015 年,中国对外发布《推动共建丝绸之路经济带和 21 世纪海上丝绸之路的愿景与行动》;2017 年,国家发展和改革委员会、国家海洋局特制定并发布《"一带一路"建设海上合作设想》,习总书记进一步提出构建海洋命运共同体的重要理念。可以预见,"一带一路"倡议是促进全球海洋经济新增长、新发展的重要机遇。"建设海洋强国必须进一步关心海洋、认识海洋、经略海洋,加快海洋科技创新步伐。"目前我国海洋经济占 GDP 总量约为 10%,远低于美国、日本等传统海洋强国的相关比重,中国海洋科技对海洋经济的贡献率仅为 35% 左右,而美国、日本等已达到 50%~60%。因此,打破制约海洋经济发展的科技瓶颈,推进核心技术和关键共性技术的研究开发,是推动我国从海洋大国到海洋强国转化的核心驱动力和新动能。我国在海洋医用材料的研发和转化领域已形成一批具有国际竞争力的技术、产品和产业实体(壳聚糖类医用产品的开发居国际前列,是海藻酸类材料最大出口国),如何巩固优势、扩大优势并形成具有持续创新和国际引领的海洋医用材料产业规范化集群,是历史任务,也是每个海洋科技从业人员必须铭记的初心和使命。

(一)渔业资源概况

渔业依然是亿万民众食物、营养、收入和生计的重要来源,联合国粮食与农业组织(Food and Agriculture Organization of the United Nations,FAO)发布《世界渔业和水产养殖状况》显示,2014 年全球渔业产量达到 1.67×10^8 t,其中,捕捞产量 $9\,340 \times 10^4$ t,养殖产量 $7\,380 \times 10^4$ t。2018 年,全球渔业产量约为 1 亿 t,其中海洋捕捞产量约占 80%。2008—2018 年,中国海洋渔业年均增长率约为 8%,处于平稳增长期。

太平洋是全球渔业资源最丰富的海域。按照渔业资源的丰富程度,世界海洋分为四大渔场,即北太平洋渔场、东北大西洋渔场、西北大西洋渔场、秘鲁渔场。西北太平洋是全球捕捞产量最高的渔区,2014 年的捕捞产量为 $2\,196.7 \times 10^4$ t,占全球海洋渔业捕捞总产量的 1/4;

中西太平洋排名第二,产量为 $1\,129.8\times10^4$ t;东南太平洋排名第三,产量为 $1\,171.6\times10^4$ t。捕捞产量较高的海域还有东北大西洋和东印度洋,2014 年的捕捞产量分别为 865.4×10^4 t 和 805.2×10^4 t。

中国地处亚洲东部,跨越热带、亚热带及温带区域,同时又位于太平洋西部,有着辽阔的海洋和内陆水域,沿岸分为渤海、黄海、东海及南海,是世界重要海洋大国之一。中国海岸地形复杂,有珊瑚礁区、岩礁区、滩涂区和石砾区,岛屿星罗棋布,境内河川纵横交错,蕴藏着丰富的水产资源,十多年来中国水产总产量一直位居世界首位。就海洋渔业捕捞产量而言,中国海洋渔业捕捞产量排名全球第一,随后是印度尼西亚、美国和俄罗斯,欧洲的挪威以及南美洲的智利和秘鲁海洋渔业捕捞产量也增速显著(表 1-1)。此外,FAO 曾经委托相关部门就渔业兼捕和丢弃物开展过全球性评估,全球每年平均丢弃量估计为 730×10^4 t,不仅造成资源浪费,还产生巨大环保压力,如何实现其绿色、高效、科学利用是全球共性难题。

表 1-1　世界主要生产国家或地区海洋渔业产量(2014 年)

国家或地区	2003—2012 年平均产量/t	2013 年平均产量/t	2014 年平均产量/t	2003—2012 年平均产量变化/%	2013—2014 年平均产量变化/%	2013—2014 年平均产量变化/t
中国 *	12 759 922	13 967 764	14 811 390	16.1	6.0	843 626
中国台湾地区	972 400	925 171	1 068 244	9.9	15.5	143 073
印度尼西亚	4 745 727	5 624 594	6 016 525	26.8	7.0	391 931
美国	4 734 500	5 115 493	4 954 467	4.6	−3.1	−161 026
俄罗斯	3 376 162	4 086 332	4 000 702	18.5	−2.1	−85 630
日本	4 146 622	3 621 899	3 630 364	−12.5	0.2	8 465
秘鲁	7 063 261 918 049★	5 827 046 956 416★	3 548 689 1 226 560★	−49.8 33.6	−39.1 28.2	−2 278 357 270 144
印度	3 085 311	3 418 821	3 418 821▲	10.8	0	0
越南	1 994 927	2 607 000	2 711 100	35.9	4.0	104 100
缅甸	1 643 642	2 483 870	2 702 240	64.4	8.8	218 370
挪威	2 417 348	2 079 004	2 301 288	−4.8	10.7	222 284
智利	3 617 190 2 462 885★	1 770 945 967 541★	2 175 486 1 357 586★	−39.9 −44.9	22.8 40.3	404 541 390 045
菲律宾	2 224 720	2 130 747	2 137 350	−3.9	0.3	6 603
韩国	1 736 680	1 586 059	1 718 626	−1.0	8.4	132 567
泰国	2 048 753	1 614 536	1 559 746	−23.9	−3.4	−54 790
马来西亚	1 354 965	1 482 899	1 458 126	7.6	−1.7	−24 773
墨西哥	1 352 353	1 500 182	1 396 205	3.2	−6.9	−103 977
摩洛哥	998 584	1 238 277	1 350 147	35.2	9.0	111 870

续　表

国家或地区	2003—2012 年平均产量/t	2013 年平均产量/t	2014 年平均产量/t	2003—2012 年平均产量变化/%	2013—2014 年平均产量变化/%	2013—2014 年平均产量变化/t
西班牙	904 459	981 451	1 103 537	22	12.4	122 086
冰岛	1 409 270	1 366 486	1 076 558	−23.6	−21.2	−289 928
加拿大	969 195	823 640	835 196	−13.8	1.4	11 556
阿根廷	891 916	858 422	815 355	−8.6	−5.0	−43 067
英国	622 146	630 047	754 992	21.4	19.8	124 945
丹麦	806 787	668 339	745 019	−7.7	11.5	76 680
厄瓜多尔	452 003	514 415	663 439	46.8	29.0	149 026
25 个主要生产国或地区合计	66 328 843	66 923 439	66 953 612	0.9	0	30 173
世界合计	80 793 507	80 963 120	81 549 353	0.9	0.7	586 233
25 个主要生产国或地区占比	82.1%	82.7%	82.1%			

注：* 不包含港澳台地区。★ 合计数不含秘鲁鳀（*Engraulis ringens*）产量。▲粮农组织估计。

（二）鱼类资源概况

鱼类是最古老的脊椎动物，几乎栖居于地球上所有的水生环境，近 4 000 m 的高山水域与 6 000 多 m 的深海均有踪迹，其中海水鱼与淡水鱼的种数之比为 2∶1。约 80% 的海洋鱼类分布在浅海大陆架区，特别是印度洋-太平洋的热带、亚热带海区。等温线与海鱼的分布关系极大。在寒带与亚寒带海区分布的主要经济鱼类有鲱、鳕、鲑、鲽和鲭等；在亚热带海区分布的主要是沙丁鱼、鰺和鲀；在热带、亚热带海区则分布金枪鱼等。淡水鱼类通常分原生和次生两大类，前者如鲤形目等鱼类，后者如丽鱼科以及其他由海洋进入淡水生活的鱼类，比较能耐半咸水环境。

我国拥有海洋生物 2 万多种，其中海洋鱼类已知的约有 3 000 多种，常见的有带鱼、大黄鱼、鳓鱼、鲳鱼、鲀鱼、鲅鱼、大马哈鱼、鲬鱼、鲥鱼等，主要分布于五大近海渔区：①渤海、北黄海分区，以暖温性鱼类为主。②南黄海、东海近海分区，以暖水性鱼类为主。③东海外海分区，处于黑潮主干流经海区，主要为暖水性鱼类。④南海大陆沿岸分区，以暖水性鱼类为主。⑤南海外海分区，多为热带性珊瑚礁鱼类，总数近千种。

我国的淡水鱼有 1 000 多种，可分为 5 个分区：①北方山麓分区，分布冷水性鱼类，如鲴鱼、狗鱼、江鳕与杜父鱼等。②华西高原分区，以冷水性、地向性鱼类为主，如鲤科的条鳅、河鲈等。③宁蒙分区，以冷温性、古老性鱼类为主，如刺鱼与雅罗鱼。④江河平原分区，以暖水性、静水性鱼类为主，如胭脂鱼科与鲤科的大部分种类。⑤华南分区，以南方暖水性、急流性鱼类为主,如鲤科的鲃亚科与平鳍鳅科等。我国内陆水域不仅有丰富的鲤科鱼类,还有团头鲂、著名的"四大家鱼"(青鱼、草鱼、鲢、鳙)、鲮等优良养殖鱼种。

四、开发现况

胶原作为生物医用材料已有多年历史,胶原类制品涉及食品、医药品、化妆品等制造业领域。在欧美等西方发达国家,胶原类食品属于普通消费品,受众群体稳定增长。根据需求量较大的医药、食品、化妆品等行业的发展情况统计,在 2001 年,世界胶原的市场需求量达到 1 400 万 t,销售额 100 亿～500 亿美元,其中,欧洲和美国的市场最大(分别占 31.2% 和 28.0%),亚洲的市场仅次于美国(占 14.6%),随着亚洲经济的迅速崛起,尤其是在中国,胶原的消费将以不低于 20% 的速度增长。据统计,我国 2006 年胶原市场消费约为 3 000 t。关于胶原来源方面,我国的胶原产品通常从含有结缔组织的屠宰动物废料中制取,近年来,由于生态环境污染带来的陆生哺乳动物疫病流行,尤其是牛海绵状脑病、口蹄疫等疾病流行,使得源自陆生动物皮、骨中提取的胶原产品安全性受到质疑与限制,海洋生物胶原逐渐引起国内外重视,将其视作一种能避免人畜共患病的重要生物资源进行研究,但多集中于功能食品、保健品、化妆品和化工领域,医用领域的研究较少。就国别而言,海洋胶原的基础研究和应用开发相对集中于日本、韩国、印度、中国等国家。日本北海道大学等机构的研究人员曾从鲑鱼皮中提取胶原用于制备人造血管、牙托,研究证实其具有良好的生物学功能,但鲑鱼皮来源的胶原热稳定性不高、力学性能欠佳,虽然距离应用开发仍存在差距,但这项工作作为海洋胶原用于组织工程材料构建的前沿研究仍为海洋胶原生物医用材料的设计开发提供了可行性依据和参考。

日本从 20 世纪 80 年代便开始进行从鱼皮、鱼鳞中提取鱼胶原多肽或明胶用于化妆品、食品的相关研究。20 世纪 90 年代,海洋胶原相关的化妆品和功能食品已成为美容保健领域的新宠,欧美国家、新加坡及中国台湾地区等国家和地区对鱼胶原保健品、宠物食品的需求量也日趋增加。由此可见,利用水产品废弃物制备鱼胶原从技术层面可行性良好,市场培育也已有一定基础和成熟度,具备作为商品开发的基本要素。我国每年产生的水产品废弃物业已造成了巨大的环境压力,仅有部分废弃物被低附加值利用作为动物饲料或肥料等,经济效益和社会效益不高。少数厂家也进行了从水产品废弃物中提取鱼胶原多肽或明胶,但多为食品、化妆品或化工原料,附加值不高且国内外市场占有率有限,难以形成强有力的市场增值和行业带动冲力,因此竞争力不高、发展的持续性较差。

目前,我国的胶原产业已初具规模,其应用领域涉及工业、农业、精细化工、食品、医疗器械等各个领域,尤其在医学应用已遍及普外科、手外科、骨科、妇产科、眼科、整形外科、皮肤科等多个临床科室。同时,研究的人才队伍已相当壮大,几乎涉及全国大多数的高校和研究院所,有较好的可持续发展潜力。海洋胶原虽然与陆地来源的胶原存在一定差异,但仍进化相似。因此,利用渔业废弃物综合开发海洋胶原基医用产品具有良好的技术可行性。

(一)国际市场现况

胶原和明胶(胶原部分水解产物)是最具商业重要性的一类蛋白质,已被广泛应用于皮革制品、化妆品、肠衣、生物医药组织工程材料等多个领域。近年来,胶原被视为最具市场潜力的生物高分子材料和功能性蛋白质,业已受到国际学术界、产业界的普遍关注。我国每年在食品、化妆品、皮革、照相、饲料、组织工程材料等行业对胶原的需求量约 30 000 t,且以20%的复合增长率稳定增加。目前,世界胶原消费仍以陆地动物胶原为主,海洋胶原原料和制品仅占约 10%的份额,但近年来海洋胶原的市场需求量增幅日趋增加,占胶原市场的比重稳步上升,其开发潜力值得关注。

海洋胶原类产品的国际市场主要集中于以下 3 个领域。

1. 食品领域

食品级海洋胶原通常外观为白色,口感柔和、味道清淡、易消化,有强亲水性能,是丰富的蛋白质营养源。通常用作功能性食品、保健品、肉制品改良剂、食品包装材料、食品添加剂等。

胶原独特的性能使得它在许多食品中用作功能物质和营养成分具有其他替代材料无可比拟的优越性。胶原材料具有良好的皮膜形成能力和亲水性,其紧密的螺旋结构和存在的结晶区,还赋予其一定的热稳定性,可作为食品添加剂或食品包装材料用于制备香肠、火腿肠衣和冻肉、熏鸡肉、油炸肉等包装膜材料。胶原用于制造肠衣等食品包装材料时,具有阻氧、阻油、阻水,可携带抗氧剂及抗菌载体,保香等功能;此外,在热处理过程中,随着水分和油脂的蒸发和熔化,胶原几乎与肉食的收缩率一致,不影响食品的外观和口感。

海洋明胶和海洋胶原多肽是鱼胶原的降解产物,具有抗氧化、改善软组织功能等功能活性,可用于功能保健品、功能食品和功能化妆品等领域。海洋胶原多肽分子量小、生物利用度高、功能活性强,可在肠道被直接吸收利用,其吸收量和生物利用度甚至高于单个氨基酸分子,是优质蛋白质补充剂。海洋明胶乳化力强,进入胃后可抑制牛奶、豆浆等蛋白质因胃酸作用下导致的凝聚作用,从而促进奶制食品的消化吸收。由于来源广、成本低、活性高,海洋胶原在食品、保健品领域需求量极大,市场体量占海洋胶原国际年消耗量的一半以上。

2. 化妆品领域

作为细胞外基质的主要成分之一,胶原的化学组成、结构,决定了其作为化妆品功能添加组分的优越性。从国际市场体量来看,化妆品领域是海洋胶原另一主要市场。

海洋胶原及其水解产物(明胶、多肽等)与人皮肤胶原的结构相似、相容性好,可与皮肤组织中的蛋白质、多糖等形成离子键、氢键等相互作用,促进其透皮吸收,适宜分子量的鱼胶原可透皮吸收到深层皮肤组织,起到良好的营养、滋润甚至诱导自体细胞再生等作用。海洋胶原交联度较低,更易于皮肤组织的吸收利用。随着年龄的增长,皮肤成纤维细胞功能活性降低,胶原分泌减少,且胶原纤维交联度增加,细胞间黏多糖减少,皮肤组织的柔软性、弹性和光泽度均降低,同时由于真皮层的胶原纤维断裂、脂肪萎缩、汗腺及皮脂腺分泌减少,皮肤还表现出色斑、皱纹等一系列老化现象。添加适量的海洋胶原到化妆品中,可通过透皮吸收进入皮肤真皮层,促进真皮层细胞生长和代谢,增强皮肤弹性和紧致度,增加皮肤胶原纤维含量,减轻皱纹。同时,海洋胶原分子中的大量羟基可与水分子形成键合作用,达到长效锁水保湿的效果,而其分子中的氨基和羧基又赋予海洋胶原良好的生物活性和组织相容性,对皮肤无刺激性,作为功能化妆品添加剂具有独特的功能优势。海洋胶原作为常用的化妆品原料之一,可以滋润肌肤,对头发也有很好的调理作用。另外,医用胶原还是微整形或注射美容产品的主要成分之一,注射入凹陷性皮肤缺损后,不仅具有支撑填充作用,还可诱导受术者自身组织的构建,逐渐生成的新生组织将与周围正常皮肤共同协调,从而起到矫形作用。

3. 畜牧养殖领域

水解海洋胶原作为一种高效的动物性蛋白质营养添加剂,可替代进口鱼粉用于混合、配合饲料生产,大大提高动物的抗病性、出栏率、出肉质量及皮毛质量等指标。研究表明,海洋胶原作为饲料添加剂用于畜牧养殖领域,其饲养效果和经济效益均超过进口鱼粉。在水产养殖中,海洋胶原还可用作颗粒饲料黏结剂,添加1%～3%的海洋胶原便可达到明显增进成粒效果。此外,海洋胶原用于饲料不仅可提高饲料的粗蛋白质含量,还便于鱼虾摄食,提高饲料利用度,降低由过剩饲料导致的水质富营养化和污染,减轻环保压力。

(二)开发现况及潜力

胶原具有保护、支持人体组织及骨骼张力强度等功能,陆地哺乳动物源性的胶原已作为医用材料广泛应用于临床。胶原膜片或海绵制剂覆盖于烧、烫伤伤口后,可有效促进周围表皮细胞的移入与增殖,诱导成纤维细胞大量分泌胶原基质从而显著缩短伤口愈合的时间、提高愈合质量,大大改善烧、烫伤患者的预后质量。欧、美等国家已将猪、鸡、牛等来源胶原作为膳食补充剂或药物,用于多种疾病的辅助治疗或康复保健,业已证实,合理补充胶原可改善关节病及骨质疏松症状,还有抑制血压上升、修复胃黏膜溃疡及免疫功能调节等作用。在医疗器械领域,胶原类材料在血管修复、创伤烧伤修复材料、口腔材料、人工皮肤和胶囊壳等领域都有普遍应用。

迄今，海洋胶原基材料的相关研究和应用多集中用于化妆品、食品、保健品方面，且取得了很好的经济效益。但利用海洋胶原开展生物医药和临床医学的应用仍处在萌芽状态，基础研究的相关报道也很少。海洋胶原在临床领域的应用属于新兴的研究热点，成果转化不多。截至目前，全球范围内仅冰岛和印度有海洋胶原基医用产品批准上市，二者均有产品获得欧盟 CE 认证，部分产品获美国食品药品监督管理局（Food and Drug Administration，FDA）批准上市。就临床适应证而言，海洋胶原用于止血材料研究集中度和技术成熟度最高，已形成成果转化突破，Eucare Pharmaceuticals 公司（印度）已有多项鱼胶原类止血产品上市（NeuSkin-F®，Helisorb® Sheet，BioFil®，BioFil®-AB 等），适用于创伤、烧烫伤、慢性溃疡等多种创面的止血、愈合，部分产品已获得 CE Marking。鱼胶原用于伤口护理材料、组织修复材料、组织替代物、3D 打印材料、药物缓释材料等方面是较为集中的研究热点，但作为新兴领域尚未形成突破性进展。我国对于海洋胶原在医学领域的应用研究处于起步阶段，没有形成突出优势的技术团队或集群，其应用领域多为化妆品、保健品及功能食品，但在转化医学领域仍为空白。

目前，国内外已有的胶原产品、技术或平台均为陆地来源胶原，海洋胶原的基础研究、转化和标准化基本属于空白。若能抓住机遇，及时展开研究、开发与应用，不仅能创造巨大的经济和社会价值，而且能引领这一领域的发展，做开路先锋。

1. 伤口护理材料

与哺乳动物源性胶原类似，海洋胶原也可黏附血小板从而达到快速止血的效果。目前，仅 Eucare Pharmaceuticals 公司（印度）开发的鱼胶原基止血产品获得通过 CE 认证上市销售，可用于多种创面护理修复。Pal 等人以南亚野鲮鱼鳞为原料提取的胶原热变性温度可达 35.2 ℃，稳定性良好，可有效促进伤口愈合、上皮化以及组织修复，有望作为皮肤替代物应用于全层皮肤损伤的治疗。朱伟等人发现，鱼鳞胶原可通过促进 PDGF、TGF-β 等因子的表达，引导巨噬细胞聚集及活化促进免疫低下小鼠模型的伤口愈合。许多报道证实，海洋胶原无刺激、无致敏、免疫原性低，用于创面护理可快速止血并促进创面修复。通过接枝或衍生化修饰，不仅可改善海洋胶原材料的稳定性，还可赋予更多的生物活性，如抗菌性。此外，作为降解产物，海洋胶原多肽还可通过调节炎症因子表达起到抗炎作用，为海洋胶原用于难愈性创面修复提供依据。

2. 组织修复材料

除用于皮肤替代材料外，海洋胶原还可作为多种组织修复材料用于再生医学。在骨科方面，Mredha 等人提取的鱼鳔胶原制成的水凝胶与骨质连接紧密，强度较高，承重性能好，有望作为新一代骨科移植物用于人工软骨及骨缺损修复材料。在牙科方面，Zhou 等人通过研究鱼胶原/生物活性玻璃/壳聚糖混合物纳米纤维膜对狗的根分叉病变的作用，发现其可促进成骨，诱导牙周组织的再生，有潜力作为引导组织再生联合植骨修复（GTR/GBR）膜用于临床。

3. 组织替代物

海洋胶原还可作为多种组织替代物用于组织工程。Li 等人通过体外实验发现，新型鱼胶原骨架对小鼠胚胎成纤维细胞的活性和增殖具有良好的生物相容性；通过体内实验发现，该骨架可防止脑组织粘连，减少炎症可能，促进成纤维细胞生长，增强组织再生和愈合，有望作为硬脑（脊）膜替代物用于组织工程领域。T. Huibertus van Essen 等人发现，鱼鳞来源的胶原基质作为人类捐献角膜组织的可能替代物，其透光度和散射性质与人类角膜基本一致，但对于其免疫原性还需进一步研究。

4. 3D 打印材料

3D 生物打印是目前迅速发展的生物材料支架制备技术。目前，用于 3D 打印的蛋白质类材料主要包括胶原、纤维蛋白和丝素蛋白等。其中，胶原虽然机械稳定性较低，但将其打印在其他材料内部或进行交联处理可规避这一问题。同时，胶原具有剪切稀化性质，并且它的凝胶化具有温度依赖和 pH 依赖的特性，这些特性皆有利于用于 3D 打印技术。而海洋胶原与陆地哺乳动物来源胶原的结构和性质相似，但生物安全性更高、来源更丰富、成本更低廉。因此，海洋胶原在 3D 打印材料方面具有极大潜力。

5. 药物缓释材料

近年来，海洋胶原在药物缓释材料领域也有相关研究逐步开展。Cao 等人设计的骨架可通过控制鱼胶原、壳聚糖和硫酸软骨素的比例以及微球的大小来调整缓释速率，可同时保持完整性和生物活性，有望应用于皮肤组织工程。张明等人以天然鱼胶原为基质材料，以罗丹明 B 为模拟负载目标药物，探讨了不同方法制备的缓释材料的负载率和缓释效果差异，并发现提高材料中胶原浓度可显著提升负载率和缓释效果。

五、机遇与挑战

海洋胶原来源于水生生物，相较于陆地生物污染小、安全性更高，但目前主要用于化妆品、食品和保健品领域。迄今尚无海洋动物病毒与人畜共患或传播的报道，因此其病毒传播风险更低，有望作为新型胶原用于生物医药领域。此外，海洋胶原还可有效规避某些宗教壁垒问题,宗教伦理风险更低。

海洋胶原作为新型生物医用材料具有如下优势。

(1)生物安全性良好:海洋胶原与陆地哺乳动物源性的胶原结构和功能相似,但免疫原性更低、安全性更好,其人畜共患病毒传播风险远低于陆地哺乳动物来源的胶原,临床使用的安全性更高。体内和体外生物相容性研究显示,海洋胶原细胞毒性、致敏作用、染色体畸变、皮内反应、急性系统性毒性、热原反应和溶血反应均符合医用材料要求,是有前景的医用生物材料。

(2)可规避特殊地区、特殊群体的宗教壁垒:由于宗教信仰等问题,猪、牛等源性的胶原医用产品在某些国家和某些地区不能进入临床应用,而海洋胶原则不存在宗教壁垒的问题,可更为顺畅地造福相关区域和国家的患者群体。

(3)来源丰富:我国是水产品大国,每年产生大量海洋加工副产物(其中40%为鱼皮),但这些副产物常被认为是废弃物而被丢弃,其潜在的价值被严重忽略,并且还可能导致环境污染等问题。海洋胶原在医学领域的应用开发研究不仅可提供更为经济、安全的新型胶原材料来源,还可大幅提升水产品加工副产物的附加值、降低环保压力,符合国家建设海洋强国的战略导向。

开发海洋胶原作为新型生物医用材料仍需面临许多挑战。

(1)海洋胶原的结构、功能与陆地动物来源的差异性及其可能导致的临床应用范围的不同,尚需进行大量基础研究。海洋胶原的变性温度较低,其分子组成和性能与哺乳动物源性胶原略有差异。海洋胶原结构和功能之间存在何种关系,与哺乳动物源性胶原相比具有哪些优势和劣势,这是在此类产品进入大规模临床应用前必须解答的问题,但迄今尚无系统性研究报道。

(2)海洋胶原的除腥、除臭以及除免疫原性物质的技术和工艺,需经过反复探讨和验证予以确认。即使进行交联或脱细胞处理后,胶原支架的结构也相对脆弱且对温度敏感。因此寻求不破坏海洋胶原原有结构的合适加工方法尤为重要。

(3)海洋明胶、多肽以及鱼胶原的结构、活性、功能的差异及其作用机制的异同,需进行深入研究探讨其分子的构效关系。

综上,海洋胶原作为一种新型生物医用材料具有良好的生物相容性,有望替代陆地哺乳动物源性胶原应用于临床,其来源更为丰富,且避免了哺乳动物人畜共患病毒传播的风险,应用潜力巨大。但我国在该领域的研究相对较少,应进行系统的应用基础研究和临床研究,并对比研究其与哺乳动物源性胶原的结构、功能、机制、工艺等多方面的差异,为全面、客观、合理地认识、应用此类材料提供科学依据。

第二节 · 结构基础

在生物进化过程中,编码胶原的基因高度保守,自低等无脊椎动物海胆起便呈现高度的种间同源性。作为高度进化保守的结构蛋白,海洋胶原的基本结构与哺乳动物类似,其肽链氨基酸序列变化不大,由极性氨基酸和非极性氨基酸相间排列成规则的极性区和非极性区。海洋鱼类是最原始的脊椎动物之一,与作为高等脊椎动物的人类既有进化隔离也有进化分化,因此,海洋胶原的结构和性能与哺乳动物源性胶原具有较高的相似性。许多水产无脊椎动物中胶原含量也很丰富(如刺参中胶原约占蛋白质总量的70%),但在进化上与脊椎动物相距遥远,其胶原与哺乳动物的分化度增大。海洋胶原通常免疫原性较低,有研究认为海洋胶原的免疫原性低于牛、猪等来源的胶原,经酶处理切除端肽后海洋胶原的免疫原性进一步降低,可满足动物源性医疗器械产品对免疫原性的风险管理要求。

胶原有三种类型的抗原分子:①胶原肽链非螺旋的端肽:在天然和变性胶原中均存在,两个不同种类的哺乳动物的胶原其整个氨基酸序列变化不大。胶原的三螺旋区域有高度的进化稳定性,但在非螺旋的末端区域中则表现出很大的变化性和差异性。在端肽区域中,几乎50%以上的氨基酸残基均表现出种属性的变化,是导致不同来源胶原免疫原性差异和多样性的主要原因。大量研究业已证实,去除端肽后胶原的免疫原性大大降低,也即PSC的免疫原性通常低于同种胶原的ASC。②胶原的三股螺旋的构象:该构象仅存在于天然胶原分子中,即位于天然胶原的三螺旋结构中的抗原决定簇,在胶原的分离和纯化过程中易暴露在外,导致免疫原性。③α-链螺旋区的氨基酸顺序:该类抗原只出现在变性胶原(如明胶)中,天然胶原结构未遭破坏时不会表现此类抗原性。

海洋胶原主要来源于鱼皮、鱼鳞等组织(Ⅰ型),少量源自软骨(Ⅱ型)、鱼肠(Ⅲ型)、肌肉(Ⅴ型)等组织。由于胶原在生物进化上高度保守,海洋胶原的结构与其他胶原相似,为其部分替代哺乳动物源性胶原用于转化医学提供了结构基础。以Ⅰ型鱼胶原为例,其分子具有典型三螺旋,为$[\alpha_1]_2[\alpha_2]_1$结构,α_1和α_2的分子量分别约为120 000和110 000。但是,与猪、牛等哺乳动物不同,鱼类属于变温动物,其胶原结构还具有一定特异性,其氨基酸组成中亚氨基酸含量(脯氨酸和羟脯氨酸含量的总和)明显低于陆地哺乳动物源性胶原,因此分子间交联度较低,热稳定性较差。陆地哺乳动物源性的胶原变性温度一般为37~40℃,海洋胶原多为28~32℃(暖水性鱼类胶原热稳定性高于冷水性鱼类),但海洋胶原因种类、环境或生长周期的不同,变性温度分布更为广泛,特殊环境或种类的海洋胶原其变性温度甚至低至20℃、高达37℃左右。在常规制备过程中,为避免海洋胶原变性,需严格控制温度低于变性温度,在转化医学研究中也应根据需求进行相应衍生化修饰以改善其稳定性。

一、结构

海洋胶原结构表现为与哺乳动物胶原相类似的结构特点（图 1-1），一级结构为甘氨酸-X-Y(Gly-X-Y；X、Y 代表其他氨基酸残基，X 多为脯氨酸残基，Y 则为 4-羟脯氨酸残基或 5-羟赖氨酸残基）的三肽重复序列，亚氨基酸含量高（脯氨酸和羟脯氨酸含量可高达 15%～30%），不含色氨酸；二级结构为肽链由于特殊 Gly-X-Y 结构形成的特有的左手螺旋结构，分子量约为 100 000，二级结构中 Gly 中的—NH 基与相邻链 X 残基上的—OH 基可形成牢固分子内氢键以稳定分子结构；三级结构为由 3 条左螺旋多肽链彼此缠绕形成的右手超螺旋结构，即胶原单体，为长 280 nm、直径 1.4～1.5 nm 的长圆柱状纳米结构，这种超螺旋结构使得胶原纤维抵抗胶原酶消化的能力显著增强，分子结构稳定性增加，抗原决定簇的暴露风险降低；四级结构为胶原单体按"1/4 错列"方式聚集形成的原胶原纤维。原胶原分子内部的醇醛缩合反应使得三螺旋结构更加紧凑和稳定，分子间的醛胺缩合反应使可溶性原胶原变成不溶性胶原，进一步稳定胶原结构、增强胶原纤维韧性，对其抗张强度有重要作用。由于胶原分子中不含半胱氨酸，不存在其他蛋白质中常见的二硫键共价交联，上述交联作用主要通过组氨酸和赖氨酸的相互作用形成，多发生在胶原分子 C-端或 N-端之间。

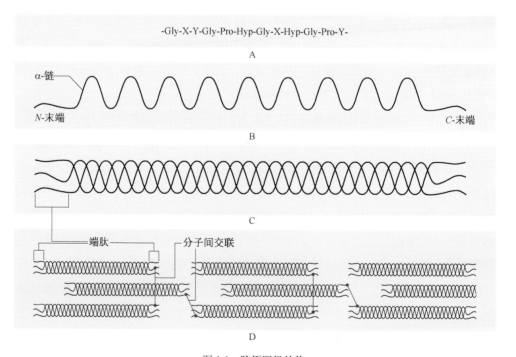

图 1-1　胶原四级结构

A. 一级结构：氨基酸序列；B. 二级结构：多肽链；C. 三级结构：三螺旋结构；D. 四级结构：胶原纤维

（一）氨基酸组成

蛋白质由 20 种氨基酸组成,胶原则由 18 种氨基酸组成,基本不含色氨酸和胱氨酸,其他蛋白质中没有或含量极少的羟赖氨酸和羟脯氨酸则含量较高,亚氨基酸含量高达 15%～30%。羟脯氨酸均为环状氨基酸,是分子交联的基础,赋予胶原纤维弹性和极强的拉伸强度,且与胶原的热稳定性呈正相关性。羟赖氨酸则可结合半乳糖-葡萄糖苷从而行使特定生物学功能,因此羟赖氨酸含量在基底膜组织的胶原分子中最为丰富。一条 α-链一般含 1 000 多个氨基酸残基,如 α_1（Ⅰ）-肽链含 1 014 个氨基酸残基,α_1（Ⅲ）-肽链含 1 023 个氨基酸残基,α-链的 N-端氨基酸一般是焦谷氨酸在其他蛋白质中较为少见。海洋鱼类属于变温动物,因此海洋胶原与哺乳动物胶原相比,结构和功能上表现出一定特异性,其脯氨酸和羟脯氨酸的含量低于陆生动物的胶原,而含硫元素的蛋氨酸(Met)含量要高于陆生动物源性胶原。鱼类胶原与陆地动物胶原的氨基酸组成对比可参考表 1-2。

表 1-2 鱼胶原与陆地动物胶原的氨基酸组成(以每 1 000 残基中氨基酸含量计)

	鲤鱼鳞明胶	鲤鱼鳔胶原	鲤鱼皮明胶	鳕鱼皮明胶	狗皮明胶	牛皮明胶
甘氨酸	326	325	317	345	328	320
丙氨酸	119	126	120	107	114	112
缬氨酸	18	18	19	19	18	20
异亮氨酸	11	10	12	11	9.2	11
亮氨酸	22	21	25	23	20	25
脯氨酸	117	116	124	102	129	138
羟脯氨酸	82	81	73	53	70	94
苯丙氨酸	14	14	14	13	14	13
酪氨酸	3.3	2	3.2	3.5	1.8	2.6
丝氨酸*	43	37	43	69	41	36
苏氨酸★	25	29	27	25	25	18
蛋氨酸▲	14	13	12	13	12	4.3
胱氨酸	<1	<1	<1	<1	<1	<1
羟赖氨酸	7.1	7.4	4.5	6	7.9	7.4
赖氨酸	25	26	27	25	22	27
组氨酸	5.2	3.8	4.5	7.5	7.4	5
精氨酸	52	53	53	51	45	50
天门冬氨酸	48	47	47	52	54	45
谷氨酸	69	71	74	75	81	72
N-酰胺	30	38	26	33	42	46
热收缩温度/℃	—	54	57	40	55	65

注：* 为水解丢失约 5% 校正后数值。★为水解丢失约 3% 校正后数值。▲为蛋氨酸和蛋氨酸亚砜总量。

（二）氨基酸组成与功能的相关性

一级结构是胶原结构和功能的基本基础，也是海洋胶原与其他来源胶原功能差异的源头。氨基酸组成的不同，尤其是承担分子内、分子间相互作用的亚氨基酸含量的差异，是海洋胶原分子结构和功能差异化的根本原因，也使得海洋胶原具有更为独特的生理功能和物化特性。相较于陆地动物源性胶原，海洋胶原亚氨基酸含量低、分子交联度低，更易溶于中性盐溶液或稀酸溶液，较易制备可溶性胶原溶液或与其他材料复合用于相关研究。此外，某些特殊海洋鱼种来源的胶原或明胶具有特殊的性质，如鳕鱼明胶亚氨基酸含量极低，常温下具有良好的水溶性且室温下不凝固，用于纳米静电纺丝时可避免常规胶原类材料溶解难、固化快的难题。海洋胶原的多样性比陆地胶原更为丰富，在医用材料领域的应用可塑性更强、适用范围更广。

玻璃化转变温度和热收缩温度是海洋胶原区别于陆地动物胶原的关键物化性质之一，可直观反映其用于人体临床的便利性和可操作性。一般认为，玻璃化转变温度和热收缩温度与胶原主链的氢键和刚性有密切关系。海洋胶原中亚氨基酸含量显著低于陆地动物，因此其玻璃化转变温度和热收缩温度相对较低。以热收缩温度为例，热收缩与胶原的四级结构或晶体结构有相关性，但亚氨基酸含量（而非单独羟脯氨酸含量）则是影响热收缩温度的关键参数，亚氨基酸中的吡咯环结构（而非羟基氨基酸间的羟基相互作用）是维持胶原二级结构稳定性和刚性的最主要因素，这一维稳功能更多体现于分子内部作用而非分子间相互作用。以鳕鱼皮胶原为例，由于其分子中的亚氨基酸含量在脊椎动物中最低，二级结构稳定性最差，在弱酸溶液中温度高于 10 ℃时便表现为热力学结构不稳定。通常认为，以 1 000 个氨基酸残基计，亚氨基酸数量每减少 3 个，热收缩温度便相应地降低 1 ℃。几种代表性脊椎动物的胶原氨基酸组成与热收缩温度的相关性见表 1-3。

表 1-3　脊椎动物胶原氨基酸组成和热收缩温度（以每 1 000 残基中氨基酸含量计）

	肺鱼皮	鲨鱼皮	鲟鱼鱼鳔	大比目鱼皮	鳕鱼骨	鳄鱼皮	蟒蛇皮	蟾蜍皮
亚氨基酸								
脯氨酸	129	113	102	108	100	128	119	110
羟脯氨酸	78	79	82	63	59	93	102	78
总量	207	192	184	171	159	221	221	188
羟基氨基酸								
羟脯氨酸	78	79	82	63	59	93	102	78
丝氨酸	42	45	50	51	70	42	44	66
苏氨酸	24	26	29	27	21	22	18	26
总量	144	150	161	141	153	157	164	170
热收缩温度/℃	63	53	50	40	40	59	57	54

二、来源、品系与结构的关系

作为最重要的结构蛋白之一,胶原承担了生物体大部分的结构支撑功能,因此,生物进化的适配性原则使得胶原的结构与功能因物种、环境、年龄等呈现出多样性。在不同的组织中胶原的结构和排列方式不同,原纤维的方向性和成束直径及密度也不相同,并具有各自的功能和结构特征。例如,在肌腱、皮肤和软骨组织中,胶原纤维要承受一维、二维和三维方向的张力,其胶原纤维排列分别为平行束状、多角纤维片层状及无规则排列等方式,而在角膜组织中胶原纤维则为交叉排布的光滑片层状,使光的散射效应最小化。海洋环境比陆地环境条件更为复杂,因此海洋动物的种类、生活环境、捕捞季节、取材部位等均可影响所得胶原的性质。

(一)不同来源及品系的影响

目前所见的海洋胶原研究或产品多以鱼类胶原为主,根据涉及鱼的品类不同可分为淡水鱼类和海洋鱼类、冷水鱼类和温水(含热带)鱼类、有鳞鱼类和无鳞鱼类、软骨鱼类和硬骨鱼类、深水鱼类和浅水鱼类等,其分类标准和复杂程度远高于陆地动物。此外,同一鱼种,在不同海域或不同季节、不同年龄捕捞,其胶原的性质也呈现出多样性变化,更增加了选材的复杂性。因此,制备优质的海洋胶原,材料选择是至关重要的第一步。从国际现况来看,由于海洋资源远超淡水资源,因此海洋鱼类胶原的研究相对聚焦,而我国的淡水资源和水产养殖得天独厚,淡水鱼类胶原的研究居世界前列。考虑到海洋胶原的研究多为低水平的散点研究、多样性高、聚焦度低,因此本书中不对其多样性进行展开描述,仅提示该问题供该领域研究者或企业在原料选择时予以科学考量。除个别特例外,通常淡水鱼类胶原的羟脯氨酸含量和变性温度均略高于海洋鱼类,温水鱼类胶原的羟脯氨酸含量和变性温度略高于冷水鱼类,硬骨鱼类胶原的羟脯氨酸含量和变性温度略高于软骨鱼类,表 1-4 列示了部分鱼类胶原的亚氨基酸含量与变性温度的差异性。

表 1-4 不同来源鱼胶原的羟脯氨酸、亚氨基酸及变性温度差异

来源及品系	羟脯氨酸含量	亚氨基酸含量	变性温度/℃	参考文献
淡水鱼类				
草鱼	94	104	28.4(皮)、32(鳞)	Li 等(2008)
褐头鱼	87.2	210.5	22(皮)	Chen 等(2011)
南亚黑鲮	83	201	35(鳞)	Pati 等(2010)
厚唇鲃	84	130	35(鳞)	Pati 等(2011)
江鼠大鳍鳠	74(ASC)	213(ASC)	32.1(ASC)、31.6(PSC)	Zhang 等(2009)
银鲤	84	119	34.5(皮)	Rodziewicz-Motowidlo 等(2008)
鲤鱼	76(皮)	190(皮)	31.7(皮)	Zhang 等(2011)
斑点叉尾鮰	73(ASC)、75.9(PSC)	170.9(ASC)、177.2(PSC)	32.5	Liu 等(2012)

续 表

来源及品系	羟脯氨酸含量	亚氨基酸含量	变性温度/℃	参考文献
海洋鱼类				
红牙鳞鲀	71.1(皮)	161.1(皮)	27~28(皮)	Muralidharan 等(2011)
水母	54(PSC)	133(PSC)	28	Nagai 等(2010)
海星	61	158	24.7(体壁)	Nagai 等(2001)
鱿鱼	84(ASC)	180(ASC)	29.4(皮)	Mingyan 等(2009)
大头鲈鱼	73	180	29.7(鳞)、19.4(皮)	Nagaia 等(2002)
鳕鱼	69	191	10	Wang 等(2008)
乌贼	90	188	27	Nagai 等(2001)
长鳍金枪鱼	63.9(PSC)	177.2(PSC)	28.6(PSC)	Noitup 等(2005)

（二）不同取材部位的影响

鱼皮、鱼鳞、鱼骨、鱼鳔、鱼肉等均是制备海洋胶原的原料，但由于胶原在上述组织中执行功能并不完全相同，其结构和性质也略有差异。对于同一条鱼，取材部位不同制备的鱼胶原性质也有差异。因此，海洋鱼类胶原制备原材料的选择除应考虑品类、来源外，还应根据需求合理选择取材部位。表 1-5 列示了部分鱼类不同取材部位所得胶原的差异，供研究者和生产企业参考。

表 1-5 不同取材部位对鱼胶原性质的影响

鱼品类	取材部位	羟脯氨酸含量	亚氨基酸含量	变性温度/℃	参考文献
大头鲤鱼	鱼鳍	58.8	166	35.5	Liu 等(2012)
	鱼鳞	56.2	156	35.2	
	鱼皮	73.2	165	35.7	
	鱼骨	73.8	174	36.4	
	鱼鳔	80.5	175	37.3	
深海红鱼	鱼皮	64	165	16.1	Wang 等(2008)
	鱼鳞	65	160	17.7	
	鱼骨	61	163	17.5	
黄笛鲷	鱼皮	77	193	28.6	Nalinanon 等(2007)，
	鱼骨	68	163	32.5	Zhang 等(2009)
红牙鳞鲀	鱼皮	71.1	161.1	27~28	Muralidharan 等
	鱼骨	87.2	190.3	31~32	(2011)
	鱼肉	88.2	190.4	30~32	

（三）不同制备工艺的影响

海洋胶原的制备过程是在尽量保持胶原结构的前提下对其他组分的去除，常用的胶原制备方法为酸溶法和酶溶法,所得胶原分别为酸溶性胶原(ASC)和酶溶性胶原(PSC)。由于制备过程中涉及酸、碱、盐或生物酶的使用,不可避免会造成部分氨基酸组分的破坏和丢失,而同样原料若采用不同制备工艺所得胶原的性质也略有差异,例如 PSC 的等电点略高于ASC、多聚体含量低于 ASC 等,因此对于同种鱼原料,所得的 PSC 和 ASC 性质并不完全一致,制备时应结合时间、成本、得率以及用途等具体情况予以考量。此外,生物相容性研究显示,PSC 的免疫原性低于 ASC,因此对于医用海洋胶原材料的制备,作者优先推荐使用 PSC。表 1-6 举例说明了不同制备工艺对鱼类胶原性质的影响,供研究者和生产企业参考。

表 1-6　不同制备工艺对鱼胶原性质的影响

原料	制备工艺	羟脯氨酸含量	亚氨基酸含量	变性温度/℃	参考文献
鲤鱼鱼鳞	PSC	109	231	29	Zhang 等(2011)
	ACS	89	199	32.9	
斑点叉尾鮰	PSC	75.9	177.2	—	Liu 等(2007)
	ACS	73	170.9	32.5	
条纹鲶鱼	PSC	91	211	35.38	Singh 等(2011)
	ACS	86	206	35.35	
比目鱼	PSC	77.3	186.4	26.7	Heu 等(2010)
	ACS	79.5	189.7	26.6	
黑鳍鲨	PSC	94	204	35.9	Kittiphattanabawon 等(2010)
	ACS	91	196	36.2	
长鳍金枪鱼	PSC	63.9	177.2	28.6	Noitup 等(2005)
	ACS	60.3	174.3	28.8	

此外,酶法制备海洋胶原时,蛋白酶对端肽区进行剪切以便于胶原分子的释放,此过程会引起胶原分子交联方式的转变,如 β-链、γ-链转变为 α-链等,因此,PSC 中 β-链、γ-链、二聚体和三聚体的含量均低于 ASC,两种不同工艺制备的海洋鱼胶原中 α_1-链/α_2-链以及[交联链(包括三聚体、二聚体、β-链、γ-链)]/[单体链(α_1-链+α_2-链)]见表 1-7。

表 1-7　不同制备工艺中鱼胶原组分含量差异(ASC、PSC)

鱼胶原	来源	α_1/α_2	$\beta/(\alpha_1+\alpha_2)$	$\gamma/(\alpha_1+\alpha_2)$
ASC	多须石首鱼	—	1.59	1.32
	希菲德海鲷	—	1.3	0.62
	深海红鱼	2.47	1.52	1.1
PSC	多须石首鱼	—	0.5	0.23
	希菲德海鲷	—	0.84	0.51
	深海红鱼	2.15	1.03	0.19

氨基酸组分和肽链种类的差异,使得 ASC 和 PSC 暴露的氨基酸侧链也存在一定差异,表现为二者的等电点、ζ 电位等也略有差异(表 1-8),在选择海洋胶原作为医用材料时应关注 ASC 和 PSC 的这一差异,尤其采用海洋胶原与其他材料(如壳聚糖、透明质酸等)聚电荷材料复合制备组织工程支架材料时,等电点和 ζ 电位的差异将对制备工艺和复合材料性质产生显著影响。

表 1-8　同种原料所得 ASC 和 PSC 的等电点差异

鱼胶原	原料来源	PI	参考文献
ASC	六线鱼皮	6.31	Nalinanon 等(2010)
	点纹斑竹鲨鱼皮	6.21	Kittiphattanabawon 等(2010a)
	黑鳍鲨鱼皮	6.78	Kittiphattanabawon 等(2010c)
	点纹斑竹鲨软骨	6.53	Kittiphattanabawon 等(2010b)
	黑鳍鲨软骨	6.96	Kittiphattanabawon 等(2010b)
PSC	六线鱼皮	6.38	Nalinanon 等(2010)
	点纹斑竹鲨鱼皮	6.56	Kittiphattanabawon 等(2010a)
	黑鳍鲨鱼皮	7.02	Kittiphattanabawon 等(2010c)
	点纹斑竹鲨软骨	7.03	Kittiphattanabawon 等(2010b)
	黑鳍鲨软骨	7.26	Kittiphattanabawon 等(2010b)

三、与陆地源胶原的差异

海洋胶原与陆地源胶原的相似性在上文中已有详细分析,许多研究业已证实,除热力学性质外,海洋胶原的绝大部分性质与陆地源性胶原的高度相似性,因此在本节不做赘述,仅就其差异性进行简述。就分子结构而言,绝大多数真骨鱼类真皮胶原含有哺乳动物所没有的第 3 条 α-链,L. S. Senaratne 等研究发现,从暗鳍腹刺鲀皮中提取的 I 型胶原由 $\alpha_1(I)\alpha_2(I)\alpha_3(I)$ 组成,与哺乳动物 I 型胶原的组成 $[\alpha_1(I)]_2\alpha_2(I)$ 不同。相对于哺乳动物,海洋胶原的胶原纤维束更粗,对酶、热等反应更容易,胶原的热变性温度(T_d)与海洋动物的生存环境及亚氨基酸(脯氨酸和羟脯氨酸)的含量,尤其是羟脯氨酸的含量呈正相关。冷水鱼的羟脯氨酸含量最低,因此一般冷水鱼胶原的 T_d 值明显低于暖水鱼,而绝大部分鱼胶原的 T_d 值都低于陆生动物。简言之,海洋胶原与陆地动物胶原的差异主要体现在如下几个方面。

(一) 氨基酸组成差异

海洋胶原与陆地源性胶原的氨基酸差异在上文中已有阐述,简言之,由于进化保守的原因,二者的主要氨基酸组成基本一致,这是海洋胶原有望替代陆地动物胶原的结构基础;但由于物种和来源的差异,使得二者在某些氨基酸含量方面又存在差异,这是二者性质差异性的结构基础。对海洋胶原和陆地源性胶原的氨基酸组成差异进行合理分析和认识,有助于对二者的性能差异和应用领域进行科学判断。

如上文所述,海洋胶原的亚氨基酸含量偏低,但由于其多样性远高于陆地源性胶原,对二者的平行对比研究面临干扰因素。表 1-9 为 Norland 等人以冷水鱼皮明胶和牛皮明胶产品为代表,对二者的氨基酸组成进行大致比较,直观反映了两种不同来源的胶原类产品亚氨基酸含量的差异。

表 1-9　冷水鱼皮明胶和牛皮明胶氨基酸组成差异的大致比较

氨基酸	残基数量/1 000 个残基		氨基酸	残基数量/1 000 个残基	
	鱼明胶	哺乳动物明胶		鱼明胶	哺乳动物明胶
丙氨酸	112	114	亮氨酸	21	25
精氨酸	49	51	赖氨酸	28	34
天冬氨酸	48	45	蛋氨酸	13	6
半胱氨酸	—	—	苯丙氨酸	13	13
谷氨酸	72	71	脯氨酸	96	135
甘氨酸	347	313	丝氨酸	63	37
组氨酸	11	5	苏氨酸	24	18
羟赖氨酸	5	11	色氨酸	9	—
羟脯氨酸	60	86	酪氨酸	9	3
异亮氨酸	11	11	缬氨酸	18	22

(二)热稳定性差异

由于一级结构中亚氨基酸含量的不同,使得海洋胶原的分子内交联度较低,水溶性更好,易于分离提取,但其热稳定性也相对较低。海洋胶原的热稳定性是影响其变性温度的关键因素,主要由其生活环境温度、含水量和交联度共同影响,而含水量(结合水和自由水的总量)更是影响海洋胶原物理性质的主要因素之一。研究证实,海洋胶原的变性温度通常低于常用的牛胶原,但不同来源、不同品类、不同部位和不同制备工艺所得的海洋胶原其变性温度与牛胶原的差异并不相同,目前尚无普遍认可的系统性对比研究数据。Gauza-Wlodarczyk 等人(2017 年)采用示差扫描量热法(differential scanning calorimetry,DSC)对鱼皮胶原和牛胶原的热力学性质进行了对比研究,证实羟脯氨酸含量与热力学性质密切相关,甚至直接决定了胶原的热稳定性。鱼胶原和牛胶原的最大吸热峰分别出现在(420±10) K 和(493±5) K,分别对应了二者的变性温度。低温时,二者变性过程都极为缓慢,但温度升高到 350 K(鱼胶原)和 500 K(牛胶原)后,二者的变性差异显著性开始突显,但在低于 420 K 的温度范围内,二者热力学性质差异并不显著,这提示在应用温度不超过 420 K 的条件下,鱼胶原具有替代牛胶原的可行性和科学性(表 1-10)。

表 1-10　不同升温速率时鱼胶原和牛胶原放热峰和吸热峰的温度差异

升温速率/ (K/min)	鱼胶原		牛胶原	
	吸热峰/K	放热峰/K	吸热峰/K	放热峰/K
10	353±3 388±3 420±10	452±4	386±2 438±4	458±3
2	316±4 338±6 407±3 414±4	434±4	360±5 384±2 493±5	384±2 506±4

(三)其他功能差异

结构决定功能,除热力学性质之外,氨基酸组分的差异还对海洋胶原的其他性质(如抗氧化、抗高血压等活性)产生影响。由于此方面的对比研究不多,聚焦于医药领域应用的系列对比研究尤其匮乏,作者仅提供少量资料供参考,而若想以海洋胶原替代陆地源性胶原应用于人体临床,则对二者的结构-功能进行系统对比研究是不可回避的关键制约因素。

以抗氧化活性为例,海洋胶原和陆地动物源性胶原均可通过抑制脂类过氧化、清除自由基、促进细胞增殖等提高抗氧化活性,单体氨基酸的抗氧化活性为羟脯氨酸＞酪氨酸＞蛋氨酸＞半胱氨酸＞组氨酸＞苯丙氨酸,单以氨基酸组成考量似乎陆地源性胶原的抗氧化活性更强,但实际研究证实,二者的抗氧化活性相差不多,甚至部分海洋胶原表现出更为优越的抗氧化活性。已有许多研究结果显示,肽链结构对抗氧化活性的影响较之单纯的氨基酸组成更为显著,许多肽链即使不含上述高抗氧化活性氨基酸组分或含量极低,仍表现出极强的抗氧化性能,但对于海洋胶原和陆地源性胶原而言,这种功能的肽链结构并不一致(表 1-11)。此外,抗氧化活性与胶原的分子量大小呈负相关,分子量越高,抗氧化能力越弱,降解后胶原的抗氧化活性可提高 20% 以上。

表 1-11　不同来源胶原的抗氧化肽链结构差异

来源	抗氧化肽链结构	抗氧化机制	参考文献
猪皮胶原	Gln - Gly - Ala - Arg	清除自由基	Li 等(2007)
牛皮明胶	Gly - Pro - Hyp - Gly - Pro - Hyp - Gly - ProHyp - Gly	抑制脂类过氧化;促进细胞增殖	Kim 等(2001)

来源	抗氧化肽链结构	抗氧化机制	参考文献
阿拉斯加绿鳕鱼皮明胶	Gly－Glu－Hyp－Gly－Pro－Hyp－Gly－Pro－HypGly－Pro－Hyp－Gly－Pro－Hyp－Gly，Gly，Pro－Hyp－Gly－Pro－Hyp－Gly－Pro－HypGly－Pro－Hyp－Gly	抑制脂类过氧化；促进细胞增殖	Kim 等(2001)
秘鲁鱿鱼皮明胶	Phe－Asp－Ser－Gly－Pro－Ala－Gly－Val－Leu，Asn－Gly－Pro－Leu－Gln－Ala－Gly－Gln－Pro－Gly－Glu－Arg	抑制脂类过氧化；促进细胞增殖	Mendis 等(2005)
秘鲁鱿鱼外套膜明胶	Gly－Pro－Leu－Gly－Leu－Leu－Gly－Phe－LeuGly－Pro－Leu－Gly－Leu－Ser	抑制脂类过氧化；铁还原力	Alemán 等(2011)
皮氏叫姑鱼鱼皮明胶	His－Gly－Pro－Leu－Gly－Pro－Leu	清除自由基；抑制脂类过氧化；提高肝细胞中抗氧化酶水平	Li 等(2007)

　　胶原尤其是小分子量的胶原多肽可与血管活性酶类[如血管紧张素转换酶(angiotensin converting enzyme，ACE)]相结合从而抑制其活性，降低血压，虽然其 ACE 抑制活性与结构的关系尚未明确证实，但部分研究已发现 C-端的三肽序列是关键因素，C-端含疏水氨基酸的三肽序列时，ACE 抑制活性更强，Arg 或 Lys 的存在更可显著增强降血压活性。海洋胶原和陆地动物源性胶原的 ACE 抑制活性肽链序列存在一定差异性，其活性也因物种或部位等存在显著差异(表 1-12)。

表 1-12　不同来源胶原 ACE 抑制肽结构的差异

来源	抗氧化肽链结构	活性	参考文献
阿拉斯加绿鳕鱼皮明胶	Gly－Pro－Leu Gly－Pro－Met	IC_{50} 为 2.6 μmol/L IC_{50} 为 17.13 μmol/L	Byun 等(2001)
秘鲁鱿鱼皮明胶	Gly－Pro－Leu－Gly－Leu－Gly－Phe－Leu－Gly－Pro－Leu－Gly－Leu－Ser	IC_{50} 为 90.03 μmol/L	Alemán 等(2011)
牛皮明胶	Gly－Pro－Val Gly－Pro－Leu	IC_{50} 为 4.67 μmol/L IC_{50} 为 2.55 μmol/L	Kim 等(2001)
鸡腿胶原	Gly－Ala－Hyp－Gly－Leu－Hyp－Gly－Pro	IC_{50} 为 29 μmol/L	Siga 等(2008)，Shimizu 等(2010)
鸡骨胶原	Tyr－Tyr－Arg－Ala	IC_{50} 为 33.9 μmol/L	Nakade 等(2008)
猪皮明胶	Gly－Phe－Hyp－Pro Gly－Pro	IC_{50} 为 91 μmol/L IC_{50} 为 360 μmol/L	Ichimura 等(2009)

四、生物合成与降解

　　海洋胶原的生物合成与降解途径与陆地源性胶原基本一致。鉴于海洋胶原相关研究较少，本文参考陆地源性胶原的生物合成与降解途径予以简述，随着海洋胶原研究和应用的逐渐展开，此领域的研究也应加大投入以便为其临床应用的安全性提供科学支撑。

（一）生物合成

胶原主要由成纤维细胞或与其来源相类似的细胞（如成骨细胞、成软骨细胞等）合成，其生物合成的方式与其他分泌蛋白质相似，但具有其特有的反应过程。胶原的生物合成大致分为三步：①胶原的各个肽链所对应的遗传基因信息，由 mRNA 将编码蛋白质所需的信息转录到核糖体，在核糖体上合成多肽链。②合成形成的多肽链侧链的羟基化（羟脯氨酸、羟赖氨酸的生成）和糖基化作用后，生成 3 条多肽链。③分泌到细胞外的前胶原分子，被切断形成通常的胶原分子，形成纤维，并在纤维分子内引入交联键。

此外，还可以利用转基因生物反应器生产胶原，通常利用以下生物体为材料：细菌（主要是大肠埃希菌）、酵母（毕赤酵母、酿酒酵母）、单细胞藻类、昆虫细胞、哺乳动物细胞、哺乳动物的转基因乳腺反应器（奶牛、奶山羊、兔、豚鼠、大鼠或小鼠），以及动物膀胱上皮细胞反应器。

1. 胶原合成的细胞内阶段

胶原基因在细胞核内转录成 mRNA，mRNA 进入胞质后在内质网核糖体上翻译为 3 条 α-链，在核糖体外组装成三螺旋结构，为原胶原。原胶原经过翻译后的修饰过程将脯氨酸和赖氨酸残基羟基化，这是影响其分泌的关键步骤，部分羟赖氨酸的糖化也发生在此阶段。羟基化修饰过程促进了肽链间氢键的生成，使螺旋结构更加稳定，未经羟基化修饰的原胶原在 24 ℃时就变性降解。原胶原的 N-端和 C-端均存在由 15～20 个氨基酸组成的非螺旋多肽链，由于存在链内或链间二硫键的作用而呈球状结构。经修饰后的前胶原被运输至高尔基体，包裹于囊泡内通过微管排出细胞外。

2. 胶原合成的细胞外阶段

由前胶原形成胶原束的过程发生在细胞外。前胶原的氨基端或羧基端肽链被氨基或羧基前肽酶特异后转化成胶原分子。在细胞外，胶原分子间可通过电荷及亲水基间的相互作用发生聚集形成胶原原纤维束，但此时的原纤维束结构很不稳定，经链间醛胺缩合反应形成交联结构后可形成成熟稳定的纤维束结构，具有很强的张力和弹性（图 1-2）。

（二）生物降解

动物组织内的胶原具有非常稳定的结构，其寿命至少为 6 个月，通常会更长。例如，在骨中Ⅰ型胶原的半衰期为 1 年，软骨中Ⅱ型胶原的更替则周期更长。胶原在受控的情况下有序合成、分泌和降解分解是生物体伤口愈合、发育和组织重建等过程的基本要求。胶原的三股

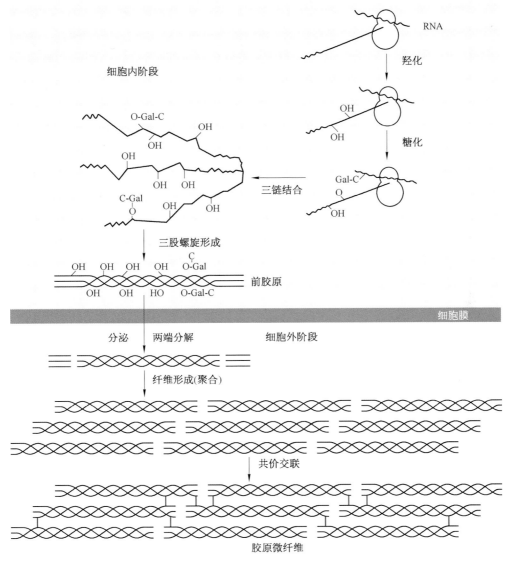

图 1-2　胶原生物合成

C,葡萄糖残基;Gal: 半乳糖残基

螺旋结构可以防止多数蛋白酶的降解作用,如胃蛋白酶、胰蛋白酶、胰凝乳蛋白酶等。在机体组织内,特异的基质金属蛋白酶(matrix metalloproteinase, MMP)家族与所有细胞外基质成分(包括天然和变性胶原)的降解有关,一般来说,胶原三螺旋结构的降解需要胃蛋白酶、胰蛋白酶、胰凝乳蛋白酶、基质金属蛋白酶等水解酶的参与,这也是利用现代生物化学技术提取和分离胶原的基本原理。基质金属蛋白酶家族成员众多,已分离鉴别出 26 种 MMP,根据作用底物及片段同源性可分为六类,分别降解胶原、明胶、特定的非成纤维胶原或蛋白多糖等多种蛋白质成分。MMP-1、MMP-8 和 MMP-13 在大约距离胶原 N-端 3/4 分子长度的一个特定位置上切断胶原原纤维,从而打开三股螺旋结构,该切点位于 Ⅰ 型胶原 α_1 -链序列的- Gly(775)- Ile(776)处,已经广泛用于分子鉴定、N -端或者 C -端的结合位点或突变位点的确定。有学者认为,该切点的特异性是由缺乏亚氨基酸的 C -端和富含亚氨基酸的 N -端区域决定的。采用 X 线晶体学和核磁共振(nuclear magnetic resonance,NMR)已经确定了某些 MMP 的三维结构,其催化亚单位可以降解胶原三股螺旋,但是失去了位于一个类似 β-propellar 的血液结合素区域的特异性。然而,有关此位点的具体信息及其与胶原三股螺旋的结合位点和结合模式仍有待进一步了解。

胶原的降解与一般蛋白质不同。胶原的转换率一般较慢,半衰期为数周到数年不等。未变性胶原的典型三维螺旋结构对一般蛋白水解酶具有很强的抵抗力,不易降解,必须在一定数量的胶原酶和特定条件的作用下方能解聚。因此,胶原的降解常用胶原酶的活性来表示。胶原酶普遍存在于脊椎动物的细胞内及分泌物中,可在生理 pH 和生理温度下特异性水解胶原的三维螺旋结构,目前已发现 7 种胶原酶,作用底物和活性各有差异。组织来源不同的胶原酶对不同类型胶原的水解能力强弱不等。例如,人嗜中性粒细胞的胶原酶对 Ⅰ 型胶原的水解效力为 Ⅲ 型胶原的 15 倍,人皮肤胶原酶只对 Ⅰ、Ⅱ、Ⅲ 型胶原有作用,对Ⅳ、Ⅴ 型胶原无效。具有转移潜能的肿瘤细胞产生的胶原酶能特异地作用于Ⅳ 型胶原而破坏基底膜,为侵袭、转移开辟通路。各种动物组织产生并释放的胶原酶通常以无活性的形式存在,经某些蛋白酶(如纤溶酶及激肽释放酶等)作用后可变为活性的胶原酶,还有一些激素主要影响胶原降解速度。如糖皮质激素可诱导胶原酶的合成,雌二醇和孕酮可抑制子宫胶原的降解,甲状腺激素可提高骨骺端胶原酶的活性。总之,胶原酶的活化与抑制,对于调节胶原的转换率具有重要作用,从而在一些生理及病理过程中有重要意义。细菌的胶原酶与动物胶原酶不同,可从两端多点地降解 Ⅰ、Ⅱ、Ⅲ 型胶原,但不作用于Ⅳ 型胶原。

Welgus 等人利用提纯的人皮肤胶原酶检测各种类型的胶原基质溶液的 K_m 和最大降解速度 V_{max}。人 Ⅰ 型胶原的 K_m 为 1×10^{-6}M,与各种脊椎动物的所有类型胶原的 K_m 几乎相等。与类风湿病滑液胶原酶和鼠骨胶原酶检测的 Ⅰ 型胶原的值相似。但 Ⅰ 型胶原和 Ⅱ 型胶原的最大降解速度却有显著的种属差异,如表 1-13 所示。

表 1-13　Ⅰ 和 Ⅱ 型胶原的最大降解速度

胶原(类型和种类)	V_{max}(每分子胶原酶每小时降解的胶原分子)	胶原(类型和种类)	V_{max}(每分子胶原酶每小时降解的胶原分子)
Ⅰ 型		Ⅱ 型	
人	102	人	0.59
小牛	34	小牛	2.7
豚猪	22	鼠	4.1
鼠	19		

第三节 · 理化性质与生物学功能

前文中对海洋胶原和陆地源性胶原的结构基础进行了详细分析,二者一级结构中亚氨基酸含量的差异是导致其结构和功能差异的最主要因素。胶原分子中,脯氨酸和羟脯氨酸是形成交联结构的基础,也是保持胶原稳定性和力学性能的基础。海洋胶原中脯氨酸和羟脯氨酸含量的降低,是其理化性质区别于陆地源性胶原的主要因素,如凝胶模量降低、凝胶-溶胶温度降低等,对溶剂离子强度的变化也更为敏感,这些差异给海洋胶原基生物材料的研究开发造成若干变数,也是以海洋胶原替代陆地源性胶原时必须面对的关键科学问题。此外,结构和理化性质的变化使得海洋胶原的功能活性表现出更为丰富的多样性,也为其用于生物医用材料领域的产品设计开发提供了更多可能。

一、理化性质

与陆地源性胶原相同,海洋胶原的主要理化性质主要体现在等电点、溶胶-凝胶、热力学、光谱学性质等。文中不做一一赘述,仅对其与陆地源性胶原存在差异且影响其医学领域应用的几个理化性质展开介绍。

(一)等电点(pI)和 Zeta(ζ)电位

作为两性电解质,胶原的等电点由暴露的氨基酸侧链决定,直接影响其水溶性以及与其他物质的离子相互作用。不同海洋胶原的 pI 分布范围为 $6.21 \sim 7.26$,ζ 电位与 pI 呈相关性,等电点时胶原分子的表面电荷为 0,即 ζ 电位为 0,通过测定 ζ 电位可准确判定胶原的电荷性质。

不同来源海洋胶原的氨基酸组成略有差异,因此其等电点(pI)并不相同。尤其值得注意的是,不同制备工艺(尤其是酶解法中蛋白酶来源的选择)对同种原料所得的鱼胶原 pI 和 ζ电位存在差异,其差异大小与制备工艺对端肽区的破坏程度相关。用长鳍金枪鱼胃蛋白酶水解六线鱼皮制备的 PSC,其端肽区保持相对完整,因此 pI 和 ζ 电位与 ASC 相差不大。猪胃蛋白酶可部分去除胶原端肽,用其制备的鲨鱼皮 PSC 的 pI 和 ζ 电位与 ASC 有显著性差异。

不同来源的海洋 PSC 其 pI 和 ζ 电位具有丰富的多样性。酶法制备海洋胶原时,不同蛋白酶的酶切部位不同,所得 PSC 在不同 pH 或离子强度条件下产生的构象变化也不相同,因此对于同种原料若采用不同蛋白酶降解所得 PSC 的 pI 和 ζ 电位也不尽相同,例如对于同种鱼皮,用猪胃蛋白酶法制备的 PSC 其 pI 便低于用长鳍金枪鱼胃蛋白酶法制备的 PSC。除少量种类胶原外,大部分海洋胶原的酸性氨基酸(如天冬氨酸、谷氨酸等)含量高于碱性氨基酸(如组氨酸、赖氨酸、精氨酸等),pI 通常略偏酸性 pH。

(二)热稳定性

在水分子介导下,胶原链中羟脯氨酸的羟基(—OH)与另外肽链中的羧基(—COOH)相互作用形成的氢键网络是维系胶原三螺旋结构稳定的主要基础,因此,亚氨基酸含量是影响胶原热稳定性的关键因素,通常情况下,亚氨基酸含量越高,胶原的热稳定性便越高。表 1-14 所示为不同鱼胶原的最高转变温度(T_m)和变性温度(T_d)。

表 1-14　不同鱼胶原的最高转变温度(T_m)和变性温度(T_d)(牛胶原做对照)

不同胶原来源（皮肤）	亚氨基酸含量/%		T_m 或 T_d/℃	
	ASC	PSC	ASC	PSC
牛	21.5	—	36.3	—
幼龄尼罗河鲈鱼	19.3	—	36	—
成体尼罗河鲈鱼	20	—	36	—
多须石首鱼	20	19.7	34.2	35.8
羊头海鲷	20.5	19.8	34	34.3
赤褐色红鲷	21.1	22.1	31.5	31
黄笛鲷	19.3	—	32.5	31.5
鲤鱼	19		28	
斑点叉尾鮰	17.1		32.5	
太平洋石首鱼	16.4		21.7	
深海红鱼	16.5	16	16.1	15.7
鳕鱼	15.4		15	
六线鱼	15.9	15.7	15.7	15.4
点纹斑竹鲨	20.4	20.7	34.5	34.5
黑鳍鲨	20.3	20.3	34.4	34.4

注:—表示尚无相关数据。

冷水鱼类胶原的羟脯氨酸含量低于温水鱼类,其热稳定性也相对较低,换言之,鱼类的生活环境差异使得其氨基酸组分呈现多样性,从而导致其热稳定性各不相同。海洋鱼类胶原的 T_m 值通常低于猪、牛源性胶原,但也有极个别例外,如条纹鲶鱼的胶原 T_m 值便高于猪皮胶原(37 ℃)、接近牛皮胶原(40.8 ℃)。Muyonga 等人(2004 年)对幼龄和成体尼罗河鲈鱼的 ASC 进行分析,发现其亚氨基酸含量分别达到了惊人的 19.3% 和 20.0%,远高于其他大部分鱼类胶原,相应地,其变性温度也高达 36 ℃,接近陆地源性胶原。冷水鱼类胶原中的亚氨基酸含量通常为 16%~18%,Nalinanon 等人(2010 年)发现六线鱼皮胶原的 T_m 仅为 15.4~15.7 ℃,与其他冷水鱼类,如鳕鱼(15 ℃)、深海红鱼(16.1 ℃),极为相近,已有报道的其他冷水鱼类的 T_m 值也大多集中于 24~28.4 ℃,远低于温水鱼类胶原。

已有研究对不同来源的 Ⅰ 型鱼胶原进行圆二色性分析,证实羟脯氨酸含量对变性温度的影响远高于脯氨酸含量。Burjanadze 等人(2000 年)进一步证实,羟脯氨酸含量与胶原热稳定呈非线性相关,而是双曲线性相关,其中 Gly - Pro - Hyp 序列的总量更是影响胶原热稳定性的最关键要素。此外,许多因素均可影响海洋胶原的热稳定性,如制备工艺、取材部位等。通常而言,海洋胶原 ASC 的 T_d 值比 PSC 低 1~2 ℃。骨和肌肉组织位于海洋鱼类的内部,因此二者所含的胶原则通常比暴露于外部的皮肤胶原 T_d 值高 3~4 ℃。对于同一水域的不同海洋鱼类,有无鳞片也会影响其皮肤胶原亚氨基酸的含量,硬骨鱼类的鱼鳞由真皮层的钙元素沉积形成,胶原分子通过与钙离子形成交联螯合作用可增强纤维束强度,但相应的胶原本身的热稳定性便逊于无鳞片鱼类。表 1-14 中数据显示,斑点叉尾鮰(无鳞片)和鲤鱼(有鳞片)同为淡水鱼,生活环境相似,但前者皮肤胶原的 T_d 值显著高于后者。

溶剂性质也会影响胶原的 T_d 值,酸性溶剂中,用以稳定胶原三螺旋结构的分子间氢键遭到破坏,分子间斥力增强,胶原酸性溶液的 T_d 值低于其在去离子水中的 T_d 值。综上所述,海洋胶原的热稳定性呈现出一定规律性,如大部分鱼胶原低于陆地动物源性胶原(个别种类除外)、冷水鱼类胶原低于温水鱼类、有鳞鱼类皮肤胶原低于无鳞鱼类、皮肤来源胶原低于骨/肌肉/鱼鳔等体内部位来源鱼胶原、ASC 低于 PSC 等,但由于影响鱼胶原热稳定性的因素很多,在判断某种鱼胶原热稳定性时应尽可能提供详尽资料方能科学判断,不能一概而论。

(三) 傅里叶变换红外光谱

不同来源的海洋胶原分子结构差异导致其傅里叶变换红外光谱(Fourier transform infrared spectroscopy,FTIR)的吸收峰也有不同,作为蛋白质主要吸收峰的酰胺Ⅰ、酰胺Ⅱ和酰胺Ⅲ谱带直接反应胶原多肽链构象,分子内部交联情况则主要体现于 1 660 cm^{-1} 左右的吸收峰,无规则卷曲结构的特征峰分布在更低波段区域。温度升高时,胶原三螺旋之间的氢键减弱、螺旋结构逐渐解聚、无序结构增加,主要构象变化则为螺旋结构减少、伸展肽链结构增加、无序结构和转角结构增加。表 1-15 为胶原标准品的 FTIR 色谱分析。酰胺Ⅰ谱带中,1 633 cm^{-1} 处的光谱强度反映肽链的伸展程度,1 660 cm^{-1} 处的光谱强度反映氢键强度,1 696 cm^{-1} 处的光谱强度反映分子内部交联程度,数据分析时通常以 1 696/1 660 表示。酰胺 A 谱带与酰胺Ⅰ谱带可以相互印证,用于判断胶原的分子结构。

表 1-15　胶原标准品的 FTIR 色谱分析

结构	标准峰	谱带
酰胺 A	3 289	NH 伸展和氢键
酰胺 B	2 920	CH_2 不对称伸展
	2 853	CH_2 对称伸展
酰胺 I	1 644	C═O 伸展,氢键和 COO—伸展
酰胺 II	1 537	NH 弯曲和 CN 伸展
	1 450	CH_2 弯曲;COO—对称伸展;CH_2 脯氨酸摆动
酰胺 III	1 260	NH 弯曲和 CN 弯曲
	1 078	C—O 伸展
	1 021	C—O 伸展

不同取材部位所得的海洋胶原二级结构略有不同,其 FTIR 也存在差异,以深海红鱼来源胶原为例,其皮肤胶原的分子结构有序性高于鱼鳞、鱼骨胶原,红外光谱显示,深海红鱼皮胶原 1 633 cm^{-1} 处的光谱强度为 43.5%,高于鱼鳞(31.5%)和鱼骨(33.4%),说明其无序结构更多,可能与鱼鳞、鱼骨胶原中氢键含量更高有关,酰胺 A 谱带也证实了这一点;1 660 cm^{-1} 处,深海红鱼皮胶原的谱带强度为 22.6%,远低于鱼鳞(55.9%)和鱼骨(39.9%),表明后者的氢键数量或强度远高于前者;就 1 696/1 660 而言,深海红鱼皮胶原高于鱼鳞、鱼骨,进一步证实了前者分子间交联程度较高。简言之,由于氢键作用较少,鱼皮胶原虽然分子的分子间交联和分子有序性更高,但其肽链的打开程度也高,因此其热稳定性低于鱼鳞、鱼骨胶原。

不同的制备工艺所得海洋胶原的二级结构不同,因此其 FTIR 也有差异。ASC 和 PSC(包括不同酶法制备的 PSC 之间)的端肽区、功能基团、分子间/分子内相互作用以及二级结构组成等均存在差异。对比目鱼皮胶原的 FTIR 分析发现,其 ASC 和 PSC 的酰胺 I、酰胺 II 特征峰并无差异,表明二者的分子有序度一致,但 ASC 的酰胺 III 吸收峰明显低于 PSC。条纹鲶鱼的胶原 FTIR 分析结果显示,PSC 中氢键作用高于 ASC,前者的三维螺旋结构更为稳定、结构有序性更高,这可能系胃蛋白酶切位点为端肽区的非螺旋结构所致。Foefeding 等人(1996 年)认为,胶原端肽区富含赖氨酸、羟脯氨酸、组氨酸等活性氨基酸,承担分子间、分子内部交联的主要功能,酶法制备胶原过程中端肽区被切除会导致酰胺 I 峰向低波数偏移。

此外,不同品系的海洋胶原的 FTIR 也有些微差异,但此方面缺乏系统研究,可供参考数据较少。Pati 等人(2010 年)发现,鲤鱼胶原的酰胺 I、酰胺 II 特征峰峰值频率高于厚唇鲃,显示前者的分子有序度高于后者。

(四) 圆二色性

二级结构和更高级结构是胶原生物学功能的基础,圆二色性(circular dichroism,CD)分析是鉴定胶原二级结构和变性温度的有效方式。所有海洋胶原的 CD 图谱均有三螺旋结构的特征峰,即 220 nm 附近的正吸收峰和 197～199 nm 附近的负吸收峰,但不同海洋胶原的 CD 图谱仍因其结构不同存在少许偏差。海洋胶原和多肽在 210～230 nm 内没有正吸收峰,均为无规则卷曲构象。与陆地动物皮胶原不同,海洋明胶均具有双相热转变的特性,意味着海洋胶原存在至少两种不同的结构域或不同稳定性的胶原分子,如 $(\alpha_1)_2\alpha_2$、$(\alpha_1)_3$ 等。

胶原制备温度对海洋胶原的圆二色性影响显著。Li 等(2008 年)在不同温度下制备草鱼 PSC,并对其圆二色性进行对比分析,所得不同 PSC 样品的吸收峰均在 190～250 nm,旋转最大峰值为 221.2 nm,负吸收峰值为 197.5 nm。20 ℃、30 ℃下分别酶解 10 分钟后,所得 PSC 的圆二色性基本无变化,显示该条件下草鱼 PSC 结构仍保持稳定。一旦发生变性,220 nm 处的正吸收峰完全消失,负吸收峰值也会向高波数方向偏移。35 ℃条件下处理 10 分钟,草鱼 PSC 的分子构象发生变化但三螺旋结构仍基本保持,其圆二色性中正、负吸收峰强度均显著降低;温度升高到 40 ℃后,正吸收峰急剧减弱直至完全消失,负吸收峰由于三螺旋结构的破坏而呈现明显的红移;温度进一步升高到 50 ℃时,所有 PSC 样品的圆二色性基本相似,正吸收峰消失、负吸收峰值偏移至 200.0～201.5 nm,胶原的二级结构完全破坏。值得一提的是,在变性温度附近时(如 35～40 ℃),胶原分子结构的变化与时间呈相关关系。

(五)十二烷基硫酸-聚丙烯酰胺凝胶电泳

十二烷基硫酸-聚丙烯酰胺凝胶电泳(sodium dodecyl-sulfate polyacrylamide gel electrophoresis technology,SDS-PAGE)是鉴定鱼胶原结构和类型的最便捷方法。Ⅰ型鱼胶原分子由 3 条 α-链组成,通常为 $(\alpha_1)_2\alpha_2$,个别Ⅰ型鱼胶原分子结构为 $\alpha_1\alpha_2\alpha_3$,但由于 α_3-链与 α_1-链的电泳行为非常接近,必须借助特殊电泳手段才能将二者有效区分。SDS-PAGE 电泳图谱中,β-二聚体和 γ-三聚体分别代表了胶原的分子间交联和分子内交联结构。

不同来源的海洋胶原分子量之间存在差异,酶解法会特异性降解胶原的端肽,因此同种海洋胶原的 PSC 与 ASC 分子量也不尽相同。蛋白酶剪切端肽区后,会导致部分 β-二聚体解聚为 2 条 α-链,因此 ASC 的交联结构(β-二聚体和 γ-三聚体)含量高于 PSC。随着海洋动物年龄的增加,胶原分子内部的交联度也逐渐提高,长期饥饿条件下的海洋动物其胶原交联度也高于饱食饲养的同种鱼类。

(六)流变性

凝胶-溶胶可逆性转化是明胶的独特理化性质,也是其广泛应用于医用材料、药包材等领域的原因之一。凝胶-溶胶转变是明胶分子链构象和聚集状态变化所致,与分子量、分子量分布、溶剂环境(如浓度、离子强度、pH、温度)等多种因素相关。

与陆地源性明胶相比,海洋明胶的凝胶-溶胶温度更低,溶液黏度更高。猪、牛明胶的典型凝胶-溶胶温度分别为 20～25 ℃、28～31 ℃,而海洋明胶的则为 8～25 ℃、11～28 ℃。由于海洋动物明胶的分子结构对原料、加工方式等影响更为敏感,其凝胶-溶胶的温度区间分布较为宽泛。Gilsenan 等人(2000 年)对不同海洋明胶的流变性和熔点进行了对比研究,发现由于冷水鱼明胶的亚氨基酸含量较低、分子间交联倾向更低,因而其熔点和凝胶转变的临界浓度更低。通常,冷水鱼皮明胶的熔点显著低于温水鱼类和陆地动物,室温条件下便可形成黏稠溶液,在某些情况下为复合材料的制备提供了新选择。

Gómez-Guillén 等人(2002 年)对不同海洋鱼类明胶的流变性能(黏弹性和凝胶强度)和化学性质/结构组成(氨基酸组成、分子量分布、三螺旋结构等)进行对比分析,认为虽然氨基酸组成是凝胶性质的重要决定因素,α-链、β-链、γ-链的分布对明胶的物理性能也有显著影响,例如比目鱼皮明胶的凝胶性质和热稳定性高于许多其他冷水鱼类明胶,这与其氨基酸组成、α_1/α_2 以及分子量分布有明确相关性。

就凝胶强度而言,海洋明胶通常 Bloom 强度较低,常见范围为 0～270 g,陆地动物源性明胶 Bloom 强度相对较高,为 200～240 g(牛、猪等),但黄鳍金枪鱼皮明胶 Bloom 强度可高达 426 g。以不同鱼类栖息地环境区分,某些温水鱼类(如草鱼、罗非鱼)的明胶 Bloom 强度相对较高(罗非鱼皮明胶 Bloom 强度可达 128～273 g),而许多冷水鱼类明胶 Bloom 强度较低(多为 70～110 g),个别鱼类明胶在 10 ℃时仍为溶液状态(如鳕鱼明胶)。表 1-16 列示了部分不同鱼明胶的凝胶 Bloom 强度和熔点情况。

表 1-16 不同鱼明胶的凝胶强度和熔点

鱼品系	Bloom 强度/g	凝胶温度/℃	熔点/℃
阿拉斯加青鳕鱼	98	—	21.2
鲑鱼	108	—	—
大西洋鳕鱼	～90	11～12	13.8
无须鳕	～110	11～12	14
鲽鱼	350	18～19	19.4
帆鳞鲆	340	18～19	18.8
杜氏叫姑鱼	124.9	7.1	18.5
短鳍池鱼	176.9	909	24.5
红罗非鱼皮	128.1	—	22.4
黑罗非鱼皮	180.7	—	28.9
罗非鱼(种类不明)	273	—	25.4
尼罗罗非鱼	328	—	—
幼龄尼罗鲈鱼	222	13.8	21.4
成体尼罗鲈鱼	229	19.5	26.3

鱼品系	Bloom 强度/g	凝胶温度/℃	熔点/℃
草鱼	267	19.5	26.8
黄鳍金枪鱼皮	426	18.7	24.3
黄笛鲷	105.7	—	—
鲶鱼	243～256	15～18	23～27

注：—表示未检索到相关资料。

（七）成膜性

所有海洋明胶均有优异的成膜性，但其明胶膜的水蒸气透过率（water vapor permeability，WVP）多低于牛明胶膜，以尼罗鲈鱼为例，作为温水鱼明胶其流变性和凝胶性均已接近陆地源性明胶，明胶膜的抗张性能和拉伸性能也与牛明胶膜相似，但其 MVP 却显著低于牛明胶膜。这与海洋明胶的结构有关，由于鱼明胶中亚氨基酸含量较低，可与水分子形成氢键相互作用的侧链较少，疏水性高于牛明胶，因此其 MVP 值相对较低。

冷水鱼类和温水鱼类明胶膜的 MVP 值也不相同。Avena-Bustillos 等人（2006 年）研究证实，冷水鱼类明胶膜的亚氨基酸含量更低，从而表现出更强的疏水性能，其 MVP 值通常低于温水鱼类明胶膜，可更好地防止水分丢失。

（八）其他影响因素

许多因素均可影响海洋胶原的理化性质。pH、盐离子强度等均可显著影响鱼肌肉和结缔组织源性胶原的溶解性、流变性和乳化性。制备过程的工艺参数如冻干、保温、溶解等也会影响所得海洋胶原的理化性质，冻干工艺可导致胶原溶解性和乳化性的降低，预溶解工艺可显著提高胶原溶液黏度。在宏量制备海洋胶原原料时，应综合考虑各种因素以达到质量控制的科学性和合理性。

二、生物学功能

海洋胶原的结构重复度高、较少形成抗原决定簇，因此免疫原性较低，去除端肽后免疫原性进一步降低，已有研究认为海洋胶原免疫原性低于陆地源性胶原。海洋胶原具有与陆地源性胶原相似的生物学功能，如良好的生物相容性、低免疫原性、生物可降解性等，还可促进细胞黏附生长，其小分子降解产物的生物活性甚至高于后者，作为目前常用胶原的替代物用于生物医用领域具有良好的结构和功能基础。目前可检索的胶原生物功能研究，尤其是临床应用研究,大部分为陆地源性胶原的数据,海洋胶原在医用领域的应用和系统研究尚处于起步阶段,但已有少量研究证据显示,二者的基本生物学功能大致相似,在开发海洋胶原用于临床研究时可完全参考业已成熟的陆地源性胶原产品,随着研究应用证据的积累和深入,再基于海洋胶原的独特性能开发可用于新的临床适应证的新产品、新材料。对于海洋胶原已有及潜在的医学应用领域,在本章第一节中已有描述,本节参考陆地源性胶原简述其主要生物学功能如下。

(一) 止血功能

海洋胶原具有典型的三螺旋结构和足够发达的四级结构,是其凝聚和黏附性能的结构基础,可以与血小板通过黏合、聚集作用形成血栓,从而启动内源性凝血途径起到止血作用。同时,胶原对创面有很好的黏附性,一般情况下只需较短时间的压迫就可达到满意的止血效果,使用方便。胶原海绵或粉末等产品在临床上具有很好的止血作用,可快速凝固创口渗血,多用于内脏手术时毛细血管渗血。胶原还可促进细胞增殖,加快伤口愈合,通过刺激组织的再生与修复来防止再次出血的发生,对于创伤局部止血以后的愈合与恢复十分有利。

海洋胶原对于内源性凝血途径的生物作用主要体现在如下四方面:

(1) 激活凝血因子XII:出血后,血管内膜下组织(尤其是胶原纤维)暴露,可激活凝血因子XII转变为活性因子$XIIa$,$XIIa$则可激活前激肽释放酶成为有活性功能的激肽释放酶,而激肽释放酶又可继续激活因子XII产生$XIIa$,如此形成正反馈循环生成大量$XIIa$因子。胶原分子氨基酸链上的游离羧基在XII因子的激活过程中起关键作用。

(2) 促进凝血因子XI活化:胶原纤维在因子$XIIa$和Ca^{2+}的协同作用下,可促进凝血因子XI的活化。

(3) 促进凝血因子V活化:凝血因子V是辅助因子,其本身不能直接催化凝血酶原水解为凝血酶,但却可以放大凝血因子Xa的作用,使其催化作用提升几十倍。胶原可特异性增强凝血因子V的活性,此外,胶原纤维还有抗纤溶作用,辅助增强凝血效果。

(4) 促进血小板凝集:血小板对于血液凝固有重要的促进作用。血小板表面结合有多种凝血因子,其α颗粒中也含有纤维蛋白原、凝血因子XIII和一些血小板因子(platelet factor,PF)。纤维蛋白原是形成血凝块的主要结构物质,在凝血酶的作用下可分解为纤维蛋白单体。凝血因子XIII在胶原和凝血酶的协同作用下被激活成因子$XIIIa$,$XIIIa$可以促进纤维蛋白单体形成牢固的纤维蛋白多聚体,达到止血目的。

(二) 组织修复与再生功能

胶原的组织修复与再生功能主要体现在几个方面:①刺激新生血管生成。②促进肉芽组织生长,刺激巨噬细胞生成大量淋巴细胞因子,促进组织修复和胶原沉积。③减轻慢性炎症的发生。④刺激成熟胶原纤维束的生成，并可调节成纤维细胞的行为、影响早期的浅表色素沉着。⑤促进细胞外基质相关物质的生成，改善细胞微环境。

胶原是人体组织的主要支架蛋白质，并且参与组织器官的营养代谢。胶原与网状纤维、蛋白多糖、纤维粘连蛋白等大分子物质一起构成了细胞外基质的主要成分，为细胞的移行、增殖、代谢等提供了结构支持。在组织修复阶段，胶原可诱导各种生长因子，如上皮生长因子、血小板来源的生长因子、转化生长因子以及类胰岛素生长因子等，在创伤部位聚集，并动员巨噬细胞进入创伤组织，促进组织再生和功能恢复。此外，胶原还有调节上皮细胞分化、诱导内皮细胞移行以及促进血管生成等作用。作为结缔组织的主要成分，胶原具有良好的组织相容性，作为植入材料应用于人体时，其炎症反应、免疫反应等较低，随着新生组织的形成可被完全降解吸收，并可原位填充、诱导组织的再生修复。胶原类组织修复材料在临床上已有广泛应用，如组织充填材料（包括注射美容材料）、组织替代材料（如组织工程皮肤、组织工程角膜）等，不仅可提供实质性组织填充或组织工程支架，还可促进机体部位内源性胶原的沉积和组织再生，其疗效已得到普遍认可。在骨组织工程中，胶原由于具有天然的沉积矿化位点、可与非胶原类蛋白质（尤其是各类生长因子）结合引导矿化进程，已作为主要组分用于新型人工骨的设计制备，可显著提高骨诱导、骨生成活性。

（三）抑菌功能

胶原多肽的抑菌活性研究报道较少，而海洋胶原多肽便具有优异的抑菌肽活性。Gómez-Guillén 等人（2010 年）采用 18 种菌株（包括革兰阳性菌、革兰阴性菌）对金枪鱼和鱿鱼皮明胶多肽的抗菌活性进行了系统研究，所用多肽为 1 000～10 000 和小于 1 000 两种分子量范围，研究结果表明，两种多肽对嗜酸乳杆菌、动物双歧乳杆菌、腐败希瓦菌、明亮发光杆菌等均有显著的抑制活性，分子量越小、抑菌活性越高，由此推断，海洋胶原多肽的抑菌活性与氨基酸侧链暴露程度和活性序列有关。也有研究发现，海洋胶原多肽中碱性氨基酸富集度越高，对革兰阳性菌、阴性菌的抑制活性越高。

海洋胶原多肽的抑菌活性与氨基酸组成、氨基酸序列、分子量等因素有密切联系，上述因素均可影响多肽对于细菌胞膜的识别与黏附活性，但目前尚无确切数据揭示规律性问题。一般认为，由于海洋胶原多肽中亚氨基酸含量低、疏水性强，可顺利透过细菌胞膜进入胞质，其侧链中的正电荷可促进多肽对革兰阴性菌胞膜上脂多糖的结合黏附。另一方面，不同菌类胞膜性质和组成的不同，也会影响鱼胶原多肽的抑菌特异性。Patrzykat 等人（2005 年）研究发现，海洋胶原多肽与细菌胞膜上的脂多糖结合后，细胞外膜部分破坏，多肽分子上的碱性侧链可与细胞质膜结合发挥进一步抑菌作用，因此多肽性质和细菌胞膜性质均可影响多肽的抑菌活性。

（四）抗氧化活性

1960 年，Marcuse 等人首次报道了胶原多肽的抗氧化活性，此后植物源性和动物源性胶原多肽的抗氧化活性成为研究热点。海洋胶原多肽来源丰富、成本低廉、活性优越，是需求量最大的抗氧化多肽资源，已作为生物活性组分应用于抗氧化类化妆品、功能食品、保健品等领域。

海洋胶原多肽是优良的脂类过氧化抑制剂、自由基清除剂和金属离子螯合剂，可保护细胞拮抗自由基胁迫，提高细胞存活率，减少氧化损伤导致的细胞死亡。海洋胶原及明胶的活性多肽均可有效抑制自由基叔丁基过氧化氢（t‐BHP）对大鼠肝脏细胞的氧化损伤，其活性呈剂量依存性。某些鱼类胶原多肽还可抑制生物酶类引起的细胞损伤，例如鳕鱼胶原多肽可显著抑制肝癌细胞中谷胱甘肽过氧化物酶、过氧化氢酶、超氧化物歧化酶的活性。

海洋胶原多肽的抗氧化活性与其氨基酸组成、结构和疏水性有关。在多肽的氨基酸组分中，羟脯氨酸、羟赖氨酸和蛋赖氨酸均有较高的抗氧化活性，半胱氨酸、组氨酸和苯丙氨酸次之，其他氨基酸基本无抗氧化活性。某些特殊肽段序列即使不含上述活性氨基酸或含量极低，也有较强的抗氧化活性，肽段序列与抗氧化活性之间的相关性规律尚需要大量深入研究证实，但某些活性肽段序列正被逐渐发现。Kim 等人（2001 年）发现阿拉斯加鳕鱼皮胶原多肽中有 2 个肽段序列具有显著的抗氧化活性，其 C‐端有大量甘氨酸残基且富含 Gly‐Pro‐Hyp 序列。鱿鱼皮胶原多肽中，Asn‐Gly‐Pro‐Leu‐Gln‐Ala‐Gly‐Gln‐Pro‐Gly‐Glu‐Arg 多肽序列可有效抑制自由基导致的氧化损伤。海洋胶原多肽的疏水性高于陆地动物，脂溶性更好，便于与脂类结合抑制其氧化损伤。Rajapakse 等人（2005 年）认为，海洋胶原多肽中，皮肤源性的多肽甘氨酸和脯氨酸含量更高，因此其抗氧化活性高于肌肉源性胶原多肽。

酶法制备海洋胶原多肽时，不同蛋白酶切位点不同，制备的海洋胶原多肽分子量、肽链序列等均不相同，抗氧化活性也各有差异。已有研究证实，碱性内切蛋白酶制备的海洋胶原多肽，其抗氧化活性高于胶原酶、胃蛋白酶、酪氨酸酶、中性酶、木瓜蛋白酶、胰蛋白酶等水解酶法制备的多肽。

（五）降血压肽活性/ACE 抑制剂

血管紧张素转换酶（ACE）是血压调节的关键酶，也是高血压常规治疗药物的主要作用靶点。化学合成的 ACE 抑制肽虽然可有效抑制高血压，但会引起咳嗽、味觉紊乱、皮疹、血管神经性水肿等副作用，因此筛选生物源性 ACE 抑制剂已成为研究热点。海洋胶原多肽是 ACE 抑制剂的潜力来源之一。

目前，ACE 抑制肽的构效关系规律尚未完全确立，但前期研究已初步形成如下共识：

①较低分子量,以便于识别 ACE 活性位点并有效结合。②合理的 C-端三肽序列,是多肽与 ACE 有效结合的关键影响因素。C-端含疏水氨基酸或精氨酸、赖氨酸均可提高 ACE 抑制活性。③富含疏水氨基酸和脯氨酸。

第四节 · 原料选择与制备工艺

前文已对海洋胶原类生物医用材料从概念、分类、资源、开发现况、结构与功能等方面进行了系统介绍。作为最常用的天然生物高分子材料之一,胶原类生物医用材料的研发平台和产业化基础均已初成规模,但来源基本为陆地源性胶原。随着陆地资源供应压力和环境污染压力的增加、病毒传播生物风险的凸显,寻求新的胶原来源已成为行业健康、可持续发展的重要课题。建设海洋强国战略和"一带一路"倡议的提出,首次明确将海洋发展战略提升到国家战略高度,也获得了国际社会的普遍认同和积极参与。向海洋寻找胶原来源,是本分卷编著的出发点和落脚点。

虽然海洋胶原类材料在食品、化妆品、保健品、工业用品等领域已有多年历史,但多技术含量低、规模小、重复度高,难以形成国际竞争力。迄今,海洋胶原类材料用于医用材料的研究不多,产品更少,仅印度、冰岛等有少量几项海洋胶原类医用产品,中国在此领域的产品开发尚属空白。作为进化高度保守的蛋白质,海洋胶原的结构和功能均表现出与陆地源性胶原的良好同源性,因此具备替代后者用于临床的结构基础和功能基础。

一、原料来源

海洋胶原来源丰富,取材于水产加工的废弃物,成本低廉。以鱼胶原为例,水产加工过程中,每条鱼产生的废弃物约占鱼总重量的 75%,其中约 30% 可用于制备鱼胶原。常见的海洋胶原原料主要包括鱼皮、鱼鳞、鱼骨等,鱼鳍和鱼肉也可用于食品级胶原的制备。鱼鳔中也含有丰富的胶原,但其原料成本昂贵,多用作药食同源的食品或高端海洋胶原产品的制作材料。

(一)鱼皮

鱼皮约占鱼总重量的 6%,是水产加工的主要废弃物之一。鱼皮中胶原含量可高达 80%,远高于其他部位,是制备 I 型鱼胶原的主要原料,其中所含的胶原溶解性较高,前处理和胶原提取工艺相对简单。用于胶原制备的鱼皮原料极为多样,鲤鱼、罗非鱼、鲈鱼、鲶鱼、鲍鱼、鲮鱼、三文鱼、金枪鱼、鱿鱼、鳕鱼、比目鱼、鲽鱼等均是常见的鱼皮来源,尼罗尖吻鲈鱼、马面鱼和日本海鲈鱼的鱼皮中胶原含量高于其他鱼皮,而海鳗和罗非鱼鱼皮中提取的胶原热稳定性较高。

(二) 鱼骨

鱼骨中胶原含量约占全部胶原的 30%,与钙、磷、羟基磷灰石等无机成分共同形成鱼骨结构。鱼骨中富含 Ⅰ 型胶原,不同种类鱼骨中胶原含量差异明显,不同制备工艺也会影响产出率。常见的鱼骨胶原产出率约为:鲣鱼 42.3%、海鲈鱼 40.7%、巴沙鱼 53.6%、黄鲷 40.1%、金枪鱼 43.5%、虹鳟鱼 9.448%。

(三) 鱼鳞

鱼鳞约占水产品加工废弃物的 5%,我国每年丢弃鱼鳞约 30 万吨。Ⅰ 型胶原是鱼鳞的主要结构组分之一,约占总重的 70%。不同种类鱼鳞中胶原含量差异明显,不同制备工艺也会影响产出率。常见的鱼鳞胶原产出率约为:沙丁鱼 50.9%(PSC)、真鲷 37.5%(PSC)、海鲈鱼 41%(PSC)、草鱼 25.64%(PSC)、斑点金鱼 0.46%(ASC)和 1.2%(PSC)。沙丁鱼鳞的胶原产出率最高,草鱼鳞胶原的变性温度可达 35~40 ℃,接近哺乳动物胶原变性温度。

(四) 鱼鳍

鱼鳍在水产加工废弃物中含量不高,原料获取的便利性低于鱼皮、鱼鳞和鱼骨,研究数据也相对较少。鱼鳍胶原为 Ⅰ 型,海鲈鱼的尾鳍是较为常见的鱼鳍胶原原料,酶法制备胶原产出率可达 36.4%(PSC),远高于酸法制备的 5.2%(ASC)。厚唇鲃、麦瑞加拉鲮鱼、海鲈鱼、长尾金枪鱼、罗非鱼、金线鱼等均为常见的鱼鳍胶原的原料来源。

(五) 鱼肉

鱼肉中的 Ⅰ 型胶原变性温度通常高于鱼皮胶原。由于鱼肉通常作为富蛋白质类食品,一般不作为优先考虑的医用鱼胶原来源,特殊情况除外。已有研究显示,不同种类、不同制备工艺的鱼肉胶原产出率差异较大:大西洋鲑鱼鱼肉的 ASC 产出率为 23.7%、PSC 产出率为 70.5%、不溶性胶原(insoluble collagen,ISC)产出率为 5.8%;黑龙江鲟鱼鱼肉的 ASC 产出率为 31.56%、PSC 产出率为 58.49%、盐溶性胶原(salt-soluble collagen,SSC)产出率为 3.02%,变性温度为 33 ℃;养殖鲶鱼鱼肉的 ASC 产出率为 9.75%、PSC 产出率为 36.84%。此外,鳗鱼、刀鱼、大马哈鱼和鲤鱼等也是鱼肉胶原制备的常用原料来源。

(六) 鱼鳔

鱼鳔胶在我国已有近千年的历史,《本草纲目》称,鱼鳔胶有补精益血、强肾固本之功效,是一味名贵中药材,富含黏性蛋白、多种维生素和矿物质。近千年前,鱼鳔胶还是古代木器制作的重要胶黏剂,可有效稳定榫卯结构且不伤害木器,迄今鱼鳔胶仍是古董修复和老家具维护的重要生物胶黏剂。

鱼鳔富含 I 型胶原,是天然的组织黏合剂,黏度超过普通的动物胶,可用于组织黏合、药物控释以及组织工程支架表面改性等。海鲇鱼鳔的 PSC 产出率可高达 35%,黄鳍金枪鱼鳔的 ASC 产出率约为 1.07%、PSC 产出率为 12.10%。由于鱼鳔结构非常致密,胶原分离较为困难,通常酶法制备的鱼鳔 PSC 产出率远高于酸法制备的 ASC。常见的鱼鳔材料来源包括贝斯特姆鱼、海鲇鱼、黄鳍金枪鱼、鳙鱼、石首鱼、阿拉斯加鳕鱼等。

二、制备工艺

相较于陆地动物,鱼类等海洋动物的组织结构致密度较低,胶原较易分离提取,酶法制备和酸法制备是最常用的工艺。常规的胶原制备方法包括热水提取、酸法提取、碱法提取和酶法提取,其中热水提取法常用于海洋明胶或多肽的制备,酸法提取多用于海洋胶原或多肽的制备,酶法提取成本较高,常用于附加值较高的海洋胶原或高品质多肽的制备。碱法提取在海洋胶原制备中较少应用。

(一) 热水提取

40 ℃或更高温度的热处理可使得胶原分子中氢键和某些共价键的部分断裂,破坏三螺旋结构,造成螺旋-移平卷转变化,胶原分子部分变性转变为明胶。罗非鱼皮资源丰富、易获取,是鱼明胶制备的主要原料之一。杨贤庆等人(2009 年)热水提取法制备罗非鱼皮胶,认为最佳提取工艺为:4 ℃条件下,鱼皮以 0.213 mol/L 盐酸浸泡 21 分钟,再于 42 ℃水浴条件下提取 12.6 小时,所得明胶经 SDS - PAGE 电泳显示含有 α_1 -链、α_2 -链和 β -链,是典型的 I 型胶原,同时具有较高的凝胶强度。

(二) 酸法提取

弱酸性条件下,鱼皮胶原纤维发生溶胀,分子内和分子间的非共价键断裂,胶原易于分离提取。强酸条件下或酸性条件长时间处理,胶原分子进一步降解,便可制备胶原多肽。常用酸包括乙酸、柠檬酸、乳酸、盐酸和磷酸等。研究发现,胶原纤维可溶解于 0.5 mol/L 醋酸和乳酸中且其天然结构不会发生降解,因此,以 0.5 mol/L 醋酸和乳酸作为提取介质可制备高分子量的非变性胶原,其三螺旋结构和天然构型均可稳定保持。

不同种类鱼皮、不同酸种类的使用均可影响鱼胶原的产出率。傅燕凤等人(2004 年)以不同有机酸从几种鱼皮中提取胶原,发现 0.5 mol/L 醋酸处理后鲢鱼皮、草鱼皮的 ASC 产出率最高,分别为 78.9%、84.1%,0.1 mol/L 柠檬酸处理对鳙鱼皮 ASC 的产出率最高,可达 82.0%。Skierka 等人(2007 年)分别用 0.5 mol/L 柠檬酸、乳酸和醋酸以及 0.15 mol/L 盐酸处理大西洋鳕鱼皮,结果表明醋酸和乳酸处理的鱼胶原 ASC 提取率最高(约为 90%),盐酸处理的鱼胶原 ASC 提取率最低(只有 18%)。

(三)碱法提取

碱法提取耗时较长、产出率不高,在鱼胶原的制备工艺较为少用,相关报道不多且多和其他方法结合使用。常用碱法处理剂包括石灰、氢氧化钠、石膏等,通常是将鱼皮样品匀浆后,再以碱液浸泡多次溶胀,最后离心分离制备胶原。Keiji Yoshimura 等人将鲨鱼皮用含 10% NaCl 的 0.5 mol/L NaOH 溶液在 4 ℃下提取 20~30 天,所制备的胶原大部分由 α-链(α_1-链和 α_2-链)组成,黏性强度大于弹性强度。

(四)酶法提取

酶法提取产出率高、免疫原性低,是非变性鱼胶原制备的优选工艺。胶原肽链间的共价交联键是由分子末端的赖氨酸或羟赖氨酸相互作用形成的,酶法提取中采用蛋白酶切割末端肽后,含三螺旋结构的主体部分仍然紧密连结,但溶解性增强,可以低浓度有机酸或中性溶液提取分离。常用蛋白酶有胃蛋白酶、胰蛋白酶、木瓜蛋白酶、胶原酶、中性蛋白酶、酪氨酸酶等。

单一提取法都存在着自身的不足,其中热水法由于提取温度较高,得到的胶原大多变性为明胶;碱法迅速且彻底,但含羟基和硫基的氨基酸全部被破坏且产生消旋作用(结构变异);酸法提取能最大限度地保持其三股螺旋结构,但产品得率较低,且提取时间较长;酶法提取的溶出率高并且能降低胶原的抗原性,但水解不够彻底,而且在蛋白胶的作用下胶原非螺旋端肽被切除,可能会引起胶原结构部分发生变化。目前的研究热点为结合法提取海洋胶原,如将酸、碱、热水和酶法提取有机结合,或者辅以超声、高压等方式提高产出率。近年来结合法制备鱼胶原的相关研究已逐年增加,但在规模化生产中仍以上述传统方法为主。

三、现况及潜力

胶原是由 3 条多肽链构成三股螺旋结构,典型的胶原分子由 2 条 α_1-多肽链和 1 条 α_2-多肽链组成,3 条 α-肽链交互缠绕形成了绳索状的超螺旋结构,不同类型胶原至少含有一段超螺旋结构区域。胶原分子富含脯氨酸(Pro)与赖氨酸(Lys),氨基酸序列上有典型的 Gly-X-Y 重复序列,X 通常为脯氨酸,Y 通常为羟脯氨酸或羟赖氨酸,这种三肽重复序列是构成胶原三螺旋的结构基础。胶原的三股螺旋结构可以防止多数蛋白酶的降解作用,如胃蛋白酶、胰蛋白酶和胰凝乳蛋白酶。所以,酶法提取含天然三股螺旋结构的非变性胶原时,通常需要胃蛋白酶、胰蛋白酶、胰凝乳蛋白酶、基质金属蛋白酶等水解酶的参与,这也是利用现代生物化学技术提取和分离胶原的基本原理。

随着对于陆地动物人畜共患病毒传播的安全风险认识逐渐加深,猪、牛等来源的食品、化妆品、保健品、药品和医疗器械的安全性问题已引起了国际社会的普遍关注。寻求安全性更高、资源更丰富的新型胶原来源是解决上述问题的途径之一。海洋胶原成本低廉、来源丰富、免疫原性低、生物风险低,是极有潜力的陆地源性胶原的替代品。此外,考虑到某些宗教区域对猪、牛等相关制品的伦理壁垒问题,海洋胶原产品的潜在市场更为广泛、可及性更强。

本章中已对海洋胶原的结构、功能和应用现况进行了系统分析,认为胶原的高度进化保守性是海洋胶原替代陆地源性胶原的最根本基础。虽然由于海洋动物种类、栖息环境等的多样性导致海洋胶原结构和功能呈现更多变化,但其胶原的氨基酸组成、主要结构、基本功能等都与陆地源性胶原极为相似。此外,海洋胶原的溶解性、生物活性、免疫原性和选择多样性更具优势,有望开发出性能更优、适应证更新的医疗产品用于人体临床。

需强调的是,虽然海洋胶原在食品、化妆品、保健品、药包材等领域已有广泛应用,但作为生物医用材料用于临床的产品极少,应用基础研究也缺乏系统性,难以为临床应用的拓展提供有力支撑和科学引导;与陆地动物源性胶原的对比研究尚不够深入和系统,难以为其科学替代后者用于人体提供充分的风险控制证据。开发海洋胶原基海洋生物医用材料具有重要的科学意义、社会意义和临床价值,但任重道远,仍需科研、企业、监管、医疗等各行业的共同参与和积极推动。

(位晓娟 顾其胜)

参 考 文 献

[1] Song E, Yeon Kim S, Chun T, et al. Collagen scaffolds derived from a marine source and their biocompatibility [J]. Biomaterials, 2006,27(15): 2951 - 2961.

[2] Matsumoto R, Uemura T, Xu Z, et al. Rapid oriented fibril formation of fish scale collagen facilitates early osteoblastic differentiation of human mesenchymal stem cells [J]. J Biomed Mater Res A, 2015,103(8): 2531 - 2539.

[3] Pal P, Srivas P K, Dadhich P, et al. Accelerating full thickness wound healing using collagen sponge of mrigal fish (Cirrhinus cirrhosus) scale origin [J]. Int J Biol Macromol, 2016,93(Pt B): 1507 - 1518.

[4] 曾名勇,张联英,刘尊英,等.几种鱼皮胶原的理化特性及其影响因素[J].中国海洋大学学报(自然科学版),2005,35(4): 608 - 612.

[5] 朱伟,张晓莉,刘洋,等.鱼鳞胶原对免疫低下小鼠皮肤伤口愈合的影响[J].哈尔滨医科大学学报,2014,48(3): 177 - 181.

[6] Muthukumar T, Prabu P, Ghosh K, et al. Fish scale collagen sponge incorporated with Macrotyloma uniflorum plant extract as a possible wound/burn dressing material [J]. Colloids Surf B Biointerfaces, 2014,113: 207 - 212.

[7] 王茵,黄煜,林彩平,等.鱼鳞胶原复合止血海绵的制备及其效果的验证[J].福建农业学报,2013,28(4): 315 - 319.

[8] Mitra T, Manna P J, Raja S T K, et al. Curcumin loaded nano graphene oxide reinforced fish scale collagen — a 3D scaffold biomaterial for wound healing applications [J]. RSC Advances, 2015,5(119): 98653 - 98665.

[9] Liu C, Liu X, Xue Y, et al. Hydrolyzed tilapia fish collagen modulates the biological behavior of macrophages under inflammatory conditions [J]. Rsc Advances, 2015,5(39): 30727 - 30736.

[10] Mredha M, Kitamura N, Nonoyama T, et al. Anisotropic tough double network hydrogel from fish collagen and its spontaneous in vivo bonding to bone [J]. Biomaterials, 2017,132: 85 - 95.

[11] Zhou T, Liu X, Sui B, et al. Development of fish collagen/bioactive glass/chitosan composite nanofibers as a GTR/GBR membrane for inducing periodontal tissue regeneration [J]. Biomed Mater, 2017,12(5): 055004.

[12] Li Q, Mu L, Zhang F, et al. A novel fish collagen scaffold as dural substitute [J]. Mater Sci Eng C Mater Biol Appl, 2017,80: 346 - 351.

[13] Van Essen T H, Lin C C, Hussain A K, et al. A fish scale-derived collagen matrix as artificial cornea in rats: properties and potential [J]. Invest Ophthalmol Vis Sci, 2013,54(5): 3224 - 3233.

[14] Park J Y, Choi J C, Shim J H, et al. A comparative study on collagen type I and hyaluronic acid dependent cell behavior for osteochondral tissue bioprinting [J]. Biofabrication, 2014,6(3): 035004.

[15] Liu C Z, Xia Z D, Han Z W, et al. Novel 3D collagen scaffolds fabricated by indirect printing technique for tissue engineering [J]. J Biomed Mater Res B Appl Biomater, 2008,85(2): 519 - 528.

[16] Cao H, Chen M M, Liu Y, et al. Fish collagen-based scaffold containing PLGA microspheres for controlled growth factor delivery in skin tissue engineering [J]. Colloids Surf B Biointerfaces, 2015,136: 1098 - 1106.

[17] 张明,杨玲,吕辉华,等.鱼胶原基缓释材料的制备及其对罗丹明 B 的负载/缓释性能分析[J].功能材料,2017,48(3): 3193 - 3201.

[18] Yamamoto K, Igawa K, Sugimoto K, et al. Biological safety of fish (tilapia) collagen [J]. Biomed Res Int, 2014,2014: 1 - 9.

[19] Gauza-Włodarczyk M, Kubisz L, Mielcarek S, et al. Comparison of thermal properties of fish collagen and bovine collagen in the temperature range 298 - 670K [J]. Mater Sci Eng C Mater Biol Appl, 2017,80: 468 - 471.

[20] 顾其胜,蒋丽霞.胶原蛋白与临床医学[M].上海: 上海第二军医大学出版社,2003.

[21] Piez K A, Gross J G. The amino acid composition of some fish collagens: the relation between composition and structure [J]. Journal of Biological Chemistry, 1960,235(4): 995 - 998.

[22] M. C. Gómez-Guillén, B. Giménez, M. E. López-Caballero, et al. Functional and bioactive properties of collagen and gelatin from alternative sources: a review [J]. Food Hydrocolloids, 2011,25(8): 1813 - 1827.

[23] Wijesundara W M N M, Malaweera B O. Marine Proteins and Peptides: Biological Activities and Applications [M]// Marine Proteins and Peptides. New York: John Wiley & Sons, 2013: 589 - 629.

[24] Arnesen J A, Gildberg A. Extraction of muscle proteins and gelatine from cod head [J]. Process Biochemistry, 2006,41 (3): 697 - 700.

[25] Yamada S, Yamamoto K, Ikeda T, et al. Potency of fish collagen as a scaffold for regenerative medicine [J]. BioMed Research International, 2014,2014: 1 - 8.

[26] K S Silvipriya, K Krishnakumar, B Dineshkumar, et al. Fish processing waste: a promising source of type-I collagen [J]. Current Trends in Biotechnology and Pharmacy, 2016,10(4): 374 - 383.

[27] 杨贤庆,张帅,郝淑贤.罗非鱼皮胶原的提取条件优化及性质[J].食品科学,2009,30(16): 106 - 110.

[28] 傅燕凤,沈月新,杨承刚,等.淡水鱼鱼皮胶原的提取[J].上海水产大学学报,2004,13(2): 146 - 150.

[29] Skierka E, Sadowska M. The influence of different acids and pepsin on the extractability of collagen from the skin of Baltic cod (Gadus morhua) [J]. Food Chemistry, 2007,105(3): 1302 - 1306.

[30] Yoshimura K, Terashima M, Hozan D, et al. Preparation and dynamic viscoelasticity characterization of alkali-solubilized collagen from shark skin [J]. Journal of Agricultural and Food Chemistry, 2000,48(3): 685 - 690.

[31] 俞艺萍,陆利霞,熊晓辉.鱼皮胶原提取研究进展[J].食品研究与开发,2010,31(12): 262 - 265.

[32] Samantha P, Ying P C, Kwan K W. The evaluation of the suitability of fish wastes as a source of collagen [J]. IPCBEE, 2013,53(15): 77 - 81.

[33] 李八方.水生生物胶原蛋白与胶原肽及其应用[C]//山东营养学会第四届会员代表大会暨学术研讨会.

[34] Nalinanon S, Benjakul S, Kishimura H. Collagens from the skin of arabesque greenling (Pleurogrammus azonus) solubilized with the aid of acetic acid and pepsin from albacore tuna (Thunnus alalunga) stomach [J]. Journal of the Science of Food & Agriculture, 2010,90(9): 1492 - 1500.

[35] Nagai T, Suzuki N. Isolation of collagen from fish waste material-skin, bone and fins [J]. Food Chem, 2000,68(3): 277 - 281.

[36] Ramshaw J A M, Peng Y Y, Glattauer V, et al. Collagens as biomaterials [J]. J Mater Sci Mater Med, 2009,20(Suppl. 1): S3 - S8.

[37] Addad S, Exposito J Y, Faye, Clément, et al. Isolation, characterization and biological evaluation of jellyfish collagen for use in biomedical applications [J]. Marine Drugs, 2011,9(12): 967 - 983.

[38] Regenstein J M, Zhou P. Collagen and gelatin from marine by-product [M]// Maximising the Value of Marine By-Products. Cambridge: Woodhead Publishing Limited, 2007: 279-303.

[39] Zhuang Y, Sun L, Zhao X, et al. Antioxidant and melanogenesis-inhibitory activities of collagen peptide from jellyfish (Rhopilema esculentum) [J]. Journal of the Science of Food & Agriculture, 2010,89(10): 1722-1727.

[40] Yan M, Li B, Zhao X, et al. Characterization of acid-soluble collagen from the skin of walleye pollock (Theragra chalcogramma) [J]. Food Chem, 2008,107(4): 1581-1586.

[41] Ehrlich H. Biological materials of marine origin [M]// Invertebrates. Netherlands: Springer, 2010.

[42] Ehrlich H. Proceedings of the 5th Freiberg Collagen Symposium [M]. Germany: Freiberg, 2012.

[43] Jiang Z N, Bo J Q, Zheng Q X, et al. Extraction of collagen from fish scales with papain under ultrasonic pretreatment [J]. Adv Mat Res, 2012,366: 421-424.

[44] Kim D, Min S C. Trout skin gelatin-based edible film development [J]. J Food Sci, 2012,77(9): E240-E246.

[45] Kharyeki M E, Rezaei M, Motamedzadegan A. The effect of processing conditions on physicochemical properties of whitecheek shark (Carcharhinus dussumieri) skin gelatin [J]. Int Aquat Res, 2011,3: 63-69.

[46] Pati F, Datta P, Adhikari B, et al. Collagen scaffolds derived from fresh water fish origin and their biocompatibility [J]. J Biomed Mater Res A, 2012,100(4): 1068-1079.

[47] Parenteau-Bareil R, Gauvin R, Berthod F. Collagen-based biomaterials for tissue engineering applications [J]. Materials, 2010,3(3): 1863-1887.

[48] Avena-Bustillos R J, Chiou B, Olsen CW, et al. Gelation, oxygen permeability, and mechanical properties of mammalian and fish gelatin films [J]. J Food Sci, 2011,76: E519-E524.

[49] 全国科学技术名词审定委员会. 生物化学与分子生物学名词(2008版)[M]. 北京: 科学出版社,2009.

[50] 黄伯云. 材料大辞典[M]. 2版. 北京: 化学工业出版社,2016.

第二章 · 海洋胶原的制备与关键技术

原料控制是生物医用材料风险管理的重要环节。海洋胶原来源丰富、资源储备量大，但其来源的多样性及制备工艺的不同也会直接影响质量的稳定性和功能的多样性。与壳聚糖类、海藻酸类海洋源性生物材料行业的初步成熟现况不同，海洋胶原材料行业虽然在食品、美容、保健等领域渐成规模，但在医药领域尚处于起步阶段，限制该类海洋源性材料在医用领域实质性突破的关键因素之一便是合格原料的宏量制备问题。目前可规模化获得的海洋胶原类原料仅为工业级、食品级的海洋明胶、多肽，而保持天然结构和功能的海洋胶原因其制备工艺复杂、技术壁垒高等，迄今尚未形成规模化制备技术或平台。本章节结合国内外开发的现况、基于笔者团队十余年的实践经验，对海洋胶原原料的原料选择、制备技术、关键工艺控制及设施设备等关键要素进行系统总结。

第一节 · 制备工艺与技术指标概述

胶原种类很多，根据序列同源性及结构组成上的相似性，目前已经发现有 27 种胶原。不同组织所含胶原种类不同，生产时应根据需要选择适宜的原料以保证胶原制备效率和质量。皮肤和骨骼中富含Ⅰ型胶原，软骨中富含Ⅱ型胶原，胚胎皮肤中富含Ⅲ型胶原，细胞基底膜中富含Ⅳ型胶原。研究发现，胶原的氨基酸组成特性和来源决定其具有良好的亲水性、可降解性、体内生物相容性等生物学特性，在医学领域可用于止血、促进组织修复等，尤其可促进真皮层细胞生长。然而，随着牛海绵状脑病、口蹄疫、禽流感等人畜共患的传染性疾病在全球范围内肆虐以及宗教信仰约束，陆生动物来源胶原的安全性备受质疑。自 2002 年起，中国国家药品监督管理局便已禁止从发生"牛海绵状脑病"或"牛海绵状脑病"高风险的国家或地区进口和销售任何含有牛、羊组织细胞（如骨、皮肤、黏膜、牙齿、肠衣、心膜、血清、胶原等）的医疗器械产品。海洋生物来源胶原比陆生哺乳动物具有明显的优势，人畜共患病毒传播风险更低、几乎无宗教信仰、伦理壁垒，原料来源也更为广泛和低廉，水产加工废弃物中的鱼皮、骨头、鳍、头、内脏和鳞片均可作为鱼胶原的原料来源，不仅可解决胶原安全来源的问题，而且缓解水产废弃物造成的环境污染问题，因此，海洋源性胶原越来越受到科研界和企业界的重视。

以鱼鳞和鱼皮为原料提取海洋胶原的思路由日本最先提出，海洋胶原相关产品的研发和转化活跃度也处于世界领先水平，多种海洋胶原制品在日本获得广泛认可和应用，市场培育基本成熟。目前，鱼鳞和鱼皮来源的Ⅰ型海洋胶原已广泛应用于功能保健产品和食品中，软骨来源的Ⅱ型海洋胶原也开始应用于关节功能修复相关的功能保健品中。海洋胶原的提取率与材料来源、制备工艺有关，与供体年龄也有关，老年动物的胶原组织因具有更多数量的交联体，比来自幼龄动物的胶原组织更难溶解、提取。本节中将结合国内对海洋胶原制备工艺进展情况并基于团队三十多年的研发和生产实践经验，对海洋胶原制备的生产工艺及控制进行详细介绍。

一、制备工艺概述

海洋胶原制备工艺主要包括原料预处理、提取、纯化等步骤：①原料预处理主要通过清洗、切割以及化学预处理等方式去除黏液、灰分、色素、脂肪、杂蛋白质等杂质，便于胶原的提取。预处理中，氢氧化钠溶液或盐溶液常用于黏液、脂肪等的去除。对于无机组分含量较高的骨、软骨、鱼鳞等组织，还需采用酸溶液或乙二胺四乙酸（ethylenediaminetetraacetic acid,

EDTA)进行脱灰处理,脱灰处理后的鱼组织具有更大的处理表面积,更有利于胶原的溶出和提取。②胶原提取:原料经前处理后,灰分、可溶性蛋白质、杂蛋白质等组分基本去除,胶原纤维的分子间交联部分破坏,胶原的溶解性增加,再通过热水、酸法、碱法或酶法等处理后,胶原可溶解释放到提取介质中,严格控制提取工艺参数可在不破坏三维螺旋结构的前提下提高胶原的提取率和纯度,减少变性或过度降解。不同的胶原提取工艺各有优缺点,实际生产工艺中多采用几种分离提取法合理联用、互为补充,以提高胶原提取率和纯度。③胶原纯化:提取的胶原溶液中仍含有少量杂蛋白质、色素、脂肪、离子等杂质成分,若用作组织工程材料,可能导致生物安全性风险。提取的胶原粗溶液可经盐析、离心、透析等操作去除混入的杂质、离子等,再经冷冻干燥、真空干燥等处理便可获得高纯度胶原原料。

不同来源、不同种类的海洋胶原制备工艺有所差异,在本章中将以鱼胶原为代表,基于几种典型鱼胶原的制备工艺、设施设备及工艺控制等给出海洋胶原的加工制备参考,详见下文,本节中不做展开描述。图 2-1 为常用的鱼胶原制备工艺流程示意图,由于鱼胶原的变性

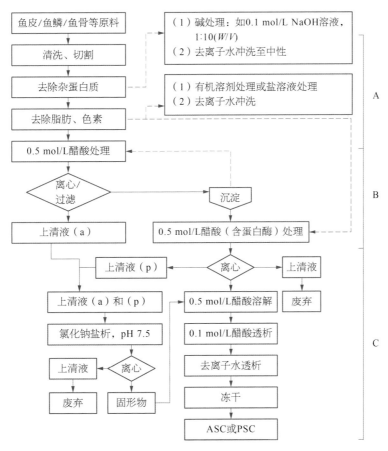

图 2-1　常用的鱼胶原制备工艺流程示意图

A. 原料预处理;B. 胶原提取;C. 纯化

温度较低,为降低提取过程中的变性降解,需全程控制低温制备。基于上述工艺流程,图 2-2 中对几种不同材料来源的胶原制备中原料预处理差异进行了对比。不同种类鱼胶原制备工艺差异主要集中于原料预处理流程,需根据不同来源原料的组成、性质等采取相应的预处理工艺以提高鱼胶原的纯度和产出率。

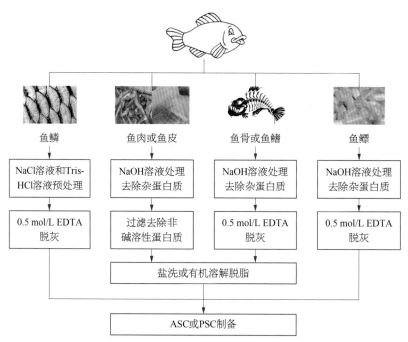

图 2-2　不同原料来源的鱼胶原制备工艺流程示意图

(一) 鱼鳞胶原

鱼鳞的主要组分为钙盐和与之紧密结合的胶原纤维层,因此预处理中的脱灰、脱钙是否彻底是影响胶原提取的关键因素。规模化制备中常用的鱼鳞胶原制备方法大致如下:①鱼鳞以去离子水彻底冲洗去除冗余组织。②选择合理溶剂多次处理,脱除表面的杂蛋白质和黏液等,常用溶剂包括 NaCl 溶液、Tris－HCl 溶液、EDTA 溶液等,pH 多控制在 7.5 左右。③在 pH 7.4 条件下,用 0.5 mol/L EDTA 溶液脱灰处理,去除鱼鳞中的钙盐等无机组分。④去离子水多次冲洗,除去残余 EDTA 溶液;再用 0.5 mol/L 醋酸溶液(pH 2.5)处理,控制适宜温度、时间和料液比提取鱼鳞胶原,将获得的胶原粗溶液离心去除不溶物后收集上清液。⑤向收集的上清液中加入氯化钠至终浓度为 0.9 mol/L,其间持续搅拌使得盐析沉淀反应彻底。⑥盐析液静置至鱼鳞胶原基本沉淀完毕后,低温离心去除上清液,收集所得固形物并以 0.5 mol/L 醋酸溶液复溶后,透析去除多余离子,冻干即得鱼鳞 ASC。在鱼鳞 PSC 的制备工艺中,鱼鳞原料预处理方法相似,仅在胶原提取时以蛋白酶结合醋酸溶液共同提取,其后的盐析、透析、干燥等工艺与鱼鳞 ASC 基本一致。不同鱼品类的鱼鳞组分、结构等差异较大,实际生产中需结合实际情况对生产工艺参数进行科学调整。

(二)鱼皮胶原和鱼肉胶原

鱼皮和鱼肉的组织柔软度高、无机物含量低,胶原相对容易提取,其规模化生产工艺与鱼鳞大致相似,主要区别体现于原料预处理工艺。鱼皮、鱼肉胶原的制备工艺通常如下:①鱼皮或鱼肉原料经多次水洗去除冗余组织后,切成小片或小块。②以适宜浓度的 NaOH 溶液处理,去除组织中的非胶原类杂蛋白质。③反复水洗至 pH 中性或弱碱性;若选取的鱼皮或鱼肉原料中脂肪组分含量较高,则还需辅以盐溶液、有机溶剂等处理以去除多余脂肪组分;若原料为鱼皮组织,还应考虑色素的去除,通常以浓度为 $3\%(W/V)$ 的 H_2O_2 溶液处理可有效去除色素。④胶原提取、纯化、干燥等,工艺与鱼鳞胶原制备工艺基本相同。

(三)鱼骨胶原

鱼骨主要成分为钙盐、磷酸盐、胶原、脂肪和其他碳水化合物,其胶原规模化生产工艺与鱼鳞也基本相同,主要差异集中于原料预处理阶段。鱼骨胶原的制备工艺通常如下:①鱼骨组织经多次水洗去除冗余组织后,以适宜浓度的 NaOH 溶液处理,去除组织中的非胶原性杂蛋白质。②去离子水反复冲洗至 pH 中性或弱碱性。③在 pH 7.4 条件下,以 0.5 mmol/L EDTA 溶液脱灰处理,去除组织中的钙盐、磷酸盐等无机组分。④去离子水反复冲洗去除残余 EDTA 溶液,辅以盐溶液或有机溶剂处理脱去脂肪组分。⑤鱼骨胶原提取、纯化和干燥等,工艺可参考鱼鳞胶原的制备工艺。

(四)鱼鳍胶原

鱼鳍原料是鱼皮和鱼骨类原料处理工艺的综合体,其制备工艺也综合上述两种鱼胶原的制备工艺组合而成。鱼鳍胶原的制备需先用 NaOH 溶液处理去除非胶原性的杂蛋白质,再以去离子水反复冲洗至 pH 中性或弱碱性,然后以 EDTA 溶液于 pH 7.4 条件下脱灰处理。鱼鳍的色素去除参考鱼皮胶原制备工艺、脂肪去除工艺参考鱼骨胶原制备工艺。鱼鳍胶原的提取、纯化和干燥工艺与其他胶原基本相同。

(五)鱼鳔胶原

鱼鳔原料的预处理工艺可参考鱼皮原料,需注意的是鱼鳔结构极为致密,非胶原类蛋白质和多糖与胶原分子结合紧密,胶原提取难度略高,因此,在提取工艺前应加强组织解离处理,使得不同生物大分子间的相互结合作用减弱,提高胶原的纯度和产出率。

二、技术指标概述

海洋胶原最早的相关研究可追溯至 20 世纪 50 年代,日本学者 Takahashi Toyohsiung 首先报道了鱼皮中的胶原同陆生动物皮的胶原的差异,其后陆续有学者开展了对海洋鱼类胶原的研究,涉及的鱼种有无须鳕、真鳕、鲶鱼、鳟鱼、鲽鱼、四班鳞鲆、鲣鱼、鲈鱼、香鱼、黄鲷、日本鲐鱼、宽纹虎鲨、竹荚鱼、波罗的海鳕鱼等,涉及的鱼体部位有鱼皮、鱼鳍、鱼鳞、鱼骨、鱼肉结缔组织等。但是,早期发表的文章大多是研究海水鱼鱼鳔胶原(称为"鱼胶")和鱼肉结缔组织胶原的组成、特性和代谢,而研究鱼皮、鱼鳞胶原的组成和特性的文章很少。除鱼类外,也有学者对珠母贝、鱿鱼、龙虾、章鱼、蓝蟹、多棘海盘车、水母等其他水产动物胶原进行了研究。研究表明,与猪、牛等牲畜动物胶原相比,两者在多肽链组成、溶解性、热稳定性等方面都存在一定差异。作为一种天然的高分子化合物,海洋胶原具有一定的凝胶性、高度的分散性、低黏度性、高吸水性、高持水性以及乳化性等,低温下也易溶于中性盐溶液或稀酸,易于配制可溶性胶原溶液,作为生物医用材料具有良好的应用前景。

海洋胶原作为潜在新型医用胶原来源用于临床,首先必须建立科学有效的标准和检测方法。鉴于海洋胶原类医疗产品尚未形成规模,目前尚没有针对该类材料的医用产品标准。本章节中对于海洋胶原基医用材料技术指标的描述主要参考了美国 ASTM 标准以及国内外陆地动物源性胶原的相关标准。需考虑的是,产品标准与剂型、使用方式和临床适应证等因素密切相关,因此本章节中仅给出基本技术要求指标,在实际产品开发过程中,应针对特定产品制定产品标准。为便于海洋胶原类医用产品的开发和规范化管理,建议具体的指标设立与解释简述如下。

(一)外观

海洋胶原(粉末、海绵等)外观理论上通常为白色或淡肉色,原料预处理不彻底、工艺中杂质的带入以及加工成形中的变性、变质等因素均会不同程度地导致颜色变化。外观观察除了应关注色质外,还应注重杂物的混入,如是否出现黑点、絮凝物质等。若产品为凝胶或溶液状,更应清澈透明。

(二)结构分析

海洋胶原物理结构的分析方法有多种,如红外光谱、核磁共振、X 线等。可参照国外有关资料,采用示差扫描量热法、傅里叶变换红外光谱、圆二色性等方法对鱼胶原进行结构分析。其中,示差扫描量热法可在温和条件下表征材料的鉴别、纯度、熔点、水分等,用于海洋胶原结构分析主要可表征其纯天然三螺旋结构,若海洋胶原已发生变性转化成明胶,则其峰谱及参数会呈现差异性变化。已有公司将 DSC 法作为胶原类医用产品三螺旋结构表征的主要手段,规定在其胶原产品中明胶的含量<10%,也有公司将 DSC 检测的三螺旋结构含量作为胶原制品纯度的检测手段,规定以此方法检测的胶原纯度应达 99% 以上,上述两种做法是根据胶原的物理特性从不同切入点进行胶原质量控制,科学性和可操作性强,可供海洋胶原产品制造商和科研人员参考。海洋胶原定性分析主要通过将其图谱与红外光谱、核磁共振标准图谱对比分析予以确认。

(三)变性分析

海洋胶原的热稳定性略差,制备过程中易发生变性,若用于医用材料需对其变性与否或变性程度进行分析确认。胶原对许多生物酶较为敏感,在 PSC 提取过程中每种酶的作用部位相对特异,如胃蛋白酶主要作用于 N-端和 C-端的残基,C-肽酶主要作用于 C-端,胶原酶主要作用于螺旋结构及结构中的某个部位。胰蛋白酶则对胶原的天然三螺旋结构作用较弱,或者几乎无作用,但对变性的明胶却有水解作用。因此,若海洋胶原在提取、纯化或加工成形工艺中发生了变性生成明胶,则其变性程度可用胰蛋白酶消化产生的氨基酸数量予以测算,简言之,可用荧光胺法在 30 ℃ 条件下胰酶处理样品 60 分钟后进行胰蛋白酶敏感性检测(%),用双缩脲法可定量分析胶原样品的胰蛋白酶抵抗力(%),二者互相印证则可获得较为全面的鱼胶原变性信息,例如,若海洋胶原样品的胰蛋白酶敏感性为 2.1%,则其胰蛋白酶抵抗力约为 97.9%,以此可推断胶原变性生成明胶的比例。

(四)氨基酸分析

虽然二级结构甚至更高级结构是海洋胶原生物功能的重要基础,但氨基酸组分分析依然是提供结构与功能信息的重要手段。海洋胶原样品的氨基酸组成的种类和数量分析,不仅是高纯度制品检测的参考值,而且可初步预测所得鱼胶原样品的生物活性和理化性能。海洋胶原分子中不含色氨酸和半胱氨酸,因此,其氨基酸全谱分析结果至少应反映出如下信息:①能解释样品中氨基酸组成。②应不含杂蛋白质所致的色氨酸和半胱氨酸。③能定量检测亚氨基酸(如羟脯氨酸)含量。

(五)羟脯氨酸含量

羟脯氨酸作为天然胶原的特征氨基酸,其含量高低是海洋胶原理化性能和生物学性能的重要参考指标,因此,建议对海洋胶原基医用材料进行羟脯氨酸含量的常规检测。通过氨基酸组成分析也可获得羟脯氨酸含量的定量数据,但其操作复杂、检测成本高,不适合作为规模化生产的过程质控检测手段,因此通常还需要建立简便易行、重复性好的羟脯氨酸检测方法。

（六） 碳水化合物

胶原在生物组织中多以葡糖胺聚糖或糖蛋白等形式存在,其提取制作时需要断开与多糖类细胞外基质的相互作用,在尽可能去除多糖组分的前提下实现胶原分子的分离提取。因此,碳水化合物是海洋胶原制备中一类主要杂质组分,应加以限量控制。分析海洋胶原样品的碳水化合物含量能反映样品中胶原分子完整性、纯度等,故国外公司大多将此指标列入产品质控指标,部分公司甚至还细化分析胶原样品中具体的葡萄糖、半乳糖及甘露糖等含量。目前最常用的碳水化合物检测方法多采用气-液色谱法或分光光度法,胶原类产品应将碳水化合物限量在 $4\sim5\ \mu g/mg$,作者结合多年实践经验,建议海洋胶原基医用材料的碳水化合物应控制在 $\leqslant6\ \mu g/mg$。

（七） 纯度

SDS-PAGE 法是蛋白质纯度的常规分析方法,需强调的是在海洋胶原的 SDS-PAGE 分析时应设立合理对照物。此外,应考虑胶原的物质特性采用合理的降解方法,若直接用胶原酶消化鱼胶原样品,则其三螺旋结构被破坏,相应地,其 SDS-PAGE 所有相关区带会全部消失。对于医用级材料,应控制其非胶原性蛋白的杂区带<1%,不溶性胶原另选他法。

（八） 质量

该项指标主要反映在一定大小和厚度尺寸下对样品固形物的质量要求,具体是指冷冻干燥或其他干燥成形方式前,需控制一定的浓度以确保冻干成品中的含量,即质量指标。同样,海洋胶原膜的单位质量也要做一定范围内的控制。

（九） 水分

海洋胶原的溶解性好,水分含量直接影响其贮存质量。水分是粉末、冻干制品或膜制品保存的质控指标,美国 ASTM 标准给出的水分控制范围通常为 $5\%\sim20\%$。水分含量的高低直接影响产品保质期,医用制品的水分通常控制在 10% 以内。

（十） 吸水量

该指标主要用于海洋胶原海绵、薄膜等剂型产品的质量控制,可反映用于临床后对组织液或血液的吸收能力。考虑到吸水量与样品的剂型、表面积、体积等多种因素相关,应根据实际情况给出科学的吸水量参数,该数值对用于临床修复材料、组织工程的支架材料具有实际参考价值。

（十一）pH

为减少组织刺激,医用材料的 pH 通常需接近人体 pH,一般控制在 6.8~7.2。考虑到海洋胶原 ASC 或 PSC 本身性质及制作工艺等多方面因素,可适度放宽 pH 范围至 5.0~7.2。

（十二）重金属含量

考虑到水质污染的因素,重金属限量应是海洋胶原质量控制的必测指标。我国对医疗产品重金属含量的检测大多采用药典标准推荐方法,以铅计的重金属总量测定,国外除检测铅含量外,还对砷、汞等重金属含量进行限量控制。我国对重金属含量大多控制在不高于 10 ppm,而国外则多为 2~5 ppm。

（十三）灰分

海洋胶原产品的灰分主要是提取纯化过程中的残留物或残留的无机盐,检测方法通常参考药典推荐方法,800 ℃下处理 6 小时后,所有蛋白质组分都被完全碳化,因此纯度高的海洋胶原样品中灰分含量应较低,建议控制在<1%。

本节中,仅对海洋胶原制备的原料控制、工艺流程、医用产品技术要求指标等给出简要描述。鉴于海洋胶原从原料来源、制备要求、关键控制参数等方面均存在多样性和差异性,难以一一罗列,在下述几节中,作者基于本团队近三十年对海洋胶原规模化制备的实践经验,同时参考其他研究团队的相关成果,以常见的海洋胶原制备和质量控制为例展开介绍,供科研和企业界同仁参考。

第二节 · 基本制备原理与方法

目前,生物医药和临床医学中所用的胶原制品主要来源于陆地的牲畜资源,如用牛跟腱源性的 I 型胶原,由于存在牛海绵状脑病病毒人畜共患的传播风险,各国对牛源性胶原医疗制品都已严格控制。目前多数企业采用猪皮等原料制备 I 型胶原,安全性上似乎略优胜于牛,但也存在蓝耳病人畜共患病毒的传播风险。鸡、羊、驴等组织也可用于胶原制备,但同样面临材料来源不足及病毒传播风险等问题。随着海洋胶原的逐渐开发,其成本低廉、生物风险低、安全性高等优势已逐渐引起业内重视,市场培育也随之兴起。事实上,海洋胶原已在功能性保健食品及化妆品领域得到广泛应用,其安全性和功能活性已获得普遍认可与接受,产生了较好的经济效益,但综观国内外现况,利用海洋胶原开展生物医药和临床医学的应用仍处在萌芽状态,鲜少见有基础研究或临床研究的相关报道,更缺乏系统的开发性研究。海洋胶原作为生物安全性更高、成本更低的新型胶原来源若能应用于临床,则不仅可弥补陆地动物胶原的短板,而且可大大降低医用胶原的费用和风险,切实解决临床需求与产品不适用之间的矛盾,但这一过程仍需大量的基础和转化研究投入和资金、人员、平台储备,任重道远。本节中将以鱼胶原为代表对海洋胶原的制备工艺和关键控制点进行介绍,以期抛砖引玉,为推动海洋胶原行业的深入发展提供助力。

一、原料选择

海洋胶原来源的多样性是双刃剑,既提供了更为丰富的选择多样性以满足医用需求,也对原料选择的科学性提出了挑战。在制备各种海洋胶原时,合适原料的选择是最初也是最关键的考虑因素,此外还需考虑选择适宜的原料前处理方法以得到最佳胶原产率和纯度。虽然胶原广泛分布于生物机体的所有组织中,但其分布及含量因物种、组织部位不同而有很大差异。因而,科学地选择富含所需胶原类型的原料来源,对于获取大量且高纯度的胶原极为关键。在本书第一章中已对不同原料选择对鱼胶原结构与功能的影响进行了简要概括,本节中仍以鱼胶原作为海洋胶原的典型代表,结合海洋胶原规模化生产的可行性给出如下建议。

(一)不同物种

胶原是动物体内含量最丰富的重要结构性蛋白质,广泛分布于从水生动物到脊椎动物所有多细胞动物的皮肤、骨骼、软骨、牙齿、肌腱、韧带、血管中,是支持组织和结缔组织的主要组成成分,约占机体总蛋白质的25%,在动物体内起支撑器官、保护机体、连接、营养等多种功能。水生生物由于其分布广泛,生存环境复杂,因此不同来源的胶原其含量和氨基酸组成都存在差异。

水生动物的胶原类型与机体组织来源有关,与物种品类也有密切关联性(表2-1)。鱼鳞、鱼皮、骨、鳔、肌肉中主要为Ⅰ型胶原,鱼软骨、脊索、鲨鱼的角质纤维主要为Ⅱ型胶原。

表 2-1　鱼类胶原的主要类型和分布

胶原类型	肽链组成	物种门类分布	鱼体组织分布
Ⅰ型	$[(\alpha_1)(Ⅰ)]_2\alpha_2(Ⅰ)$ $[(\alpha_1)(Ⅰ)]_3$ $[(\alpha_1)(Ⅰ)]_2\alpha_2(Ⅰ)$ $\alpha_1(Ⅰ)\alpha_2(Ⅰ)\alpha_3(Ⅰ)$	棘皮动物 鲍,蝾螺 乌贼,章鱼,蛏 海蜇	鱼鳞、骨、真皮、鳔、肌肉
Ⅱ型	$[(\alpha_2)(Ⅱ)]_3$		软骨、脊索
拟弹性蛋白	$\alpha_1(E)$		鲨鱼鳍的角质纤维

已有研究资料证实,绝大多数海洋鱼类的皮、鳞、鳔、肌肉等组织提取的均为 I 型胶原,极少见和其他型胶原共存现象,但不同来源的 I 型鱼胶原中存在亚基类型的差异(表 2-2)。

表 2-2 低等脊椎动物胶原的氨基酸组成

氨基酸	鱼类							
	鲤鱼				大马哈鱼		大青鲨	
	I 型(皮)	I 型(骨)	I 型(鳞)	V 型(肌肉)	I 型(皮)	I 型(软骨)	α₁(I)型(皮)	α₁(E)拟弹性蛋白
羟脯氨酸	75	81	86	87	58	72	89	75
天冬氨酸	46	47	46	41	52	49	42	40
苏氨酸	24	25	24	32	22	22	21	21
谷氨酸	69	73	71	93	77	82	69	70
脯氨酸	122	112	108	116	104	110	114	116
甘氨酸	340	336	340	326	361	351	337	339
丙氨酸	118	118	116	62	106	105	114	116
半胱氨酸	0	0	0	0	0	0	0	0
缬氨酸	19	19	19	23	15	17	22	17
蛋氨酸	13	13	12	2	16	9	15	15
异亮氨酸	13	13	12	20	10	11	18	24
亮氨酸	10	10	10	34	19	30	20	19
酪氨酸	3	2	2	6	2	1	1	3
苯丙氨酸	51	54	56	76	59	57	53	50
羟赖氨酸	12	13	14	14	12	13	2	13
赖氨酸	27	26	26	17	25	17	26	25
组氨酸	6	6	7	8	10	5	5	5
精氨酸	52	51	51	43	52	49	52	52
合计	1 000	1 000	1 000	1 000	1 000	1 000	1 000	1 000
葡萄糖苷	0	0	0	0	0	0	0	0
半乳糖	0.8	—	—	—	—	9	0.2	0.42
半乳糖	0.1	—	—	—	—	2	0.1	0.6

(二)不同鱼种

按结构来分,鱼皮的蛋白质可以分为结构蛋白和非结构蛋白。结构蛋白包括胶原、弹性蛋白和角蛋白。非结构蛋白包括球蛋白、清蛋白、黏液和黑色素。非结构蛋白充满在结构蛋白纤维的间隙之间。制备鱼皮胶原时,需设计工艺去除上述非结构蛋白、非胶原性结构蛋白,并避免损伤胶原的天然结构,此外,还应将提取率、成本、时间等因素纳入考虑,以制订优化的胶原制备工艺并设置关键控制点。

鱼胶原主要分布于鱼皮和鳞,研究表明鱼皮中总蛋白质含量为 80%~90%,其中胶原为 70%~80%。2005 年,Akkasit Jongjareonrak 便对日本海鳗、白腹鲭、白点虎鲨皮的酸溶性胶原进行了分离纯化,检测其含量分别为 51.4%、49.8%、50.1%。另有研究结果显示,鲷鱼皮中胶原含量约为 83.3%,鳕鱼皮胶原含量为 82.81%。鱼鳞是鱼的外骨骼,含有 30%左右的无机物,其胶原的含量为 20%~40%,如鲢鱼鳞中鱼胶原含量约为 29.28%、鲤鱼鳞中鱼胶原含量约为 38.3%,均远高于鱼肉、鱼骨中胶原的含量。

接近人体生理温度的变性温度和较弱的力学性能,是影响鱼胶原基材料用于临床的限制因素。而影响鱼胶原的材料学性能的关键参数之一,则是鱼胶原中亚氨基酸含量。鱼类的情况远比陆生动物复杂,不同的生态环境会直接改变鱼胶原的氨基酸组成,尤其是脯氨酸和羟脯氨酸的亚氨基酸含量(表 2-3)。亚氨基酸的氢键是维持胶原三维螺旋结构的稳定、提高胶原强度、提高胶原材料力学性能的最主要因素。鱼胶原中亚氨基酸的含量减少,会影响胶原三维螺旋结构的稳定性,降低变性温度,影响胶原的材料学性能。同时,由于鱼胶原的热稳定性低于陆地动物胶原,在提取胶原时也更容易由于温度、机械、化学试剂的影响而破坏鱼胶原的天然三维螺旋结构导致变性的发生,因此温度控制对于鱼胶原制备至关重要。

表 2-3　部分鱼皮胶原中亚氨基酸含量

	羟脯氨酸/%	脯氨酸/%	合计/%
鲷鱼	8.18	8.39	16.57
草鱼	4.63	9.25	13.88
鲫鱼	3.42	8.73	12.15
鱿鱼	0.21	2.38	2.59
鲢	3.22	8.90	12.12
鲽鱼	4.40	9.34	13.74
鳕鱼	4.84	9.85	14.69
鲨鱼	5.79	3.37	9.16
三文鱼	5.75	7.88	13.63
罗非鱼	10.03	11.34	21.37

二、制备工艺选择

酸法提取和酶法提取是制备鱼胶原的主要工艺方法。酶法提取通常与酸法提取相结合以提高胶原的产出率,由于所用生物酶对胶原分子有特异酶切作用,因此两种方法制备的胶原其氨基酸组成和二级结构组成均存在一定差异。在规模化生产中,优选酸法还是酶法用于鱼胶原的生产主要取决于成本控制和投入产出比,通常 ASC 的产出率低于 PSC(表 2-4)。

表 2-4 不同来源、不同工艺鱼胶原的产出率

种类	产出率/%		参考文献
	ASC	PSC	
淡水鱼类			
云斑鮰鱼	62.05(鱼皮)	97.44(鱼皮)	Chen 等(2011)
斑点叉尾鮰鱼	25.8(鱼皮)	38.4(鱼皮)	Liu 等(2007)
条纹鲶鱼	5.1(鱼皮)	7.7(鱼皮)	Singh 等(2011)
海洋鱼类			
海藻管鱼	5.5	33.2	Khan 等(2009)
比目鱼	57.3(鱼皮)	85.5(鱼皮)	Heu 等(2010)
深海红鱼	47.5(鱼皮)	92.2(鱼皮)	Nagai 等(2008)
星状河豚	10.7(鱼皮)	44.7(鱼皮)	Nagai 等(2002)
马面鱼	50(鱼皮)	70.94(鱼皮)	
	46.48(鱼肉)	64(鱼肉)	Muralidharan 等(2011)
	50(鱼骨)	66(鱼骨)	
刺河豚	4(鱼皮)	19.5(鱼皮)	Huang 等(2011)
点纹斑竹鲨	1.04(鱼皮)	9.59(鱼皮)	Kittiphattanabawon 等(2010)
黑鳍鲨	1.27(鱼皮)	10.30(鱼皮)	Kittiphattanabawon 等(2010)
大鳍鳚	16.8(鱼皮)	28(鱼皮)	Zhang 等(2009)
多须石首鱼	2.3(鱼皮)	15.8(鱼皮)	Ogawa 等(2003)
羊头海鲷	2.6(鱼皮)	15.8(鱼皮)	Ogawa 等(2003)
须鲸	0.9	28.4	Nagai 等(2008)
乌贼	33(外体壁)	35(外体壁)	Nagai 等(2001)
船蛸	5.2(外体壁)	50(外体壁)	Nagai 等(2002a)
大西洋鲑鱼	23.7(鱼肉)	70.5(鱼肉)	Aidos 等(1999)
单角革鲀	4.19(鱼皮)	7.56(鱼皮)	Ahmad 等(2010)
波罗的海鳕鱼	42.5(鱼皮)	71(鱼皮)	Sadowska 等(2003)

ASC 法制备鱼胶原时,原料经 0.5 mol/L 醋酸溶液处理后胶原通常难以完全溶解释放出来。PSC 制备过程中添加适量蛋白酶后,可特异性酶切胶原分子内的交联位点,提高胶原的溶解性,从而显著提高鱼胶原分子的溶出效率。在 PSC 制备工艺中,所用生物酶可仅特异切除端肽而保持天然三螺旋主链结构的完整性,使得在低温下非变性胶原分子的分离更为简单有效。

原料前处理工艺对鱼胶原的产出率也有显著影响。采用 EDTA 溶液处理鱼鳞、鱼骨等原料不仅可有效脱灰,而且可大大提高胶原分子的溶解性、提高产出率。脱脂彻底与否也会显著增加胶原的产出,脱脂不彻底,则胶原析出不充分,且在纯化步骤中很难去除,影响胶原品质和产出率。色素去除程度主要影响胶原的杂质含量和色泽外观,部分色素分子也可能是潜在的致敏原或免疫原,应严格控制其残留量。

三、宏量制备方法与关键技术

关于海洋胶原生产工艺在前文中已有概括描述,本节中结合实际生产经验对几种不同生产工艺展开介绍。依据提取介质的不同,海洋胶原类材料(包括海洋明胶、海洋胶原多肽)的提取方法主要包括酸提取法、碱提取法、酶解提取法、中性盐提取法以及热水提取法等,其基本原理均是改变胶原所在的外界环境,使胶原与其他蛋白质分离开来。碱提取法虽然在海洋胶原规模化生产通常不作为单独的制备方法使用,但对于某些海洋鱼皮皮革的加工领域仍是常用工艺,因此在下文中也予以简述。

(一) 酸溶提取法

酸溶提取法是利用一定浓度的酸溶液提取胶原,其作用机制主要是通过低离子浓度酸性条件破坏分子间的盐键和 Schiff(希夫)碱,从而引起胶原纤维膨胀、溶解、释放到提取介质中。胶原是酸溶性蛋白质,在中性或碱性条件下不易溶出,而在酸性条件下却较易溶出。采用酸法提取的胶原通常称为酸溶性胶原(ASC),作为提取介质使用的酸主要包括盐酸、醋酸、柠檬酸和甲酸等。实际生产中,多采用 pH 为 2.5 的 $0.05\sim0.5$ mol/L 的醋酸溶液或 0.15 mol/L 的枸橼酸缓冲液作为酸性提取介质,与枸橼酸提取的胶原相比,以醋酸溶液为提取介质制备的胶原多聚体成分含量较高。

酸溶法提取海洋胶原工艺简单、适用于规模化制备,是目前最常用的方法之一。以鱼皮胶原的酸溶提取法为例,结合本团队多年实践经验建议其制备过程中的关键控制点如下:①经前处理去除冗余组织并冲洗干净后的鱼皮原料浸入 0.5 mol/L 的醋酸溶液中,料液比 1：20(W/V),搅拌(转速 60 r/min)6 小时。②40 目纱网过滤,分离残渣,保留滤液备用。③残渣多次重复上述酸溶步骤继续提取胶原。④将多次提取、过滤所得滤液合并,再经透析处理,冻干后即可获得酸溶性鱼胶原 ASC,这一步是制备鱼胶原的关键,直接影响胶原的产出率。料液比及提取次数是影响产出率的主要因素。

本团队的前期工作中,采用 4 个提取料液比对酸溶法制备鱼胶原工艺进行优化筛选,即将鱼皮原料与醋酸溶液的比例分别设置为 1：30、1：40、1：50、1：60,溶胀 12 小时后,轻微搅拌料液,纱网过滤,得到第一道胶液,胶液称重;将获得的残渣再分别以 1：15、1：20、1：25、1：30 料液比用醋酸溶液二次提取,进行第二次溶胀,12 小时后,轻微搅拌料液,纱网过滤,得到第二道胶液,胶液称重。所得两道胶液分别经过后续的酶解、纯化、冻干处理后,得到鱼皮胶原干品,计算得率(图 2-3,表 2-5)。对结果进行对比分析得到选择鱼皮酸溶性胶原的优化提取工艺参数为:前处理后的鱼皮原料以 0.5 mol/L 醋酸溶液提取 2 次,第一次料液比为 1：50,第二次料液比为 1：25,每次分别抽提 12 小时,此工艺条件下鱼皮胶原的产出率最高。

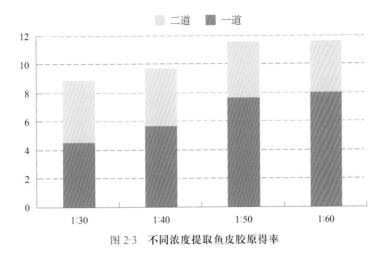

图 2-3 不同浓度提取鱼皮胶原得率

表 2-5 鱼胶原提取料液浓度表

	料液比			
	1：30	1：40	1：50	1：60
一道	0.33%	0.22%	0.19%	0.15%
二道	0.31%	0.23%	0.34%	0.28%

表 2-5 中的料液浓度计算公式(式 2-1)如下,可直观反映不同提取比例、提取条件下所得 ASC 溶液中胶原干物质含量,该参数的确认有助于规模化生产中的成本控制。

$$料液浓度 = \frac{冻干后胶原蛋白的质量}{提取胶原蛋白获得的料液的质量} \times 100\% \qquad (式 2-1)$$

鱼鳞中无机物组分含量较多,胶原与其他组分交联紧密,浸提介质渗入较难,相较于鱼皮原料而言,鱼鳞源性酸溶性胶原的制备工艺耗时更长。基于本团队前期工作基础,建议鱼鳞源性酸溶性胶原规模化制备的关键点如下：①向前处理完成的鱼鳞原料中加入 0.5 mol/L 醋酸缓冲液,料液比为 1：20(W/W),4 ℃条件下搅拌 12 小时。②过滤,分离残渣,保留上清液。③重复此操作 3 次,合并滤液得到粗胶原提取液。经上述处理,可在有效控制成本投入的前提下提高鱼鳞胶原的产出率。

实际生产中,应加强对所用原料本质的认识,针对不同原料采用适用的预处理工艺和提取工艺,方能有效提高胶原的纯度和产出率。例如,若采用海盘车等原料制备胶原时,则需向前处理完成的海盘车中加入 0.5 mol/L 醋酸缓冲液,再置于冰水浴中搅拌处理 20 小时,低温下经 6 000 r/min 离心 40 分钟后,去除残渣收集上清液,便得到酸溶性胶原。

（二）碱抽提法

碱抽提法即利用碱性介质在特定条件下提取胶原。然而碱性条件下易造成胶原的肽键水解，通常不用于非变性胶原的制备。碱抽提法对胶原分子过度水解时还会产生 D,L-氨基酸消旋混合物，若消旋混合物中的 D 型氨基酸含量多于 L 型氨基酸，则会抑制 L 型氨基酸的吸收。某些 D 型氨基酸有毒性作用，甚至有致癌、致畸和致突变风险，鉴于上述原因，碱抽提法在以获得非变性胶原为目的的制备工艺中应用较少，多见于明胶的制备工艺。

迄今，碱抽提法制备海洋胶原的报道极少，仅有少量报道且所得碱法海洋胶原基本不用于医疗、食品等领域，如 StoK 等（1986 年）用 0.1 mol/L 的 NaOH 溶液处理从鳟鱼、鲭鱼、鲤鱼及鳗鱼肉中分离制得碱溶性胶原，该团队同时还采用酸抽提法、热水抽提法提取到酸溶性胶原以及热水溶性胶原。我国的罗臻团队（2015 年）报道了用 0.1 mol/L 的 NaOH 溶液提取海参胶原的方法。

（三）中性盐提取法

中性盐提取法是利用各种不同的盐在特定条件下提取盐溶性胶原。所使用的盐主要有氯化钠、氯化钾、乙酸钠、盐酸-三羟甲基氨基甲烷等。可采用不同浓度的氯化钠或硫酸铵对提取的胶原溶液进行盐析处理，以沉淀出不同类型的胶原。中性盐法提取海洋胶原耗时较长、产出率不高且工艺条件不易稳定，因此在海洋胶原规模化制备中并不常用。

中性盐提取法提取海洋胶原需控制提取条件应为中等离子强度左右，若盐浓度太低，则胶原难以溶解析出，常用盐浓度为 0.15～1 mol/L。中性盐提取法制备的海洋胶原可较好地保持胶原分子的天然三螺旋结构和初始氨基酸组成，但该法制备的海洋胶原在体内的代谢速度比海洋胶原 ASC 快，若将其作为医用材料用于人体临床，则需对其生物降解速率进行重点关注。

胶原的溶解和分级受中性盐效应影响而比较复杂，某些盐可提高胶原的稳定性，某些盐则降低胶原的构象稳定性而对提取非变性胶原不利。氯化钠和醋酸钠是最为常用的海洋胶原中性盐提取剂。Montero 等（1990 年）用不同浓度的 NaCl 溶液从鳕鱼和蛙鱼的肌肉以及鱼皮中提取盐溶性胶原。张宗恩等（1998 年）报道了在酸性条件下用醋酸钠在 5 ℃下搅拌浸提、离心得到粗制盐溶性胶原液。秦玉青等（2002 年）研究报道了在 0 ℃下，用 2% 的 NaCl 溶液提取盐溶性胶原。

（四）酶解提取法

酶解提取法即利用各种生物酶在特定条件下通过酶切分离提高胶原溶解性，从而提取胶原的工艺。所使用的酶通常包括中性蛋白酶、木瓜蛋白酶、胰蛋白酶和胃蛋白酶等。酶法提取的胶原具有纯度高、溶解性好、理化性质稳定等优点，产出率和工艺周期也优于其他方法,是规模化制备非变性胶原的常用工艺。

酶法提取胶原是其他制备方法合并使用的首选方法,在用其他工艺提取胶原时,若辅以蛋白水解酶来促进胶原纤维的溶解,便可在温和条件下将胶原暴露在蛋白水解酶中,更便于胶原蛋白的分离提取。酶法提取胶原工艺中,胃蛋白酶是最常用的蛋白水解酶,可特异性切断胶原非螺旋区的端肽而对天然螺旋区则没有酶切,由此制备的海洋胶原仍可保持完整的三螺旋结构,不损伤其生物学结构和功能。胃蛋白酶处理可在造成有限的蛋白水解前提下快速高效地制备大量鱼胶原,所得的胶原样品由于特异性切割了 C -端肽,可显著降低由端肽造成的抗原性风险,生物安全性显著提高。相较于其他几种类型海洋胶原,胃蛋白酶处理制备的海洋胶原更适合应用于生物医用材料领域。

此外,针对不同的原料情况,实际规模化制备海洋胶原的工艺中通常会采用几种提取方法组合以提高胶原提取效率、改善提取质量,如酸法-酶法组合、碱法-酶法组合等。

(五)热水提取法

胶原不溶于冷水,但在热水中溶解度明显提高。热水提取法是在一定条件下用热水抽提以得到水溶性胶原的方法。热水提取法工艺中,高温条件会破坏胶原的天然三螺旋结构,用该方法提取的胶原多为胶原变性产物(即明胶),因此通常不推荐用该方法制备非变性海洋胶原,热水提取法常见于海洋明胶和多肽类样品的制备。

第三节 · Ⅰ型海洋胶原的制备与关键技术

从生物组织中分离提取Ⅰ型海洋胶原最主要的难点在于:如何在不破坏胶原分子间的共价交联和胶原分子的超螺旋结构的前提下,实现非变性胶原有效、高效的提取分离。所有类型胶原都不溶于有机溶剂,水溶性胶原多分布于胶原纤维之间,水溶性较好但只占整个胶原总量很小的一部分。因此,胶原的制备过程便是从胶原纤维中尽可能多量释放胶原分子的过程。不同生物组织的特性及交联情况,决定了提取胶原所用的最优方法以及相应的胶原产出率。鉴于海洋胶原的热稳定性略低,还应控制整个生产工艺在低温、温和条件下进行,以降低提取、纯化等工艺造成的胶原变性或降解。本节中,作者将根据胶原的不同用途,介绍饲料用、食品用(化妆品及其他工业用)、生物材料用的Ⅰ型海洋胶原分离方法。

Ⅰ型胶原分布最为广泛,存在于大多数生物组织或器官中。在规模化生产中,鱼皮、鱼鳞仍是制备Ⅰ型海洋胶原的优选原料,因为两者的胶原纤维基本全部由Ⅰ型胶原组成,杂蛋白质含量较低,可大大简化Ⅰ型胶原提取、纯化的工艺流程。此外,鱼鳞、鱼皮获取简单、成本低廉、多样性高,是规模化生产海洋胶原的优选原料来源。

一、原料预处理

原料预处理在海洋胶原制备过程中至关重要,与胶原的纯度和产出率均密切相关。在这一工艺步骤中,原料中的大部分非胶原成分被去除,有利于后期胶原的提取与纯化。在原料预处理中,去除的绝大部分成分为非胶原成分,如黏液、色素、多糖、脂肪等以及无机成分(通常为磷酸钙、磷酸镁等灰分),黏液、多糖、脂肪等成分多以盐洗的方式去除,无机灰分常以酸溶或金属螯合剂置换方式去除,色素等则需氧化去除或有机溶剂去除。

由于水生生物品种繁多、原料来源广泛,预处理方式不尽相同。作者选择几种常见的海洋胶原制备用原料进行介绍,其他原料可作为参考,实际生产中适当调整工艺即可。

(一) 鱼皮原料的预处理

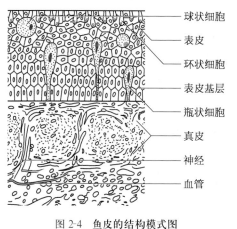

图 2-4　鱼皮的结构模式图

鱼皮的表皮起源于外胚层,由多层上皮细胞组成,并含有腺细胞——黏液细胞、浆液细胞和瓶状细胞。由于鱼类一直处于水中游动状态,所以鱼体表没有覆盖一层死亡的含有角质素的鳞状细胞,而是覆盖一层鱼鳞。鱼皮薄而柔软,角质化程度低(图 2-4)。

鱼皮原料的预处理方法与陆地动物源性皮肤组织不同。鱼皮组织结构比较松散,脂肪和色素的含量较高,且不同品类鱼皮的组织结构、色素脂肪含量等有较大差异,其预处理和加工工艺也需相应调整。鱼皮中的结构蛋白主要为胶原,占总蛋白质含量的80%以上,此外还有少量弹性蛋白和角蛋白。鱼皮的非结构蛋白主要包括清蛋白、球蛋白、黏液质、黑色素等,所含非结构的种类和含量与鱼的品类相关。

1. 非胶原成分的去除

通常以氯化钠溶液和磷酸氢二钠缓冲液处理鱼皮原料,去除鱼皮表面残余鱼鳞及鱼肉、色素、黏液等非胶原成分。以氯化钠溶液处理为例,笔者团队分别以3%、5%、8%浓度的NaCl溶液对鱼皮原料预处理60小时,其间每隔12小时更换一次同浓度NaCl溶液,同时取样清洗的液体,用紫外分光光度计检测A280处的吸光度,以确定鱼皮的清洗程度。鱼皮原料的清洗程度与清洗液吸光度值呈负相关,结果见图2-5。

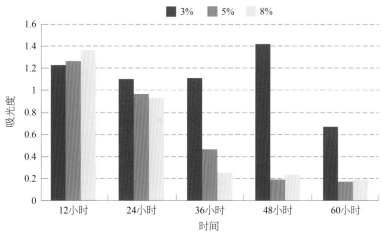

图 2-5　不同盐浓度清洗鱼皮实验结果

　　分别以 3 个浓度梯度的 NaCl 溶液处理鱼皮原料 12 小时后,清洗效果差异不大,清洗液的吸光度随着 NaCl 溶液浓度增加而轻微上升但无显著差异。处理 24 小时后,3 个梯度 NaCl 溶液浓度的清洗效果呈现出显著差异,高浓度盐溶液对鱼皮表面非胶原成分的去除效果更佳。处理 48 小时后,5％、8％ NaCl 溶液处理组的鱼皮材料已基本清洗彻底且二者之间差异不大,而 3％ NaCl 溶液处理组的鱼皮材料尚有大量非胶原组分没有有效清除。考虑到成本控制及污水处理等产业化生产需关注的问题,实际生产工艺中可选择 5％ NaCl 溶液作为清洗剂,每 12 小时更换一次溶液,共清洗 48 小时,以此作为鱼皮原料的预处理工艺操作参数。

2. 胶原纤维的溶胀松解

　　以盐溶液清洗处理后,鱼皮表面的非胶原杂质基本去除,为了利于胶原的浸出,还需对胶原纤维进行溶胀松解。通常采用稀碱溶液对鱼皮原料进行溶胀处理,一则可以疏松胶原纤维之间的紧密连接,使得后续步骤中易于溶出,二则便于去除鱼皮中的少量脂肪组分。

　　脂肪去除彻底与否是影响鱼胶原质量的重要因素。胶原中一旦含有脂肪类物质混入,则无论在中性还是酸性条件下均难以去尽,后续提取工艺仅能获得乳浊状的胶原溶出液且胶原含量较低,难以获得合格的透明状胶原提取液。因此,若选用的鱼皮原料中脂肪含量较高,必须再增加有机溶剂浸提脂肪的步骤,如以乙醇、氯仿/乙醇混合液脱脂等,以提高胶原提取的成功率和质量。

(二) 鱼鳞原料的预处理

　　鱼鳞是鱼体的外骨骼,在构造和组分上与陆地动物的骨骼相似:有机物成分占 41％～

55％,主要由胶原、角蛋白(ceratin)以及少量脂肪、色素、黏液质等组成;无机物成分主要由磷酸钙和碳酸钙组成,占 38％～46％,还含少量碳酸钙、磷酸镁、磷酸钠等。相较而言,鱼鳞中的无机盐类含量低于陆地动物,仅为后者的 60％左右。

由于鱼鳞组织中含有大量的无机物成分,因此原料预处理方法与鱼皮有明显区别。鱼鳞表面的黏液质会阻碍胶原的溶出,减少胶原的提取量,同时也会影响胶原的纯度。通常采用适当浓度的 NaCl 溶液清洗鱼鳞,可达到去除鱼鳞表面蛋白质及黏液质等非胶原成分的目的,每隔 12 小时换液,反复清洗数次直到清洗液较清澈、几乎无杂蛋白质为止。与清洗前相比,经这一步骤预处理后的鱼鳞原料表面粗糙、颜色洁白。

为去除鱼鳞中的无机物成分,通常选用螯合剂 EDTA 缓冲液进行脱钙处理。EDTA 缓冲液的脱灰效果在 pH 7.0～7.5 的范围内最佳,pH 过高或过低均易引起鱼胶原的变性。脱灰过程一般需要 24～48 小时,其间需更换 EDTA 缓冲液 3～5 次。多次更换新鲜 EDTA 缓冲液有助于无机盐的充分脱除,该步骤在鱼鳞胶原制备过程中非常重要,需严格执行。脱钙处理彻底与否直接影响胶原的提取效果和质量,残留的无机物成分会导致胶原提取率降低,且增加样品灰分和重金属等含量,严重影响产品质量。本团队对 EDTA 缓冲液处理彻底和不彻底的鱼鳞分别提取胶原,对比研究发现,未经完全脱钙的鱼鳞,其胶原提取率只有脱钙彻底鱼鳞的 20％。彻底脱钙处理后的鱼鳞颜色较透明,且比未处理的鱼鳞更柔软,所产生的脱钙用 EDTA 废液黏度很高。鱼鳞经彻底脱钙处理后,需过滤去除废液,用 PBS 缓冲液反复冲洗去除残留杂质,并调整适宜 pH 便于下一步胶原的提取分离。

(三) 海星原料的预处理

海星(别名"星鱼")因外形呈星形而得名,是广泛存在于海洋潮间带和近岸的平静海域的一类无脊椎动物(李华,1994 年)。海星属于棘皮动物门海星纲,种类很多,仅在我国沿海区域便有 50～60 种,而罗氏海盘车(Asterias rolleston)就是其中的一个主要成员,常用于胶原的制备。

罗氏海盘车体壁较厚,含有多种成分,包括多种化学元素,如钙、镁、锌、锡、铝、锰、铁、锗、铜、镍、钛和铯等,还含有皂苷、甾醇、蒽醌、生物碱、脂类、多糖等十几类有机物质。此外,罗氏海盘车体壁中还含有丰富的胶原,紧密排列的胶原束使得其体壁具有极强的韧性。罗氏海盘车体壁的灰分含量也较高,几乎占干品总量的 50％,不利于胶原的分离提取。此外,海盘车体壁结缔组织中除富含胶原外,还有少量弹性蛋白、黏附蛋白、球蛋白、白蛋白及黏多糖等物质的存在,也会影响胶原的提取。因此,以罗氏海盘车体壁为原料提取胶原前必须对原料进行有效的预处理。

海盘车体壁中的无机物成分主要为碳酸钙、磷酸镁等不溶性物质。体壁结缔组织中的胶原被上述无机物成分和其他组分紧密包绕,常规处理难以增加胶原的溶解性,提取工艺相对困难。实际生产中,通常先用酸液处理海盘车体壁以去除无机物成分,将胶原分子有效游离释放出来。该处理流程中,所用的酸液浓度不宜过高,否则易造成胶原分子的水解;添加酸液时应在温和搅拌条件下缓慢加入,应尽量保持溶液的酸度均匀,避免产生局部浓度过高的问题;处理过程中还需要多次更换酸液,确保脱灰反应完全,以无气泡产生为标准。

脂肪类物质在海盘车体壁中含量较低,约为 2%,在海盘车内脏中含量较高,约为 11%,需要在胶原提取步骤前予以彻底去除。碱液处理常用于原料中脂肪的去除,通过采用适宜碱液对海盘车体壁进行碱处理,使得脂肪发生皂化反应,而胶原在此条件下仍为不溶状态,脂肪及大量杂蛋白质则可溶于碱性溶液,从而与胶原分离开来。

二、胶原提取

海洋胶原的提取工艺已在前文中加以概述,但在实际生产中,不同用途的海洋胶原提取工艺仍略有差异。饲养用海洋胶原的工艺较为简单,工艺控制要求相对不高,但食品级、医用品级海洋胶原的制备则需严格控制其纯度、质量和微生物风险,具体区别将在下文中举例体现。

(一)饲料用海洋胶原的提取

从鱼皮或鱼鳞原料中分离提取饲料用 I 型海洋胶原的常用工艺方法如下。

1. 盐溶液清洗

将冰冻保存的鱼皮或鱼鳞原料用氯化钠溶液(50 mmol/L,pH 7.4～7.6)多次浸泡冲洗,去除泥土、沙石和黏液等其他杂物。清洗完毕的鱼皮切成 0.5 cm×0.5 cm 小块,再以氯化钠溶液浸泡冲洗 3～5 次。清洗干净的鱼皮或鱼鳞沥干水分备用。

2. 稀碱液浸泡

上述盐洗处理完毕的鱼皮或鱼鳞原料用 0.1 mol/L NaOH 溶液在 4～20 ℃条件下浸泡处理 3 天,鱼皮或鱼鳞与稀碱溶液的重量与体积比为 1∶10,浸泡至鱼皮或鱼鳞组织充分涨润。

3. 稀酸液中和

用等摩尔量的稀酸溶液中和稀碱液处理后的鱼皮或鱼鳞原料,直至 pH 稳定在 6.5～7.5 为止。

4. 组织匀浆

用鱼糜斩拌机或其他设备将上述鱼皮或鱼鳞匀浆,得到组织匀浆液。

5. 干燥

组织匀浆液经过浓缩之后低温干燥,便可得饲料用的Ⅰ型胶原。

(二)食品用(化妆品及其他工业用)Ⅰ型海洋胶原的提取

目前市场上食品用和化妆品用Ⅰ型海洋胶原主要来源于水产品加工废弃物鱼皮和鱼鳞。制备过程主要包括原料清洗、脱脂脱灰、热溶法取胶原、酶解获得不同分子量胶原多肽、脱腥脱色、浓缩干燥等步骤。本团队经多年实践探索,总结几种不同用途的Ⅰ型海洋胶原工艺过程如图 2-6 所示,简述如下。

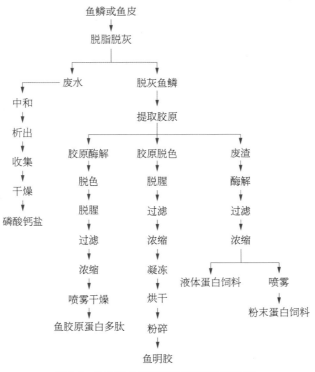

图 2-6 食品用Ⅰ型胶原分离提取工艺过程

1. 盐溶液清洗

鱼皮或鱼鳞原料用氯化钠溶液(50 mmol/L,pH 7.4～7.6)多次浸泡冲洗,彻底去除泥土、沙石和黏液等其他杂物。清洗完毕的鱼皮切成 0.5 cm×0.5 cm 小块,再以氯化钠溶液浸泡冲洗 3～5 次。清洗干净的鱼皮或鱼鳞沥干水分备用。

2. 脱脂脱灰

上述盐洗处理完毕的鱼皮或鱼鳞原料投入搅拌罐中,加入软化水[鱼皮、鱼鳞原料与软化水的重量体积比为 1∶(10～15)],50～55 ℃条件下搅拌清洗,1 小时后排水,再重复上述清洗操作一次,去除鱼皮或鱼鳞表面残存的杂质、黏液、脂肪等杂质。

鱼皮原料再加入 0.1 mol/L 的 NaOH 溶液清洗[原料与软化水的重量体积比为 1∶(10～15)],温和搅拌 60 分钟充分脱脂处理,排出废水。鱼鳞原料中的无机物成分主要是碳酸钙、磷酸镁等无机盐类,均不溶于水,但可以与盐酸作用形成酸式盐,其反应式为:$6HCl+Ca_3(PO_4)_2 \longrightarrow 3CaCl_2+2H_3PO_4$。根据这一特点,可采用适宜浓度的盐酸溶液清洗鱼鳞原料,充分搅拌处理,使鱼鳞中无机物成分与盐酸充分生成可溶性钙盐,反应完毕后排尽酸液、废液便可有效脱灰。

经脱脂脱灰处理后的鱼皮或鱼鳞原料加入软化水[鱼皮、鱼鳞原料与软化水的重量体积比为 1∶(10～15)],充分搅拌清洗后排出废水,反复进行上述清洗操作直到原料 pH 恢复中性为止。此过程中,为减少纯化水使用量,尽快恢复原料 pH 至中性,可以添加适量的稀酸溶液(针对鱼皮脱脂)或稀碱溶液(针对鱼鳞脱灰)进行中和再以软化水多次冲洗去除残余酸碱液及酸碱中和形成的大量可溶性无机盐成分。经过此法脱灰后的鱼鳞其灰分残留量小于1%,远远低于传统浸灰法的灰分残留量。

3. 胶原提取

脱脂脱灰后的鱼皮或鱼鳞原料加入稀酸溶液(如 0.01 mol/L 盐酸溶液)充分浸泡,鱼皮、鱼鳞原料与稀酸溶液的重量体积比为 1∶(10～15),60～65 ℃条件下温和搅拌至组织充分溶胀,热提取法浸提胶原。提胶时间通常在 2～5 小时,视不同原料情况而定。过滤分离胶原粗提液和鱼皮或鱼鳞残渣,所得残渣主要成分为硬蛋白,干燥之后可直接作为饲料利用。

4. 酶解和脱腥

上述所得胶原粗提液用碱性蛋白酶于 50 ℃限制性酶切处理 3～5 小时,碱性蛋白酶的添加量为原料量的 0.05%～0.1%(W/W)。酶解后的胶原溶液用助剂过滤脱腥脱色,得到白色或淡黄色透明的胶原液体。

5. 真空浓缩

将酶解处理的胶原溶液在真空度 21 k～8 kPa、温度 50～60 ℃的条件下浓缩至 11.5～

13 oBe,相应的固体含量为 38%～42%。一般单效蒸发时间控制在 40 分钟左右。

6. 喷雾干燥

对浓缩后的胶原溶液进行喷雾干燥,可得 I 型鱼胶原粉末。通常工艺参数为:干燥塔进风温度控制在 140～180 ℃,下部的干燥空气温度为 90～100 ℃,出风温度为 75～85 ℃,粉末的温度为 60 ℃左右。为防止热变性,干燥结束时应迅速冷却。

7. 检验包装

采用 25 kg 的大袋包装和 1 kg 以下小包装。小包装可为马口铁罐或塑料袋包装,保质期为 12～18 个月。

胶原为三重螺旋结构,其分子量约在 300 000,经上述工艺提取的 I 型海洋胶原其分子量仍较大,约为 100 000,高分子量的胶原通常不易被人体吸收利用。因此,用于食品领域的鱼胶原,其分子量控制是质控关键。低分子量的胶原多肽较易被人体吸收,多用于食品、化妆品等领域,一般可考虑采用生物酶降解法将大分子量胶原降解为小分子量胶原多肽。不同的行业对胶原分子量有不同的要求,可通过控制水解条件(如温度、时间、pH 等参数)来控制成品的分子量及分子量分布范围,从而满足不同行业的需求。

不同的生物酶对海洋胶原的水解效果不同,综合考虑产品的出成率、口感、色泽、灰分、pH、分子量等多种条件,笔者团队在前期工作中分别选用胰酶、中性蛋白酶、胃蛋白酶、木瓜蛋白酶、碱性蛋白酶等用于海洋胶原多肽的制备,以同批脱灰鱼鳞 50 g 作为底物,加入上述不同种类的生物酶进行特异性酶解,以水解结果来判定不同酶的水解效果,以便为生产中科学选用适宜生物酶的种类提供数据支持(表 2-6)。

表 2-6 不同酶对鱼胶原的水解作用

酶	酶用量/g	pH	酶解温度/℃	酶解时间/小时	澄清度	口味	收率(按糖度计)
胰酶	0.5	9	49	1	澄清	苦味	90%
中性蛋白酶	0.5	7	40	1	混浊	无味	67.8%
胃蛋白酶	0.5	3.5	50	1	混浊	适口性差	40.6%
木瓜蛋白酶	0.5	7	40	1	澄清	略带苦味	88%
碱性蛋白酶	0.5	7	50	1	澄清	无味	91%

表 2-6 中数据显示,中性蛋白酶和胃蛋白酶用于制备胶原多肽时,对 I 型鱼胶原的降解效果略差,水解液混浊且收率较低。胰酶和木瓜蛋白酶处理的水解液虽然料液澄清、收率也较高,但适口性差,不易被用户接受。碱性蛋白酶水解效果最好,料液澄清且无味,得率在

90%以上,因此,碱性蛋白酶是较为理想的小分子鱼胶原多肽生产用酶。本团队以碱性蛋白酶生产的胶原多肽成品经江南大学检测,结果显示分子量在 3 000 以下的多肽占蛋白质总量的 86%,酶解较彻底。

(三)医学用Ⅰ型海洋胶原的提取

非变性的高分子量、高纯度海洋胶原制备难度较高,我国目前尚无医用海洋胶原的规范化、规模化生产平台,各研究单位基础研究所用的海洋胶原也以小分子量胶原多肽或变性的明胶居多。用于生物医用材料的海洋胶原需满足最基本的几个要求:完整的天然三维螺旋结构、适宜的力学性能、低抗原性。为满足上述要求,医用级海洋胶原原料的制备工艺通常需分成 3 个阶段:①预处理阶段:去除鱼皮的色素、杂蛋白质、脂肪、黏液等杂质以及其他可溶性蛋白质成分,避免在提取的胶液里溶入非胶原成分。②提取分离阶段:用酸溶法处理溶胀松解胶原纤维,使得胶原分子充分释放到提取液中,离心分离上清液得 ASC 胶液,再用胃蛋白酶去除胶原端肽,降低胶原的抗原性,从而获得高分子量、低免疫原性的非变性 PSC 酶溶性胶原。③纯化阶段:将 PSC 胶液沉淀浓缩,再用膜分离技术去除非胶原的小分子蛋白质获得高纯度的鱼胶原。④成形及保存阶段:洁净条件下,冷冻干燥获得医用级Ⅰ型海洋胶原样品。分装后辐照灭菌,低温贮存备用。

三、胶原纯化

原料的预处理工艺中,绝大部分杂蛋白质、色素、脂肪、无机盐、黏液等杂质已被有效去除,但生物组织的复杂性仍会使得微量的非胶原成分混入胶液之中,造成临床医用的潜在生物学安全风险,因此需要进一步纯化去除微量杂质以满足医用材料的要求。纯化工艺是海洋胶原制备工艺中的关键核心技术,对于医用级海洋胶原的制备尤为重要。胶原的常用纯化方法主要包括:沉淀法、膜分离法、色层分离法。

(一)沉淀法

沉淀法又包括等电点法、盐析法、有机溶剂沉淀、高价金属离子沉淀等多种方法。在中性或接近中性 pH 的溶液中,天然的胶原分子在较高或较低的盐浓度下可被定量沉淀分离。在稀酸溶液中,胶原分子在 0.7~2.0 mol/L NaCl 溶液浓度条件下可以有效沉淀析出。鉴于盐析沉淀简便易行、成本低廉,从中性盐或稀酸溶剂中反复沉淀是回收和纯化提取胶原分子的首选方法,该方法的突出优点是不会引起大分子胶原的变性。

氯化钠是胶原盐析纯化的最常用盐类,其用于沉淀纯化海洋胶原时的添加方式包括:①直接加入固体粉末 NaCl。②加入预先配置的高浓度 NaCl 溶液。③以浓 NaCl 溶液作为透析外液,透析外液的浓度根据内液体积及平衡后需要达到的 NaCl 溶液浓度进行计算。其中,直接加入固体粉末可能导致胶液局部盐浓度过高,从而影响盐析纯化效果,因此通常推荐后两种方法用于胶原的纯化。

(二)柱层析法

中性盐析沉淀工艺仍然会有杂蛋白质与胶原共析出来,所以得到的胶原的纯化程度较低,必要时还需进一步纯化以去除盐和小分子蛋白质。可选择的进一步纯化方法包括色层分离法和膜分离法。

色层分离法是利用混合液对固定相材料在流速、黏度、分子量的差别进行分离,从而得到所需的目标组分。色层分离法中,最适用于胶原纯化工艺的首推凝胶过滤法,即通过葡聚糖凝胶截留小分子蛋白质,而高分子量的胶原则不进入凝胶内部率先洗脱出凝胶柱,如此可获得高纯度的胶原。已有团队采用 Sephacry s - 100 凝胶过滤柱对胶原进行分离纯化,可显著提高胶原的纯度,该方法的缺点是操作较为复杂,难以作为量产工艺用于规模化生产。

DEAE 纤维素柱分离法主要应用于 Ⅱ 型和 Ⅳ 型胶原制品的分离纯化,非胶原杂质残留在柱内,而 Ⅱ 型、Ⅳ 型胶原则可有效洗脱纯化,这是一种去除胶原制品中的非胶原杂质和其他杂质的有效方法。

DETE 纤维素或 CM 纤维素柱分离法常用于 Ⅴ 型胶原的纯化。在中性 pH 条件下,通过逐步减小洗脱液的离子强度可将沉淀在层析柱上的 Ⅴ 型胶原溶解洗脱,可对胶原进行临界分离,尤其适用于含量较低的特殊类型胶原的分离纯化。

需明确的是,通过柱层析法分离纯化海洋胶原的前提条件是:必须已确定所需纯化的不同类型胶原在不同盐浓度下的溶解度;必须已明确拟选择的洗脱剂定量分离所需胶原的能力。单一的柱层析分离对于海洋胶原的纯化仍有一定局限性,但仍是通过选择性分离得到高纯度海洋胶原的有效方法。

(三)膜分离法

膜分离技术是指,在分子水平上对不同粒径分子的混合物在通过半透膜时实现选择性分离的技术。膜分离技术由于兼有分离、浓缩、纯化和精制的功能,又有高效、节能、环保、分子级过滤及过滤过程简单、易于控制等特征,尤其是反渗透方法更适合工业化应用。大分子胶原溶液的黏度较高,为保证海洋胶原的稳定性,其制备、溶解等均需在低温下进行,而低温条件下胶原溶液的流动性极低,易造成分离膜孔隙堵塞,这是膜技术用于海洋胶原分离纯化的关键难题。

利用分离膜内、外的浓度梯度差,可将非胶原的小分子蛋白质和钠离子与外部透析液交换,从而达到分离纯化的目的。通常工艺方法如下:①盐析纯化后的胶原复溶:以适宜比例的 0.5 mol/L 的醋酸溶液溶解制备鱼胶原,搅拌均匀后得均一的海洋胶原复溶液。②膜分离：将复溶的海洋胶原溶液装入透析袋中，透析袋截留分子量为 100 000，选择合适的透析外液，放入 4 ℃透析缸中透析数天，每 12 小时更换一次透析外液，实时监测透析外液的 pH 及电导率，直至 2 个参数没有波动时视为膜分离达到平衡状态。关于透析外液的选择，可以选择梯度浓度不断降低的醋酸溶液，也可以选择磷酸盐缓冲液（phosphate buffer solution，PBS）或者去离子水，具体视海洋胶原的临床用途而定。

四、热原去除

热原（pyrogen）指由微生物产生的能引起恒温动物体温异常升高的致热物质，包括细菌性热原、内源性高分子热原、内源性低分子热原及化学热原等。热原控制是制备医用海洋胶原材料的技术难点，在保证海洋胶原分子量不降低、天然结构不破坏的前提下实现热原的有效去除，是医用级海洋胶原制备的关键瓶颈问题。热原去除通常可采用如下方法。

（一）活性炭吸附法

活性炭吸附法常用于海洋胶原多肽的除热原工艺中。在胶原多肽溶液中加入 0.1%～0.5%（溶液体积）的一级活性炭，煮沸并搅拌 15 分钟，即能除去大部分热原。此外，活性炭还有脱色、助滤、除臭作用。但活性炭也会吸附部分药液，造成胶原得率降低。

对于大分子量、高黏度的海洋胶原和明胶溶液而言，活性炭除热原法并不适用，一则加热会导致分子变性、分子量降低，二则活性炭在高黏度溶液中难以有效去除。

（二）离子交换法

热原在水溶液中带负电，可被阴树脂交换吸附从而与胶原分离。该方法上样量大、分离效果好，适用于规模化生产工艺，但树脂易吸附饱和，需实时监测对树脂进行再生处理。

（三）凝胶过滤法

凝胶实质为分子筛结构，热原为小分子物质，胶原分子量较高，根据其分子量大小的差异可利用凝胶过滤法将二者分开。但实际操作中由于胶原和明胶等溶液黏稠度高，以凝胶过滤法去除热原时通常难以实现二者的有效分离。

（四）超滤法

超滤膜的膜孔仅为 3.0～15 nm，可有效透过细菌与热原，大分子胶原则难以透过。现代规模化生产工艺中常采用超滤法实现热原的快速去除。但该法所用超滤膜成本高，且胶原溶液黏度较高、滤过性差，因此采用超滤法用于海洋胶原去热原时需优化工艺参数，以提高分离效果、降低超滤膜损耗。

五、几种典型Ⅰ型胶原的制备工艺

（一）罗非鱼皮胶原制备方法

（1）新鲜罗非鱼皮清洗去鳞去皮，去除附着鱼肉和鳍等冗余组织，分切成 2 cm×2 cm 小块，备用。

（2）将分切好的鱼皮浸泡于适量浓度的 NaCl 溶液中，料液比为 1∶10(W/V)，不高于 4 ℃条件下连续搅拌(80 r/min)，每隔 12 小时更换 NaCl 溶液，重复数次，再用去离子水反复清洗，去除残留的 NaCl 溶液。

（3）将上述盐洗完毕的罗非鱼皮浸泡于 0.1 mol/L 的 NaOH 溶液中，料液比为 1∶10(W/V)，不高于 4 ℃条件下连续搅拌(80 r/min)，每隔 12 小时更换 NaOH 溶液，重复 4 次，再用去离子水反复清洗至 pH 为 6.5～7。

（4）将碱溶液处理后的鱼皮用无水乙醇浸泡，料液比为 1∶5(W/V)，80 r/min 搅拌 4 小时后，更换无水乙醇，再用去离子水反复清洗去除残留乙醇。

（5）经上述处理后的鱼皮浸泡于 0.5 mol/L 的乙酸溶液中，料液比 1∶20(W/V)，温和搅拌(60 r/min)6 小时后，40 目纱网过滤去除残渣，滤液收集备用。对过滤残渣多次重复上述酸溶步骤提取胶原，将多次提取的滤液合并可获得 ASC 提取液。

（6）ASC 提取液经过分级粗过滤后，以冷冻高速离心机离心，参数为：4 ℃、8 000 g、20 分钟。去除沉淀，所得上清液中加入 0.1%～0.3%(W/V)的胃蛋白酶，在 4 ℃条件下连续搅拌酶解 48 小时，再用 NaOH 溶液调节至 pH 6.5，即获得胃蛋白酶水解胶原 PSC 提取液。

（7）分级过滤：将 PSC 溶液经多次膜过滤，去除少量杂质。

（8）盐析：向所得滤液中加入饱和 NaCl 溶液至 NaCl 终浓度为 4%，静置 4 小时后，4 ℃条件下 10 000 g 离心 30 分钟，去除上清液。所得沉淀物即为纯化的鱼胶原。

（9）透析：将盐析获得的鱼胶原沉淀复溶于纯水或稀酸中，控制适当的料液比，温和搅拌(80 r/min)制备均匀溶液。将所得胶原复溶液装入不同尺寸的透析袋中透析，透析袋截留分子量为 100 000，透析外液为纯水，4 ℃条件下透析数天，每 12 小时换透析外液 1 次，定时监测电导率。

（10）冻干：将经透析纯化后的胶原溶液冷冻干燥，制备粉末或海绵。

（二）青鲨头皮鱼胶原制备方法

（1）中性盐溶液清洗：将低温保存的青鲨头皮用磷酸盐缓冲液(10 mmol/L, pH 7.4～

7.6)浸泡冲洗去除残余鱼鳞和残肉等组织,分切成 0.5 cm×0.5 cm 小块,再以去离子水浸泡冲洗 3~5 次。

(2) 稀碱浸泡:清洗干净的青鲨头皮用 1 mol/L NaOH 溶液浸泡 72 小时后,以 12 倍软化水清洗 3 次,至洗出液 pH 为中性。

(3) 匀浆和酶解:匀浆机对稀碱处理后的青鲨头皮匀浆 5 分钟后,加入 0.05%~0.1% (W/V)胃蛋白酶,在 4~20 ℃的条件下酶解 24 小时,5 000 r/min 离心 15 分钟,取上清液。对所得沉淀物重复酶解的过程,合并多次酶解所得上清液。对合并的上清液离心(10 000 r/min, 4~20 ℃,30 分钟),弃去沉淀,上清液中加硫酸铵至饱和度 80%,离心(8 000 r/min,4 ℃, 15 分钟),沉淀分离胶原。将所得沉淀物复溶于磷酸盐缓冲液(200 mmol/L, pH 7.0, 1.5 g/ml)。

(4) 层析分离及冻干:葡聚糖 G-150 层析分离纯化,将上述所得胶原复溶液上样后,以磷酸盐缓冲液(200 mmol/L, pH 7.0)为洗脱液充分洗脱,收集所需洗脱液区间,浓缩冷冻干燥后,制备鱼胶原。

(三) 鲨鱼皮胶原制备方法

(1) 低浓度中性盐溶液清洗:鲨鱼皮用 pH 为 7.4~7.6 的低浓度磷酸盐缓冲液浸泡冲洗多次,除残余鱼鳞和残肉等组织,分切成 0.5 cm×0.5 cm 小块,再以去离子水浸泡冲洗 3~5 次。

(2) 中浓度中性盐溶液提取:清洗干净的鲨鱼皮用 pH 为 7.4~7.6 的中浓度磷酸盐缓冲液提取,料液比 1∶5(W/V),4 ℃条件下浸泡 70~75 小时后,匀浆 15 分钟制备组织匀浆液。对所得组织匀浆离心分离,取上清液,离心条件为:转速 10 000 r/min,离心 15 分钟,温度 4 ℃。

(3) 对离心所得沉淀物重复盐析处理步骤,离心分离获取上清液;将所得上清液合并后,加硫酸铵固体至饱和度 80%,4 ℃条件下转速 8 000 r/min,离心 15 分钟,去除上清液,所得沉淀物即为鱼胶原;将所得鱼胶原沉淀物复溶于 pH 为 7.0 的中浓度磷酸盐缓冲液中。

(4) 依次用 G-75、G-100、G-150 型号的葡聚糖层析柱对上述胶原复溶液进行分离纯化,去除杂质和热原。收集所需的胶原洗脱液,浓缩后冷冻干燥,得非变性的鱼胶原。

(四) 鱼鳞胶原制备方法

(1) 粗清洗:将冷冻保存的鱼鳞与 4 ℃冷水以任意比例混合,多次充分清洗,去除鱼鳞表面的杂质。

(2) 盐溶液清洗:将鱼鳞按 1∶10(m/m)加入 0.5% NaCl 溶液,4 ℃水浴中搅拌 48 小时,每 12 小时换一次 NaCl 溶液。

(3) 脱灰:EDTA 缓冲液 1∶10(m/m)(0.5 mol/L, pH 7.5)清洗脱灰,4 ℃搅拌 48 小

时,每 12 小时换一次 EDTA 缓冲液。

(4) 过滤:用冷却离子水冲洗鱼鳞 3～5 次,过滤去除残余的 EDTA 溶液。

(5) 胶原提取:向上述处理后的鱼鳞中加入 0.5 mol/L 醋酸缓冲液,料液比为 1∶20 (m/m),4 ℃搅拌 12 小时,过滤,分离上清液;过滤残渣继续以 0.5 mol/L 醋酸溶液提取胶原,重复此操作 3 次,合并滤液得到 ASC 粗胶原提取液。

(6) 盐析:向所得 ASC 粗胶原提取液中缓缓加入 NaCl 饱和溶液,至 NaCl 最终浓度达到 4%,胶原逐渐析出;4 ℃条件下,8 000 r/min 离心 45 分钟,分离沉淀即为鱼胶原。

(7) 透析及冻干:0.5 mol/L 醋酸缓冲液重新溶解所得鱼胶原沉淀物,料液比为 1∶4,以纯水为透析外液,4 ℃条件下透析 72 小时,每 12 小时更换一次透析外液;收集胶原透析液,浓缩后冷冻干燥,可得鱼胶原粉末或海绵。

(五) 海参胶原制备方法

(1) 粗提取:海参原料去除内脏后粉碎,称取 100 g 粉碎样品,加入 1 000 ml 提取液浸泡,4 ℃条件下搅拌 72 小时,纱布过滤去除残渣,滤液 4 ℃条件下 7 500 g 离心 30 分钟,去除上清液。

(2) 冻干:将上述离心所得沉淀物用双蒸水洗至中性,冻干。

(3) 碱液处理:称取 1 g 所得冻干物,加入 1 000 ml 0.1 mol/L NaOH 溶液浸泡,4 ℃搅拌 24 小时,离心(7 500 g,30 分钟)后沉淀物水洗至中性,冻干。

(4) 酶处理:所得胶原沉淀复溶于 500 ml 0.5 mol/L 醋酸溶液中,按干重比 100∶6 加入胃蛋白酶充分搅拌,4 ℃下提取 48 小时后离心(7 500 g,1 小时)。

(5) 盐析:取上清液加入 NaCl 固体至终浓度为 0.8 mol/L 进行盐析,离心(9 000 g,1 小时)。

(6) 透析及冻干:沉淀复溶于 0.5 mol/L 醋酸溶液中,以 0.1 mol/L 醋酸溶液作为透析外液透析 48 小时,每隔 3 小时更换透析液;透析处理后的胶原溶液冷冻干燥,即得海参 PSC 粉末或海绵。

(六) 海星胶原制备方法

(1) 原料粗处理:新鲜海盘车洗净除去内脏和吸盘等组织,晾干后备用。

(2) 去杂质:准确称取 10 g 海星壳,用 30 ml Tris - HCl 溶液(含 0.9% NaCl)在冰水浴中搅拌处理 24 小时后取出。

(3) 酸法脱灰:将海星壳浸于 100 ml 20% HCl 溶液中,不断搅拌,每 6 小时左右更换 HCl 溶液,直至没有气泡产生。

(4) 弱碱预处理:用蒸馏水漂洗海星壳至中性,加入 100 ml 0.039% Ca(OH)$_2$ 溶液,搅拌处理 24 小时,其间换液 2～3 次。

（5）碱液处理：将海星壳用 100 ml 0.1 mol/L NaOH 溶液处理 30 分钟后,再次用蒸馏水漂洗至中性。

（6）胶原提取：向所得海星壳加入 50 ml 0.1 mol/L 醋酸溶液和 0.1 g 胃蛋白酶,搅拌提取 36 小时。

（7）离心：12 000 r/min 离心 30 分钟,收集上清液。

（8）柱层析：将上清液通过 AB-8 型树脂柱处理,收集洗脱液。

（9）盐析：根据洗脱液体积缓慢加入适宜量的硫酸铵颗粒,直至硫酸铵浓度为 67%,6 000 r/min 离心 40 分钟,收集胶原沉淀。

（10）透析：将胶原沉淀溶解 20 ml 蒸馏水中,以水作为透析外液进行透析。

（11）冻干：透析完毕后,对胶原溶液冷冻干燥。

第四节 · Ⅱ型海洋胶原的制备与关键技术

海洋生物中含有丰富软骨结构的物种主要有软骨鱼类和软体动物类。软骨鱼类的成体大部分骨骼是软骨,在无脊椎动物中,软体动物的头足类的软骨很发达。软骨鱼类主要指鲨纲,包括鲨类、鳐类、魟类和银鲛类,鲟鱼如中华鲟也属于软骨鱼。软骨鱼的特征为骨架由软骨组成,脊椎部分骨化,内骨骼完全由软骨组成,常钙化,但无任何真骨组织,外骨骼不发达或退化。目前软骨鱼类捕捞以鲨鱼为主,根据联合国粮食及农业组织（FAO）估计,仅在 1996 年商业性捕鲨量就有约 760 000 t。据估计,中国鲨鱼的年产量一般在 10 000～15 000 t,过去的 30 年间,对软骨鱼类特别是鲨鱼的捕捞量正在急剧上升,已经在全世界范围内造成对软骨鱼类尤其是鲨鱼的过度捕捞,引起了资源衰退,有些物种的生存受到严重威胁,甚至可能已经消亡。软骨鱼类的保护越来越受到全球各方面的关注。

鲨鱼软骨约占体重 6.23%,新鲜鲨鱼软骨中水分约为 40%。鲨鱼软骨干中蛋白质含量较高,含量为 32%～59%,但因部位不同而存在差异,其中蛋白质含量最丰富的地方是鲨鱼鳍骨。除胶原外,鲨鱼软骨中脂肪含量为 0～1.3%,灰分含量为 28%～54%,黏多糖含量为 12%～30%。鲨鱼软骨中灰分属无机盐类,除含量最多的钠元素以外,还有钾、钙、镁、铁、氯、磷、硫等成分。鲨鱼软骨中灰分含量极不均匀,脊骨中灰分含量显著高于鳍骨,与鲨鱼的年龄、软骨部位的钙化程度有关。鱿鱼,也称柔鱼、枪乌贼,虽然习惯上称之为鱼,其实并非鱼类,而是生活在海洋中软体动物门头足纲十腕总目管鱿目的动物,主要分布于热带和温带浅海区域。鱿鱼软骨大概占鱿鱼整体质量的 2%,主要成分由 Ⅱ 型胶原和酸性黏多糖构成。

我国每年鱿鱼捕获量达 36 万~43 万 t,占据世界鱿鱼捕获量的 36％左右,是我国重要的远洋捕捞经济动物。秘鲁鱿鱼和日本海鱿鱼的粗蛋白质含量约占体重的 17％,粗脂肪(磷脂为主)含量比较低,鱿鱼高蛋白质低脂肪的特性,使其具有极高的市场需求。大量鱿鱼制品的加工必然导致很多副产物的产生,鱿鱼软骨便是其下脚料之一。因此,鱿鱼软骨是Ⅱ型海洋胶原的主要原料来源。

一、结构与功能

在 20 世纪 70 年代初,MILLER 首次从鸡软骨组织中分离出一种新型的胶原,将之称为Ⅱ型胶原(type Ⅱ collagen)。Ⅱ型胶原由 3 条相同的 α_1(Ⅱ)-链构成,为同型三聚体(homotrimer)超螺旋结构。Ⅱ型胶原的每一条胶原链都是左手螺旋结构,3 条左手螺旋链又相互缠绕成右手螺旋结构,超螺旋体中各条肽链借助于甘氨酸残基的肽腱之间形成的氢键交联在一起。

胶原在进化过程中分为两个亚族,一类为纤维性胶原亚族,包括Ⅰ、Ⅱ、Ⅲ、Ⅴ和Ⅺ型,只有单一连续的适宜胶原形成的长三股螺旋结构域,编码这些胶原的基因具有高度的同源性。另一类为非纤维性胶原亚族,包括Ⅳ、Ⅵ-Ⅹ、Ⅹ-Ⅻ和Ⅸ型,在其胶原性序列上都有 1 个或多个间断,编码这些不同种类胶原的基因在结构上差异很大。Ⅱ型胶原是纤维形成胶原,胶原原纤维是构成胶原纤维的超微结构单位,而形成胶原原纤维的基本单位则是胶原。Ⅱ型胶原 3 条 α-链形成胶原的三股螺旋结构,胶原首尾相接,平行聚合成有周期性横纹的胶原原纤维,胶原原纤维再度聚合形成胶原纤维(图 2-7)。胶原原纤维胶原分子直径为 1.5 nm,

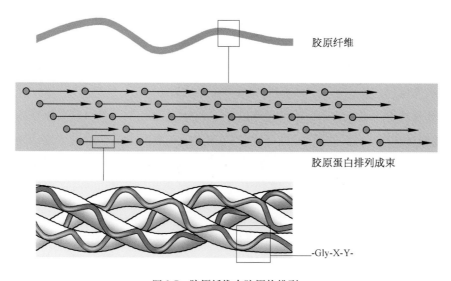

胶原纤维

胶原蛋白排列成束

-Gly-X-Y-

图 2-7 胶原纤维中胶原的排列

长度为 300 nm,分子量约为 300 000。原纤维胶原首尾相接,平行排列,聚合成胶原原纤维。一定数量的胶原原纤维通过蛋白多糖、糖蛋白等黏合质联结成小束,继而由小束集合成直径 1~2 μm 的胶原纤维,胶原原纤维也可以直接聚合成胶原纤维。

Ⅱ型胶原每条肽链含有大约 1 000 个氨基酸残基。Ⅱ型胶原的螺距为 0.95 nm,每一螺圈含 3.3 个氨基酸残基,每一残基沿轴向距离为 0.29 nm。3 条 α_1-肽链则以平行、右手螺旋形式缠绕成三股螺旋结构。Ⅱ型胶原的氨基酸呈现 $(Gly-X-Y)_n$ 周期性重复排列,其中 X 位置通常为脯氨酸(Pro),Y 通常为羟脯氨酸(Hyp)和羟赖氨酸(Hyl),而后两种氨基酸在其他蛋白质中很少见(图 2-8)。

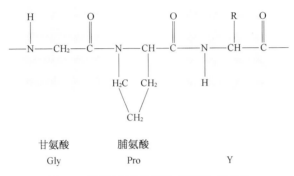

图 2-8　Ⅱ型胶原的甘氨酸-脯氨酸-Y 结构

二、软骨的结构与成分

软骨是一种结缔组织,主要由软骨细胞和细胞外基质构成。软骨细胞位于被称为陷窝的腔内,陷窝外是细胞外基质,主要由软骨基质和胶原纤维构成。同肌腱和韧带等结缔组织一样,软骨是无血管的组织,软骨基质提供了周围结缔组织和软骨细胞之间物质扩散的通道。软骨基质是固态结构,坚硬而有弹性,在机体内具有支撑重量、减少摩擦及缓冲保护等作用。软骨周围覆有一层致密的结缔组织,具有极强的韧性,称为软骨膜。软骨膜分为两层,外层较为致密富含纤维,主要起保护作用;内层疏松,富含细胞、血管及神经,能形成骨原细胞,分裂、分化形成软骨细胞,对软骨的生长有重要作用。

根据基质的特性不同,软骨分为三种类型:①透明软骨。②纤维软骨。③弹性软骨。其中以透明软骨的分布最广。透明软骨基质较丰富,新鲜时呈半透明状,主要为关节软骨、肋软骨等。透明软骨基质中含有胶原纤维,主要是Ⅱ型胶原。弹性软骨基质含有大量的弹性纤维和层状弹性物质,相互交织成网,具有良好的柔韧性,外耳软骨即为弹性软骨。纤维软骨分布于椎间盘、关节盘及耻骨联合等处,纤维软骨的基质包含有大量的明显的粗胶原纤维簇,主要是Ⅰ型胶原,平行或交错。简言之,透明软骨是Ⅱ型胶原的优选原料,在制备时应筛除纤维软骨等组织以提高Ⅱ型胶原制备的效率和质量。

(一) 结构

透明软骨(图 2-9)具有玻璃状的、均一的不定型基质。在软骨中分布着许多被称为陷窝的腔,陷窝内是软骨细胞。陷窝周围是胞外基质,它由两种组元构成:胶原纤维(主要是Ⅱ型胶原)和基质。透明软骨分布较广,如关节软骨、肋软骨等均属于透明软骨。透明软骨中水分含量通常可达软骨重量的 60%~78%,这些水大部分是结合水,高水合性也使得新鲜透明软骨较脆,易折断。软骨内的胶原纤维主要为Ⅱ型胶原,在基质内呈相互平行排列,粗大而致密的Ⅱ型胶原纤维束交织成坚固的网架,具有抗张力和承受压力的功能,使软骨呈一定的形状,从而保持软骨结构的完整性。化学分析结果显示,透明软骨基质中存在三种葡糖胺聚糖:透明质酸、硫酸软骨素和硫酸角质素,硫酸软骨素和硫酸角质素结合在核心蛋白上形成了蛋白多糖单体。在透明软骨组织中,透明质酸和大约 80 个蛋白多糖单元联合形成聚合体,其结构由连接蛋白加固。软骨基质也包含其他的不形成聚合体的蛋白多糖和无胶原、无蛋白多糖的糖蛋白。亲水蛋白多糖聚合体舒展在胶原纤维网架上,形成稠密的胶体,使软骨坚硬而富有弹性。

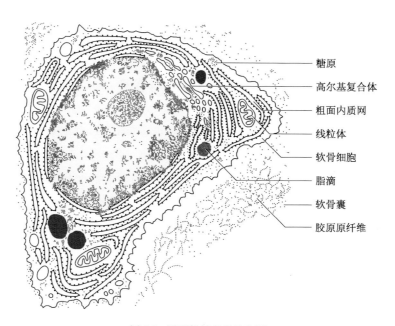

糖原
高尔基复合体
粗面内质网
线粒体
软骨细胞
脂滴
软骨囊
胶原纤维

图 2-9 透明软骨超微结构图

软骨基质主要由组织液和结构大分子骨架组成,如图 2-10 所示。组织液和大分子骨架相互作用使软骨具有硬度和弹性等力学特性。结构大分子包括各种胶原、蛋白多糖及大分子非胶原性蛋白质,其中胶原约占软骨干重的 60%,蛋白多糖占 25%~35%,非胶原性蛋白和糖蛋白占 15%~20%。透明软骨的胶原主要为Ⅱ型胶原,占总胶原含量的 90%~95%。

软骨中的蛋白多糖是一类以巨大分子聚集体存在的糖复合物,其总分子量可达到几千万,以透明质酸的重复二糖单位为主链,主链上非共价地连接或聚集着蛋白多糖亚单位。蛋白多糖亚单位主要由葡糖胺聚糖(glycosaminoglycan,GAG)链共价连接于核心蛋白所组成,分子量为 11 000~220 000。这种高度羽状分支的亲水性分子结合着大量的水,使软骨保持弹性。蛋白多糖大分子间相互交错成分子筛,并和交织成网的Ⅱ型胶原纤维束结合,共同形成软骨基质中的固态结构。

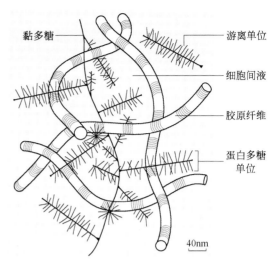

图 2-10 软骨基质组成示意图

(二)成分

软骨组织的成分主要由蛋白质、多糖、灰分、脂肪组成。不同来源的软骨组织中蛋白质、多糖、灰分、脂肪含量(以干基记)如表 2-7 所示,其中,鱿鱼属海洋软体动物,鲨鱼为海洋软骨鱼类,体内软骨占大多数。鲟鱼属于硬骨鱼类,其头骨和脊骨中含有少量软骨,猪和鸡为陆地动物。

表 2-7 不同来源软骨基本组成

软骨成分	鱿鱼软骨/%	鲨鱼鳍骨/%	鲨鱼脊骨/%	鲟鱼头骨/%	鲟鱼脊骨/%	猪软骨/%	鸡胸软骨/%
蛋白质	69.29	62.05	33.85	65.77	57.09	57.50	56.14
灰分	15.41	30.16	56.56	6.87	8.27	10.03	6.83
多糖	13.56	31.50	13.33	26.00	22.68	30.88	0.52
脂肪	0.65	<0.50	<0.50	0.86	11.12	1.58	1.83

从表 2-7 中可以看出,不同种类动物来源的软骨中蛋白质含量存在差别,同一物种不同部位的蛋白质含量也各有差异。鱿鱼软骨和鲨鱼鳍骨中蛋白质含量分别为 69.29%、62.05%,高于陆地动物(如猪、羊软骨的 57.50%和 56.14%)。鲨鱼鳍骨中蛋白质含量约是脊骨中蛋白质含量的 2 倍,鲟鱼头骨中蛋白质含量也高于鲟鱼脊骨中蛋白质的含量。鲨鱼脊骨中蛋白

质只有 33.85％，与脊骨的高度钙化有关，从表中也可看出鲨鱼脊骨的灰分含量高达 56.56％，在所有软骨材料中灰分含量最高。软骨蛋白质中绝大多数为Ⅱ型胶原，其中只含有少量的杂蛋白质。

灰分和多糖是软骨中主要非蛋白质成分，灰分主要为羟基磷灰石形式存在的二价 Ca^{2+} 盐，多糖主要为蛋白聚糖硫酸软骨素。软骨中Ⅱ型胶原呈网状交联结构，可为羟基磷灰石沉积提供框架。在软骨组织中，羟基磷灰石结晶同胶原纤丝做平行方向排列，蛋白聚糖则分布于胶原网络之间，既不存在于溶液中，又未固定于胶原网络上。蛋白聚糖是强阴离子聚合物，可与钙离子螯合交联，因此，蛋白聚糖单体对羟基磷灰石有相当高的亲和力，这些充盈于胶原纤维空隙中的阴离子大分子可结合至羟基磷灰石表面的少数结合位点，进一步增加了Ⅱ型胶原的溶出难度。因此，在提取Ⅱ型胶原时，软骨组织的除多糖和脱灰预处理工艺极为关键，若预处理不彻底，Ⅱ型胶原难以析出甚至不能析出。

鱿鱼软骨、鲨鱼软骨等组织中脂肪含量均小于 1％，在去除多糖和脱灰过程中可一并去除，不需要专门进行脱脂处理。鲟鱼脊骨中的脊索含有大量脂肪成分，高达 11.12％，猪、鸡软骨中脂肪含量也大于 1％，在软骨预处理时需要采用有机溶剂或脂肪酶将软骨中的脂肪去除，以保证Ⅱ型胶原的有效分离提取。

软骨作为制备Ⅱ型胶原的原料，其结构致密，其中的硫酸软骨素和羟基磷灰石等非蛋白质成分阻碍Ⅱ型胶原的溶出，为Ⅱ型胶原的有效提取造成不便。软骨的致密结构还阻碍了 NaOH 溶液和 EDTA 溶液等进入软骨内部，影响多糖（如硫酸软骨素）和无机盐（如 Ca^{2+}）的彻底去除。为提高Ⅱ型胶原的提取得率和纯度，彻底、有效的原料预处理极为关键。

三、原料预处理

软骨中除Ⅱ型胶原外，还含有大量的非胶原成分（如蛋白多糖和羟基磷灰石），为了得到高纯度的Ⅱ型胶原，需选用合适的试剂对软骨进行前处理以去除其中的蛋白多糖和羟基磷灰石。为避免Ⅱ型胶原在提取过程中发生变性形成明胶，从软骨的前处理到Ⅱ型胶原的提取纯化均在 4 ℃低温条件下进行。

为充分去除软骨中的蛋白多糖和羟基磷灰石，并防止Ⅱ型胶原发生变性，在除多糖和脱灰等处理之前将新鲜软骨真空冷冻干燥后在低温下粉碎，筛分出微小粒径的软骨粉，软骨膜可被筛网截留去除。软骨制粉后可极大增加与脱灰、溶剂的接触面积，提高多糖和无机盐组分去除效率和质量，并可在后续的胶原提取时有利于Ⅱ型胶原的溶出。

（一）软骨粉碎

新鲜软骨上通常附着有筋肉，需将其剥离。为了避免因高温导致软骨中的Ⅱ型胶原发生变性而失去生物活性功能,软骨的前处理、去多糖和脱灰步骤及胶原提取过程,均在 4 ℃ 低温条件下进行。将软骨切成小块后真空冷冻干燥,然后将干燥后的软骨浸入液氮,再快速填入气引式超微粉碎机粉碎。以液氮作为制冷剂,软骨可迅速冷冻到低温下,硬度和脆性增加,在短时间内就可将其粉碎,粉碎过程中所产生的热量迅速被超低温的液氮带走,细颗粒的软骨粉又可及时被气流带出至物料收集布袋中,完全确保软骨中Ⅱ型胶原的生物活性不被破坏。

粉碎后的软骨粉再次用 200 目筛网筛分,所得软骨粉粒径小于 74 μm。微小颗粒的软骨粉可以极大地提高其与溶液接触的表面积,更易去除软骨中的多糖和 Ca^{2+},Ⅱ型胶原的溶出率也会显著提高。软骨表面的软骨膜有更好的韧性,其在粉碎过程中会变成细小的碎片而非粉末,软骨膜碎片在筛分过程中截留在筛网内。目前也有研究是以新鲜猪软骨直接提取Ⅱ型胶原,将新鲜猪软骨切成薄片,再进行一系列的去除多糖、脱灰等操作后,加酶水解。

(二)软骨脱脂

猪、鸡、羊等来源的软骨组织中一般含有较多脂肪成分,占软骨的 1.6%～1.8%(干基),鲟鱼脊软骨中的脂肪含量更高,高达 10%(干基)以上。对于含有较高脂肪的软骨,通常先进行脱脂处理。软骨脱脂最常用的是用有机溶剂浸提法,脱脂剂一般使用乙醚、丙酮、正己烷、氯仿等。刘高梅、焦坤等人分别使用乙醚和氯仿:甲醇:水(1:2:0.8)混合液对猪、羊软骨 4 ℃ 脱脂 48 小时,脱脂率约为 55%。有机溶剂脱脂存在安全问题,易挥发,且对人体有危害,在操作中需严格做好防护措施。鱿鱼、鲨鱼软骨中脂肪含量较低,可省去脱脂过程。

(三)去除蛋白多糖

软骨中的有机成分主要包括蛋白质和蛋白多糖,其中的蛋白多糖不是游离存在状态,而是与Ⅱ型胶原的羟基以糖苷键紧密结合,交织成网状结构,即使用胃蛋白酶直接处理也难以有效分离胶原与多糖的键和而释放出Ⅱ型胶原分子。软骨组织中的多糖组分若去除不到位,则Ⅱ型胶原难以溶出提取,是导致Ⅱ型胶原提取不易的最大难题之一。目前去除蛋白多糖的方法一般采用盐酸胍、中性盐法、碱法、碱盐法等。

蛋白多糖可溶于 4 mol/L 盐酸胍,因此用盐酸胍可有效去除软骨中的多糖,但因其试剂使用量过高显著增加生产成本,在工业上一般不用盐酸胍脱除多糖。中性盐法是将软骨粉浸入 KCl 或 NaCl 等中性溶液中脱糖,其原理是在一定的离子强度下,软骨中的多糖可与蛋白质发生分离,溶于盐溶液中达到有效分离。碱法脱糖则多采用不同浓度的 NaOH、KOH、Na_2CO_3、K_2CO_3 等溶液作为浸提液,其原理是连接多糖与蛋白质的 O-糖苷键在强碱作用下发生 ß-消去反应,使糖-肽键断裂,多糖得以释放出来,O-糖苷键上连接的羟基氨基酸(如丝氨酸和苏氨酸等)分别转化为相应的酮酸。碱浓度越高,蛋白多糖去除得越充分,但过高浓度的碱液也会导致软骨中Ⅱ型胶原的降解和变性。碱盐法是盐法和碱法脱糖的优化方案,即在碱性条件下处理使得软骨中的蛋白多糖糖-肽键断裂降解,多糖以游离状态释放到盐溶液中,再经高速离心后去除多糖。

考虑到脱糖效果对Ⅱ型胶原提取的重要性,本团队前期研究中对鱿鱼软骨组织中的多糖组分的去除工艺进行了系统研究,以期为脱糖工艺优化方法的筛选提供数据支持。设置5个平行实验组,在4℃条件下,分别向5组鱿鱼软骨粉样品中加入10~20倍体积(W/V)的4 mol/L盐酸胍溶液、5%(W/W)NaCl溶液、4‰(W/W)NaOH溶液、4%(W/W)NaOH溶液、含有4‰(W/W)NaOH和5%(W/W)NaCl碱盐溶液,缓慢搅拌24小时后,4℃下8 000 r/min离心15分钟,用去离子水完全冲洗,对比研究多糖脱除效果。实验结果显示,在4℃低温下,蛋白多糖的去除比较缓慢,耗时较长。5%(W/W)NaCl溶液处理组中残留的多糖含量最高,其原因在于中性盐溶液只能单纯地将蛋白多糖溶解,但多糖从软骨中溶出效果较差。碱盐法处理组[4‰(W/W)NaOH溶液、5%(W/W)NaCl溶液]的多糖去除效果优于稀碱法处理组[4‰(W/W)NaOH溶液],但低于浓碱法处理组[4%(W/W)NaOH溶液]。浓碱法中处理液的碱性强,有利于多糖发生ß-消去反应,而硫酸软骨素在强碱性条件下更易发生降解,便于多糖的脱除。4 mol/L盐酸胍处理组中多糖脱除效果相比4%(W/W)NaOH溶液处理组效果略好,两组处理后软骨样品的多糖残留量都低于1%。

盐酸胍在去除蛋白多糖时效果较好,但一般用量大,配制4 mol/L盐酸胍溶液则每1 L溶液中需溶解382 g盐酸胍固体,在规模化制备Ⅱ型胶原时需要考虑到此项成本因素。浓碱溶液及碱盐法去除蛋白多糖也有不错的效果,可选用合适的溶剂浓度用于软骨材料中多糖组分的去除。

软骨粉经碱液及盐酸胍溶液处理后会出现溶胀现象,离心后的软骨粉沉淀中含有大量的碱及盐酸胍。在软骨粉去除多糖后,还需要多次加入去离子水搅拌清洗软骨粉沉淀,可通过测量每次离心后的上清液的电导率来检测碱及盐酸胍的去除效果。一般需用清水洗并离心4~5次后,上清液的电导率可低于20 μS/cm,此时可认为软骨粉中的残留的碱及盐酸胍等已去除完毕。

(四) 软骨脱灰

软骨中的Ca^{2+}以羟基磷灰石的形式存在,主要的脱灰试剂有EDTA和HCl。EDTA(乙二胺四乙酸)含有羧基和氨基,是一个优良的钙、镁离子螯合剂,它具有广泛的配位能力,能与Mg^{2+}、Ca^{2+}、Mn^{2+}、Fe^{2+}等二价金属离子结合生成稳定的水溶性螯合物。由于EDTA在水中的溶解度很小,通常添加NaOH制成水溶性的EDTA钠盐溶液。HCl是常用的脱灰剂,软骨中的羟基磷灰石可与HCl反应生成盐而溶出。

本团队前期研究中对鱿鱼软骨组织中的无机盐组分的去除工艺进行了系统研究,将

EDTA 与 NaOH 反应配成 0.5 mol/L pH 8.0 的溶液,浓盐酸加水配成 pH 2.0 的 HCl 溶液,对比研究二者对鱿鱼软骨中无机盐的脱除效果。分别加入软骨粉重量 10~20 倍体积的 0.5 mol/L EDTA(pH 8.0)溶液和 HCl(pH 2.0)溶液,在 4 ℃条件下缓慢搅拌,4 ℃下 8 000 r/min 离心 15 分钟,用去离子水完全冲洗软骨粉后进行灰分检测,比较二者的脱灰效果优劣。

经过 24 小时脱灰处理后,软骨粉中的灰分含量显著降低,0.5 mol/L EDTA 溶液脱灰效果优于 HCl(pH 2.0)溶液。EDTA 因具有极强的螯合能力,在去除 Ca^{2+} 等金属离子中有广泛的应用,经 0.5 mol/L EDTA 溶液脱灰后软骨中的灰分残留量约为 0.4%。酸法脱灰处理时,为了避免强酸浓度下 Ⅱ 型胶原的分解,用于脱灰的 HCl 溶液浓度不宜过高,但这也会造成软骨脱灰不够彻底,残留的灰分含量较高,并会延长脱灰处理的时间。

脱灰处理后,仍有大量 EDTA 存在于软骨粉沉淀中,需多次用去离子水搅拌清洗沉淀并离心,重复此过程 4~5 次后上清液的电导率低于 20 μS/cm,可认为 EDTA 基本去除干净,所得软骨粉基本上只含有 Ⅱ 型胶原。

四、胶原提取

Ⅱ 型胶原的低免疫原性、良好的生物相容性、生物可降解性及物理力学性能都是其作为生物医学材料的优势。同 Ⅰ 型胶原类似,Ⅱ 型胶原分子结构中重复性单元大,免疫原性很低,而端肽区域则是免疫原活性区域,在制备 Ⅱ 型胶原时,选择性去除端肽可有效降低免疫原性(图 2-11),弱化排异反应。胃蛋白酶可选择性地切断苯丙氨酸、亮氨酸或谷氨酸羧基侧的肽键,催化水解胶原的非螺旋区端肽,可最大限度地保留胶原完整的螺旋区段。

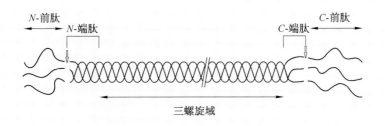

图 2-11 Ⅱ 型胶原的分子结构

鱿鱼软骨经真空冷冻干燥、低温粉碎后,筛分出 200 目软骨粉,按上述方法在低温下去除软骨中的蛋白多糖和羟基磷灰石等,用去离子水完全清洗去除 NaOH、EDTA 后,混悬于 20~30 倍体积的 0.5 mol/L 乙酸溶液中,并加入适量胃蛋白酶,在 4 ℃下缓慢搅拌水解。在胃蛋白酶作用下,软骨中的Ⅱ型胶原端肽被切除,胶原溶解性增加,可逐渐溶于醋酸溶液中而提取出来。Ⅱ型胶原的提取率随着胃蛋白酶添加量的增加而逐渐提高,当加酶量达到一定阈值时提取率趋于稳定。通常控制胃蛋白酶添加量为软骨粉干重的 $0.5\%\sim0.8\%(W/W)$ 为宜。此外,Ⅱ型胶原的提取温度控制为 $4\ ℃$,非胃蛋白酶的最佳酶活温度,其酶切活性受到限制,因此用于Ⅱ型胶原的酶解提取的耗时较长,一般需水解 48 小时以上。

五、胶原纯化

鱿鱼软骨粉经 48 小时胃蛋白酶水解后,在 $4\ ℃$ 条件下 10 000 r/min 离心 30 分钟,分离得到的上清液即为Ⅱ型胶原粗提液。为提高Ⅱ型胶原的提取得率,还可将离心后的软骨粉沉淀再次加入 0.5 mol/L 的醋酸溶液和胃蛋白酶混合溶液,重复上述步骤继续提取Ⅱ型胶原。

软骨酶解后离心分离得到的上清液中除含有Ⅱ型胶原以外,还含有少量的杂蛋白质和水解加入的胃蛋白酶。为纯化Ⅱ型胶原,可采用盐析法沉淀分离,即向上清液中加入 $4\ ℃$ 饱和 NaCl 溶液并不断搅拌,至 NaCl 终浓度达到约 4% 可将大部分的Ⅱ型胶原盐析分离。Ⅱ型胶原在盐析过程中凝聚速度较慢,一般需要长时间才能完全沉淀,制备时通常在加入 NaCl 溶液盐析后,于低温下静置 24 小时,可观察到Ⅱ型胶原呈絮状沉淀析出,$4\ ℃$ 条件下以 10 000 r/min 离心 30 分钟,收集沉淀。此时离心得到的Ⅱ型胶原沉淀中含有大量的 NaCl 盐分,需进一步脱盐处理。将所得Ⅱ型胶原沉淀用适量 0.5 mol/L 醋酸溶液复溶后,装入截留分子量 100 000 的透析袋中,先以 0.02 mol/L 醋酸溶液作为透析外液在 $4\ ℃$ 下透析 12 小时,再以纯水作为外液透析 3 天,并每 12 小时更换一次透析外液。透析后的胶液在 $-40\ ℃$ 下冷冻,再冷冻干燥 60 小时后便可获得高纯度的Ⅱ型胶原样品(图 2-12)。

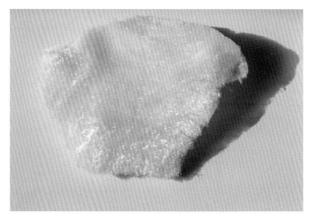

图 2-12 冻干Ⅱ型胶原

冷冻干燥后的Ⅱ型胶原为白色海绵状,疏松多孔,有光泽,不溶于水,可溶于稀醋酸溶液。真空冷冻干燥的Ⅱ型胶原可保持胶原原有的理化性质和生物活性,水分含量少,有利于长时间存放。

根据上述关键工艺步骤,鱿鱼软骨源性Ⅱ型海洋胶原工艺流程图如图2-13所示。

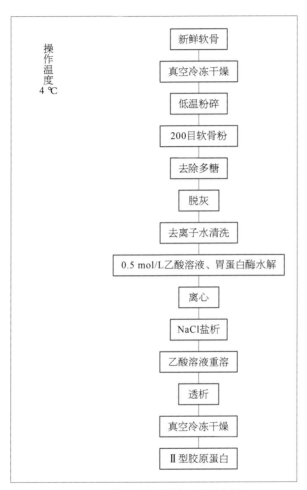

图 2-13　Ⅱ型鱼胶原制备工艺流程图

第五节 · **生产设施及管理**

从国际和国内开发现况出发,以鱼胶原为代表的海洋源性胶原医用材料的开发和产业化尚处于萌芽状态,基础薄弱。已有的研究基础和产业基础基本集中于从水产品废弃物中提取海洋胶原多肽或明胶用于化妆品、食品、保健品、化工原料等领域。国内外已有的胶原医用产品、技术或平台均为陆地来源胶原,海洋胶原类医用产品的基础研究、转化和标准化基本属于空白。原料来源是生物医用材料发展的关键制约因素,在海洋胶原类医用材料的开发和产业化探索中,规模化、规范化原料平台的建设是决定成败的瓶颈问题。由于国际范围内尚无医用鱼胶原原料制备平台或供应商信息,本章节中结合食品级海洋胶原的生产设施和关键管理情况梳理,以鱼胶原为例给出医用级海洋胶原原料制备平台的建设建议和思考,仅为抛砖引玉供同仁和研究者们参考、完善。

一、食品级(化妆品级)胶原生产设施及管理

笔者团队在各种海洋胶原原料的规模化制备领域有近三十年实践经验,其间针对各种原料性质和工艺特点设计开发出多种专用设备,不仅提高了操作便捷性和规范化,而且可显著提高海洋胶原的提取率和质量。下文将以鱼胶原的生产设施及管理为例,就海洋胶原关键生产设施和管理经验简述如下。

(一) 鱼鳞脱脂脱灰专用设备

鱼鳞生产食品级(化妆品级等工业用)胶原的设备装置见图 2-13,鱼皮清洗装置略有不同。笔者团队自行设计建设了鱼鳞胶原规模化制备生产线,设置关键工艺和特殊工艺质控点,并根据新产品工艺要求自行设计制造两台鱼鳞脱脂脱灰处理专用设备,大大提高了鱼鳞原料的预处理效率和质量,该设备特点如下:①适用性强,脱脂、脱灰两道生产工艺处理均在该设备中进行,减少损耗且便于操作。②耐腐蚀性强,设有树脂纤维涂层,可适用于强酸溶液条件下的工艺操作。③排水设计合理,鱼鳞和预处理废液可分别排出设备,对于小型鳞片原料的预处理同样适用,降低操作难度。笔者团队设计的鱼鳞胶原制备工艺已在前文详细介绍,结合图 2-14 的生产线布局和新设备产能,每台专用设备可单次投料干鱼鳞 350 kg,则单台设备日处理能力达 700 kg,通过两台脱灰设备每天可处理鱼鳞 1.5 t。设备操作简单,上手快速,一个熟练工人可轻松负责操作 2 台设备,成本显著降低、生产效率显著提高。

(二) 鱼鳞溶胶设备

鱼鳞溶胶的过程实质上即为热水提取鱼鳞胶原的过程,即将鱼鳞的不溶性胶原变成可溶性的胶原溶解析出在提取液中,鱼鳞片的不溶性硬性角质蛋白质则可通过过滤去除,从而实现与胶原的有效分离。

鱼胶原的提取过程主要在溶胶设备中进行,因此溶胶设备是关键生产设备之一,其设计的科学性、可操作性直接关系到生产质量和效率。本团队基于实践经验,对传统溶胶设备进

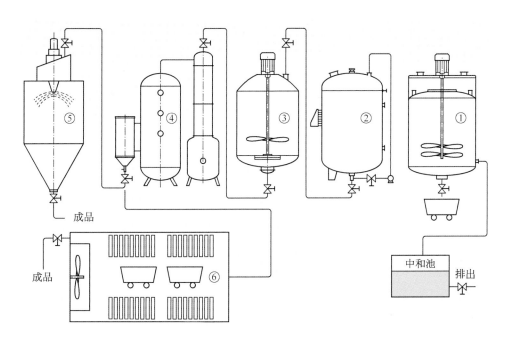

图 2-14 鱼鳞生产食品级(化妆品级等工业用)胶原的设备装置

1,鱼鳞脱灰设备;2,鱼鳞胶原提取设备;3,鱼鳞胶原蛋白酶解设备;

4,胶原浓缩设备;5,鱼鳞胶原蛋白喷雾干燥设备;6,鱼鳞明胶低温干燥装置

行设计改进使其更符合鱼胶原提取的要求。鱼鳞鳞片具有小、薄、软等特性,对溶胶锅的搅拌、过滤等均有更高要求。本团队基于2 000 L的搪瓷反应锅进行升级改造,在反应锅内安装自行设计的不锈钢网式隔锅。鱼鳞原料与提取溶液投入反应锅后,通过蒸汽夹层加热至所需提胶温度并恒温保持所需时间,提取的胶液由锅底口阀经往复泵送回锅内,循环对流,使锅内温度分布均匀并可快速出胶。该设计中摒弃了反应锅中的搅拌器设置,提胶过程中鱼鳞片保持完整、胶液透明,避免物理剪切造成的胶原降解变性风险,同时还降低了碎片发生,便于残渣分离。溶胶结束后,胶液与残渣一起分别由反应锅底部口阀排出。该设备可单次投料200 kg,可满足一般生产规模需求。

二、医用级胶原的生产工艺及管理

由于鱼胶原类医用产品的开发仍处于萌芽期,目前国际上尚无医用级鱼胶原原料平台资料可供参考。笔者建议将食品级鱼胶原的生产工艺控制与陆地动物胶原医用级原料的管理及风险控制相结合,经反复验证确认后,再建立医用级鱼胶原原料的生产及管理体系。硬件设施、设备建设应符合GMP要求,软件管理体系应符合ISO13485要求。

（一）工艺布局

医用级胶原的生产车间可划分为 3 个区域：前处理车间、胶原提取车间、冻干包装车间。图 2-15 为医用级鱼胶原的工艺布局示意图。

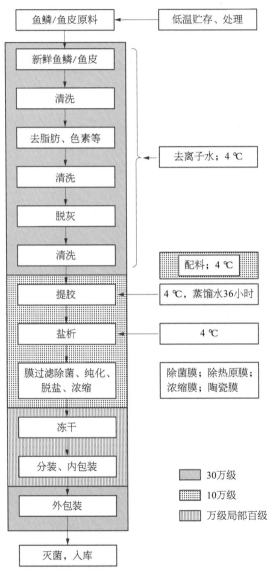

图 2-15　医用级鱼胶原的工艺布局示意图

1. 前处理车间

前处理车间用于对鱼皮、鱼鳞等原料进行清洗、预处理，包括鱼皮（鳞）清洗、分割、脱脂、脱灰等预处理工艺,需要配备大容量的原料冷冻设备、解冻槽、切碎机。同时,去离子水设备的配备保证了生产过程中的大量用水,适量的反应釜为原料清洗、预处理提供场所。

2. 胶原提取车间

提取车间是整个工艺流程的核心区域。应配置反应釜用于原料溶胀、粗胶原提取,还应配置分离筛用于粗胶原与原料残渣的分离。分离筛孔径的选择尤为重要,孔径太大则原料残渣容易混入粗胶原提取液中,孔径太小则粗胶原提取液不易与原料分离,造成分离时间长、得率较低等问题。分离筛的孔径选择与原料切割的大小尺寸相关,实际生产中可根据原料尺寸对分离筛孔径进行适当调整。

鱼胶原的提取和酶解均需在反应釜中进行。考虑到胶原提取介质为酸性溶液,建议选用反应釜材质为搪瓷并涂有塑料纤维,耐腐蚀性好且惰性,可有效避免设备源性杂质的混入。盐析工艺中需配置沉淀罐,经过盐析沉淀的料液应再入低温高速离心机中进行离心,分离胶原沉淀物。透析工艺中需配置袋式水槽,透析外液选择循环流动的缓冲液体系可保证胶原的透析效率和质量,确保产品品质。

3. 冻干包装车间

冻干包装车间是质控的关键工序区域。去热原设备一般采用分级过滤系统,冷冻干燥设备的冻干能力与胶原车间生产能力相匹配,使整条生产线运行顺畅。所有车间都保持十万级以上洁净度,包装车间部分区域必须达到百万级要求。由于鱼胶原变性温度较低,因此整个生产过程都必须保持在低温下进行,一般在 4～10 ℃。

(二)生产管理及流程控制

医用级鱼胶原在生产过程中有两个关键控制点:温度控制和洁净度控制。

1. 温度控制

鱼胶原热稳定性不高,在提取过程中一般温度控制在 4～10 ℃为宜。提取温度偏高会导致胶原三螺旋结构破坏、胶原分子变性、分子量降低;提取温度偏低则提取液容易形成结晶,不利于胶原的提取。

实际生产过程中,可对所有试剂及设备进行预冷处理。为防止生产过程中的温度上升,还应对车间温度进行监测控制,确保环境温度的稳定。考虑到车间温控成本较高,还可对生产设备采取管道制冷保温处理。稳定有效的低温控制,是高分子量非变性鱼胶原提取的关键条件。

2. 洁净度控制

医用级产品对纯度要求较高,因此在生产过程中,要注意洁净度控制,避免外源性杂质的引入。

(1)首先是空气洁净度的控制。前处理车间、胶原提取车间、冻干包装车间的洁净要求不同,空气洁净度要求也不相同。前处理车间、胶原提取车间和纯化车间,洁净度要求十万级以上。包装车间相对较低,要求洁净度达到百万级以上即可。

(2)其次是水质的控制。水质控制是医用产品的关键控制点。鱼胶原制备工艺中,在原料前处理阶段,所有清洗试剂或溶液均需用去离子水配制;胶原提取和纯化工艺阶段时,所有试剂或溶液则必须采用双蒸水配制。生产过程中严格控制水质,可有效避免污染物的混入,对于保证产品的质量至关重要。

(3)设备洁净度的控制。不同工艺区域的设备应根据要求建立相应的清洗控制和洁净度控制。前处理车间涉及的设备有解冻槽、切碎机、反应釜等设备,需做好日常清洁处理并定期消毒。胶原提取车间的设备主要包括反应釜、分离筛、沉淀罐、冷冻离心机等,这些设备必须做到批批清洗、批批消毒、批批检测。纯化车间的设备主要包括袋式水槽、冻干机等,洁净度参考提取车间,必须批批清洗、批批消毒、批批检测。

整个生产过程中需建立完备的生产、检测和过程控制记录、关键控制点监测记录等,确保产品质量的可控和可溯源性。

(王南平　位晓娟　何　兰　郭休玉)

参 考 文 献

[1] Silva T H, Moreira-Silva J, Marques ALP, et al. Marine origin collagens and its potential applications [J]. Marine Drugs, 2014,12(12): 5881 – 5901.

[2] Yamada S, Nagaoka H, Terajima M, et al. Effects of fish collagen peptides on collagen post-translational modifications and mineralization in an osteoblastic cell culture system [J]. Dental Mater J, 2013,32(1): 88 – 95.

[3] Seal B L, Otero T C, Panitch A. Polymeric biomaterials for tissue and organ regeneration [J]. Mater Sci Engin: R: Reports, 2001,34(4): 147 – 230.

[4] Jongjareonrak A, Benjakul S, Visessanguan W, et al. Isolation and characterisation of acid and pepsin-solubilised collagens from the skin of Brownstripe red snapper (Lutjanus vitta) [J]. Food Chem, 2005,93(3): 475 – 484.

[5] Nagai T, Suzuki N. Isolation of collagen from fish waste materialskin, bone and fins [J]. Food Chem, 2000,68(3): 277 – 281.

[6] 蒋升,蔚一博,徐晓刚.海洋胶原的提取及在组织工程学中的研究进展[J].药物生物技术,2017,24(2): 180 – 184.

[7] Pati F, Adhikari B, Dhara S. Isolation and characterization of fish scale collagen of higher thermal stability [J]. Bioresource Technology, 2010,101(10): 3737 – 3742.

[8] Muthukumar T, Prabu P, Ghosh K, et al. Fish scale collagen sponge incorporated with Macrotyloma uniflorum plant extract as a possible wound/burn dressing material [J]. Colloids and Surfaces B: Biointerfaces, 2014,113: 207 – 212.

[9] Kuzan A, Anna Smulczyńska-Demel, Agnieszka Chwiłkowska, et al. An estimation of the biological properties of fish collagen in an experimental in vitro study [J]. Advances in Clinical and Experimental Medicine, 2015,24(3): 385 – 392.

[10] Patino M G, Neiders M E, Andreana S, et al. Collagen as an implantable material in medicine and dentistry [J]. J Oral

Implant, 2002,5：220 - 225.

[11] Song E, Kim S Y, Chun T, et al. Collagen scaffolds derived from a marine source and their biocompatibility [J]. Biomaterials, 2006,27：2951 - 2961.

[12] Yamada S, Nagaoka H, Terajima M, et al. Effects of fish collagen peptides on collagen post-translational modifications and mineralization in an osteoblastic cell culture system [J]. Dent Mater J, 2013,32：88 - 95.

[13] Lin Y K, Liu D C. Comparison of physical-chemical properties of type I collagen from different species [J]. Food Chemistry, 2006,99,244 - 251.

[14] Hoyer B, Bernhardt A, Heinemann S, et al. Biomimetically mineralized salmon collagen scaffolds for application in bone tissue engineering [J]. Biomacromolecules, 2012,13：1059 - 1066.

[15] Elango J, Zhang J, Bao B, et al. Rheological, biocompatibility and osteogenesis assessment of fish collagen scaffold for bone tissue engineering [J]. International Journal of Biological Macromolecules, 2016,91：51 - 59.

[16] António J Salgado, Coutinho O P, Reis R L. Bone tissue engineering：state of the art and future trends [J]. Macromolecular Bioscience, 2010,4(8)：743 - 765.

[17] Song E, Kim S Y, Chun T, et al. Collagen scaffolds derived from amarine source and their biocompatibility [J]. Biomaterial, 2006,27：2951 - 2961.

[18] Chiu L H, Lai W F, Chang S F, et al. The effect of type II collagen on MSC osteogenic differentiation and bone defect repair [J]. Biomaterial, 2014,35：2680 - 2991.

[19] Jeevithan E, Bao B, Bu Y, et al. Type II collagen and gelatin from silvertip shark (Carcharhinus albimarginatus) cartilage：isolation purification physicochemical and antioxidant properties [J]. Mar. Drugs, 2014,12：3852 - 3873.

[20] Shakila R. Jeya, Jeevithan E, Varatharajakumar A, et al. Comparison of the properties of multi-composite fish gelatin films with that of mammalian gelatin films [J]. Food Chem, 2012,135：2260 - 2267.

[21] Jeevithan E, Jingyi Z, Bao B, et al. Biocompatibility assessment of type-II collagen and its polypeptide for tissue engineering：effect of collagen's molecular weight and glycoprotein content on tumor necrosis factor (Fas/Apo - 1) receptor activation in human acute T-lymphocyte leukemia cell line [J]. RSC Adv., 2016,6：14236 - 14246.

[22] Chen L, Bao B, Wang N, et al. Oral administration of shark type II collagen suppresses complete freund's adjuvant-Induced rheumatoid arthritis in rats [J]. Pharmaceutical, 2012,5：339 - 352.

[23] Wang Y, Regenstein J M. Effect of EDTA, HCl, and citric acid on Ca salt removal from Asian (silver) carp scales prior to gelatin extraction [J]. Journal of Food Science, 2009,74(6)：C426 - C431.

[24] Moskowitz R W. Role of collagen hydrolysate in bone and joint disease [J]. Seminars in Arthritis and Rheumatism, 2000, 30(2)：87 - 89.

[25] Montero P, Borderías J. Emulsifying capacity of collagenous material from the muscle and skin of hake (Merluccius merluccius L.) and trout (Salmo irideus Gibb)：effect of pH and NaCl concentration [J]. Food Chemistry, 1991,41(3)：251 - 267.

[26] Rawdkuen S, Sai-Ut S, Benjakul S. Properties of gelatin films from giant catfish skin and bovine bone：a comparative study [J]. European Food Research and Technology, 2010,231(6)：907 - 916.

[27] 蒋挺大,张春萍.胶原[M].北京：化学工业出版社,2001.

[28] 王南平.鱼胶原的工业化应用技术[J].水产技术情报,2007,34(3)：111 - 113.

[29] 曹慧.鸡胸软骨Ⅱ型胶原的制备及功能性研究[D].无锡：江南大学,2008.

[30] Pelton J T, McLean L R. Spectroscopic methods for analysis of protein secondary structure [J]. Anal Biochem, 2000,277 (2)：167 - 176.

[31] 石服鑫,曹慧,徐斐,等.不同来源Ⅱ型胶原结构及其免疫活性[J].食品与发酵工业,2014,40(2)：22 - 25.

[32] Boskey A L,柴本甫.骨与软骨中无机盐-有机基质的相互作用[J].国际骨科学杂志,1993,14(3)：161 - 164.

[33] Hayashi Y, Yamada S, Guchi K Y, et al. Chitosan and fish collagen as biomaterials for regenerative medicine [J]. Adv Food Nutr Res, 2012,65(66)：107 - 120.

[34] Hamada Y, Genka E, Ohira M, et al. Allergenicity of fish meat paste products and surimi from walleye pollack [J]. Food Hygiene and Safety Science (Shokuhin Eiseigaku Zasshi), 2000,41(1)：38 - 43.

[35] Hollister, S J. Scaffold design and manufacturing：from concept to clinic [J]. Adv. Mater, 2009,21：3330 - 3342.

[36] Ikoma T, Kobayashi H, Tanaka J, et al. Physical properties of type I collagen extracted from fish scales of Pagrus major and Oreochromis niloticas [J]. International Journal of Biological Macromolecules, 2003,32(3 - 5)：199 - 204.

[37] Lee C R, Grodzinsky A J, Spector M. The effects of cross-linking of collagen-glycosaminoglycan scaffolds on compressive stiffness, chondrocyte-mediated contraction, proliferation and biosynthesis [J]. Biomaterials, 2001,22(23)：3145 - 3154.

[38] Nagai N, Mori K, Satoh Y, et al. In vitro growth and differentiated activities of human periodontal ligament fibroblasts

cultured on salmon collagen gel [J]. Journal of Biomedical Materials Research Part A, 2007,82A(2): 395 - 402.

[39] Nagai N, Nakayama Y, Zhou, et al. Development of salmon collagen vascular graft: mechanical and biological properties and preliminary implantation study [J]. J. Biomed. Mater. Res, 2008,87B: 432 - 439.

[40] Karim A A, Bhat R. Fish gelatin: properties, challenges, and prospects as an alternative to mammalian gelatins [J]. Food Hydrocolloids, 2009,23(3): 563 - 576.

[41] Guillerminet F, Hélène Beaupied, Véronique Fabien-Soulé, et al. Hydrolyzed collagen improves bone metabolism and biomechanical parameters in ovariectomized mice: An in vitro and in vivo study [J]. Bone, 2010,46(3): 827 - 834.

[42] M. C. Gómez-Guillén, B. Giménez, M. E. López-Caballero, et al. Functional and bioactive properties of collagen and gelatin from alternative sources: a review [J]. Food Hydrocolloids, 2011,25(8): 1813 - 1827.

[43] Safandowska M, Pietrucha K. Effect of fish collagen modification on its thermal and rheological properties [J]. International Journal of Biological Macromolecules, 2013,53: 32 - 37.

[44] Yamada S, Yamamoto K, Ikeda T, et al. Potency of Fish Collagen as a Scaffold for Regenerative Medicine [J]. BioMed Research International, 2014,2014: 1 - 8.

[45] 俞艺萍,陆利霞,熊晓辉.鱼皮胶原提取研究进展[J].食品研究与开发,2010,31(12): 262 - 265.

[46] 郭休玉,何兰,位晓娟,等.鱿鱼软骨Ⅱ型胶原提取方法及结构分析[J].生物医学工程学进展,2016,37(1): 1 - 5.

[47] 陈泓池,位晓娟,张伟,等.鱼胶原用于新型生物医用材料的研究进展[J].中国修复重建外科杂志.2018,9: 1227 - 1230.

[48] Nomura Y, Toki S, Ishii Y, et al. Improvement of the material property of shark type I collagen by composing with pig type I collagen [J]. Journal of Agricultural and Food Chemistry, 2001,48(12): 6332 - 6336.

[49] Song E, Kim S Y, Chun T, et al. Collagen scaffolds derived from a marine source and their biocompatibility [J]. Biomaterials, 2006,27: 2951 - 2961.

[50] Sugimura H, Yunoki S, Kondo E, et al. In vito biological responses and bioresorption of Tilapia scale collagen as a potential biomaterial [J]. J. Biomater. Sci. , 2009,20: 1353 - 1368.

第三章 · 海洋明胶的制备与关键技术

　　明胶是胶原部分水解而得到的一种蛋白质混合物,与胶原具有同源性。胶原具有棒状三维螺旋结构,在胶原部分水解制备明胶的过程中,三螺旋结构发生部分解螺旋和断裂,水溶性增加。明胶的氨基酸组成与胶原相似,但因预处理方法的不同所得胶原氨基酸组成成分也存在差异。不同规格的明胶分子量一般为 15 000～250 000。明胶具有良好的生物相容性和生物可降解性,其结构与生物体组织结构相似,降解产物易被吸收而不产生炎症反应。在应用明胶的可降解性时,通常需对其进行化学修饰,调控其降解速度以适应不同的需要。明胶基复合材料用作组织工程支架材料和信号分子载体是目前生物材料的研究热点之一。

　　海洋明胶来源广泛、成本低廉,已广泛应用于食品、化工、生物制剂、药物胶囊等领域,但其本身作为生物医用材料用于临床尚未见相关产品或系统性应用基础研究。基于团队十几年来对海洋胶原系列原料及产品的开发经验,笔者认为,海洋明胶生物风险低、来源多样性高、宏量制备可行性强,有望部分替代陆地动物明胶用于医疗领域。

第一节 · 海洋明胶的基本概况

胶原是细胞外基质(extracellular matrix，ECM)的一种结构性蛋白质,由前胶原的 N-端和 C-端前肽之间形成的双硫键将单一的肽链合成三股螺旋后被分泌到细胞外基质,再在羟基化酶的作用下将脯氨酸和赖氨酸羟基化,形成原胶原(tropocollagen),即胶原分子。每个胶原分子都是由 3 根 α-肽链组成,在定向排列的原胶原分子之间,通过共价键交联形成稳定的胶原纤维,胶原分子内 α-肽链之间或原胶原分子之间的共价键的链接主要依靠羟赖氨酸、羟赖氨酸残基以及其氧化衍生物之间形成共价结合的桥键,这是纤维具有稳定的三维结构的主要化学基础,因而胶原纤维难溶于水、稀酸、稀碱及盐,属不溶性硬蛋白。明胶是胶原的变性产物,完整的三螺旋结构已经松解,肽链之间的共价键、氢键破坏,分子量明显下降,肽链上的活性基团脱离三螺旋结构的束缚暴露在外。在形成明胶的过程中,原有胶原分子中氨基酸的绝大多数氨基和羧基都参与氢离子的肽链网络的形成。明胶与胶原的区别在于:胶原具有生物活性,而明胶无生物活性;明胶的分子量明显低于胶原;明胶能够在冷水中溶胀,加热后可溶解,胶原则不具备水溶性。

由于胶原高度进化保守,因此海洋明胶的理化性质与其他陆地动物明胶没有本质上的区别,但与陆地动物明胶相比,海洋明胶理化性质受物种、栖息地、取材部位、取材季节等多种因素影响而呈现出更为丰富的多样性,这也为其应用的广泛性奠定了基础。

第一个真正意义明胶的工业化制造产生于 1818 年法国里昂,是以牛皮为原料制备而成的牛皮明胶。此后,明胶在各领域获得广泛应用和发展。动物(牛、马、猪、鱼、驴等)的皮肤、骨头、肌腱等组织经特定工艺处理后均可制备明胶,为非均匀多肽混合物,分子量通常在几万至几十万不等。根据制备工艺不同,所述明胶通常可分为 A 型和 B 型,其中 A 型明胶为酸法明胶,分子中的谷氨酸和天冬氨酸等未被破坏,等电点较高(pI 为 7.0～9.0);B 型明胶为碱法明胶,碱性条件下谷氨酸和天冬氨酸分别水解为谷氨酰胺和天冬酰胺,因此羧基含量高于 A 型,pI 为 4.5～6.0。

明胶是非常重要的天然生物高分子材料之一,已被广泛应用于食品、医药及化工产业等领域。作为胶原部分变性后的亲水性产物,明胶富含除色氨酸外的全部必需氨基酸,含少量水分和无机盐,不含脂肪和胆固醇,是一种天然营养型的优质蛋白质来源。明胶具有良好的理化性能,如胶冻性、分散性、持水性、溶胶-凝胶可逆性、被覆性、分散稳定性等,已广泛用于多个领域。明胶乳化力强,进入胃后能抑制牛奶、豆浆等蛋白质因胃酸作用而引起的凝聚作用,从而有利于食物消化,还可用于食品工业做赋形剂、增稠剂、澄清剂、乳化剂、发泡剂等,是食品工业广泛应用的添加剂。明胶制备的胶囊壳和照相感光材料迄今仍在医疗领域有广泛应用。明胶类生物医用材料的生物安全性高、免疫原性低,还可作为药用辅料、止血材料、血浆替代品等生物医疗制品用于人体临床。

据不完全统计,目前全球明胶的年产量约 36 万 t,其中有 16%～18% 的明胶用于医学用途,水产明胶仅占明胶总产量的 1% 左右。我国明胶工业起步于 20 世纪 50 年代,直至 20 世纪 70 年代才有长足进步。目前,我国的明胶年产量约为 5 万 t,其中皮明胶约占 45%、骨明胶约占 55%,药用明胶用量约占明胶年产量的 30%。目前,商业明胶的原料仍主要来源于陆地动物的结缔组织,但这一来源饱受争议,如某些宗教禁止使用猪源性明胶产品、某些宗教禁止屠宰牛科动物。此外,由于牛海绵状脑病、口蹄疫、蓝耳病等人畜共患疾病在全球多个国家频发,哺乳动物源性的明胶制品的安全性业已面临普遍质疑和严格监控。国家药品监督管理局于 2002 年颁布了《关于进一步加强牛源性及其相关药品监督管理的公告》,对牛源性材料在药品、生物制品中的使用及原料、产品进口等做了严格规定,许多国家均对牛源性类产品的开发和使用提出了风险控制的要求。上述监管的变化对牛、猪等来源的胶原类产品开发和使用均造成了风险管理压力,寻求安全性更高的胶原来源成为全行业普遍关注的问题。

作为胶原的水解产物,明胶具有优良的生物相容性和生物降解性,此外,由于明胶中天然三螺旋结构部分破坏,其免疫原性进一步降低,生物利用率也高于非变性的胶原,因而可广泛应用于医药、食品、组织工程、化妆品和化工等领域。

一、明胶与古法胶的异同

明胶是天然胶原的部分水解产物,是经过变性处理的一种蛋白质。明胶起源于生物黏结剂,与人类的生活有非常悠久的渊源。8 000 多年前生活在中东的穴居人已经从动物组织中得到胶黏物,3 000 多年前古埃及人便开始采用动物组织胶液黏结木材家具。在中国的汉朝时期,以烟松和动物胶制造顶级墨也极受文人雅客喜爱。中国古代的工匠较早便掌握了鱼明胶的制备技术,并根据其黏合性能应用于多种材料的黏合,例如采用古法从黄鱼鳔制备黄鱼胶可用于黏结家具或纸张等,迄今该方法仍为文物修复、高端木质器具加工或金缮、银缮等工艺所采用。在中医药领域,3 000 多年前我国山东地区东阿县从驴皮中溶出明胶液制作成驴皮胶中药材"阿胶",历代本草著作皆将其列为"上品",称其为"圣药",我国首部药物学专著《神农本草经》称其"久服,轻身益气"。明胶作为胶原的主要衍生品之一,其在多个领域的开发应用已形成成熟市场。

古法胶与明胶是有区别的:胶(glue)是明胶的前身,明胶从胶开始,虽然两者都是从动物的皮、骨等结缔组织中获得，但是，传统的古法胶是粗胶，是明胶与其他蛋白质的混合物，成分复杂且制备重复性不强，难以形成标准化产品。

（一）纯度差异

古法胶只经过熬煮而获得，不加控制的高温熬煮工艺使得胶原快速降解成际、胨、肽的混合物。胶的制备过程中没有预处理过程，在加工过程中非胶原的其他成分和杂质也混入其中，因而成胶中杂质含量较高。明胶是原料经去除非胶原杂质后经热处理获得的变性胶原，明胶纯度高，非胶原的含量低，际、胨、肽的比例少。

（二）制作工艺差异

明胶在制作时必须将原料分类，依据皮、骨的原料特性做不同的前处理，经过前处理的原料去除了大部分的杂质和非胶原部分，然后再进行明胶的提取，控制温度等条件可控制明胶的水解度，有效提高明胶质量。

（三）用途差异

传统的古法胶主要作为工业黏结剂或食品使用，由于其杂质含量较高、质量稳定性较差，很难用于医药领域。而明胶在实现大规模工业化生产之后在食品、医药、医用材料、照相材料、建筑材料等领域均有应用。

二、结构基础

（一）氨基酸组成

海洋明胶的氨基酸组成基本与海洋胶原相似，部分微小的差异源于明胶在酸碱处理过程导致个别氨基酸的变化。此外，在变性过程中肽链上自由羧基的数目增加，还会导致明胶的等电点下降。海洋明胶原料处理过程中，若碱液浸泡时间过长，精氨酸侧链的胍基会转化为氨基、解离出尿素，精氨酸也会转变为鸟氨酸。由于海洋生物种类的多样性、生长环境的复杂性和捕捞季节的差异，海洋明胶原料呈现出比陆地明胶原料更为丰富的多样性，因此，海洋明胶的种类非常复杂，不同种类的鱼皮或鳞、骨制备的明胶都会有一定差异。不同种类海洋明胶的氨基酸与猪、牛明胶氨基酸构成见表 3-1。

海洋明胶与陆生哺乳动物的氨基酸组成基本一致，不含胱氨酸，亚氨基酸均在 200 左右，甘氨酸为 1/3 左右。而同为哺乳动物的海洋鱼类鲸鱼明胶则与猪、牛明胶的氨基酸组成无明显区别。海豚皮明胶的情况相对特殊，其甘氨酸、丝氨酸、精氨酸、天冬氨酸都明显偏

表 3-1　不同来源明胶的氨基酸组成

氨基酸	猪皮	牛皮	牛骨	鲸鱼皮	海豚皮
丙氨酸(Ala)	111.7	112.0	116.6	110.5	106
甘氨酸(Gly)	330	333	335	326	351
缬氨酸(Val)	25.9	20.1	21.9	20.6	17
亮氨酸(Leu)	24.0	23.1	24.3	24.8	23
异亮氨酸(Ile)	9.5	12.0	10.8	11.0	12
脯氨酸(Pro)	131.9	129.0	124.2	128.2	103
苯丙氨酸(Phe)	13.6	12.3	14.0	13.0	10
酪氨酸(Tyr)	2.6	1.5	1.2	3.6	4
丝氨酸(Ser)	34.7	36.5	32.6	41.0	48
苏氨酸(Thr)	19.7	16.9	18.3	24.0	25
胱氨酸(Cys)	—	—	—	—	2
甲硫氨酸(Met)	3.6	5.5	3.9	4.7	14
精氨酸(Arg)	49.0	46.2	48.0	50.1	54
组氨酸(His)	4.0	4.5	4.2	5.7	8
赖氨酸(Lys)	26.6	27.8	27.6	25.9	19
天冬氨酸(Asp)	45.8	46.0	46.7	46.3	50
谷氨酸(Glu)	72.1	70.7	72.6	69.6	87
羟脯氨酸(Hyp)	90.7	97.6	93.3	89.1	67
羟赖氨酸(Hyl)	6.4	5.5	4.3	5.8	—
亚氨基酸	222.6	226.6	217.5	217.3	170

高,赖氨酸未检出,亚氨基酸含量较低,约为 22%。究其原因可能为鲸鱼是大洋性洄游动物,海水的温差大,生态环境与陆生动物比较接近,因此鱼皮胶原组成与结构等与陆地动物接近。而海豚主要生活在寒带的海域,生长环境与陆地哺乳动物差异迥然,为生存而进化的海豚皮肤中胶原的结构与组成必然与鲸鱼、陆地哺乳动物等差异显著。

1. 淡水明胶

不同水域环境的鱼明胶氨基酸组成也有差异。与陆生哺乳动物相比,淡水鱼皮或鳞提取的明胶氨基酸最明显的差异是亚氨基酸含量较低,因此淡水鱼明胶的变性温度、熔点、凝冻点相对较低,在明胶制备时应注意采取温和的处理方式(表 3-2)。

表 3-2　淡水鱼类明胶的氨基酸组成

氨基酸	罗非鱼皮	鲫鱼皮	鲷鱼骨	鲤鱼皮	草鱼鳞
丙氨酸(Ala)	123	120	122	120	120
甘氨酸(Gly)	347	301	350	317	348
缬氨酸(Val)	15	22	18	19	23
亮氨酸(Leu)	23	21	22	25	24
异亮氨酸(Ile)	8	11	8	12	23
脯氨酸(Pro)	119	104	116	124	119
苯丙氨酸(Phe)	13	10	14	14	15
酪氨酸(Tyr)	2	4	3	3.2	3
丝氨酸(Ser)	35	38	367	43	34
苏氨酸(Thr)	24	19	26	27	22
胱氨酸(Cys)	—	28	—	<1	—
甲硫氨酸(Met)	9	8	5	12	6
精氨酸(Arg)	53	51	54	53	57
组氨酸(His)	68	57	—	4.5	6
赖氨酸(Lys)	25	—	27	27	—
天冬氨酸(Asp)	48	4	—	47	47
谷氨酸(Glu)	69	76	—	74	67
羟脯氨酸(Hyp)	79	127	69	73	88
羟赖氨酸(Hyl)	8	—	—	4.5	32
亚氨基酸	198	231	185.6	197	207

2. 海洋明胶

　　海洋生物品种繁多,生态环境和栖息地环境区别很大,但总体而言海洋鱼类的亚氨基酸含量低于淡水鱼明胶,远低于陆生动物(表 3-3)。Avena-Bustillos. R. J(2006 年)报道也发现了类似的趋势,冷水鱼明胶中羟脯氨酸、脯氨酸、缬氨酸、亮氨酸残基显著减少,同时甘氨酸、丝氨酸、苏氨酸、天门冬氨酸、甲硫氨酸、组氨酸残基含量增加。Muyonga 等人提出,哺乳动物明胶的亚氨基酸含量约为 30%,温水鱼明胶的亚氨基酸含量为 22%～25%,冷海水鱼的亚氨基酸含量约为 17%。较为特殊的是,鳕鱼的亚氨基酸含量特别低,因此鳕鱼皮明胶在常温条件下不发生凝冻而成溶液状态。亚氨基酸含量的降低使得鱼源性明胶的热稳定性、熔点和凝冻点都相对降低,因此,在鱼类原料前处理的明胶化工艺中应注意采取温和的处理方式。

表 3-3　几种海水鱼类明胶的氨基酸组成

氨基酸	鲨鱼皮	鳕鱼皮	鲽鱼	鱿鱼皮	鱿鱼软骨	鲟鱼鳔
丙氨酸(Ala)	119	107	123	98	80	130
甘氨酸(Gly)	333	345	350	330	277	369
缬氨酸(Val)	22	19	18	22	32	20
亮氨酸(Leu)	24	23	21	28	38	19
异亮氨酸(Ile)	20	11	8	9	24	12
脯氨酸(Pro)	113	102	115	94	81	112
苯丙氨酸(Phe)	14	13	14	8	15	15
酪氨酸(Tyr)	1.4	3	3	3	9	3
丝氨酸(Ser)	44	69	41	41	38	55
苏氨酸(Thr)	26	25	20	23	38	32
胱氨酸(Cys)	—	<1	—	—	<1	
甲硫氨酸(Met)	10	13	13	9	13	9
精氨酸(Arg)	50	51	54	60	59	57
组氨酸(His)	7.4	7.5	8	7	9	5
赖氨酸(Lys)	24	25	27	12	21	24
天冬氨(Asp)	43	52	48	59	65	52
谷氨酸(Glu)	66	75	72	91	97	77
羟脯氨酸(Hyp)	78	53	60	85	97	89
羟赖氨酸(Hyl)	8	6.0	5	14	—	12
亚氨基酸	191	155	175	179	178	202

（二）二级结构

蛋白质的二级结构是肽链中相邻氨基酸形成的局部有序空间结构,包括 α-螺旋、β-折叠、β-转角、无序等二级结构。胶原的二级结构是由 3 条肽链组成的三股螺旋,每一股又是一种特殊的左手螺旋体。明胶是胶原部分变性后的高分子化合物,其红外光谱可反应分子中原子或官能团的振动情况。

1. 三文鱼皮明胶

闵新宇等人对三文鱼皮明胶进行了红外光谱分析(图 3-1),图谱中出现在 3 269 cm^{-1} 左右的峰是 N—H 键或 O—H 键伸缩振动的吸收峰,为酰胺 A 特征峰,证明三文鱼皮明胶肽链间存在氢键。1 632 cm^{-1} 左右的峰是明胶的酰胺峰Ⅰ,代表 C=O 键的振动;1 527 cm^{-1} 左右的是酰胺Ⅱ,代表 N—H 键的弯曲振动;1 236 cm^{-1} 左右峰为酰胺Ⅲ,是 C—H 键的伸缩振动。蛋白质的二级结构和酰胺Ⅰ有关。酰胺Ⅲ的存在说明了明胶中仍存在螺旋结构。在 1 446 cm^{-1} 左右出现的峰则证明了三文鱼皮明胶中存在顺式结构的肽键,而普通蛋白质都是反式肽键构型,这是因为明胶中存在大量的亚氨基酸而导致。由此证明,三文鱼皮明胶中仍然存在部分螺旋结构。

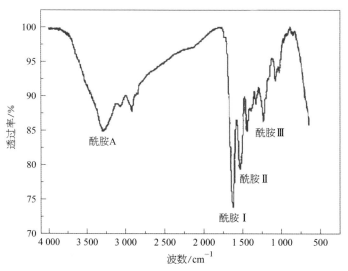

图 3-1　三文鱼皮明胶的红外光谱分析

　　酰胺 A、B 和酰胺Ⅰ~酰胺Ⅶ,其中酰胺Ⅰ是结构变化最敏感、吸收强度最大的峰,酰胺Ⅰ带代表 C═O 键伸缩振动及其与 N—H 键弯曲振动、C—N 键伸缩振动的耦合,因此反映了蛋白质的二级结构。酰胺Ⅰ带的伸缩振动频率取决于 C═O 键和 N—H 键之间的氢键性质,即特征振动频率,反映了蛋白质或多肽的特定二级结构。应用二阶导数谱结合去卷积和曲线拟合等处理方法,可以定量地计算出蛋白质的二级结构。各子峰的峰位可由二阶导数谱确定,利用已知结构的蛋白质可以对各子峰进行归属。

2. 四种明胶的二级结构对比

　　采用傅里叶变换红外光谱对鱼鳞明胶、罗非鱼鱼皮明胶、牛骨明胶、猪皮明胶中的二级结构分别进行了表征和解析,见图 3-2~图 3-5、表 3-4~表 3-7。与原料前处理所测的胶原化明胶红外光谱相比,明胶的混乱结构明显增加,β-折叠明显减少,表明胶原部分变性为明胶后二级结构部分破坏。在凝冻强度相对较高的鱼皮明胶和鱼鳞明胶中,由 α-肽链重组的三螺旋结构和 α-螺旋结构占 50% 左右,而凝冻强度较低的牛骨和猪皮明胶中,α-肽链重组的三螺旋结构和 α-螺旋结构明显减少。用碱法处理的猪皮明胶和鱼皮明胶都没有出现混乱结构,酸法处理的鱼鳞明胶和骨明胶都出现混乱结构,由此可以推断,明胶前处理中的酸处理

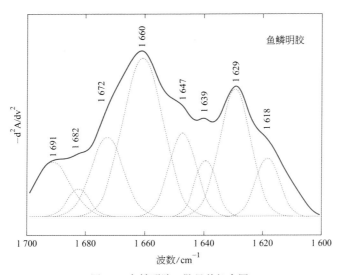

图 3-2 鱼鳞明胶二阶导数拟合图

表 3-4 鱼鳞明胶二级结构分布

波数/cm^{-1}	面积	比例/%	归属
1 691.2	0.001 73	8.9	β-折叠
1 682.4	0.000 581	3.0	β-转角
1 672.7	0.002 465	12.6	β-转角
1 660.5	0.006 112	31.3	3$_{10}$-双螺旋
1 647.3	0.002 25	11.5	无序
1 639.5	0.001 122	5.7	β-折叠
1 629.5	0.003 893	19.9	β-折叠
1 618.5	0.001 373	7.0	β-折叠

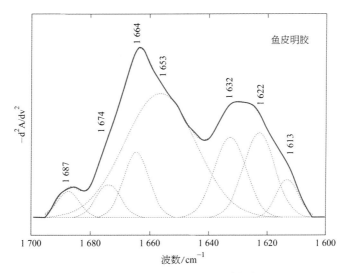

图 3-3 罗非鱼鱼皮明胶二阶导数拟合图

表 3-5　罗非鱼鱼皮明胶二级结构分布

波数/cm^{-1}	面积	比例/%	归属
1 687.5	0.000 477	3.2	β-折叠
1 674.0	0.000 649	4.4	β-折叠
1 664.7	0.001 386	9.3	3$_{10}$-双螺旋
1 656.6	0.007 323	49.3	α-双螺旋
1 632.7	0.002 12	14.3	β-折叠
1 622.9	0.002 215	14.9	β-折叠
1 613.3	0.000 696	4.7	β-折叠

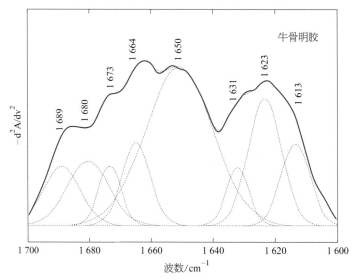

图 3-4　牛骨明胶二阶导数拟合图

表 3-6　牛骨明胶二级结构分布

波数/cm^{-1}	面积	比例/%	归属
1 688.9	0.000 952	7.6	β-折叠
1 680.5	0.001 256	10.0	β-转角
1 673.4	0.000 628	5.0	β-转角
1 664.7	0.001 113	8.8	3$_{10}$-双螺旋
1 650.8	0.004 963	39.4	无序
1 631.9	0.000 606	4.8	β-折叠
1 623.1	0.001 977	15.7	β-折叠
1 613.4	0.001 096	8.7	β-折叠

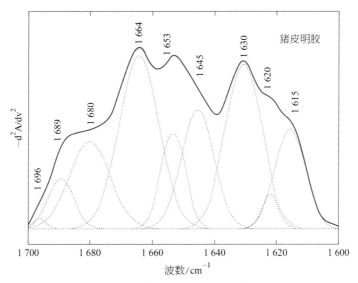

图 3-5　猪皮明胶二阶导数拟合图

表 3-7　猪皮明胶二级结构分布

波数/cm^{-1}	面积	比例(%)	归属
1 696.2	0.000 838	0.5	β-折叠
1 689.4	0.000 837	4.7	β-转角
1 680.0	0.002 302	12.8	β-转角
1 664.2	0.004 482	25.0	3_{10}-双螺旋
1 653.2	0.001 488	8.3	α-双螺旋
1 645.4	0.002 505	14.0	β-折叠
1 630.7	0.003 883	21.6	β-折叠
1 622.0	0.000 374	2.1	β-折叠
1 615.5	0.001 996	11.1	β-折叠

对明胶结构的破坏程度相对较高,这与碱法明胶的分子量分布比较集中、酸法明胶的分子量分布比较分散的报道一致。

三、理化性质

（一）常规指标

1. 等离子点(IEP)和等电点(pI)

明胶的等离子点和等电点是两个不同的概念。在明胶溶液中,若除了溶解的明胶分子以外只有—NH₃、—COO—、H⁺和OH⁻,而没有任何其他离子,此时的pH可称为等离子点。等电点则是指明胶大分子溶解于一定组成的缓冲溶液中不发生电泳时,此缓冲溶液的pH。等电点与缓冲溶液的离子强度有关。若在明胶溶液中有非氨离子和电解质存在,等离子点就会和等电点不一致。徐文达认为,根据定义,明胶的等离子点是指明胶分子在不含有其他可电离分子时,用离子交换法去掉明胶分子以外的离子后溶于纯水时的pH。大多情况下,明胶的等离子点与等电点十分接近,在应用上也经常混淆,但严格而言,这是两个不同的概念。

胶原是两性化合物,它的两性官能团主要分布在主链的两个末端羧基和氨基以及极性侧链上的羧基、ε-氨基、镏基、苯酚基、胍基、咪唑基等,这些侧链都是具有可解离基团,在特定的pH范围内解离可生成带正或负电荷的基团。胶原的羧基具有羧酸的特性,当O—H键减弱时就放出H⁺,解离成负离子(—COO—),具有弱酸性。胶原的氨基具有胺的特性,当氨基中的氮原子上有未共用电子对时可接受一个质子形成铵离子,具有弱碱性。

胶原所带的电荷的性质和数量由胶原分子中的可解离基团的种类和数量以及溶液的pH所决定。在电场中,胶原在小于等电点pH的溶液中带阳电荷而成为阳离子,向阴极移动,在大于等电点pH的溶液中,带阴电荷成为阴离子而向阳极移动。胶原与酸碱的反应是两性反应。当胶原在碱性介质中存在时,介质的OH⁻浓度减少,pH降低。反之,当胶原在酸性介质中的时候,介质的H⁺浓度减少,pH升高。明胶的等电点是在明胶化的过程中形成的。原料胶原的等电点取决于其本身结构中解离基的不同电荷的自身平衡。罗非鱼鱼皮胶原ASC等电点pH为6.9~7.03,PSC等电点pH为6.8~7.01。胶原原料经过酸、碱处理破坏了解离基电荷平衡(如下反应式所示),原胶原结构中的解离基将会减少或增加,使得离子异电荷的对比关系发生变化。为使得正、负电荷重新趋向平衡,必然会改变介质的H⁺或OH⁻浓度,导致介质的pH上升或下降、等电点发生位移形成新的等电点。

羧基:$HOOC-R-NH_2 + HCl \longrightarrow HOOC-R-NH_3^+$

氨基:$H_2N-R-COOH + NaOH \longrightarrow H_2N-R-COO- + Na^+ + H_2O$

谢占花等人用新鲜的牛腿骨经粉碎、脱脂、浸酸、水洗后制备骨明胶,以$Ca(OH)_2$进行浸灰处理不同天数后,用离子交换法对于所得骨明胶的等电点进行检测(表3-8)。在浸灰过程中,由于碱(氢氧化钙)的作用,使胶原纤维间质(黏附蛋白与类黏附蛋白等)被逐渐去除,胶原纤维组织松散,有利于碱的浸入。浸灰过程中,天门冬酰胺和谷氨酰胺发生水解反应,释放出氨气,相应地增加了胶原质中的酸性基团比例,从而导致胶原的等电点下降。当浸灰过程较长时,胶原分子链间的交联被破坏,使产品明胶的平均相对分子质量下降,并且等电点变化也趋于稳定。当等电点下降至pH为4.8~5.0时,不再随浸灰期的延长而变化。同样对明胶原料进行酸处理时使氨基接受质子而离子化,碱性蛋白组氨酸、精氨酸和赖氨酸解离 OH⁻,导致 pH 升高。酸法明胶的等电点 pH 为 7～9,碱法明胶的等电点 pH 为 4.7～5.2。明胶的等电点与它们所含的酸性氨基酸残基和碱性氨基酸残基的数量比例有关。

表 3-8　不同浸灰时间骨明胶溶液的等电点

浸灰缸号	浸灰时间/天										
	0	1	5	10	20	30	40	50	60	80	>80
1#	6.68	6.61	6.32	6.06	5.57	5.38	5.20	5.10	4.99	4.95	4.95
2#	6.52	6.42	6.10	5.90	5.50	5.27	5.16	5.04	4.95	4.88	4.80
3#	6.84	6.77	6.58	6.20	5.85	5.52	5.40	5.18	5.03	4.98	4.97
4#	6.39	6.29	6.00	5.75	5.37	5.15	5.05	4.96	4.86	4.80	4.80
5#	6.47	6.35	6.05	5.82	5.45	5.19	5.10	5.00	4.90	4.90	4.81

2. 膨胀性

明胶在冷水中不溶解但可以吸收水分形成弹性水凝胶,这便是明胶的膨胀现象。1 g 干明胶所吸收水分的克数称为明胶的膨胀度。明胶吸水后,水分子不断进入由 α-肽链组成网络结构的空隙中,使这种网络结构继续扩大,从而表现为明胶的膨胀现象。当网络结构扩大所产生的应力等于水分子进入网络结构的渗透压时,膨胀停止。

3. 流变性

凝冻和溶解的可逆性是明胶的一个重要的物理特性。明胶是一种物理性凝胶,其凝胶-溶胶变化由分子链间的相互作用改变所致。大多数物理性凝胶均不具备凝胶可逆性(如海藻酸钠凝胶),少数物质具有热可逆凝胶化性质,如明胶、酪蛋白、卡拉胶、琼脂和果胶等。

凝胶强度、胶凝温度和熔化温度是衡量明胶胶凝性质的重要参数。明胶凝胶的熔化温度越高,体系内分子相互作用力越强,凝胶的热稳定性越高;而明胶溶液的胶凝温度越高,凝胶网络越容易形成。明胶的分子量、二级结构组成等均能影响明胶的流变性,α-链含量的高低与凝胶强度呈正相关。

海洋明胶的流变性与原料来源有密切关系,某些冷水鱼类的明胶在 10 ℃时仍为溶液状态不发生凝胶化,而温水鱼类明胶的胶凝温度相对较高。一般认为,不同的栖息地环境中,海洋鱼类胶原的氨基酸组成略有差异,亚氨基酸和疏水性氨基酸含量均可影响海洋明胶的流变性。

4. 黏度

海洋明胶是高分子聚合物,其溶液具有高黏度的特点。由于高分子化合物往往有较长的分子链,在溶液中容易形成网络结构,加大了明胶溶液在流动时的阻力和液体内部的摩擦力而增强黏度。分子量、浓度、离子强度、pH 和温度等是明胶黏度的主要影响因素。

5. 乳化性和起泡性

明胶具有表面活性,可作为起泡剂、乳化剂和保湿剂等用于制药行业。明胶的疏水侧链是其乳化性和起泡性的主要影响因素和结构基础。海洋明胶的乳化性和起泡性与分子量、颗粒度以及环境因素(如 pH、离子强度、温度)等有关。研究证实,海洋明胶的乳化性在高盐浓度(如 250 mmol/L NaCl 溶液)、不同温度(如 30 ℃、90 ℃各处理 30 分钟)和不同 pH 条件(pH 3~8)下均能保持良好的稳定性。

6. 成膜性

海洋明胶具有良好的成膜性,尖吻鲈鱼等温水鱼类鱼皮明胶膜的断裂强度和断裂伸长率甚至可与牛骨明胶膜相当。海洋明胶中亚氨基酸含量较低而疏水氨基酸含量相对较高,因此其水蒸气透过率通常低于牛明胶。不同来源海洋明胶中,冷水鱼类明胶膜的水蒸气透过率低于温水鱼类明胶膜,这也与其疏水氨基酸含量的区别相关。

(二) 与陆地明胶性质差异

与陆地动物明胶相比,海洋明胶中亚氨基酸含量低、中性氨基酸含量高,其明胶性能也略有差异。

1. 凝胶强度

凝胶强度是对明胶在特定温度下的硬度、刚度、强度和可压缩性的量度,一般与明胶的浓度和分子量相关。明胶的凝胶强度用 Bloom 强度值表示,商业明胶的凝胶强度通常在 100~300 g,猪或牛源性的明胶其凝胶强度为 200~240 g,而海洋明胶的凝胶强度分布广泛,通常为 0~270 g,但某些特殊海洋明胶的凝胶强度可接近甚至高于传统明胶。海洋明胶的凝胶强度与 α-链含量呈正相关,即 α-链含量越高,凝胶强度越高。

2. 胶凝温度和熔化温度

与传统明胶相比,海洋明胶的胶凝温度和熔化温度较低,而同等浓度下的溶液黏度则高于牛皮明胶。海洋明胶的胶凝温度和熔化温度受原料来源、物种品类、取材部位和制备工艺等影响很大。一般来说,冷水鱼类明胶中亚氨基酸含量更低,其胶凝温度和熔化温度也低于温水鱼类,部分热带鱼类明胶的熔化温度甚至接近陆地动物明胶。

3. 黏度

明胶的黏度通常受温度、浓度、pH 等因素的影响,此外,酸法提取明胶时,所用酸的浓度和种类对明胶黏度也有显著影响,随着酸浓度的逐渐提高,明胶黏度呈现先增大后减少的趋势,可能是酸浓度过高后导致分子大量降解所致。

4. 成膜性

海洋鱼皮明胶有良好的成膜性,但由于其亚氨基酸含量较低、疏水侧基较高,与水形成氢键的能力多低于动物明胶。通常而言,热带鱼类皮明胶膜其张力和延伸性与动物明胶相似,阻湿性较差,而寒带鱼类皮明胶的阻湿性则显著低于热带鱼类。

5. 乳化性

大多数明胶溶液没有乳化性,碱法制备的皮明胶在高于 0.6% 浓度时才表现出一定乳化能力。海洋明胶具有良好的乳化性,且在乳化过程中稳定性良好,即使温度、盐浓度和 pH 有微调,仍可一定程度上保持乳化稳定。

6. 起泡性

海洋明胶的起泡性与浓度呈正相关。从海洋明胶类型上,鱼皮明胶的起始起泡力高于鱼鳞和鱼骨明胶,但泡沫稳定性低于后两种鱼明胶。此外,海洋明胶的疏水部分吸附在气液界面后,还可以通过增加溶液黏度来降低气液相的表面张力,促进泡沫的形成和稳定。

四、分类及用途

明胶分类方法根据不同行业、不同需求略有差异。以用途分类,明胶可包括食品明胶、药用明胶、照相明胶、工业明胶;以原料来源分类,可包括皮(猪、牛、羊等)明胶、骨(猪、牛、羊等)明胶、水产(鱼)明胶等;以生产工艺分类,可包括酸法明胶、碱法明胶、酶法明胶、组合法明胶等。

(一)药用明胶

明胶与医学类产品一直有密切关联,1833 年法国就利用明胶制备了胶囊壳,之后又发明了软胶囊,迄今明胶仍是一类重要的药用辅料。《中华人民共和国药典》(简称《中国药典》)中规定,药用明胶为动物的皮、骨、腱与韧带中胶原不完全酸水解、碱水解或酶降解后纯化得到的制品,或为上述三种不同明胶制品的混合物,应干燥、洁净、均匀,无夹杂物,外观为淡黄色至黄色细粒,应可通过孔径 4 mm 标准筛网,可吸收其自身质量 5～10 倍的水,易溶于热水,可溶于醋酸或甘油与水的热混合液,其溶液无不适气味。药用明胶主要用于代血浆、止血海绵、软硬胶囊、片剂糖衣的原材料、微球与微囊的囊材料等药物缓释材料及生物膜材料等。

(1)用于胶囊、软胶囊、微胶囊包衣或片剂黏结剂等药用辅料。普通胶囊多为硬质胶囊,由纯明胶制成;软胶囊多以中级冻力明胶与甘油以适当比例混合后制成。采用凝聚法、喷雾干燥法或冷冻干燥法等,可制备粒径 5～200 μm 的明胶微胶囊,大大提高药物的生物利用度。将药物先分散于明胶溶液中,再冲压成片剂或丸剂可有效提高成形率和药物载负度。

(2)血液替代品。明胶易于获取,且分子量较高、免疫原性低、胶体性能优异,其降解产物可被机体吸收利用参与体内代谢,自 20 世纪 50 年代以来便作为血液替代品用于临床。近年来,聚明胶肽作为血液替代材料逐渐成为研究热点。

(3)止血材料。明胶持水性好,用于创面组织后可吸收大量血液或组织渗出液,提高局部血小板浓度促进止血。此外,明胶还可活化巨噬细胞,促进创面修复。明胶海绵类产品多用于创面止血或体内手术时毛细血管的渗出性止血。

(4)组织工程支架材料。明胶具有良好的生物相容性和可降解性,细胞和蛋白质黏附性好,其可逆胶凝特性还为细胞、活性因子等的缓释和靶向提供了良好载体。明胶已用于皮肤、骨、软骨等多种组织工程支架材料的研发设计,由于其本身力学强度不高、降解速率过快等,常与壳聚糖、海藻酸、透明质酸、PLGA、PCL 等其他天然或合成高分子材料复合用于组织工程支架。明胶与无机盐类材料(如聚磷酸钙、羟基磷灰石)等复合后,可显著促进骨缺损修复和新骨再生。

(5)其他应用。明胶类物质在医学的应用最早源于中医,其药用价值已得到临床证实,《中华人民共和国药典》对明胶的描述也证实大分子明胶具有滋阴、润燥、补血、生血之功,对贫血、失血、产后血虚等均有疗效。目前,明胶类药物在临床亦有广泛应用,例如水解明胶对慢性胃炎、十二指肠溃疡等消化系统疾病疗效显著,对肝功能改善、慢性肝脏疾病治疗等有显著效果,对脂溢性脱发、皮肤瘙痒等也有治疗作用。

(二) 照相明胶

照相明胶通常与工业明胶、食用明胶和药用明胶并称为四大明胶,属于高技术附加值的明胶产品,也是感光材料生产中的三大重要材料之一。明胶可用于银盐感光材料载体,目前尚无可全面取代的材料,已被广泛用于各种胶片、胶卷、医用 X 线胶片、相纸、印刷片等感光工业领域。

(三) 食用明胶

明胶在食品工业中是一种重要的配料和添加剂。明胶是亲水性胶体,具有保护胶体的性质,可作为疏水胶体的稳定剂、乳化剂;明胶又为两性电解质,故在水溶液中可将带电微粒凝聚成块,用作酒类、酒精的澄清剂。因此,在食品工业中,明胶常作为胶凝剂、稳定剂、乳化剂、增稠剂和澄清剂等应用于肉制品、蛋糕、冰淇淋、啤酒、果汁等的生产。目前,国际上食品明胶的需求量占明胶总量的 60% 以上,是明胶产品的最大市场。

（四）工业明胶

工业明胶是一种精细化学品,根据制备方法的不同,又可分为皮胶、骨胶,以及热溶胶粉、蛋白质专用胶、饲料专用胶、火柴专用胶等。工业明胶通常为制革工业的副产物,相对于药用明胶、食品明胶和照相明胶而言,工业明胶的杂质较多、质量较低。2012 年曝光的"毒胶囊"事件,便是有不法厂家为降低成本以工业明胶代替药用明胶所致。

（五）其他

化妆品用明胶的质量级别与食品明胶基本相似,因其在化妆品领域应用广泛,故此对其单列概述。明胶具有保湿去污等作用,可增强皮肤、毛发组织的弹性和抗张性,常用于烫发、整理、漂洗和保湿类化妆品,与维生素 E 等制成的微胶囊还可用于抗皱类高档化妆品。明胶用于肥皂、洗面奶等可有效去污且降低皮肤刺激。明胶的乳化性能可显著改善口红、唇膏、睫毛膏等的乳化性能和贴服性。

五、常见衍生化反应

明胶在组织工程、医疗器械等领域均有广泛应用,可单独或与其他生物材料复合构建仿生基质型微环境或支架。明胶的水溶性优于胶原,更便于使用操作,但其力学强度和功能活性等略低,必要时需进行改性修饰以满足应用需求。

明胶大分子中含有一些活性基团,如羟脯氨酸、羟赖氨酸、苏氨酸、丝氨酸中的羟基,碱性氨基酸中的氨基,天门冬氨酸、谷氨酸中的羧基,精氨酸中的胍基和组氨酸中的咪唑基等,其他氨基酸如蛋氨酸中的甲硫基、酪氨酸中的酚基也具有化学反应活性,是明胶化学反应的结构基础。明胶的化学反应主要与上述活性基团有关。此外,明胶甘氨酸上的 α-碳在酮做催化剂条件下,也可与烯基进行光化学的加成反应。明胶常见的化学反应有很多种,现仅选择明胶与一些常用试剂的反应简述如下。

（一）亲核加成反应

在碱性介质中,二硫化碳可与明胶中的氨基起可逆反应,生成二硫代氨基明胶,反应式如下:

$$Gel—NH_2 + CS_2 \rightleftharpoons Gel—\overset{\overset{S}{\|}}{N}HC—SH$$

pH 6.3 条件下,二硫化碳主要与明胶中的 α-氨基反应,随着 pH 升高,反应渐趋稳定,当 pH 升至 9.7 时,α-氨基基本反应完全。pH 小于 3 条件下,该反应则向逆方向进行,直至完全分解。

（二）脱氨反应

明胶中的氨基(多为伯氨基)可与亚硝酸反应生成氮气,所生成的氮气中一半来自硝酸、一半来自明胶的氨基,因此利用此反应可以定量测定明胶中的氨基含量,但脯氨酸、羟脯氨酸中的氨基不是伯氨基,不参与此反应,以此方法测定氨基酸含量时应予以考虑。反应式如下:

$$Gel—NH_2 + HNO_2 \longrightarrow Gel—OH + H_2O + N_2\uparrow$$

（三）甲基化反应

明胶中的一些活性基团可与甲基化试剂发生反应,典型的甲基化试剂是重氮甲烷(CH_2N_2)和硫酸二甲酯[$(CH_3O)_2SO_2$]。硫酸二甲酯可与明胶中的氨基、羧基发生甲基化反应,重氮甲烷可与氨基、羧基、酚基等基团反应,其与氨基的反应如下:

$$Gel—NH_2 + CH_2N_2 \longrightarrow Gel—NH—CH_3 + N_2\uparrow$$

（四）酰基化反应

可与明胶起酰基化反应的试剂主要为一元酸酐和二元酸酐。常用的一元酸酐主要包括乙酸酐、乙烯酮、双烯酮等,二元酸酐种类较为复杂,可分为饱和二元酸酐如丁二酸酐、四氟丁二酸酐、邻苯二甲酸酚、S-乙酰硫代丁二酸酐(S-acetlythiosueeinieanhydride,Ⅰ)、3,3-四甲撑戊二酸酐(3,3-tetrametyleneglutaricanhydride,Ⅰ)、丙二酸的失水物次氧化碳(C_3O_2)等,不饱和二元酸酐如顺丁烯二酸酐(maleieanhydride,Ⅰ)、甲代顺丁烯二酸酐(eitraeonicanhydride,丁)、甲叉丁二酸酐(itaeonieanhydride,Ⅴ)、乌头酸酐(aeonitieanhydride,班)等。

一元酸酐与明胶的酰基化反应与 pH 有密切关系,pH 为 4 时,明胶分子的活性基团中仅组氨酸参与反应;pH 升至 6～7 时,巯基也可发生酰基化;pH 大于 7 时,明胶中的 α-氨基均可参与反应。二元酸酐可与明胶中的氨基、亚氨基反应,明胶中的羟基是否参与酰基化反应至今尚无定论。二元酸酐的反应比一元酸酐温和,更易于调控,是明胶改性常用的衍生化修饰方式。明胶的酰基化产物等电点明显降低,取代度达到100%(以 ε-NH_2 计)时,其等电点

pH 可降至 3.8 ± 0.2 左右。

（五）巯基化反应

明胶分子中的氨基可与巯基化试剂发生反应,生成巯基化明胶,该明胶衍生物更易于与其他材料复合通过分子间交联制备复合型组织工程支架。

常用的明胶巯基化试剂为 N - 乙酰基高半胱氨酸硫代内酯（N-Acetyl homocysteine thiolaetone）、S-乙酸基硫代丁二酸酐。反应式如下:

$$Gel—NH_2 + \begin{array}{c} CH_2—S—C=O \\ | \\ CH_2—CH—NH—C—CH_3 \\ \quad\quad\quad || \\ \quad\quad\quad O \end{array} \longrightarrow HS—CH_2—CH_2—CH—NH—CO—CH_3$$
$$\overset{CONH—Gel}{|}$$

$$Gel—NH_2 + \begin{array}{c} CH_3COS \cdot CH—CO \\ | \quad\quad\quad > O \\ CH_2—CO \end{array} \longrightarrow \begin{array}{c} CH_3COSCH—CONH—Gel \\ | \\ CH_2COOH \end{array}$$

（六）醛胺缩合反应

醛类试剂可与明胶分子中的氨基、亚氨基、酰胺基等基团反应,形成分子内和分子间的交联作用。这一反应是组织工程中最常用的明胶改性方法。

以甲醛为例,明胶与甲醛的反应主要发生在 ω-氨基上:

$$Gel—NH_2 + HCHO \longrightarrow Gel—NH—CH_2OH$$

生成的中间产物还可继续与甲醛反应或脱水:

$$Gel—NH_2—CH_2OH + HCHO \longrightarrow Gel—N(CH_2OH)_2$$

或:

$$Gel—NH—CH_2OH \xrightarrow{-H_2O} Gel—N=CH_2$$

明胶中的亚氨基也可与醛基反应,反应产物可与明胶进一步发生亚甲基化反应:

$$Gel=NH + HCHO \longrightarrow Gel=N—CH_2OH$$

$$Gel=NH + Gel=N—CH_2OH \longrightarrow (Gel=N)_2CH_2$$

酸法明胶中酰胺基含量相对较高,也可与醛基发生如下反应:

$$2Gel—CONH_2 + HCHO \xrightarrow{-H_2O} (Gel—CONH)_2CH_2$$

（七）卤代反应

有机活性卤化物中,卤代烷烃（RX）最易与明胶中的甲硫基反应,在 pH 较高的条件下,

也可以与 ω-氨基反应。卤代烷烃(RX)还可与明胶中的羟基反应生成酯类化合物。在 pH 9 条件下,酰卤、芳酰卤、磺酰卤等试剂均可与明胶中的氨基、咪唑基等发生反应,所用卤化试剂通常需过量且卤素以氯为主。

(八) 碳二亚胺

碳二亚胺是组织工程领域中最常用的交联试剂之一,具有两个双键结构,可先与明胶中的羧基反应形成酰基脲中间体,再被明胶中的氨基替代形成肽键交联结构。该反应常用于明胶力学结构的优化以及明胶与其他材料的复合支架构建。反应式如下:

$$\text{Gel—COOH} + \text{R—N=C=N—R}' \longrightarrow \text{Gel—COO—C} \overset{\text{NHR}}{\underset{\text{NR}'}{}} \xrightarrow{\text{转移}} \text{Gel—C—N—C—NHR}$$

$$\text{Gel—NH}_2 + \text{Gel—C—N—C—NHR} \longrightarrow \text{Gel—CO—NH—Gel} + \text{RNH—CO—NHR}'$$

(九) 离子交联反应

Ca^{2+}、Cu^{2+}、Fe^{3+} 等均能与明胶中的氨基酸组分发生键合作用,通常可与明胶分子主链及侧链外游离的氨基以及羧基上的氧原子、氮原子形成多齿配位体。明胶与金属离子的这一配位反应在感光化学和分子生物学中均有重要作用。

1. 与 Ag^+ 离子作用

明胶分子中的羧基可与 Ag^+ 产生静电吸引,还可通过来自氨基、咪唑基及酰胺基的 N 原子或来自蛋氨酸及蛋氨酸亚砜的 S 原子与 Ag^+ 发生化学键合。照相明胶的吸附作用,其本质便是明胶分子中某些氨基酸残基与 Ag^+ 产生化学作用,从而导致明胶分子单分子层被卤化银晶粒吸附,通常认为,明胶分子中的蛋氨酸对颗粒表面的 Ag^+ 有很强的吸附作用,当蛋氨酸含量较高时,可与溶液中的 Ag^+ 竞争吸附在颗粒的边缘及位错处,从而阻碍晶体的各向异性生长,分子量较小的明胶其 Ag^+ 吸附力相对减弱。等电点 pH 条件下明胶对 Ag^+ 的吸附能力最强。

通过研究 Ag^+ 在照相明胶中分子量的分布情况,可以推断 Ag^+ 基本仅分布于明胶二级结构的 α-链组分中,γ-链组分、β-链组分中均不存在 Ag^+。有研究认为,明胶分子中的蛋氨酸较易氧化,在碱性溶液中明胶可通过蛋氨酸与 Ag^+ 形成配合物,这种配合作用在控制感光过程中 Ag^+ 还原速度和银颗粒聚集过程中都起着极其重要的作用。当明胶蛋氨酸残基浓度与 Ag^+ 浓度比值较高时,2 分子蛋氨酸残基可同时结合到 1 个 Ag^+ 上形成络合物,比值较低时则形成 1∶1 的络合物。卤化银是无定形晶体,必须在均匀分离状态下才不会因碰撞、聚集而沉降,从而形成清晰影像,且卤化银自身也无法均匀涂布在片基上,必须依靠明胶的保护作用使乳化阶段形成的卤化银微晶体均匀分散。陶楠等人以鱼明胶为保护介质,以双注乳化法制得具有良好单分散性的 AgBr/I 超细粒子乳剂,结果显示鱼明胶作为 AgBr/I 超细粒子分散介质时平均粒径可增大 1.6 倍且粒子大小分布保持基本不变,鱼明胶对卤化银超细粒子具有较强的保护性,可有效阻止其聚结生长。

2. 与 Br⁻ 作用

明胶作为卤素的接受体可与卤素结合而生成稳定的产物。实验证明,明胶中的酪氨酸、组氨酸、蛋氨酸等几种氨基酸都会与卤素反应。酪氨酸、组氨酸、蛋氨酸与溴作用为:

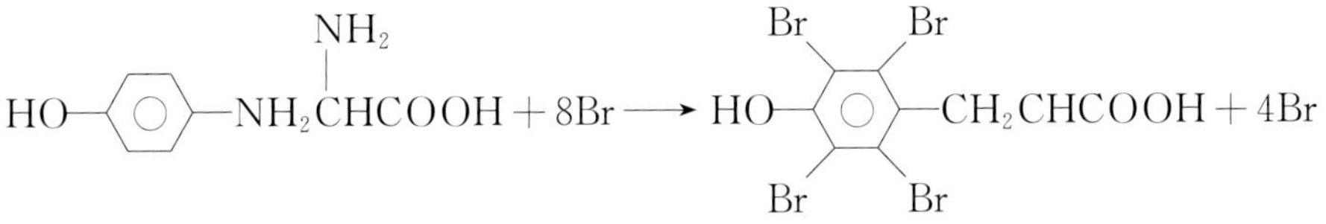

$$HO-\bigcirc-NH_2CHCOOH+8Br \longrightarrow HO-\bigcirc-CH_2CHCOOH+4Br$$

Tyr

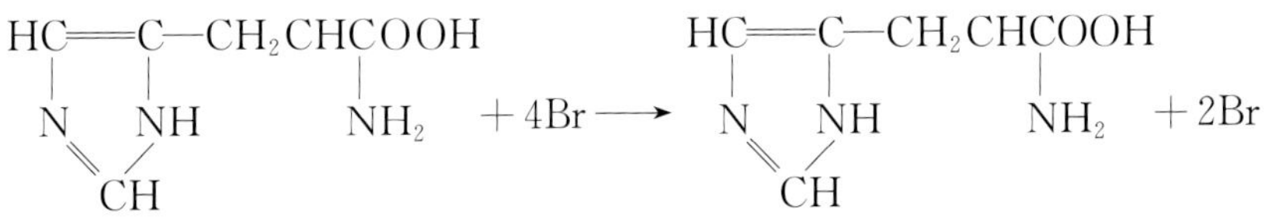

His

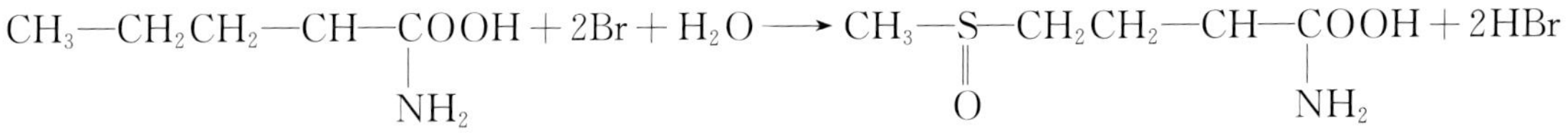

Met

李东芹等人用分子量分布的方法和红外光谱法探讨了明胶与 Br⁻ 的相互作用,Br⁻ 基本上仅分布于鱼明胶分子二级结构的 α-组分中。当 Br⁻ 含量增加到明胶的 10 倍时,绝大部分 Br⁻ 依然分布于 α-组分中,但同时有少量 Br⁻ 出现在分子量介于 α-组分和 β-组分的明胶组分中。Br⁻ 的这种分布特点表明,当 Br⁻ 的含量较低时,Br⁻ 优先与分子量较低的明胶 α-组分结合。

3. 与 Cu²⁺ 作用

明胶中的铜对于卤化银乳剂具有较强的减感作用,是造成潜影衰退的主要因素之一。明胶与铜离子络合后,虽然不改变乳剂微晶体的电子电导,却显著降低乳剂微晶体的光电导,形成光自由电子的陷阱,为保证照相明胶的品质,必须严格控制其金属离子含量。

Cu^{2+} 主要与明胶侧链上的氮、氧原子结合。明胶溶液的 pH 均可显著影响 Cu^{2+} 与明胶的络合率。随着溶液 pH 的升高,明胶发生去质子化而带负电荷,侧链暴露出的 —NH_2 和 —$COOH^-$ 也随之增多,与 Cu^{2+} 的反应活性基团增多。由于明胶侧链的游离氨基和羧基可与 Cu^{2+} 络合形成五元或六元环状螯合结构,张力小、结构牢固,Cu^{2+} 被螯合后很难脱离,因此温度等因素对明胶与 Cu^{2+} 的络合率影响不大。

4. 与铁离子作用

与铜离子相似,铁离子也是对照相明胶质量影响显著的主要金属离子之一,微量铁离子($>10\ ppm$)的存在便可导致明显的减感作用。

氨基酸的 —COOH 和 —NH_2、半胱氨酸的 —SH 以及酪氨酸等与 Fe^{3+} 和 Fe^{2+} 都有较强的结合力。张宜恒等采用 X 线光电子能谱和电子自旋共振技术研究了外来杂质 Fe^{2+} 与照相明胶的相互作用。明胶中的铁不是以 3 价态的形式存在,而是以外层电子云密度较高的低价态(2 价、1 价,甚至 0 价)形式存在于明胶中。而明胶对外来的 3 价铁有很强的还原能力。外加的 Fe^{3+} 被明胶体系还原,其结合能相对于纯粹的 2 价无机铁离子,说明还原后的铁不是以游离态的形式存在于明胶中,而是被明胶大分子络合于分子网络中。不同明胶对外来铁的还原容量不同,超过容量阈值后,外来的 Fe^{3+} 将部分保持原有价态而不被还原。明胶与铁离子络合在制造感光材料时会降低感光度,形成灰雾。所以,照相明胶必须控制铁离子的含量。

第二节 · 基本制备原理与方法

以鱼明胶为代表的水产动物源性明胶,通常称为"水产明胶"。我国在改革开放之前没有规模化的鱼胶原或明胶生产,自 20 世纪 70 年代起,水产明胶便逐渐兴起,涉及的水产动物品类丰富,如金枪鱼、罗非鱼、鲽鱼、鲈鱼、鲆鱼、鳕鱼、鳕鱼、鲀鱼、鳎鱼、鲑鱼、鲤鱼、鱿鱼、鲶鱼、水母等。水产明胶多以水产加工废弃物中的鱼皮、鱼骨、鱼鳞、鱼鳍等组织制备。鱼明胶与鱼胶原的氨基酸组成基本相似,亚氨基酸含量低于陆地动物明胶、蛋氨酸和丝氨酸含量高于陆地动物明胶。

作为热可逆性凝胶,明胶的凝胶强度、凝胶温度和熔化温度是重要的物理性能,也是评价其质量的重要指标,这些性能主要取决于明胶的分子量、氨基酸组成、α-链和 β-链含量等。鱼类等水生动物的生态环境复杂,包括淡水与海水、浅海与深海、温水区与冷水区等;物种门类多样,包括脊索动物、脊椎动物、软体动物、哺乳动物等。生态环境和物种的多样性使得海洋动物明胶具有与陆生动物相似而又差异的结构和功能。本节中以鱼明胶为例,对海洋明胶的制备原理与方法进行概括介绍。

一、制备工艺概述

(一)传统明胶制备工艺

明胶的制备原理是,在热水条件下调整提取介质至适宜 pH 范围,不溶性的胶原纤维在高温条件下三维螺旋结构破坏、分子交联断开,胶原部分水解,分子量降低,侧基暴露,亲水性增强,释出的明胶组分在提取介质中生成黏性明胶液体。原料预处理工艺和提取工艺是影响明胶产出率和质量的两大关键因素。

1. 原料预处理

目前常用的明胶制备工艺中根据原材料的预处理方法,可分为碱法、酸法、酶法以及其他组合方法。

(1)碱法预处理:碱法是目前最常用的明胶制备工艺,80%以上的明胶为碱法明胶。碱法预处理又称"浸灰",即原料在石灰乳中 $Ca(OH)_2$ 的作用下纤维松解,可溶性蛋白质及色素、脂肪等杂质溶解去除。浸灰是明胶制备的重要环节,经浸灰处理的原料其胶原纤维吸水膨胀、疏松张开,内部结合力减弱,有利于胶原分子的溶出。浸灰过程中工艺控制极为关键,处理过度或不足均显著影响提胶质量和产量。传统浸灰工艺反应慢、时间长,通过加入浸灰促进剂可以有效缩短时间、减少废液排放,提高绿色产能。

(2)酸法预处理:目前明胶市场中,酸法明胶约占 10%,所得明胶分子量较低,但其周期短、产率高。酸法预处理通常将原料浸泡于 pH 3.5~5.5 的稀酸溶液中酸化处理 10~48 小时,温度控制于 15~25 ℃,使原料充分酸法膨胀。浸酸结束后清洗原料至适宜 pH 再进行明胶提取。

(3)酶法预处理:酶法处理是指用生物酶处理原料使得胶原溶解释放,该方法生产周期短、废液排放少、酸碱用量低,是绿色环保生产的发展方向。酶法制取明胶工艺始于美国和日本(1962 年),中国的酶法制胶最早报道见于 1966 年,首件专利见于 1990 年。不同原料、酶种类、工艺方法均会显著影响酶处理的效果,需根据不同原料选择最优的酶种类和方法。

与传统的碱法、酸法相比,酶法处理制备明胶工艺优点突出,如生产周期可缩短数倍、产品质量稳定、分子量分布窄等,已引起业内普遍重视,但由于酶法制胶的理论基础仍显薄弱,目前尚难以作为主流工艺用于明胶生产。

（4）盐增强型预处理：盐增强型预处理主要包括盐碱法和酸盐法，即通过在碱法或酸法预处理工艺中添加无机盐辅助剂，从而有效提高明胶产量和质量。

盐碱法中通常以硫酸钠和氢氧化钠混合液代替石灰乳用于浸灰处理。在盐和碱的混合液中，强碱可快速润胀胶原纤维加速出胶，但浓度过高时易溶化原料导致腐烂，影响明胶质量，而添加的硫酸钠则可通过脱水、盐析作用维持胶原纤维的收缩，阻止其过度膨胀，在提高出胶效率的同时保证其质量。盐碱法预处理更适用于皮明胶的生产，对于石灰乳难以处理的干皮尤为有效，不仅可提高明胶产量，其黏度和冻力等主要质量指标也有所提高。

酸盐法与盐碱法相对应，是在稀酸溶液中加入无机盐增效的工艺方法，通常以硫酸钠、氯化钠等与盐酸、硫酸等配制混合液用于原料预处理。酸法中无机盐的存在也可以起到防止原料过度膨胀的作用。但酸盐法的工艺参数控制较为困难，目前较少用于工业化生产。

2. 提取工艺

明胶的提取工艺主要是热水解过程，经预处理后，胶原在水和热的作用下氢键断裂、三螺旋结构打开并发生轻度水解形成水溶性明胶溶液。如何控制分子量及分子量分布、防止过度降解是提高明胶质量的关键。

温度、时间、pH是影响明胶提取的主要因素。不同原料、不同预处理方式，其后续的提取工艺也应相应调整，常用的提取工艺为：温度 $50\sim80$ ℃（也可分次，后次提胶温度高于前次 $5\sim10$ ℃）、pH $4.5\sim6.5$、时间几小时到几十天不等。

3. 干燥工艺

明胶的胶凝性使其对干燥工艺的控制要求很高，温度过高或强度过大均可造成干燥不均匀且影响产品质量，而常规干燥则周期冗长、耗能极高，不符合高效节能的生产原则。工业生产中通常将提取的明胶胶液浓缩后先滴于冷辊上形成胶条，再以烘床彻底干燥，也可将浓缩胶液滴于滚筒后干燥。

（二）海洋明胶制备工艺

在原料来源、宗教壁垒、生物风险等多因素影响下，传统陆地动物来源的明胶生产受到制约。以鱼类明胶为代表的海洋明胶逐渐成为研究和开发的热点，随着海洋资源和渔业资源的深度开发，海洋明胶等有望逐渐成为主流明胶产品。与传统明胶相比，海洋明胶具有较低的胶凝及熔化温度，且在熔化时具有高聚物特殊的口感，在生物源性高聚物中较为少见。开发海洋明胶产品，既可提高水产加工附加值减少环境污染，又可拓宽明胶来源和适用范围，具有重要的经济意义和社会意义。

与传统明胶相同,海洋明胶的制备也主要包括原料预处理、提取、干燥等流程。但与传统明胶制备原料相比,鱼皮、鱼鳞等海洋明胶原料的交联程度较低、韧性较差,明胶提取相对容易。海洋明胶提取工艺也可根据原料预处理方式分为碱法、酸法和酶法,目前工业生产中前两者应用更为广泛。

海洋明胶制备原料来源丰富、多样性高,因此海洋明胶的制备工艺也需根据原料性质差异进行科学调整。通常,海洋明胶的制备工艺如图 3-6 所示。酶法明胶在实验室水平或中试水平可取得较好数据,但在工业化生产时由于酶解程度不易控制、可选酶种类有限、成本较高等因素,推广度不高,实际生产中多以酶法预处理后再继以碱法或酸法处理,可有效缩短工艺周期、提高明胶产量。

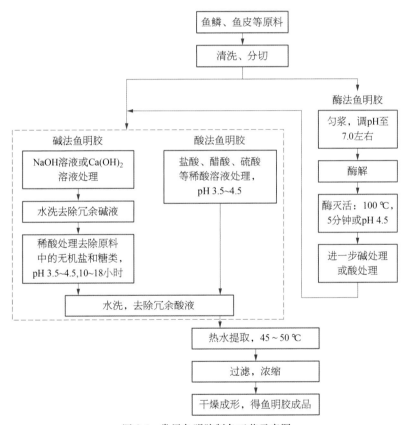

图 3-6　常用鱼明胶制备工艺示意图

二、原料选择

鱼明胶迄今仍是最重要的海洋明胶种类。与海洋胶原相似,海洋明胶的主要原料也是鱼皮、鱼骨、鱼鳞、鱼鳍等。原料选择直接影响制备工艺和明胶质量,应针对产品用途、市场需求并结合成本因素等,科学选择明胶制备原料。

(一) 含量与分布

明胶是纤维性胶原的部分水解产物,商业明胶主要由Ⅰ型胶原蛋白转化而来。在参与构成动物骨骼、皮肤等纤维组织架构的所有蛋白质种类中,只有胶原广泛分布于从海绵到脊椎动物的所有多细胞动物中。Ⅰ型胶原是皮肤和骨骼的主要纤维蛋白,占生物体全部胶原的 80% 左右,是多细胞生物细胞外基质的主要结构大分子。陆地动物明胶主要来源于猪、牛、羊、鸡等的皮和骨骼中的胶原纤维。

海洋鱼类明胶与高等脊椎动物明胶特征略有差异。首先,鱼皮、鱼鳔、鱼肉等组织中的胶原纤维束钙化程度低,经处理后易溶解提取;其次,鱼类胶原亚氨基酸含量低、热收缩温度低、热稳定性低,常温下的水溶性高;再次,其他脊椎动物的Ⅰ型胶原中没有 $\alpha_3(I)$-链,而大多数硬骨鱼类Ⅰ型胶原中均含有 $\alpha_3(I)$-链。$\alpha_3(I)$-链在不同种类鱼皮的分布情况见表3-9。

表 3-9 不同种类鱼皮中 $\alpha_3(I)$-链的分布情况

鱼类		+/-	鱼类		+/-
(1) 圆口类			鲤鱼类	鲤鱼	+
	白鲟	—	鲅鲢类	鲅鲢	+
	盲鳗	—	鳕鱼类	狭鳕鱼	+
(2) 软骨鱼类				真鳕	+
	乌鲨	—	针鱼类	针鱼	+
	角鲨	—		秋刀鱼	—
(3) 硬骨鱼类				飞鱼	+
肺鱼类	肺鱼	—	鲈鱼类	真鲷	+
鲟鱼类	白鲟鱼	+		鲣鱼	+
鳗鳝类	海鳗	+		梭鱼	+
鲱鱼类	沙丁鱼	+		黄鳍金枪鱼	+
鲑鱼类	鲑鱼	+		北海道马鲛鱼	+
	岩鱼	+		鳟鱼	+
	鲇鱼	—	鲽鱼类	刺魟	+
	白鱼	—	河豚类	东方鲀	+

注:+:有 $\alpha_3(I)$-链;—:无 $\alpha_3(I)$-链。

表3-9中所列鱼类中,鲑鱼的 $\alpha_3(I)$-链主要存在于鱼皮、鱼鳔和鱼骨组织中,鲤鱼的 $\alpha_3(I)$-链则主要存在于鱼皮、鱼肉、鱼骨和鱼鳞等组织中。已有研究发现,$\alpha_3(I)$-链中富含 GG 序列(Gly-Gly 序列和 Gly-Gly-Gly 序列),而甘氨酸分子结构最简单,GG 序列增多则三螺旋结构更易弯曲、热稳定性降低,因此含有 $\alpha_3(I)$-链结构的明胶稳定性低于

$[\alpha_1(\text{I})]_2\alpha_2(\text{I})$传统结构的明胶。

鱼明胶原料主要为鱼皮、鱼鳞、鱼骨、鱼头、鱼鳍等组织，不同品类、不同部位的原料其胶原含量差异显著，其中鱼皮、鱼鳞、鱼骨等常作为水产加工废弃物，极易获取，是鱼明胶的主要原料种类。此外，鱼肉组织中的胶原含量也远高于哺乳动物肌肉组织，其中暗色鱼肉中胶原的含量又高于白色鱼肉，在鱼明胶原料选择时应注意原料的分类分选。日本学者鸿巢章二选择真鲷和鳗鲡为样本，对鱼不同组织中胶原分布情况做了详细研究，见表 3-10。

表 3-10　鱼不同组织中胶原分布情况

组织	真鲷体重（690 g）		鳗鲡体重（240 g）	
	器官重量/g*	胶原/粗蛋白质×100%	器官重量/g	胶原/粗蛋白质×100%
普通肉	407	4.1	468	14.7
暗色肉内脏	23	10.8	25	37.0
皮	70	4.6	54	32.9
鳞	52	80.5	135	87.3
头、骨、鳍	391	46.1	205	81.3
未回收△	57	—	113	—
全体鱼	1 000	26.6	1 000	43.2

注：* 器官重量指在 1 kg 湿体重所占的克数；△指血液和体液，在鳗鲡中还包括体表的黏液。

（二）氨基酸组成

鱼明胶由鱼胶原变性而得，其氨基酸组成与后者基本相似。与陆地动物明胶相比，鱼明胶的亚氨基酸含量明显降低，且因鱼类栖息地、品类、取材部位等不同呈现出较大差异。表 3-11 对几种常见鱼明胶与代表性陆地动物明胶的氨基酸组成进行了对比分析，结果显示：亚氨基酸含量呈现出一定规律性，如陆地动物明胶的亚氨基酸含量高于水生动物，湖泊淡水鱼明胶的亚氨基酸含量高于海水鱼，中上层海水鱼明胶的亚氨基酸含量高于深海鱼类。鱼明胶中脂肪族羟基氨基酸（如丝氨酸、苏氨酸）含量均普遍高于陆地哺乳动物明胶。总体而言，鱼明胶亚氨基酸（脯氨酸和羟脯氨酸）含量低于哺乳动物明胶，温水鱼明胶（如大眼金枪鱼和罗非鱼）亚氨基酸含量高于冷水鱼类明胶（如鳕鱼和大比目鱼）。哺乳动物明胶中，脯氨酸和羟脯氨酸含量约 30%，温水鱼明胶（罗非鱼和尼罗河鲈鱼）为 22%～25%，冷水鱼明胶（COD）约为 17%。亚氨基酸含量的高低直接关系胶原的三维螺旋结构的稳定性，影响胶原的热变性温度，也与明胶的凝冻点、凝胶强度和熔点密切相关。

表 3-11　不同来源 1 型明胶原氨基酸组成（每 1 000 个氨基酸残基中的含量）

氨基酸	牛皮	猪皮	草鱼皮	大眼鲷皮	海豚皮	鲨鱼皮	鳐鱼皮	鳕鱼皮	海参体壁
丙氨酸	119	115	135	136	106	120	114	96	111
甘氨酸	330	341	334	286	351	264	348	344	329
缬氨酸	21	22	31	22	17	45	27	25	24
亮氨酸	23	22	22	24	23	39	23	22	19
异亮氨酸	11	10	10	5	12	31	17	11	18
脯氨酸	121	123	121	116	103	63	81	100	95
苯丙氨酸	3	121	17	15	10	30	12	16	7
酪氨酸	3	1	2	4	4	9	2	3	8
丝氨酸	33	33	39	36	48	36	46	64	45
苏氨酸	18	16	24	29	25	27	36	25	34
胱氨酸	0	0	4	0	2	0	1	0	—
甲硫氨酸	6	6	10	12	14	13	16	17	9
精氨酸	50	48	57	60	54	100	49	56	53
组氨酸	5	5	5	10	8	12	9	5	3
赖氨酸	26	27	23	31	19	10	28	29	5
天冬氨酸	45	44	42	51	50	57	37	52	60
羟谷氨酸	75	72	61	78	87	114	75	78	104
脯氨酸	94	97	65	77	67	—	72	50	66
羟赖氨酸	7	7	8	10	—		7	6	10

（三）热稳定性

鱼明胶的热稳定性相对较低，并呈现鱼种的特异性。明胶的热稳定性是指测定其在水系中纤维的热收缩温度（T_s），或溶液中分子的热变性温度（T_d）。由于 T_s 和 T_d 之间鱼种的影响大致相似（20～25 ℃），所以 T_d 值可以由较易测定的 T_s 值推定。T_d 表示胶原三螺旋结构破坏的温度，与鱼类可能生息的最高水温大致相近。图 3-7 所示为几种鱼类中胶原纤维 T_s 值与羟脯氨酸含量的关系。与哺乳动物相比，鱼类的 T_s 值与羟脯氨酸含量都较低，而暖水性鱼类要明显高于冷水性鱼类。明胶的热稳定性与全部亚氨基酸（脯氨酸＋羟脯氨酸）尤其是羟脯氨酸含量之间存在正相关性。低热稳定性是鱼胶原的一个重要特性，鱼胶原的热变性温度与鱼明胶的提取温度直接相关。在工业生产中，可根据不同鱼类的胶原热变性温度来确定相应鱼明胶的提取温度和提取时间。A. A. Karim，Rajeev bhat 根据收缩温度（T_s）将鱼皮胶原分成两组：①冷水鱼和深水鱼（T_s 37～45 ℃）。②温水鱼和表层鱼（T_s 50～57 ℃）。

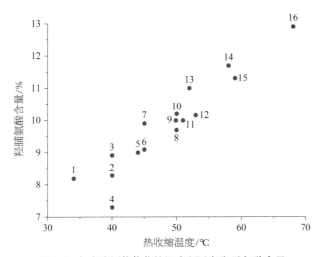

图 3-7 鱼皮胶原的热收缩温度（T_s）与羟脯氨酸含量

1,狭鳕；2,远东多线鱼；3,拟庸鲽；4,真鳕；5,长鲽；6,赫氏黄盖鲽；7,暗双线鲽；
8,牙鲆；9,鲭；10,鲕；11,海参；12,鳗鲡；13,大青鲨；14,鲫；15,鲤；16,牛

三、常见原料种类

（一）鱼皮

作为鱼明胶的主要原料之一，鱼皮从外观上可分为带鳞鱼皮、无鳞鱼皮、鱼皮外套膜（如鱿鱼皮）、毛皮（如海豹皮）等。一般动物皮的构造基本上分为三层：表皮、真皮和皮下层。鱼皮的表皮层无论是否具有鱼鳞都是薄而柔软的，鱼的表皮层可分成两层角质层和基底层，主要由多层的上皮细胞组成，特别是富含黏液细胞、瓶状细胞等。而哺乳动物的表皮（如猪皮）层则分成角质层、透明层、颗粒层、棘状层和基底层。鱼皮的真皮层大致分成2层，上层为疏松层，下层为致密层，和陆生动物真皮层结构大致相同。鱼皮真皮层中也分布有血管、神经等组织，但没有陆生动物的毛囊、汗腺（海豹等除外）组织，真皮层由纤维组织构成，其中胶原纤维约占90%，还有少量的弹性纤维等。

陆生动物的胶原肽链直径为 $1.4 \sim 1.5\ \mu m$，而鱼皮的胶原纤维的直径约为 $0.5\ \mu m$，结构相对疏松，力学强度也低于前者。与陆生动物真皮层相似的是，鱼皮真皮层的厚度也远大于表皮层。但是，鱼皮真皮层的胶原纤维排列比较疏松，并且含有色素细胞和较多的脂肪，色素细胞可分泌棕、褐、黑等色素蛋白，若处理不彻底，则将影响明胶质量，通常可以稀碱液处理去除。不同鱼品类其鱼皮中的色素和脂肪含量差异性较大，即使同一鱼种在不同季节获得的鱼皮中色素、脂肪等组分的含量也存在差异，因此，在制备鱼皮明胶时需根据不同的鱼

皮情况调整工艺条件,以保证彻底去除鱼皮中的色素和脂肪。表 3-12 中对几种鱼明胶常用的原料鱼皮中不同成分含量进行了对比分析,数据表明,罗非鱼皮中胶原含量高、脂肪含量低且来源丰富,因此是最常用于鱼明胶制备原料之一。统计数据显示,大多数鱼皮的胶原含量占粗蛋白质的 80% 左右,鱼种的不同脂肪含量的差异性较为显著,在不同捕获季节获取的同一种鱼皮,其成分也有差异性。

表 3-12　几种主要鱼皮的基本成分/%

品种	水分	灰分	粗蛋白质	脂肪	胶原
罗非鱼皮	65.03	1.17	33.14	1.56	27.8
黄鳍金枪鱼皮	54.57	1.29	32.66	8.98	22.64
鲖鱼皮	61.7	0.23	34.2	7.8	28.4
安鱇鱼皮	75.6	0.43	28.7	0.37	21.1
鳕鱼皮	(干基)	5.33	79.42	1.25	45.77

鱼皮中还存在一些非胶原成分,它们存在于结构蛋白的空隙之间,在明胶提取时应尽量去除杂蛋白质组分以保证产品的纯度和产量。对鱼皮组分进行分析,可为原料预处理和明胶提取工艺中关键操作的设置提供科学依据。例如,鱼皮中的清蛋白可溶于水和盐溶液,也可以溶于稀酸、碱溶液,遇热易凝固,可通过充分盐洗或稀碱液处理去除;球蛋白易溶于稀盐溶液,遇热凝固,分子量与清蛋白类似,均为 17 000～70 000,可通过充分盐洗去除。由黏液细胞分泌的黏液质也是鱼皮原料最常见的杂质来源,由黏附蛋白和似黏附蛋白组成,易溶于稀碱和中性盐溶液,遇热不易凝固,可通过盐洗或稀碱液处理去除。

(二) 鱿鱼外套膜

鱿鱼外套膜是紧紧包裹着鱿鱼体的鱿鱼表皮组织,其资源非常丰富,许多国家鱿鱼的捕捞量占其渔业总产量的 50% 左右。鱿鱼加工中,约有 35% 的头、足、内脏及表皮等组织作为废弃物处理,其中鱿鱼外套膜占 8%～13%。鱿鱼外套膜是高蛋白质、低脂肪组织,胶原约占其干物质的 80% 左右,是明胶制备的优质原料资源。鱿鱼外套膜与普通鱼皮的结构完全不同(图 3-8)。鱿鱼外套膜由 4 层外皮和 2 层内皮组成,在第一层外皮和第二层外皮之间,以及第二层外皮中间均存在大量黑褐色色素细胞,这些色素细胞可分泌眼色素(ommochrome),该色素可呈黄、橙、红及紫褐色,是

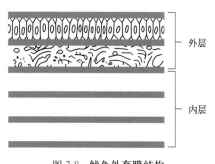

图 3-8　鱿鱼外套膜结构

一种类似于黑色素的色素。以鱿鱼外套膜为原料制备明胶时,其色素去除相对复杂,工业生产中应特别关注。

对鱿鱼外套膜进行组分分析,结果显示,鱿鱼外套膜呈现典型的高水分、低脂肪、低羟脯氨酸特征,以此为原料所制得的明胶水溶性好、热稳定性低(表3-13)。

表3-13 鱿鱼外套膜基本组成成分/%

水分	灰分	粗蛋白质	粗脂肪	总糖	羟脯氨酸
87.31	0.29	9.83	0.87	0.72	4.19

(三) 鱼鳞

鱼鳞是鱼类皮肤经长期进化而形成的衍生物,是真皮层的变形物,通常占鱼体总重量的1%~5%,在构造上近似于陆地动物的骨骼,其成分也与骨骼极为相似。鱼鳞中含有丰富的蛋白质和矿物质,有机物组分占鱼鳞干重的41%~55%,无机物组分占38%~46%,有机物组分中以胶原为主的蛋白质类物质含量达90%以上,是胶原或明胶的主要原料,而无机物组分的主要成分为羟基磷灰石,可为生物源性羟基磷灰石的制备提供素材。随着海洋生物资源研究和开发的日趋加深,鱼鳞作为人工骨生物启发材料(bio-inspired material)的研究热点已逐渐引起关注。

鱼鳞按外观形态可分成三种:盾状鳞、硬鳞和骨鳞。盾状鳞主要出现于板鳃纲,多见于鲨鱼表皮,由插入鱼皮的骨质底板和相连接的细刺组成。硬鳞是软骨硬鳞鱼科特有的鱼鳞类型,多见于鲟鱼尾鳍两侧,呈菱形。骨鳞在鱼类中最为常见,通常相互交叉覆盖在鱼体表面,每个鳞片可分为上、下两层,上层由骨质组成,坚固薄脆,下层由纤维结缔组织相互交错而成,相对柔软便于鱼体活动。骨鳞包括圆鳞和栉鳞,栉鳞与鱼皮相联系的部分存在放射状条纹,而圆鳞不存在放射纹(图3-9)。

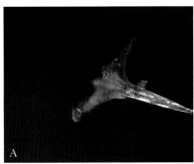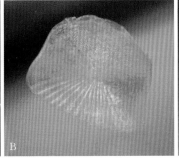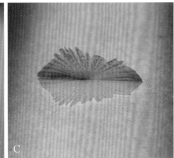

图3-9 常见骨鳞外形

A.盾状鳞;B.栉鳞;C.硬鳞

鱼鳞的成分与陆生动物的骨骼相似,主要由无机物组分和有机物组分构成。无机物组分主要是羟基磷灰石,有机物组分主要是胶原和鱼鳞特有的鱼鳞硬蛋白,还有少量的色素、脂肪等(表 3-14)。与陆生动物骨骼相比,鱼鳞的无机物组分含量显著降低,组织结构也较疏松,有利于明胶的提取。

表 3-14　几种鱼鳞的成分组成

品种	水分	粗蛋白质	灰分	粗脂肪	硬蛋白	胶原
青鱼	8.06	57.62	34.23	0.13	未检测	49.20
鲢	41.08	53.60	7.38	≤1	4.44	29.28
鲤鱼	18.25	70.89	7.91	≤1	8.29	38.32
鳙	16.71	53.82	21.63	1.9	未检测	45.88
鲫鱼	18.29	44.90	27.43	≤1	6.99	11.59

每片鱼鳞都由两个明显不同的区域组成:外层(又被称作骨层)和内部纤维层。在外层中,胶原纤维取向随机,嵌入在蛋白多糖的基体中。与之相反的是,在内部的纤维层中,胶原纤维相互之间平行排列,嵌入叠加成正交和(或)双层扭曲的夹板状的片晶中。王玉坤等人以鲫鱼的鱼鳞为原料,研究了鱼鳞的分级结构,鲫鱼鱼鳞纵向切面可分为三层,最上层主要有密实的无机相组成,中层则含有大量的胶原,而下层则是胶原和无机相有规律交叉穿插形成的有序片层结构(图 3-10)。

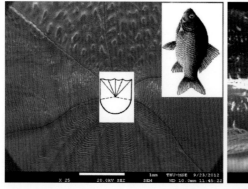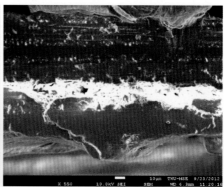

图 3-10　鱼鳞结构图

(四) 软骨

软骨鱼是 Ⅱ 型海洋胶原或明胶的主要原料来源。在现代鱼类学分类中,软骨鱼类属于低等鱼类,其内骨骼完全由软骨组成,虽然常伴随钙化现象,但无真骨组织,外骨骼不发达或退化,体常被盾鳞。在无脊椎动物中,头足类软体动物的软骨也很发达。软骨组织由胶原组织、少许细胞以及 60%～80% 的水分等组成,其中胶原组织主要以葡糖胺聚糖或糖蛋白的形式存在。

软骨鱼类广泛分布于印度洋、太平洋和大西洋,南半球自赤道分布到南纬 55°,北半球自赤道分布到北纬 80° 以上,大多数种类集中在赤道及其两侧,随着纬度的增加,呈递减的趋势。中国的软骨鱼类共有鲨类 146 种、鳐类 84 种、银鲛类 6 种,常见的鱼软骨材料包括如鲟鱼(*Acipenseridae*)、鲨鱼等。有些软骨鱼的软骨随着年龄的增长会出现钙化,因此在选取 II 型明胶制备材料时还应考虑水产动物的年龄问题。邓必阳等人对鲨鱼不同部位的软骨成分进行了检测,结果见表 3-15。

表 3-15　不同部位鲨鱼软骨成分分析/%

样品	蛋白质	脂肪	水分	灰分	碳水化合物
1	54.56	≤0.5	6.5	31.02	24.56
2	43.25	≤0.5	5.2	49.21	18.32
3	32.06	≤0.5	5.3	53.56	12.63
4	59.38	≤0.5	4.3	28.86	30.15

注:1 号和 2 号样品来源于胶囊,3 号样品是鲨鱼脊椎骨,4 号样品是鲨鱼鳍。

鲨鱼软骨的脂肪含量很低,其无机物组分的主要构成是羟基磷灰石,碳水化合物类组分主要为多糖。不同部位的鲨鱼软骨,其钙化率有明显差异,用于胶原或明胶制备时其原料预处理和提取工艺均需进行相应调整。除鲨鱼软骨外,鱿鱼软骨也是常见的水产软骨原料。郭休玉等人检测了鱿鱼软骨的基本组成成分,结果显示鱿鱼软骨的脂肪、灰分和多糖类组分含量较低,蛋白质类组分含量较高(表 3-16),其中,所含蛋白质主要为 II 型胶原,所含碳水化合物是硫酸软骨素组分,所含灰分主要是羟基磷灰石。因此,鱿鱼软骨是 II 型胶原或明胶制备的优选原料之一。

表 3-16　鱿鱼软骨基本组成成分(干基)

软骨成分	含量/%
蛋白质	63.88
水分	7.81
灰分	14.21
硫酸软骨素	12.50
脂肪	0.60

第三节 · 制备工艺与关键技术

海洋明胶与哺乳动物(牛、猪皮或骨)明胶的制备方法基本工艺大致相似。但由于原料的生物特性存在差异,需对于制备工艺方法做出相应调整方能满足鱼明胶的制备需求。哺乳动物的原料主要是猪、牛的骨和皮等组织,海洋明胶的原料主要是鱼皮、鱼鳞和鱼骨等,其中,鱼鳞的生物构成与哺乳动物的骨骼相似,因而鱼鳞明胶可以归类于骨明胶。由此,海洋明胶以原料分类,也可以分为皮明胶和骨明胶。海洋明胶的制备一般分成 3 个阶段:原料前处理、胶液提取和精制、胶液的成形和干燥。每道制备工序中均存在对明胶得率和纯度有关键影响的工艺,应严格控制相应的工艺参数,本节中将以鱼明胶为例对海洋明胶的制备工艺与关键技术进行简要介绍。

一、原料预处理

海洋明胶的原料应源自符合国家养殖渔业管理规范和食品卫生要求的水产加工企业。鱼皮、鱼鳞都是水产加工废弃物,往往与内脏等混杂在一起,所以需要预处理以去除原料杂物。鱼明胶原料的预处理包括:分拣、清洗、脱脂。

(一)分拣

分拣即对明胶原料进行筛选,去除不属于制备明胶的原料以减少杂质的混入,如去除鱼鳃、鱼头、鱼内脏及肌肉等冗余组织。根据原料的性质不同,分拣工序应建立不同的标准和原则,如针对不同鱼种类的鱼皮原料,带有鱼鳞的鱼皮要与没有鱼鳞的鱼皮、软体动物鱼皮、鱼软骨等分开,高脂肪的鱼皮与低脂肪的鱼皮分开;针对不同部位的原料,则应根据其分属于鱼鳞、鱼皮等不同组织做到有效分拣;针对不同状态的原料,则应根据其状态不同进行分拣,如区分干鱼皮和新鲜鱼皮、干鱼鳞和新鲜鱼鳞等。分拣可以根据原料的不同性质进行区分处理,有效减少因原料不纯或不均一导致的质量问题,以保障后续工艺的顺利实施。

(二)清洗

清洗的目的是去除鱼类加工过程混杂的血、黏液等残留物。对于新鲜的原料应该在尽可能短的时间进行清洗,对于原料干制品要适当浸泡后再行清洗。为避免引入过多离子或初始微生物,清洗用水的水质必须符合食品卫生要求。

(三)脱脂

鱼鳞的脂肪含量一般不高,所以鱼鳞明胶的制备工艺中没有脱脂的要求。鱼皮的脂肪含量情况比较复杂,不同鱼品类或不同栖息地的鱼皮原料脂肪含量相差迥异。常见的高脂肪含量鱼皮原料有三文鱼鱼皮、鲴鱼鱼皮等,其中鲴鱼的鱼皮脂肪含量可高达 14.7%~16.4%。对于这些高脂肪含量的鱼皮原料必须进行脱脂处理。常见的脱脂方法有:脂肪酶脱脂、有机溶剂脱脂、水力脱脂等。

脂肪酶脱脂法主要是指利用脂肪酶催化脂肪水解,将熔点高的动物脂肪水解成甘油和脂肪酸,进而通过水洗除掉脂肪。虽然脂肪酶脱脂方法反应条件温和、能耗低,但组织渗透性不高,只能去除鱼皮表层的脂肪,对于鱼皮真皮层附近的脂肪的去除率有限,因此工业生产中酶法脱脂通常需与其他脱脂工艺联合作用以彻底去除脂肪。

有机溶剂脱脂法是工业生产中比较常见的一种脱脂方式,即用有机溶剂萃取脂肪实现脱脂。由于有机溶剂的渗透率强,脱脂通常较为彻底。常见的有机溶剂包括乙醇、异丙醇、乙酸乙酯,石油醚、氯仿等。有机溶剂具有低沸点、易挥发、易燃、脂肪萃取率高等特点,萃取脂肪时加入一定比例的有机溶剂与鱼皮混合搅拌,可以较好地去除鱼皮中的脂肪,例如取100 g 绞碎过的金枪鱼皮用 250 ml 乙醚低温回流 12~14 小时,粗脂肪含量可降至 1%。需要注意的是,有机溶剂脱脂存在操作风险和溶剂残留方面的安全性问题,应设置风险控制关键点。

水力脱脂法常见的方式,包括水力高速搅拌脱脂、高压水流脱脂、温水脱脂、盐溶液脱脂、碱性溶液脱脂等,在猪、牛骨明胶制备行业应用广泛。水力脱脂法关键要点是将原料粉碎后用 60~80 ℃的热水进行高水压冲洗,达到脱脂的目的。鱼皮结构柔软,过度物理搅拌或有机溶剂处理均会破坏原料质量,因此对于含脂肪量较低的鱼皮可以采用盐溶液或碱溶液脱脂。宋金红等人按照料液比 1:5(W/V)0.3%的 NaCl 溶液,在溶液温度 40 ℃条件下脱脂处理 1 小时,鲴鱼皮的脱脂率达 95.96%。

二、原料前处理

在明胶的生产工艺过程中,原料的前处理工艺是确保明胶品质的基础。前处理的过程是胶原转化为明胶溶出的过程。胶原是一种非常稳定的三维螺旋结构,主要由肽链间的范德瓦耳斯力、氢键和共价交联键共同维持结构稳定性。胶原的端基和侧链均含有氨基和羧基,即存在许多碱性基团和酸性基团,这些在肽链的碱性基团和酸性基团分别与酸碱结合后,胶原分子间及肽链间的离子交联键和氢键将被打开,胶原纤维吸水而发生酸膨胀或碱膨胀,随着处理时间的延长,各种交联键和次级键逐步被破坏,胶原分子部分降解变性转化为明胶。

胶原的明胶化过程发生提取明胶之前,主要用化学的方法促使胶原螺旋结构松弛、膨胀,形成一种不稳定的结构状态,更便于胶液的提取。明胶的前处理即为明胶化的过程,可以通过测定胶原纤维的收缩温度、变性温度、圆二色性、傅里叶红外光谱等分析手段监控胶原的明胶化程度。已有研究表明,胶原的明胶化涉及非共价键的断裂、分子二级结构变化、三螺旋结构展开以及二级结构向无序化转变,这些变化使得热提胶过程中胶原亚基更易释放,明胶化转变会使胶原纤维发生轴向伸缩,长度收缩至原长的 2/3 左右,同时,在这一过程中还需去除原料中的非胶原成分,如脂肪、白蛋白、球蛋白、类黏附蛋白和色素等。上述非胶原成分多数能溶于稀碱液、稀中性盐溶液,而胶原的水溶性相对较差,根据溶解性差异有效去除非胶原成分提高明胶质量。

前处理工艺是影响明胶品质和成品率的重要因素。明胶化过程中胶原分子会发生 3 个步骤的变化:即二级结构的"溶化"、分子间交联的断开、主链键的断裂。上述步骤并非同时发生,而是以一定的先后次序进行。过度的酸碱处理使胶原发生部分水解、肽链断裂,所得明胶的分子量相对较低,因此,原料前处理应该采取温和的化学处理工艺。陆生动物明胶的前处理过程通常采用低酸碱浓度、长时间的处理方法,碱法明胶的浸灰时间可长达几个月。鱼鳞和鱼皮与陆生动物的骨、皮不同,其结构疏松、羟基磷灰石和脂肪的含量低,所以,无论酸法或碱法前处理鱼鳞、鱼皮都需科学控制酸碱浓度、温度和时间以免造成胶原结构的过度破坏。由于鱼皮、鱼鳞的品种多,差异性大,不同鱼种的鱼皮和鳞所含的无机物和非胶原成分都有所不同,同一种鱼在不同季节的皮和鳞成分也有区别,因此,水产明胶前处理需根据不同原料情况做相应调整。

明胶原料前处理的方法有 3 种:酸处理、碱处理、酶处理。根据这 3 种处理方法得到的明胶分别为酸法明胶、碱法明胶和酶法明胶。酸法明胶也称为 A 型明胶,碱法明胶称为 B 型明胶,也有将酶法明胶称为 E 型明胶。

(一) 原料的酸处理

酸处理是指在进行明胶前处理时,用酸溶液对明胶原料浸泡处理。工业生产时常用的一元酸多为盐酸,多元酸则包括硫酸、亚硫酸、柠檬酸、磷酸等,也可采用混合酸溶液处理原料。明胶化过程中酸处理目的在于断裂其分子间及分子内的离子键、氢键等非共价交联键,进而破坏胶原的非螺旋结晶区,促进三螺旋结构的松散和亚基的释放,使胶原纤维在酸液中膨胀,经过酸膨胀的胶原组织变得十分柔软。浸酸对鱼骨、鱼鳞等硬质原料而言,主要是除去原料中的钙盐,改变钙盐与蛋白质的结合状态;对鱼皮、鱼鳔等软质原料而言,酸处理主要是促使胶原膨胀、胶原纤维部分松解。若将经过酸处理的原料直接提取明胶而不再做其他处理,即为酸处理明胶,所得明胶为 A 型明胶。

1. 硬质原料的酸处理

鱼类的硬质原料主要是鱼鳞、鱼骨等。鱼类的硬质原料主要由钙盐、磷酸镁、碳酸镁、黏多糖、胶原纤维和鱼鳞硬蛋白组成。其中,钙盐主要以羟基磷灰石的形式存在。用盐酸处理鱼鳞等硬质原料时,钙离子可与盐酸结合生成可溶性钙盐,从而断开与胶原纤维的结合,为提取明胶创造条件。

盐酸处理鱼鳞等硬质原料的反应式如下。

磷酸钙与盐酸、磷酸等反应生成磷酸二氢钙:

$$Ca_3(PO_4)_2 + 4HCl \longrightarrow 2CaCl_2 + Ca(H_2PO_4)_2$$
$$Ca_3(PO_4)_2 + 6HCl \longrightarrow 3CaCl_2 + 2CaH_2PO_4$$
$$Ca_3(PO_4)_2 + 4H_3PO_4 \longrightarrow 2CaCl_2 + 3Ca(H_2PO_4)_2$$

碳酸钙和盐酸反应产生氯化钙:

$$Ca_3CO_3 + 2HCl \longrightarrow CaCl_2 + H_2O + CO_2\uparrow$$

鱼鳞的酸处理工序在明胶生产工艺中被称为脱灰,可使鱼鳞中的灰分降至 1% 以下。王南平等人申请的《从鱼鳞中提取胶原蛋白的脱脂脱灰工艺》发明专利中,推荐的酸处理脱灰方法如下:将鱼鳞用 14 倍的温水在釜中搅拌,1 小时后排水再重复一次用 14 倍的温水在釜中搅拌清洗,于 1 小时后排水,接着用 0.9 ml/L 的 HCl 溶液搅拌 30 分钟后将废水排除,经 HCl 处理后的鱼鳞用 12 倍的净水搅拌清洗后排除废水,再重复 2 次净水搅拌操作,再用干鱼鳞重量 4% 的碳酸氢钠和 12 倍清水搅拌中和,30 分钟后排去废水,此后再用 12 倍清水搅拌清洗 30 分钟后排去废水,重复 2 次净水搅拌清洗,最后收集排出的脱脂脱灰鱼鳞。通过专利所述的方法制备的脱灰鱼鳞,其灰分含量低于 1%。

在鱼鳞原料状态时,其组分中的钙离子和胶原肽键之间存在较强的相互作用力,阻止蛋白质之间由于疏水相互作用产生的聚集,因此可利用氢离子与钙离子的结合去除与胶原结合的钙离子,使胶原螺旋结构变得松弛,胶原的热稳定性降低,从而为进一步提取明胶创造条件。张香丰等人用圆二色性法研究鱼鳞酸处理对胶原结构的影响,探讨了用 0.2 mol/L、0.4 mol/L、0.6 mol/L、0.8 mol/L HCl 梯度溶液脱钙对鱼鳞胶原二级结构的影响(图 3-11),鱼鳞经不同浓度的 HCl 溶液脱钙后提取的胶原溶液均在 221 nm 和 198 nm 处出现正吸收峰和负吸收峰,符合胶原三股螺旋结构在圆二色图谱中 221 nm 处的正吸收峰特征,证实了胶原分子中左旋螺旋结构的存在。当脱钙液浓度为 0.8 mol/L 时,胶原在 221 nm 处的正吸收峰变弱,在 198 nm 处的负吸收峰强度增大,但未发生红移现象,表明胶原开始明胶化。

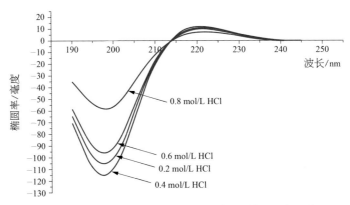

图 3-11　经不同浓度 HCl 脱钙后的鱼鳞胶原的圆二色图谱

何兰等人用 0.1% 的 HCl 溶液对鱼鳞进行前处理,研究了不同浸酸时间对明胶凝冻强度、黏度和出成率的影响,结果显示浸酸时间控制对明胶产量和质量具有显著影响,工艺生产中酸处理时间应控制在 1～3 小时内,时间过短则明胶不能有效溶出,时间过长则明胶结构破坏严重,产量和凝冻强度等均有显著下降,详细数据见表 3-17。

表 3-17　HCl 溶液处理不同时间后提取鱼鳞明胶的各项指标

盐酸处理时间/小时	黏度/(mPa·s)	凝冻强度/g	出胶率/%
0(对照组)	1.98 ± 0.10^e	91.33 ± 10.33^e	3.80 ± 0.21^e
1	3.89 ± 0.04^{be}	330.00 ± 7.55^a	18.83 ± 0.24^b
2	4.18 ± 0.05^b	315.00 ± 3.06^a	21.37 ± 0.66^a
3	4.64 ± 0.07^a	308.00 ± 2.08^a	18.60 ± 0.32^b
4	3.66 ± 0.07^{ed}	207.33 ± 3.84^b	16.03 ± 0.23^e
5	3.49 ± 0.12^d	199.33 ± 11.78^b	14.10 ± 0.35^d
单因素方差分析			
F 值	128.26	156.44	284.285
P 值	0	0	0

注:同一列数据上标字母不同表示差异显著($P<0.05$)。

2. 软质原料的酸处理

软质原料的酸处理目的是使胶原纤维膨胀、便于胶原的溶出。在酸溶液中,胶原分子链上的酸性基团和碱性基团都能与酸结合,分子内和分子间的离子交联和氢键交联均被打开,胶原纤维束膨胀。膨胀后的胶原结晶度和胶原稳定性均有下降,更易于胶原分子的明胶转化和分子溶出。经过酸处理后的鱼软质原料体积膨胀、组织疏松、分子间的相互作用力减弱,有利于胶原的明胶化转变。孙艺等人研究了大目金枪鱼皮经酸处理后的微观变化,用傅里叶红外光谱分析明胶化过程中二级结构的变化。他们分别用 0.5%、1.0%、1.5%、2.0%、2.5%浓度的乙酸溶液浸泡金枪鱼皮,冷冻干燥后作为实验组样品;将经过超声脱脂后的金枪鱼皮冷冻干燥,作为未处理组胶原样品。在红外光谱分析后,应用二阶导数谱结合去卷积和曲线拟合等处理方法,定量计算各组样品中胶原的二级结构(表 3-18)。

表 3-18   明胶化过程中二级结构相对含量

酸液浓度/%	α-螺旋/% (1 650~1 658 cm⁻¹)	β-折叠/% (1 610~1 640 cm⁻¹)	β-转角/% (1 660~1 700 cm⁻¹)	无规则卷曲/% (1 640~1 650 cm⁻¹)
未处理	0.72	26.80	63.94	8.54
0.5	7.26	36.44	40.31	15.99
1.0	17.03	29.37	39.50	15.10
1.5	9.47	31.67	41.70	17.16
2.0	8.89	35.00	36.98	19.13
2.5	12.44	31.39	37.52	18.65

表 3-18 中样品的二级结构分析结果表明,未处理胶原中 β-转角含量较高,经过酸处理后,三螺旋结构逐渐松散,各二级结构相对含量发生变化,β-转角逐渐向 α-螺旋、β-折叠与无规则卷曲转化。酸处理浓度为 0.5%~2.0%时,随着酸浓度的增加,无规则卷曲含量增加,胶原的无序结构增加,更便于在下一步热处理过程中胶原向明胶的转化。酸处理浓度增大至 2.5%时,过高浓度的酸处理造成了胶原的降解,所得样品中氢键含量高的 α-螺旋与 β-折叠结构增多,胶原分子间氢键作用增强。软质原料的酸处理时,要充分注意控制酸液浓度、浸酸时间、浸酸温度,同时也要注意原料的变化情况。不同鱼皮胶原的含量、亚基分子的含量、胶原的热变性温度等方面都有区别,这是制备水产明胶要充分考虑的因素。

(二)原料的碱处理

碱处理主要是用碱性溶液对原料液浸泡处理,使得胶原纤维膨胀并去除部分杂质,该过程在明胶制造工艺上称之为浸灰。原料由经过碱处理的再提取制备的明胶称为碱法明胶,即 B 型明胶。原料碱处理目的是提高原料胶原纤维的解离度。通过碱处理可以降低胶原纤维的内聚力,使原料的组织疏松、体积膨胀。同时,碱处理过程使得谷氨酸的酰胺基释放出氨、天冬酰胺基释放出羟基,降低了肽链的等电点,使胶原三维螺旋结构的氢键部分断裂,胶原的收缩温度下降,便于后续明胶的提取。此外,碱处理作用还可促使原料的非胶原成分(如黏附蛋白、球蛋白、黑色素、黏多糖、脂肪等)被不断消化溶解,经过滤分离后可有效提高原料中胶原的纯度,从而显著提高明胶的成品率和品质。因此,碱处理工艺的控制也是直接影响明胶品质的关键因素。

用于浸灰工艺的碱性材料主要包括石灰乳、氢氧化钠、碳酸钠等。由于陆生动物的皮和骨脂肪含量高、磷酸氢钙含量高、真皮层厚、交联度高等原因,去除非胶原成分、打开胶原肽链之间的结合键比较困难,所以多采用石灰乳等低碱性溶液长时间碱处理的方法,才能够获得高品质的明胶。相较而言,鱼鳞的脂肪含量低,鱼皮的胶原结构疏松,碱处理主要是去除色素、黏液和杂蛋白质等,所以一般采用氢氧化钠进行碱处理,处理时间短、效果明显。

需明确的是,碱法明胶必须是经碱法处理后表现为胶原分子结构发生变化、等电点下降等特征。若对鱼皮和鱼鳞的碱法前处理仅仅用于去除鱼鳞和鱼皮的非胶原成分,而没有降低明胶的等电点,则不能认为所得明胶就是碱法明胶,此时的碱处理只是用碱法去除非胶原成分、提高明胶质量的一个步骤而已。

碱处理同样可促进胶原的明胶转化。已有研究者对碱法制备明胶过程中发生的结构变化进行了系统化研究,他们将金枪鱼皮经十二烷基苯磺酸钠超声脱脂后,以 NaOH 溶液浸泡 1 小时,再经清水冲洗 3 次后,以醋酸溶液处理 2 小时,随后清水洗净,冻干备用。固定其他条件以制备不同浓度碱液处理的明胶化胶原样品,碱液浓度分别设置为 0.3%、0.8%、1.3%、1.8%、2.3%,金枪鱼皮原料经不同浓度碱溶液处理完毕后去除多余碱液,冷冻干燥后作为实验组样品。将经过超声脱脂后的金枪鱼皮洗净并冷冻干燥后,作为未处理组胶原样品。对上述不同方式预处理的金枪鱼明胶样品进行红外光谱仪扫描,收集 400~4 000 cm^{-1} 的吸收光谱,扫描次数为 32 次,分辨率 4 cm^{-1}。不同浓度的碱处理后的明胶化胶原的结构变化红外光谱见图 3-12。

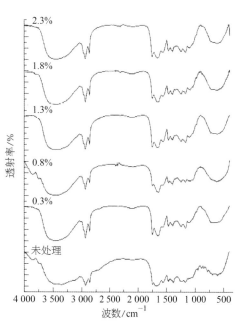

图 3-12　碱处理明胶化胶原红外图谱

酰胺 A 带为 N—H 伸缩振动或 O—H 伸缩振动的吸收峰,当肽键中 N—H 基团参与氢键形成时,酰胺 A 通常向低波数移动,且谱峰变宽。未处理组胶原酰胺 A 带出现在 3 421.09 cm^{-1} 处,经不同浓度碱处理后的胶原酰 A 带均蓝移至 3 434 cm^{-1} 左右,且从图谱中可以明显看出,与碱处理组胶原相比,未处理胶原组酰胺 A 处的谱峰比碱处理组宽,说明碱处理破坏了胶原分子间的氢键。酰胺 Ⅰ 带是 C═O 伸缩振动的吸收峰,通常出现在 1 600~1 700 cm^{-1} 处。当酰胺 Ⅰ 带向低波数移动时,胶原分子内的氢键作用加强,肽链结构伸展,螺旋度减少,整个蛋白质的无序结构增加。与未处理胶原相比,碱处理组胶原的酰胺Ⅰ带均向低波数移动,说明胶原分子内的氢键作用增强,无序结构增加。简言之,鱼皮胶原经过碱处理后,原有的氢键被破坏,新的氢键形成,胶原中的氢键平衡被打破,胶原分子结构发生变化。

(三)原料的酶法处理

碱法明胶的前处理过程长、成本高、污水量大,不符合绿色环保生产原则,酶法处理原料工艺一直是明胶制备的研究热点。国外酶法制取明胶的研究开始于1954年,早期报道中用于明胶制备的为各种酵母菌,到20世纪七八十年代酵母菌法开始逐渐被微生物蛋白酶处理工艺取代。1975年,Mishunin等研究了用灰色链霉菌蛋白酶水解骨胶原制取明胶。1977年,Hinterwalder报道了用胃蛋白酶和链霉蛋白酶配合化学处理的方法,提高了A型明胶的生产效率,缩短了生产周期。同年,Petersen和Yates采用非致病菌分泌的蛋白水解酶取代发酵有机物制备明胶。1989年,Makmen发现一种可以专一性水解胶原端部非螺旋区的胞外金属内肽酶,非常适用于明胶的生产工艺。1995年,Lilja等申请了酶法生产明胶工艺的专利。1998年,Rowlands等申请了酶法制备骨明胶的专利。

酶法明胶前处理用酶解液替代碱液浸灰法用于胶原纤维的松解和膨胀,便于明胶提取制备。酶法制备明胶原理是:利用蛋白酶切断胶原分子三股螺旋结构端肽,同时还可作用于胶原分子的非螺旋区,切断分子间和分子内的交联,并将非胶原水解去除减少杂质混入,酶处理后的胶原纤维经过加热解开为3条单链,可得分子量分布均匀的高质量明胶。酶法明胶也称为E型明胶。

以骨明胶的酶法处理为例,酶法前处理的基本要点是,先将鱼骨等原料经酸处理脱灰,再根据原料性质和明胶质量要求选择适当的酶进行酶解,通过酶的作用去除骨料中的非胶原成分。同时,切断胶原的端肽和肽链之间的键合以完成胶原的明胶化转化。用酶解技术取代传统的石灰乳浸灰可大大节约成本减少污染。与碱法相比,酶法明胶的优势包括:①酶法明胶的前处理时间短,仅为碱法明胶的5%~10%,大大缩短了生产周期。②明胶品质有较大提升,酶法明胶的凝冻强度可以提高10%左右,而且高凝冻强度的比例达到80%左右。③明胶的出成率可高达95%以上。④可以大大降低污染废液排放,减轻环保压力。

尽管酶法生产明胶具有诸多优点,但是长期以来酶法明胶技术一直停留在实验室阶段,酸法和碱法明胶依然是明胶生产的主流工艺。酶法制胶的主要技术难点是酶解技术的可控性,目前尚没有找到仅切断胶原端肽的专一酶,使得工业化生产时酶解过程控制困难。此外,酶解作用易导致胶原变性加速,且分子降解为胨、际、肽等,若工艺控制不当则显著影响明胶的质量,因此酶法明胶的规模化推广仍有共性技术难题尚未解决。

近年来,我国的科技工作者在酶法明胶技术取得了突破。宁夏鑫浩源生物科技有限公司已经采用酶法技术正式量产骨明胶。逯益民等人申请的CN106399433《酶法制备明胶工艺》专利中提供了一种经过酸处理的猪、牛骨明胶的酶法工艺,关键技术包括:将脱脂骨粒粉碎至不大于 80 目,将骨粉原料与水按 1:(1～5)重量比混合,pH 1～2.5 浸泡 6～10 小时,离心分离去除液相,采集沉降在转鼓壁上的固性物,加入水洗后干燥骨粉重量 0.05%～0.005% 的蛋白酶酶解后提胶。该发明的优势在于明确并优化了骨粒制备的特定控制目数,将所得骨粉用于胶原制备,与传统的碱法明胶制备工艺相比,生产周期可从 60 天缩短至 3 天,显著提高生产效率,降低生产成本。该生产工艺中采用的提胶方法,提高了明胶质量稳定性,可使产品主要指标 Bloom 凝冻强度提高到 260～300 g,全部达到药用胶囊生产明胶的质量要求,而传统的碱法明胶工艺仅能达到 60%。该酶法制造胶囊用明胶工业化生产工艺与传统的碱法明胶工艺相比,生产用水量从 500 t 减少到 200 t,污水治理工作量可减少 40%。江南大学过世东等人以鱼骨为原料用酶法技术制备鱼明胶,申请了发明专利《酶法制备淡水鱼骨明胶的方法》(CN102732592A),主要利用碱性蛋白酶对鱼骨进行水解,然后鱼骨浸酸除盐,在室温条件下采用传统 HCl 浸泡法去除鱼骨中的矿物质,完成酶法明胶的前处理。2008年,Nalinanon 等人报道了将胃蛋白酶用于大眼鲷(*Bigeye snapper*)鱼皮明胶制备的研究,将胃蛋白酶以 15 U/g 的量加入预处理大眼鲷鱼皮的酸溶液中,在 4 ℃ 条件下搅拌酶解 48 小时,并在 45 ℃ 条件下提胶 12 小时,可使明胶的产量从原来的 22.2% 提高到 40.3%。

(四) 超高压诱导技术

前处理的作用主要体现在两个方面:去除非胶原成分和胶原的明胶化。研究表明,超高压技术可以破坏蛋白质非共价键结构和促进蛋白质聚合的特性。明胶制备工艺中,前处理步骤需要破坏原有的胶原三维螺旋结构,采用超高压技术也可诱导胶原纤维的明胶转化。

在大于 150 MPa 压力条件下,蛋白质结构的平衡被破坏从而引起蛋白质变性。Gekko 等人对高压诱导条件下明胶的结构进行分析,认为胶原的氢键对压力敏感性不高,在中低压力条件下,由于分子被压缩反而可导致氢键加强,表现出"高压诱导"性质,当压力超过 400 MPa 时则会导致氢键断裂、胶原分子溶解。Gómez-Guillén 等人研究发现,高压预处理明胶制备原料的作用主要体现在两个方面:①在酸溶胀过程中,高压处理可促进不溶性胶原转化为适合后续提取的形式,诱导胶原的明胶化。②在提胶温度相同的条件下,经高压诱导的原料比传统酸法处理更易于明胶的溶出。他们在 250 MPa 的压力条件下对 50 mmol/L 乙酸处理的比目鱼皮原料分别进行 10 分钟、20 分钟压力诱导预处理,发现高压预处理的比目鱼皮明胶成品率比仅经常规浸酸前处理组明胶的成品率高 1.8%,但高压处理 10 分钟组所得明胶分子量均小于 100 000 且没有 β-二聚体和 γ-三聚体,高压处理 20 分钟组所得明胶含有大量的 α-肽链(α_1/α_2 为 1:2)以及 β-二聚体和 γ-三聚体,表现出压力诱导作用。张宇昊等人用巴沙鱼皮进行了超高压预处理实验:300 MPa 压力条件、超高压时间 10 分钟、提取温度 50～60 ℃、提取时间 4 小时,在此条件下制备的明胶其凝胶强度可达 274 g,比传统前处理方法所得明胶的凝冻强度提高 17%。在鱼皮鱼骨等原料前处理工艺中,辅以超高压处理可诱导蛋白质聚合度增加,增加明胶中高相对分子质量组分,进而增加产品的凝胶特性。

三、明胶提取

前处理工艺去除了原料中的矿物质和非胶原成分,明胶胶液的提取工艺则是在胶原纤维经过前期酸、碱处理后,局部破坏其三螺旋结构中的氢键,或者切断胶原端肽、纤维溶胀的基础上,通过进一步加热使胶原变性成为明胶。胶液的提取过程就是胶原变性的过程(图 3-13)。明胶胶液的提取基本方法是水提(熬胶),也即用高于胶原变性温度的水浴提取明胶胶液。

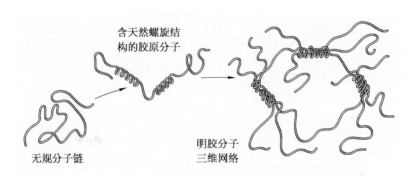

含天然螺旋结构的胶原分子

无规分子链

明胶分子三维网络

图 3-13　胶原转变明胶肽链状态示意

图 3-13 给出了胶原转化为明胶后的 3 种可能:①三股螺旋体完全松开,成为 3 条互补联结的盘旋的肽链,它们的组成和相对分子质量各不相同,主要为单 α-链组分。②1 条肽链完全松开,另外 2 条肽链之间的共价键全部断开,但仍有氢键联结,含 β-二聚体组分。③3 条肽链松开后仍有少量氢键联结在一起,含 γ-三聚体组分。

胶原受热水作用变性降解的过程分为 2 个阶段进行:一是热变性过程,即采取升温的方法,使经过明胶化的胶原结构中维系着三联螺旋体稳定分子内或间的氢键等物理键断裂,并使三螺旋结构解旋;二是胶原大分子的肽键等某些共价键水解断裂过程,并使螺旋体解旋,形成 α-肽链或 β-聚体。对于胶原热水解过程的控制,原则上要求通过降解作用使胶原分子尽可能地水解成明胶,同时,提胶过程不再破坏胶原聚缩氨基酸肽链的共价结构,尽可能使明胶分子量分布集中在比较狭窄的范围内,从而使明胶分子量的大小、结构和组成分布等都比较稳定。明胶胶液提取工艺是关系明胶成品率和质量的重要一环。一般情况下,胶液的提取是分次(道)进行,即在不同的提取温度条件下将明胶从原料中溶出,可避免由于提胶时间过长而使明胶发生次级水解,从而导致明胶的质量下降。胶液提取工艺影响明胶成品的主要因素有：pH、温度、时间、料液比。

（一）pH

pH 对提胶有显著的影响，若提胶 pH 低于 3.0 或高于 8.0，则即使在较低温度下提取也会发生胶原的过度水解。由于小分子非胶原组分的存在、偏离等电点的碱性等因素，胶原在高 pH 下更易溶解，降低了明胶的黏性和胶凝性，因此，在弱碱性下提取的明胶其黏度和凝胶强度均低于在弱酸性条件下提取的明胶。酸性条件下明胶的提取率相对更高，在酸性 pH 条件下进行明胶提取时，胶原纤维结构的破坏作用更强，强酸条件下制备的明胶其黏度和凝冻强度均显著降低。pH 的选择应该根据不同的原料和前处理方法调整，一般来说，提取明胶的 pH 应该调整在 2~7 内。何兰等人研究了酸法鱼鳞明胶提取时 pH 对明胶黏度、凝冻强度、出胶率的影响，通过脱灰鱼鳞在不同 pH 条件下提取胶液，测定明胶的黏度、凝冻强度和出胶率，其结果见表 3-19。

表 3-19　不同提胶 pH 条件下鱼鳞明胶的各项指标

提胶 pH	黏度/(mPa·s)	Bloom 凝冻强度/g	出胶率/%
2	3.14	206.33	21.7
3	4.15	312.00	20.5
4	4.72	380.00	20.57
5	6.06	354.67	13.53
6	6.96	326.33	12.07
7	7.00	317.00	7.13

提胶 pH 对明胶的黏度、凝冻强度和出胶率都会产生显著性的影响（$P<0.05$）。明胶的黏度随着提胶 pH 的升高而显著升高，当 pH 为 2 时，明胶黏度最小，为 3.14 mPa·s；pH 为 7 时，明胶黏度最大，可达到 7.00 mPa·s。较低 pH 时，明胶的凝冻强度和出胶率都随着 pH 的升高而升高，但当 pH 大于 5 时，凝冻强度显著下降，表现为明显的先升高后降低的变化趋势，且当 pH 为 4 时，明胶的凝冻强度和出胶率都达到最大值，分别为 380.00 g 和 20.57%。出胶速率也是一个和 pH 相关的重要参数，不同的 pH 对提胶速度和出胶率有明显的影响。pH 为 4 时提胶用时最短，仅花费 4 小时，而出胶率却最高，可达 20%；pH 为 7 时，提胶耗时 6 小时，出胶率仅为 7.2%。

（二）提胶温度

温度是明胶提取最敏感的因素。酸法、碱法或酶法的前处理工艺中，肽链之间的氢键、交联键、共价键已经部分打开,胶原的三螺旋结构松解膨胀,使不溶性的胶原变得易于溶解。而加温过程就是进一步瓦解三螺旋结构,使胶原分子转化为 α-肽链、β-二聚体以及小分子肽等。通常地,提胶温度应以高于胶原变性温度为起始温度。由于鱼类胶原的变性温度低于陆生动物胶原的变性温度,而且不同鱼种的变性温度由于其亚氨基酸含量的不同而有差异,所以,鱼明胶的提胶温度也应选择与原料性质相匹配的温度。以鳕鱼皮为原料,调节提胶 pH 为 3 左右,其胶液黏度随不同提胶温度的变化情况见表 3-20,数据显示,鳕鱼皮明胶的黏度随温度的提高而明显降低。

表 3-20 鳕鱼皮明胶不同温度的黏度变化值

pH 3	温度值 40 ℃	黏度 4.32 mPa·s
pH 3	温度值 52 ℃	黏度 4.57 mPa·s
pH 3	温度值 60 ℃	黏度 3.61 mPa·s
pH 3	温度值 70 ℃	黏度 3.50 mPa·s
pH 3	温度值 80 ℃	黏度 2.44 mPa·s

谢宁宁等人研究了柔鱼鱼皮明胶的提胶温度与明胶产出率的关系,设置不同提胶温度考察提胶率与温度的相关性,结果显示,随着温度的升高,明胶提取率逐渐提高。在 50 ℃ 提胶条件下,提胶率最低约为 4%,提胶温度升至 70 ℃ 时提胶率增长较快,在 80 ℃ 左右的提胶温度下提胶率可达到 5.02%(图 3-14)。显然,随着温度的升高,胶原的三螺旋结构不断破坏,肽链也逐步被降解成为小分子多肽,使得胶液更容易溶出,但相应地,随着小分子肽含量的增加,明胶的凝冻强度和黏度也逐步下降。工业中常用分次提胶法,即设置不同阶段,分次提高温度,不仅可有效保留低温所获得的较高凝胶强度的明胶,提高所得明胶的平均凝胶强度,同时还可以通过升温过程增加胶液提取率,提高生产效率。一般地,分次提胶的每阶段温度差设置为 5~10 ℃。

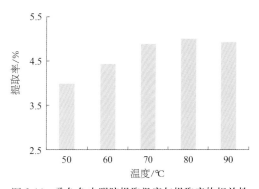

图 3-14 柔鱼鱼皮明胶提取温度与提取率的相关性

(三)提胶时间

提胶时间也会影响明胶的质量和提取率。在确定的提胶温度下,提胶时间与提取率和明胶的黏度、凝胶强度有密切关系。适当的提胶时间下,胶原可以充分释放出较多的 α-肽链,更易形成三维网状结构,所得明胶的凝胶强度和黏度就相对较高。若加热时间过短,α-肽链释放不足,则残留的高分子聚合物较多,这些高分子聚合物不易相互交联形成网状结构,便会影响明胶的凝胶强度和黏度。此外,提胶时间过短也会导致原料中的胶原难以充分释放,影响明胶的提取率。同样,提胶时间过长也不利于明胶的品质和提取率,若加热提胶的时间过长,则已经释放出的α-肽链在高温下不断加热,进一步水解形成短肽、际、胨等,短肽链含量增加,明胶的凝胶强度和黏度显著下降。工业生产中,逐步提高提胶温度、多次提胶是保证明胶品质和成品率的有效手段。陈小雷等人研究了斑点叉尾鮰鱼皮的明胶制备工艺,在 pH、提胶温度、料液比等条件保持不变的前提下,研究分析了提胶温度对明胶的成品率和凝冻强度的影响(图 3-15),结果显示,提胶时间过长并不能提高成品率,所得明胶的凝胶强度也显著下降。

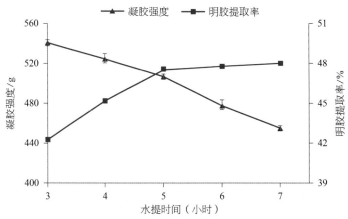

图 3-15 水提时间对明胶提取率和明胶强度的影响

水提胶液 pH 为 5,料液比为 1:20(W/V),水提温度为 50 ℃

（四）提胶料液比

相较 pH、提胶温度和提胶时间等因素,料液比对提胶质量和成品率的影响略小。当料液比过低时,胶原浓度相对过高,料液中的明胶处于饱和状态,则原料内的胶原难以进一步溶出,导致提胶率降低。而若料液比过高,溶入胶液的明胶含量过低,则会使得后续的浓缩时间过长,同样影响成品率和质量。一般而言,一次提胶液的最高浓度应控制在10%以下,若胶液的最低浓度低于2%就不考虑收集利用。

许多研究报道中,已通过正交分析方法论证关于 pH、提胶温度、提胶时间、料液比这4个因素对明胶出成率、凝胶强度和黏度的影响大小,但由于各自设定的条件都不相同,所得结论也各不相同,迄今尚未形成普遍认同的结论。

四、精制与纯化

原料经前处理后,其中的胶原纤维发生明胶化转化,可为进一步用热溶法提取明胶创造条件,同时也可最大限度去除非胶原成分。但是,提取时原料中含有的非明胶成分(如色素、盐、灰分、脂肪、重金属、杂蛋白质等)仍会溶入胶液,使用酸碱处理也会造成大量盐分的产生,这些都会影响明胶的最终品质。明胶的质量标准中对于明胶纯度有许多重要指标要求,如透明度、灰分、重金属含量、不溶物等。胶液精制与纯化处理的目的,就是通过各种方法去除盐分和杂质,提高明胶的纯度。明胶的工业化生产中,胶液精制与纯化的主要方法包括过滤、离子交换、生物膜处理等。

(一)过滤

明胶过滤目的是为了去除颗粒物,还可去除经过前处理后仍然溶入胶液的非胶原成分以提高明胶的透明度和纯度。明胶胶液的黏度比较高,一般在 $3\sim10\,mPa\cdot s(50\,℃)$,并且会随着温度的降低产生凝冻现象。目前,胶液的过滤大多采用棉饼过滤的方式。将棉花洗干净、消毒后,压成一定厚度的圆饼形状,放入与之配套的过滤机,利用多层致密的棉纤维拦截胶液中的固形物,使胶液在一定压力下通过棉饼将可视的固形物过滤去除,多层面纤维之间的空隙还可容纳截留胶液中的固形物。对于已经溶入或者悬浮在胶液中的非胶原成分,则需要先添加凝聚剂、助滤剂、氧化还原剂等,然后再通过过滤等方式去除杂质,提高明胶透明度。影响胶液透明度的非胶原成分主要是色素、脂肪和非胶原。若前处理时脂肪去除不彻底,油脂将和氢氧化钠反应生成可溶的硬脂酸钠,部分硬脂酸盐经提胶锅高温析出乳化形成细小的油珠,并被许多皂化物的亲水基包围,影响明胶透明度。

目前,国内外用于提高明胶透明度的方法有多道过滤法、氧化还原漂白法、吸附、凝聚等。

1. 氧化还原漂白法

氧化还原漂白法可显著改善明胶的色泽,常用的氧化还原剂有 H_2O_2 和 SO_2,主要通过氧化色素达到改善色泽目的。但该种方法处理后的明胶成品中会有氧化还原剂的残留,需严格控制用量和残留量。随着国家食品药品监督管理总局对食品、药品、化妆品、保健品等生产、标准及监管等要求的提高,这种化学试剂高残留风险工艺的应用已日趋谨慎,医疗领域中尤甚,因此该方法生产中应用不多,多用于实验室水平的脱色、漂白研究。

2. 吸附法

吸附法是明胶规模化生产中的常用方法,常用的吸附剂有羟基磷灰石、活性炭等。吸附剂内部存在很多空隙、活性高,可以吸附和凝聚胶液中的微小颗粒,再通过过滤实现澄清目的。明胶溶液中不同粒径的悬浮物可通过硅藻土的筛分、吸附和凝聚、阻留作用去除,改善明胶溶液的澄清度,提高明胶成品的透明度。宋金红等人研究发现,用硅藻土处理沙巴鱼鱼皮的明胶胶液,将浓度为 6%~8% 的硅藻土加入 2%~5% 明胶液中,迅速搅拌均匀,板框过滤机过滤,预涂 20~30 分钟,得到明胶成品后于 620 μm 下分光光度计检测其透明度,结果证实,过滤后明胶的透明度从 66.6% 上升到 70.5%。

3. 絮凝法

絮凝法中通过絮凝剂的使用可有效凝聚明胶胶液中的纳米级、微米级微粒。在絮凝剂的作用下,悬浮固体颗粒存在的性质和状态发生改变,经过凝聚-絮凝作用而形成大的絮凝颗粒,最后可通过沉淀、过滤等操作去除。絮凝剂的絮凝作用主要通过化学吸附和物理网络两种形式产生,由絮凝剂形成的絮凝物网络了多种微粒,形成松散、无定形凝聚物,可通过过滤去除。絮凝加过滤处理后,胶液变得清亮透明,混浊度大大降低。

絮凝剂仅结合杂质微粒,不与明胶蛋白相结合,这一优势特性使得其在明胶纯化中应用广泛。聚丙酰胺凝聚剂是比较典型的絮凝剂。聚丙烯酰胺是由 10 万以上的单体聚合而成长链状的大分子,分子链中富含多种化学活性基团,如酰胺基—$CONH_2$ 和羧基—COO—。聚丙烯酰胺絮凝剂用于明胶胶液纯化时,通常操作如下:预先配制 0.2% 浓度的阳离子聚丙烯酰胺(分子量 1 000 万)溶液、浓度 0.15% 的阴离子聚丙烯酰胺(分子量 15 000 万)溶液,在 58~80 ℃ 稀明胶溶液(5%)中加入硅藻土,边搅拌边加入胶液量 4% 的阳离子聚丙烯酰胺溶液,混匀后继续加入胶液量 1% 的阴离子聚丙烯酰胺,静置 60 分钟后过滤,即可获得透明度较高的明胶溶液。

(二)离子交换

离子交换剂是一种带有可交换离子的不溶性固形物,带有阳离子的交换剂称为阳离子树脂,带有阴离子的交换剂称为阴离子树脂。在明胶的前处理过程中需要酸、碱处理,会产生大量的矿物盐,这些盐类溶入明胶溶液后显著降低明胶的凝冻强度和黏度,导致明胶熔点发生改变。离子交换工序在明胶生产工艺中也称为脱盐。

离子交换剂能够从溶液中与等当量的电荷性质相反的离子进行交换。明胶胶液与离子交换剂直接接触后,离子交换剂的极性离子与液体中极性相反的离子进行交换,并取代出原来存在于离子交换剂的等当量的反离子。离子交换反应是可逆过程,用洗脱剂可将吸附于离子交换剂的离子洗脱,对树脂进行再生处理,因此离子交换树脂可以重复使用。离子交换树脂具有较高的交换容量,交换容量主要取决于官能基的数量,配制离子交换树脂体积时需根据这一关键参数进行计算。明胶行业常用的树脂型号为:凝胶型强酸苯乙烯系强酸阳离子交换树脂和大孔型苯乙烯系强碱阴离子交换树脂,经过离子交换处理的明胶与未经过离子交换处理的明胶理化指标有明显差异。笔者团队在对罗非鱼鱼鳞明胶的规模化制备中便采用了离子交换树脂脱盐,通过对脱盐前后明胶理化指标的变化反应明胶质量,结果显示,未经过离子交换处理的明胶灰分含量为 2%～3%,经过离子交换处理的明胶灰分含量可降低至 0.5% 左右。表 3-21 示经离子交换树脂处理后罗非鱼鱼鳞明胶的理化指标情况,各指标均已显著优于标准要求,证实离子交换法适用于工业生产中明胶的纯化工艺。

表 3-21　罗非鱼鳞明胶主要理化指标

检验项目	单位	技术要求	检验结果
灰分	—	≤2	0.5
二氧化硫残留物	mg/kg	≤30	11
总砷	mg/kg	≤1.0	0.03
铅(Pb)	mg/kg	≤1.5	未检出≤1.0
铬(Cr)	mg/kg	≤2.0	未检出≤0.05

(三) 膜分离技术

近几十年来,膜分离技术得到了广泛的发展,在生物医学、海水淡化、环境保护、食品工业等领域均有应用。膜分离的过程包括反渗透、超滤、电渗析等多种形式,超滤技术是明胶制备工艺中常用的膜分离技术。不同温度条件下提取的胶液经过滤、离子交换等工序处理后,胶液的水分含量为 90%～98%。传统方法是采用真空浓缩提高胶液的明胶含量,但该方法能耗大且会降低明胶的凝冻强度和黏度。膜分离技术可借助膜在分离过程中的选择性渗透作用使得混合物分离,从而将明胶与水相分离开来,提高胶液中的固形物含量,分离效果取决于流体与膜分子间的引力。由于胶液中各种组分与膜的结合能力不同,因此其传递速度各不相同,利用这种差异可将明胶组分与其他成分分离开来。

在食品行业中,膜分离技术的主要用途是脱水。明胶提取胶液中固形物含量低,采用膜技术脱水浓缩具有显著效果,其工作原理为:原胶液通过泵的低压提速,将大分子的明胶截留、小分子的水和盐分透过膜,从而达到脱盐、浓缩的目的。用于明胶胶液脱水的膜通常为微滤膜。考虑到明胶胶液的黏度随着固形物比例的增加而增加,一般分为二级进行膜分离处理。一级膜的工作压力低于 0.7 MPa,处理后胶液浓度可达 15% 左右。二级膜的工作压力约为 2.5 MPa,可将通过一级膜的胶液再脱水 50% 左右,处理后固形物含量可达到 30%。二级膜处理后的高浓度胶液可直接进入下一道凝胶工序。

膜分离技术应用于明胶制备工艺具有以下优点:

(1) 膜分离技术只需消耗电能,降低能源的消耗,也降低了生产成本。

(2) 膜分离技术在常温下运行,可避免因长期高温浓缩而损坏明胶的凝冻强度和黏度。

（3）生物膜在使用后及时清洗，可反复再生使用，有较长的使用寿命。

（4）操作、维护简单，占地面积小。

（5）可实现全封闭连续式工作，现场噪音小、安全、卫生、可靠。

（6）膜分离技术是直接将胶液中的明胶截留而将废水排除，明胶是大分子蛋白质，胶液经过离子交换虽然已吸附去除了盐和其他矿物质，但仍有一定量的铅、砷、汞等金属离子残留在胶液中，经过膜分离工艺处理上述重金属离子可同废水一起排出，进一步提高了明胶的质量。

笔者团队在鱼鳞明胶的工业化生产中，采用适时检测胶液电导率的方法进行在线工艺控制，检测数据显示，经离子吸附和膜分离处理后明胶胶液的电导率显著降低（表3-22），证实了上述膜处理工艺用于鱼明胶制备的有效性和必要性。

表 3-22　鱼鳞明胶胶液电导率检测表

胶液次	胶液浓度/%	电导率值/μm				
		原液	阳离子	阴离子	膜脱水	测定浓度
一道胶	10	≥20 000	668	488	335	5%
二道胶	4	1 863	1 460	391	246	4%
三道胶	2	998	1 084	319	258	2%

注：酸法提取的鱼鳞胶液，测试温度25℃。

五、真空浓缩

传统方法提取的胶液浓度通常为2%～10%，在这一浓度下明胶胶液呈液体状，干燥困难。通常地，明胶胶液固形物含量超过30%才能在低温条件下形成凝胶，便于后续干燥。经生物膜脱水处理后的明胶胶液其固形物基本上可满足30%固形物含量的要求，但对某些低凝胶强度的明胶制备则并不适用。因此，传统的真空浓缩工艺仍然具有实际意义。

明胶胶液真空浓缩的基本要求是真空、低温、短时。通常控制高真空管式浓缩真空度高于650 mmHg、胶液的浓缩温度低于60℃，在浓缩过程中尽可能减少长时间高温，以免降低明胶凝冻强度和黏度。

六、凝固与干燥

（一）胶液凝固

明胶胶液中，α-肽链在氢键的作用下可形成三维网络结构，该网络结构可锁住大量的水分，并在水中形成高黏度的溶液，使得水分难以蒸发。明胶的重要理化性能之一是溶胶与凝胶间可逆性转化：胶液温度下降至凝冻点以下，胶液凝固成为凝胶；胶液温度上升至熔点以上，凝胶重新溶化为溶液。规模化生产中可利用明胶的这一理化性质进行胶液的干燥，具体工艺方法是先将胶液凝固为胶体，再在低温、低湿条件进行干燥。典型的凝胶方法是将胶液通过螺杆挤出，并迅速将胶液温度降至凝胶温度以下，使之形成胶条，然后进行低温干燥(图3-16)。

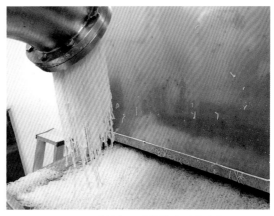

图 3-16 浓缩鱼明胶液挤出形成胶条

（二）干燥

商业化的明胶是在常温条件下进行流通，要求明胶的水分含量不高于14%，该条件下明胶的保质期可达2年以上。明胶中的水分保持在肽链的网络结构中，因此其干燥是一个缓慢的过程。低温、低湿度、低微生物是明胶干燥的基本条件，应该在洁净区进行。现代的明胶干燥都采用长网隧道式干燥方式，将胶条铺设在可输送的网带上，在密闭的隧道空间内用洁净的干燥风循环处理，同时逐级分段控制干燥温度，可保证胶条的均匀干燥，水分含量降低至14%以下，胶条粉碎成颗粒状即为常见的明胶产品(图3-17)。

另一种明胶干燥的方法是将明胶干燥成薄片状，大体工艺如下：将一定厚度的胶液均匀涂层于光滑表面，为了防止在该过程中出现气泡，可施加特定的真空。随后，将浓缩液作为薄膜注入冷却的、高度抛光的不锈钢鼓上。根据规格纵向切割凝胶膜并放置在连续的尼龙传送带上。采用与粉末干燥器相同的干燥原理，将该网通过高达100 m的干燥隧道进行干燥处理。干燥过程中，尼龙网的网络图案可转移到单独的明胶薄片上。将处理好的明胶薄片带切成适当长度，包装至规定的重量和尺寸，干燥后的产品称为吉利丁片(图3-18)。吉利丁

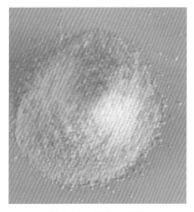

图 3-17 颗粒状明胶

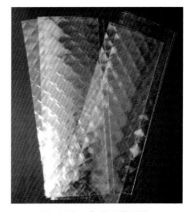

图 3-18 吉利丁片明胶

明胶是家庭、面包店和餐饮机构使用的常用产品。

七、几种典型明胶的制备工艺

作为胶原的变性产物,海洋明胶的生产对工艺参数的要求相对简单,其工业化生产已初具规模。迄今,海洋明胶已广泛应用于食品、化妆品、化工、生物试剂以及药用辅料等领域,我国每年鱼明胶的产量约占明胶总量的 10%。随着陆地明胶的资源局限和生物风险等状况的日趋加剧,海洋资源开发已成为全球各国战略发展的重点,海洋明胶的生产与应用势必迎来新的发展机遇。

商业化的海洋明胶包括皮明胶和骨明胶等不同种类,根据原料来源不同又各有差异。作者选择生产工艺成熟度高、应用较为广泛的几种明胶,对其生产工艺进行概括介绍如下。

(一) 酸法金枪鱼鱼皮明胶

(1) 将 4.5 kg 左右的冷冻金枪鱼鱼皮在室温下解冻,将所得到的鱼皮切成 20～40 cm 均匀小块。

(2) 切好的鱼皮在 15 L 清洗液中搅拌浸泡 20 分钟,加入 14 ml 次氯酸钠溶液氧化,反应一段时间后排干清洗液,再加入 11.5 L 清水继续搅拌 15 分钟,排干。

(3) 将 46 ml 浓硫酸(96%)加入 6.7 L 水中制备酸浴液,将上步处理所得鱼皮进行浸酸处理约 5 小时,其间间歇性搅拌。

(4) 浸酸结束后排出酸溶液,15 L 水洗涤鱼皮,每次洗涤持续约 1 小时,重复 3 次。

(5) 将上步处理所得鱼皮原料置于反应器中,加入 15 L 90 ℃ 的热水,调节 pH 为 3.5～4.0,并通过外部热交换器进行循环,使温度保持在 58～60 ℃。

(6) 提取 4 小时后,明胶胶液浓度约为 4%(约含有相当于 640 g 的明胶),将所得胶液离心、硅藻土过滤,再将滤液通过离子交换树脂脱矿物盐处理,滤出液调节 pH 到 5～7,真空浓缩至 25%～30% 的终浓度。

(7) 最后,将浓缩溶液低温凝胶化并以常规方式干燥,所得鱼明胶干物质为 605 g,Bloom 凝胶强度为 198 g,黏度为 3.8 mPa・s。

(二) 碱法黄鱼鱼鳞明胶

(1) 将黄鱼鳞用 0.6% 的石灰乳浸泡 2 天,去除废液后再用 0.3% 的石灰乳浸泡 4 天,其间每隔 24 小时换液。

(2) 再以 1% 的氢氧化钠溶液浸泡搅拌 30 分钟,去除废液,清水洗至 pH 中性。

(3) 分别于 13%、7%、3%、1% 浓度梯度的 HCl 酸浴中依次浸酸处理,其间每隔 24 小时换液。控制浸酸结束时 pH 为 3～4。

（4）在不同温度条件下重复提胶 4 次，温度依次为 60 ℃、75 ℃、80 ℃、90 ℃。

（5）所得胶液分别行脱盐、浓缩、凝胶、干燥处理。制得的明胶一道胶的冻力约为 287 g，黏度为 3.89 mPa·s，成品率约为 8.3%（以新鲜鱼鳞计算）。

（三）巴沙鱼鱼皮明胶

1. 碱法巴沙鱼皮明胶的制备方法

将一定量的巴沙鱼干鱼皮和蒸馏水以 1∶20 料液比溶胀 24 小时，剪碎、漂洗、沥干，按照料液比 1∶5 加入 NaOH 溶液常温搅拌处理 3.5 小时，冲洗至中性或偏碱性（pH＜10），按照料液比 1∶5 加入 0.8% HCl 溶液常温处理 4 小时，冲洗至弱酸性（pH＞5），将处理后的鱼皮于 45～50 ℃提胶 4.5 小时、于 63～68 ℃提胶 3 小时、于 80～85 ℃提胶 1.5 小时。滤液过滤、离心后浓缩干燥得明胶成品，明胶干燥品得率约为 55.48%。

2. 酸法巴沙鱼皮明胶的制备方法

将一定量的冷冻鱼皮解冻后，剪碎漂洗，按照料液比 1∶5 加入 40～45 ℃的 0.3% NaCl 溶液脱脂处理 1 小时，充分水洗后，按照料液比 1∶5 加入 0.4%（V/V）HCl 溶液处理 4 小时，冲洗至弱酸性后于 45～50 ℃提胶。滤液过滤、离心后浓缩干燥得明胶成品，产出率约为 48.32%。

上述两种方法制备的巴沙鱼鱼皮明胶主要参数对比如下（表 3-23），碱法明胶的前处理比酸法明胶更加充分，所得的明胶品质和产量均优于酸法明胶。

表 3-23　B 型和 A 型巴沙鱼鱼皮明胶性能比较

性能参数	B 型明胶	A 型明胶	性能参数	B 型明胶	A 型明胶
Bloom 凝冻强度/g	243	221	灰分/%	0.11	0.19
勃氏黏度/mPa·s	6.48	5.58	得率/干皮计%	55.18	48.32
透过率（620 μm）/%	75.9	74.7	脂肪/%	0.39	0.42
等电点（pH）	4.86	8.85			

（四）软骨明胶

（1）清洗鲨鱼软骨以去除污染物。

（2）清洁后的鲨鱼软骨浸泡在 8 倍（V/W）的 NaOH 溶液中（1～2 N），恒温 8 ℃下 200 r/min 浸泡搅拌 2～4 天，以去除肿胀后的非胶原和黏液等杂质，并使胶原富集组织膨胀。

（3）碱处理后的鲨鱼软骨以清水洗净，用 2 mol/L 的 HCl 溶液中和至中性，反复水洗去除盐分。

（4）热水法提胶：料液比 1∶7(V/W)、温度 40～80 ℃、提胶时间 1～5 小时。

（5）提取的明胶溶液(pH 约为 8)900 g 下离心 30 分钟，温度保持在 30 ℃左右。离心上清液用滤纸真空抽滤，真空浓缩至约 10%的终浓度。

（6）浓缩后的胶液于 60 ℃条件下干燥 24 小时，干燥风速约为 1.4 m/s，即可制备Ⅱ型明胶，凝胶强度约为 111.9 kPa。

第四节 · 生产设施及管理

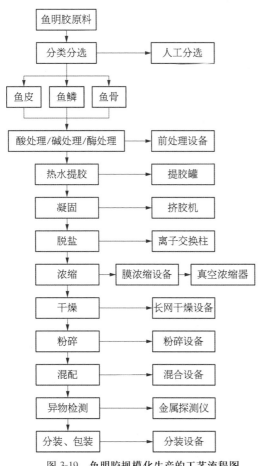

图 3-19　鱼明胶规模化生产的工艺流程图

海洋明胶的生产设备与传统猪、牛皮(骨)明胶的生产设备基本一致，但考虑到海洋明胶生产所用原料鱼鳞、鱼皮等比猪、牛的皮骨更为柔软、细碎，组织松散，因此需对生产工艺的关键设备、流程和关键参数进行适应性调整。海洋明胶的生产设备包括三大类：①原料前处理设备：也即原料清洗设备。②明胶的分离和纯化设备：包括胶液的提取设备、精制设备、过滤设备和浓缩设备。③明胶的成形设备：包括明胶凝冻设备、干燥粉碎设备和配套设备。虽然明胶生产工艺的专业性较强，但所采用的大部分设备为生物化工专业的通用设备，如提胶罐、离子交换柱、膜浓缩设备、真空浓缩设备、混胶设备、粉碎设备以及金属探测仪等，均可市售购买。但冷凝挤胶设备、长网干燥设备等是明胶生产的专用设备，需专项购买。本节中将以鱼明胶为例，对海洋明胶生产设施及管理进行简要介绍，其工艺流程图可参考图 3-19。

相应地，鱼明胶工业化生产的设备流程图见图 3-20。

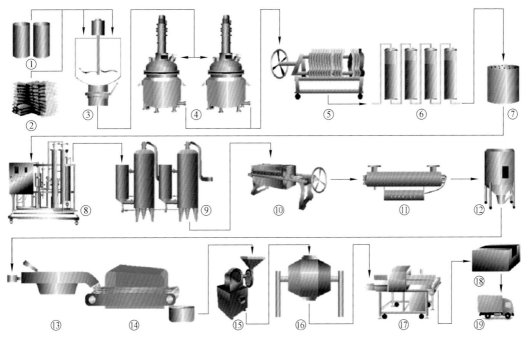

图 3-20 鱼明胶生产的设备流程图

1,酸、碱储罐;2,鱼鳞、皮原料;3,鱼鳞、皮酸碱前处理设备;4,提胶锅;5,棉饼过滤;6,离子交换柱;7,胶液储料罐;
8,二级反渗透膜;9,多效真空浓缩;10,过滤器;11,UHT 高温瞬时灭菌设备;12,浓胶液储存罐;13,挤胶机;
14,长网干燥设备;15,粉碎机;16,颗粒混合器;17,金属探测器;18,包装机;19,仓储出库

一、原料处理设备

前处理设备的主要功能是清洗及酸碱处理,对于设备的基本要求是:耐酸碱、耐腐蚀、可多次重复处理(图 3-21)。鱼皮或鱼鳞投入原料清洗水槽后,先加入一定比例的清水,转动搅拌螺杆,使得鱼皮或鱼鳞在水中充分翻滚,清洗去除附着的污物或杂质。清洗完毕后通过排

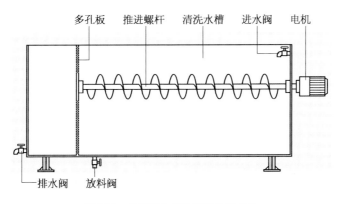

图 3-21 鱼明胶生产的原料处理设备

水阀排空污水,根据工艺设计可在该设备中继续进行酸或碱的预处理工序。酸碱处理时,在水槽内添加适当比例的酸或碱配制成所需酸浴或碱浴溶液,其他步骤参考清水冲洗工艺即可。彻底清洗完毕后,打开底阀将处理完毕的鱼皮或鱼鳞排出。

二、明胶提取设备

明胶提取是明胶制造工艺最重要的环节。要制备高品质的明胶,提胶设备的选择和参数控制极为关键。提胶设备选择通常要满足以下条件:①温度均匀可控。②可分次排胶。③可保持原料与胶液的相对流动。④便于清洗。张群等人针对鱼鳞明胶的提胶工艺特点,设计一种专用提胶锅并申请发明专利《一种立式鱼鳞明胶提胶锅》,根据鱼鳞的特点采用外循环加热、底部搅拌等方法,以提高明胶提取效率(图 3-22)。在该设备中,鱼鳞从投料口投入,并加入去离子水,通过循环泵和热交换器提高并且控制提胶的料液温度,提胶过程中开启底部的搅拌器增加鱼鳞与提胶溶液的交换面积,待胶液浓度达到所需水平时,可通过底部的出料口排出收集,而提胶完毕的残渣则可从底部的排渣口排出。

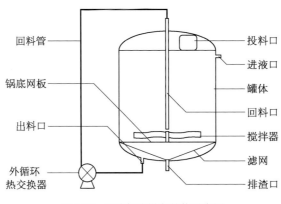

图 3-22　明胶提取设备结构示意图

三、离子交换设备

规模化鱼明胶生产中,常规采用离子交换柱进行分离纯化,根据产品性质和工艺特点设置离子交换阴柱和阳柱(图 3-23)。

将经过初步过滤的胶液泵入分别装有阴、阳离子交换树脂的柱子,进料原则是上进下出,使得胶液缓慢流过树脂进行充分交换。明胶生产使用的多为大孔树脂,D001 大孔型苯乙烯系强酸阳离子交换树脂、D301 大孔型苯乙烯系强酸阳离子交换树脂是常用的树脂规格。

离子交换柱使用前要进行活化处理,向离子柱内泵入 7%～8%的 NaCl 溶液,当出水盐浓度达到 2%～3%时,可停止泵入保持浸泡 12 小时左右,连续水洗,去除树脂中多余的 NaCl 溶液。阳离子树脂的常规活化处理方法如下:①向阳离子树脂中泵入 3%～4%的 HCl 溶液,当出口酸的浓度达到 2%时,停止泵入,保持浸泡状态 8 小时,水洗至中性。②向阳离子树脂中泵入 2%～3%的 NaOH 溶液,当出口碱的浓度达到 2%时,停止泵入,保持浸泡状态 8 小时,水洗至中性,即可完成活化处理。阴离子树脂的常规活化处理方法如下:①向阴离子树脂中泵入 2%～3%的 NaOH 溶液,当出口碱的浓度达到 2%时,停止泵入,保持浸泡状态 8 小时,水洗至中性。②向阴离子树脂中泵入 3%～4%的 HCl 溶液,当出口酸

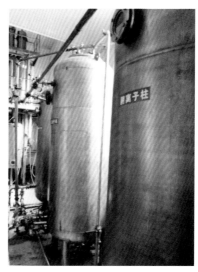

图 3-23 离子交换柱

的浓度达到 2%时,停止泵入,保持浸泡状态 8 小时,水洗至中性,即可完成活化处理。

离子交换树脂使用时应该注意如下几点:①明胶胶液的温度应低于树脂能承受的最高温度,否则影响树脂的使用寿命。②理论上树脂的交换能力是以每千克树脂所能交换的离子毫克当量数计算,但在实际使用时,可根据树脂的容积调整明胶胶液的相对流速,流速过快则胶液中的金属盐与树脂交换不充分、重金属吸附不彻底。③应合理掌握树脂再生的节奏,使用一段时间后树脂吸附的金属盐趋于饱和,需进行再生处理后方能重新投入使用。④树脂再生的方法:阳离子树脂用 4%～5%的 HCl 溶液浸泡 2 小时后水洗至 pH 6～7,阴离子树脂可用 3%～4%的碱液浸泡 2 小时,然后用纯水洗至 pH 7～8。

四、膜分离设备

近几年来,膜分离技术在明胶行业的应用已极为普遍。膜分离技术具有节能和浓缩温度低的优点,既符合明胶生产的要求,还可提高明胶的品质。

通常根据被分离物质的分子量选择适宜的膜分离技术:反渗透膜截留的分子量为≤300;超滤膜截留的分子量为 300～300 000;微孔过滤膜截留的分子量为＞300 000。明胶的分子量在 20 000～50 000,故而通常采用超滤膜分离。明胶的提取工艺多为分次提取,提取液的浓度由高到低,最高的浓度为 7%～9%,最低浓度为 1%～2%。明胶胶液干燥前的凝冻浓度一般要达到 30%以上,而随着浓度的增加,胶液黏度也大幅提高,这便要求膜能够承受有更高的压力,因此一步膜分离难以达到良好的胶液分离目的。明胶规模化生产中一般根据膜不同性能设计二级膜浓缩方案,一级膜的工作最高压力为 0.7 MPa,可将胶液平均浓度提高到

15％左右,二级膜的最高工作压力达到2.5 MPa,可将胶液浓度提高到30％以上(图3-24)。

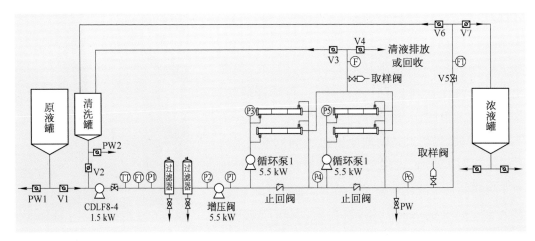

图 3-24　二级膜浓缩设备流程示意图

膜分离设备的基本操作要求如下：将原胶罐中加入适量的经一级膜浓缩处理的胶液(为增加高浓度时胶液的流动性,一级膜浓缩胶液根据温度情况适当加热,温度一般控制在 55 ℃),打开阀门 V1、V4、V5、V7,其余阀门关闭,启动供料泵,打开系统排气阀进行放气,放完气并关闭。系统稳定后启动循环泵 1,循环泵 1 启动稳定后启动循环泵 2,待所有泵和系统都运行稳定后通过 V5 将进料量调至 3T/H,再通过 V5 和变频器调节系统进膜压力使之缓慢升至 1.3 MPa 左右,进行膜分离工序处理。在保证达到设计生产处理量的前提下,应尽量降低系统的操作压力。待料液将近处理完毕时,将浓料阀 V5 开到最大,再将供料泵前的调节阀开到最大,然后先停增压泵,再停循环泵 1、2,待所有料液都处理完毕后打开阀门 V2、关闭 V1,用大量 40～50 ℃热水将膜设备中的残余的胶液冲洗干净,直至浓料管流量计透明时,方可打开清洗阀对膜系统进行清洗。

分离膜的使用寿命一般为 2～3 年,但在使用过程中要十分注意膜的及时清洗,避免膜污染。可用于膜清洗的溶剂包括柠檬酸、十二烷基硫酸钠、氢氧化钠、EDTA、亚硫酸钠等及其混合物等,可根据实际需求选择适用的清洗溶剂。

五、蒸发设备

蒸发设备也是明胶生产必需配置的设备,主要目的是提高胶液的浓度。提取胶液的浓度一般在 2％～9％,无法有效凝冻,且对后续的干燥工艺造成很大压力。近几年来,利用生物膜技术可以提高胶液的浓度,但实际生产中末道胶的凝胶浓度、凝胶强度过低,膜分离技术浓缩处理后仍然难达到30%浓度,必须通过蒸发设备进一步浓缩。

生产常用的蒸发设备有很多不同的结构和形式,适用于明胶生产的是降膜连续多效降膜蒸发器。该蒸发器主要结构包括预热器、分离器、加热器、冷凝器和蒸发系统。其中,一效分离器和两效分离器均采用降膜蒸发原理,将稀胶液输入预热器加热后,依次泵入一效加热器、一效分离器、两效加热器、两效分离器、三效加热器和三效分离器,在流动的过程中明胶液的水分被蒸发。随着水分的蒸发,一效分离器分离出来的蒸汽还可作为二效蒸发器的热源、二效分离器分离的蒸汽可作为三效蒸发器的热源,大大节约了热能,比同等单效蒸发器节约能源2/3。三效分离器分离出来的蒸汽经冷凝器冷凝后抽出。这类蒸发设备的浓缩比可以达到1/10~1/5,具有浓缩比大、黏度范围大、传热效果好、蒸汽和水消耗量小等优点(图3-25)。

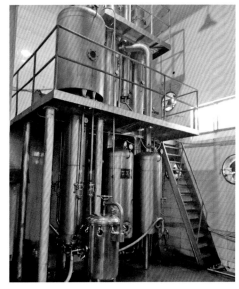

图 3-25　三效降膜浓缩蒸发设备

六、挤胶设备和长网干燥器

经过充分浓缩的胶液一般仍含有70%左右的水分,胶液中的明胶分子锁水能力极强,因此去除这些水分需要较长的时间和能耗。工业生产中,应考虑科学选择干燥工艺和设备,以达到增产降耗的目的。

(一) 挤胶机

进入长网干燥工序之前,需将胶液凝冻成胶条,挤胶机是长网干燥的前置设备,由推进螺杆和包裹在推进螺杆外的冷却壳组成。其原理是:将胶液用高压泵注入挤胶机,在冷却外壳的冷凝作用下,胶液急剧降温而快速凝冻为胶体,同时由螺杆旋转推进胶体,将胶体挤出多孔板形成胶条。

(二) 长网干燥设备

经过凝冻后的胶条进入长网干燥设备进行干燥处理制备明胶。整个干燥设备分为2个系统:物料输送系统、空气净化和除湿系统。其中,空气净化和除湿系统为核心设备,见图3-26。

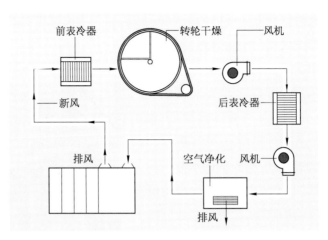

图 3-26   长网干燥设备的空气净化除湿系统示意图

长网干燥设备的空气净化除湿系统可将经过干燥箱排出的湿空气加入一定比例的新风，通过前表冷器降温除湿后，再通过转轮干燥进一步把湿空气转换成含水量在 20％以下的干空气。干空气通过后表冷器降温至适合明胶的干燥温度，将低温、低湿的空气经过净化处理后送入长网干燥箱，以此循环往复逐步将明胶干燥至水分达到商业明胶的要求，即水分含量不高于 14％。

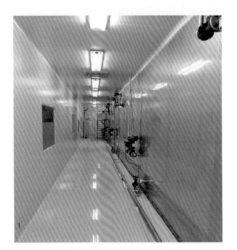

图 3-27   长网干燥器

长网干燥器分段控制箱体内的物料，前段由于物料的含水量较高容易溶化，需要低温、低湿控制，随着物料的水分不断蒸发，明胶的溶点不断提高，箱体的温度相应提高，进一步促进水分的蒸发，直至完成明胶干燥。工业生产中常用的长网干燥设备见图 3-27。

七、CIP 清洁消毒系统装置

明胶是高蛋白质产品，在生产过程中需严格控制微生物的繁殖，防止胶液品质恶化使最终产品达到标准规定的要求。生产中通常采用在线清洁消毒系统（cleaning-in-place，CIP）对关键生产设备进行原地清洗或者定制清洗。CIP 系统的优势是：可根据生产情况设置不同清洗模式，采用不同洗涤溶液体系，在不拆解设备的前提下对所需设备或物料管道进行在线清洗,并可进行系统消毒处理,以保证生产线中的洁净度符合要求。CIP 是保证产品质量和设备正常运转的必要手段和设备。生产过程中,根据明胶的生产特点采取 CIP 系统进行清洗消毒,可以有效控制生产工艺过程中的微生物繁殖。

CIP 清洗系统由酸罐、碱罐、热水罐、清水罐、气动执行阀、清洗液送出分配器、各种控制阀门、清洗管路和电气控制箱等组成。该系统可根据生产需要分为一路至四路。二路及二路以上既可分区同时清洗同 1 个或 2 个以上区域,也可在生产过程中边生产边清洗,就大大缩短了 CIP 清洗的时间。CIP 清洗系统的经济运行成本低,结构紧凑,占地面积小,安装、维护方便,能有效地对缸、罐容器及管道等生产设备进行就地清洗,其整个清洗过程均在密闭的生产设备、缸、罐容器和管道中运行,从而大大减少了二次污染机会,见图 3-28。

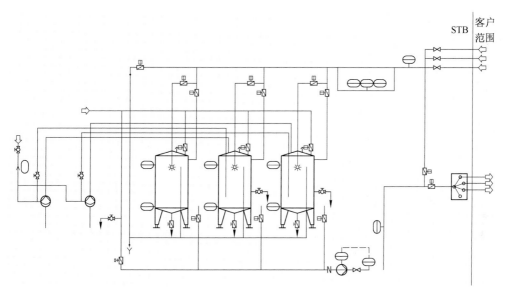

图 3-28 多点 CIP 清洗消毒系统

CIP 清洗工艺可根据不同产品、不同生产工艺等情况自行设置,通常包括如下几种。

(1) 水洗:任何清洗过程的第一步都应该是强力水洗,去除所有松散颗粒。所有设备工具在使用后应立即清洗。水洗的通常组合方式为:清水冲洗-热水冲洗-无菌水冲洗。

(2) 碱洗:NaOH 溶液可溶解蛋白质,高温下皂化脂肪,便于脂肪、蛋白质类残余物质的去除;聚磷酸盐溶液冲洗可防止设备内部形成钙盐沉淀;硅酸盐溶液冲洗可防止铝制容器或设备表面的腐蚀(根据被清洗物品的材料而定)。常用的碱洗组合方式为:清水冲洗-碱液冲洗-热水冲洗-无菌水冲洗。

(3) 酸洗:硝酸、磷酸等强酸溶液可用于溶解水垢;脂肪酸盐及其他合成乳化剂可乳化脂肪,降低表面张力,增强去污效果。常用的酸洗组合方式为:清水冲洗-酸洗剂冲洗-无菌水冲洗。

（4）消毒剂清洗：通常采用过氧化氢和氯化物溶液，可有效杀死大肠埃希菌及芽孢杆菌。

（5）酸碱全套清洗：生产中常用的酸碱全套清洗组合方式为：清水冲洗-碱液冲洗-热水冲洗-酸洗剂冲洗-消毒剂冲洗-无菌水冲洗。

明胶生产设备常用的清洗操作要求操作如下：常温或 60 ℃以上的热水洗涤 3～5 分钟；60～80 ℃条件下，1%～2%浓度的碱溶液清洗 10～20 分钟；温度降低至 60 ℃以下，以清水中间洗涤 5～10 分钟；最后用清水洗涤 3～5 分钟。

为避免微生物污染，明胶的生产线需定期进行消毒清洗，对于某些关键设备还应每次清场后进行消毒清洗。常用的消毒清洗操作如下：常温或 60 ℃以上的热水洗涤 3～5 分钟；60～80 ℃条件下，1%～2%浓度的碱溶液清洗 10～20 分钟；温度降低至 60 ℃以下，以清水中间洗涤 5～10 分钟；温度升至 90 ℃以上，热水杀菌 10～20 分钟。

第五节 · 生产工艺及管理

明胶可以用作食品添加剂，也可以用于药品生产和医用辅料，因而有食品级明胶和药品级明胶之分，实际生产中制造商应根据制备明胶的用途不同，需申报药品和食品两个不同类别生产许可证。卫生部 2005 年发布了针对明胶生产的管理性文件，即《食品添加剂明胶生产企业卫生规范》（卫监督法〔5005〕535 号），也是目前唯一可查的明胶生产相关管理性规范。该文分成 7 个章节 42 条，内容涵盖了生产企业的选址、设计、设施、原料采购、生产过程、质量检验、储存、运输、从业人员基本卫生要求和管理原则等系统性要求。

根据明胶生产的基本工艺流程，可将明胶生产环境分成 3 个部分：一般作业区、准清洁区和清洁区。一般作业区主要是原料的前处理，包括清洗、碱处理、酸处理等工序。准清洁区主要包括明胶的提取、过滤、精制、浓缩等工序。清洁区为凝冻、干燥、粉碎半成品储存混配和包装。食品级明胶或药品级明胶生产区的基本工艺布局和区域划分基本相似，作为药品明胶的生产对于清洁区称为控制区，对于控制区有空气洁净度要求，一般应该达到 30 万级的标准。

一、原料管理

由于海洋明胶主要原料为鱼鳞和鱼皮等水产加工废弃物，原料来源比较复杂和分散。

此外,由于水产加工产生的鱼鳞和皮大多被当作废弃物处理,因而难以实现原料的有效管理。为保证鱼明胶的质量和原料可追溯性,需对其鱼鳞、鱼皮的原料来源进行有效区分、合理控制。

作为原料溯源性控制,必须选择安全无污染鱼的鱼鳞和鱼皮,建立可以追溯的原料来源档案。用于提供鱼皮、鱼鳞的鱼的来源情况可在一定程度上反映原料的安全性。用于水产加工的鱼类主要包括养殖鱼和海洋捕捞鱼,对于养殖鱼类首先要考察养殖鱼的环境、水质和药物使用情况,防止由于养殖环境引发的鱼皮、鱼鳞原料污染。若养殖区获得由全球水产养殖联盟组织实施的水产养殖认证(best aquacultural practice,BAP),则可保证水产养殖安全、无污染。此外,合格的鱼鳞、鱼皮原料取回后应及时清洗、冷冻冷藏或做烘干处理,防止变质。原料选择时,需对上述因素进行综合考量并收集证据和信息,建立可追溯的原料来源档案。

二、生产工艺管理

海洋明胶生产应采取危害分析与关键控制点体系(hazard analysis and critical control point,HACCP)对明胶生产加工过程进行预防性过程控制。HACCP体系是一种控制食品安全危害的控制方法,其重点是控制可能对消费者产生不可接受的健康风险的显著危害。作为最先进的食品安全控制体系,HACCP可对食品中的潜在危害进行系统的识别、评估和控制,它以7个基本原理为基础,每个原理的应用都必须以科学为依据:①危害分析和预防措施(hazard analysis and preventive measure,HAPM):识别食品中的潜在危害,这些危害可能是生物性的(如微生物),也可能是化学性的(如毒素),还可能是物理性的(如玻璃或金属碎片),并对可能发生的危害制订相应的预防措施。②确定关键控制点(critical control point,CCP):根据危害分析的结果,确定哪些危害是显著的,可能带来不可接受的风险,结合制订预防措施来确定哪些环节、步骤或点是关键控制点。虽然对每个显著危害都必须加以控制,但未必每个引入或产生显著危害的点、步骤或工序都是CCP点。③建立关键限值(establish critical limit,ECL):对每一个关键控制点建立关键限值,即建立与每个CCP点相对应的预防措施必须要满足参数要求。④建立监控体系(monitoring,M):监控程序包括监控装置、监控时间、监控人员、监控方法等多项内容,即通过一系列的观察和测定(例如温度、湿度、时间、压力、pH、水分等)活动来评估CCP是否在控制范围内。⑤建立纠偏措施(corrective action,CA):建立处理当监控表明没有达到关键限值要求时,所要采取的纠正措施程序。⑥建立验证程序(verification procedure,VP):根据CCP点的实际运行数据对体系的实际运行情况分析和调整。⑦建立记录保持程序(record-keeping procedure,RKP):记录的内容应包括危害分析表、危害分析结果、控制措施、监控和纠正措施等。从前处理到产品包装都会对产品质量带来影响,需在每一个环节设定质量控制对象、检测方法或限量值。

根据 HACCP 体系的要求,海洋明胶的生产过程中必须科学、合理设置流程及控制点,以保证生产的稳定实施及体系的正常运行(图 3-29)。鱼明胶的生产工艺流程中,从前处理到产品包装每个工序都会对产品质量带来影响,要在每一个环节设定基本的控制对象、检测方法或限量值。如:前处理工艺中需检测 pH 值;提胶过程中要控制和检测提胶温度、时间、pH、出胶浓度;工艺中所用去离子水要监测电导率和 pH;胶液过滤工艺中要检测其透明度;胶原浓缩工艺中要控制和检测真空度、胶液浓度;UHT 高温瞬时灭菌工艺中要检测灭菌时间和温度;长网干燥工艺中要检测干燥温度、空气相对湿度等参数。

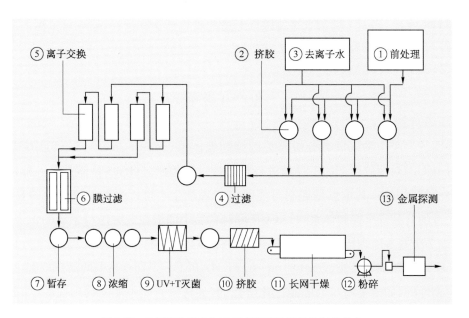

图 3-29　鱼明胶的基本加工工艺流程及质量控制点分布

应该根据对于产品质量最敏感的环节设定 CCP 点。如:微生物控制是鱼明胶的生产过程中最重要的质量要求,CCP 点就设定在真空浓缩后。采用 HUT 高温瞬时灭菌方法,可以通过调整灭菌温度和时间保证达到限量值。确保最终产品的微生物指标在规定范围之内。CCP 点确定后,根据要求建立操作方法和标准操作程序(standard operating procedure,SOP),同时对于操作方式要进行验证。建立可能发生偏差的纠偏措施,确保操作方法的可靠性和有效性。

笔者团队对鱼明胶的规模化生产已有几十年实践,对不同种类、不同工艺的鱼明胶制备均有涉及,建议应针对鱼明胶的生产工艺流程合理设置 CCP 点,以保证鱼明胶产品的质量稳定性。表 3-24 系本团队对鱼明胶工业化生产 CCP 设置的经验总结,供各位科研工作者和企业参考。

表 3-24 鱼明胶制备中的 CCP 点设计

CCP 点标识	工艺流程图	工艺简述	工艺控制
CCP1	原料验收	对于生产鱼鳞或鱼皮进行质量验收	
	原料分类	对鱼鳞和皮按同品种分类	原料含水量、杂质、脂肪含量控制
	前处理	对鱼皮、鱼鳞原料用清水及酸或碱进行明胶化和去除脂肪、色素、羟基磷灰石等	过程 pH 控制
	提胶	对鱼皮和鳞进行热水解,并提取明胶	不同道次的提胶温度控制
	过滤净化	对明胶使用滤袋、棉饼和精密过滤器等除去不溶性杂质	透明度控制
	离子交换	通过离子交换除去可溶性阴离子和阳离子	胶液电导率控制
	超滤脱水	通过超滤设备除去部分胶液中的部分水及离子	胶液浓度控制
	高温浓缩	通过多效蒸发器在真空条件下对胶液进行浓缩	浓缩温度控制
CCP2	灭菌	通过高温瞬时灭菌除去细菌及病原菌	温度≥138℃,时间≥4 秒控制
	干燥	对胶条在洁净空气条件进行递进式干燥,使水分减至 14% 以下	干燥温度和湿度控制
	粉碎	对干燥后的胶条进行粉碎至 8～40 目	粉碎颗粒度控制
	包装及半成品检验	胶粒包装后为半成品,由 QC 进行化学、物理及微生物检验	微生物控制
	混配、包装	根据客户要求对半成品进行混配形成成品,并包装成出厂规格	凝冻强度和黏度控制
CCP3	金属探测	使用金属探测器对每袋成品包装进行探测	金属异物控制
	成品放行	QC 对成品按法规及客户要求进行全分析,并决定是否放行	技术参数控制
	储藏及发货给客户	放行后的成品使用合同运输方发往客户	包装及储存条件控制

　　鱼明胶生产中必须符合的另外一个质量管理体系是"GB/T 22000-2006《食品安全管理体系　食品链中各类组织的要求》",这是 ISO 2200:2005 的等同转化版,该体系要求比 HACCP 管理更加全面,核心要求是组织建立食品安全管理体系并保证体系的正常运行和不断完善,体系的管理范围涵盖食品安全体系管理中所涉及的所有产品或产品类别、过程和生产场地。GB/T 22000-2006 管理体系主要涉及 4 个关键点:相互沟通、体系管理、前提方案和 HACCP 原理。所谓前提管理相当于 GMP 良好生产规范,涉及硬件和操作活动,将食品的制造看作一个从食品原料的起源到消费的完整系统。鱼明胶的生产管理也需要从鱼的养殖环境开始溯源,对鱼的养殖条件、鱼鳞和皮的产生过程、鱼明胶的生产过程、运输、销售、客户等环节都设计监督反馈和溯源机制。前提方案和 HACCP 原理是 GB/T 22000-2006 管理体系的核心内容,前提方案是整个食品供应链中为保持卫生环境所必需的基本条件和活

动,HACCP计划主要通过危害分析确定、采用关键控制点限定关键限值来控制危害的控制措施,HACCP所要求体现的内容在GB/T 22000-2006体系中都已体现。

(王南平　何　兰　郭休玉　位晓娟)

参 考 文 献

[1] Karim A A, Bhat R. Fish gelatin: properties, challenges, and prospects as an alternative to mammalian gelatins [J]. Food Hydrocolloids, 2009,23(3): 563-576.

[2] Badii F, Howell N K. Fish gelatin: structure, gelling properties and interaction with egg albumen proteins [J]. Food Hydrocolloids, 2006,20(5): 630-640.

[3] M.C. Gómez-Guillén, M. Pérez-Mateos, J. Gómez-Estaca, et al. Fish gelatin: a renewable material for developing active biodegradable films [J]. Trends in Food Science & Technology, 2009,20(1): 3-16.

[4] S S. Choi, Regenstein J M. Physicochemical and sensory characteristics of fish gelatin [J]. Journal of Food Science, 2000, 65(2): 194-199.

[5] Haug I J, Draget K I, Smidsrod O. Physical and rheological properties of fish gelatin compared to mammalian gelatin [J]. Food Hydrocolloids, 2004,18(2): 203-213.

[6] Sakaguchi M, Toda M, Ebihara T, et al. IgE antibody to fish gelatin (type I collagen) in patients with fish allergy [J]. Journal of Allergy and Clinical Immunology, 2000,106(3): 579-584.

[7] 白云.罗非鱼皮明胶的流变性质研究[D].上海:上海海洋大学,2014.

[8] 张琳琳.鱼类明胶膜的制备与性能研究[D].厦门:集美大学,2016.

[9] 黄涛,涂宗财,刘光宪,等.一种制备鱼明胶的方法: 201610521301.8[P].2016.

[10] 厉从雷.明胶在生物医用材料中的应用[J].明胶科学与技术,2013: 33(2): 85-89.

[11] 王卫东,李超,孙月娥.鱼皮明胶的制备、特性及应用[J].食品科学,2009,30(23): 484-488.

[12] 王书展,陈复生,杨宏顺,等.鱼明胶的功能特性与应用[J].明胶科学与技术,2013,33(3): 109-114.

[13] 缪进康.鱼明胶研究进展[J].明胶科学与技术,2011,31(2): 57-69.

[14] Gudmundsson, M. Rheological properties of fish gelatins [J]. J. FoodSci., 2002,67: 2172-2176.

[15] M.C. Gómez-Guillén, B. Giménez, M.E. López-Caballero, et al. Functional and bioactive properties of collagen and gelatin from alternative sources: a review [J]. Food Hydrocolloids, 2011,25(8): 1813-1827.

[16] Arnesen J A, Gildberg A. Extraction and characterisation of gelatine from Atlantic salmon (Salmo salar) skin [J]. Bioresource Technology, 2007,98(1): 53-57.

[17] Aewsiri T, Benjakul S, Visessanguan W. Functional properties of gelatin from cuttlefish (Sepia pharaonis) skin as affected by bleaching using hydrogen peroxide [J]. Food Chemistry, 2009,115(1): 243-249.

[18] Muyonga, J H, Cole C G B, Duodu K G. Extraction and physico-chemical characterisation of Nile perch (Lates niloticus) skin and bone gelatin [J]. Food Hydrocoll, 2004,18: 581-592.

[19] 刘丽娜.鮰鱼皮明胶的制备及其功能性质研究[D].无锡:江南大学,2008.

[20] 周艳军,李培仁.鱼明胶的制备及其性质[J].明胶科学与技术,2002,22(2): 65-74.

[21] 张强,王倩倩,陆剑锋.水产动物明胶的研究进展[J].明胶科学与技术,2013: 42-48.

[22] 汪多仁.鱼明胶的开发与应用进展[J].食品科技,2010,3: 37-42.

[23] Chiou B S, Avena-Bustillos R J, Bechtel P J, et al. Cold water fish gelatin films: effects of cross-linking on thermal, mechanical, barrier, and biodegradation properties [J]. European Polymer Journal, 2008,44(11): 3748-3753.

[24] Avena-Bustillos R J, Olsen C W, Olson D A, et al. Water vapor permeability of mammalian and fish gelatin films [J]. Journal of Food Science, 2006,71(4): 202-207.

[25] 张丰香,许时婴,王璋.鱼鳞明胶生产的浸酸脱钙工艺研究[J].食品工业科技,2008,29(3): 199-201.

[26] 于江涛.可凝胶化的鱼明胶的制备工艺[J].明胶科学与技术,2009,29(4): 182-186.

[27] Boran G, Regenstein J M. Fish gelatin [J]. Adv Food Nutr Res, 2010,60: 119-143.

[28] M.C. Gómez-Guillén, M. Pérez-Mateos, J. Gómez-Estaca, et al. Fish gelatin: a renewable material for developing active biodegradable films [J]. Trends in Food Science & Technology, 2009,20(1): 3-16.

[29] Tanong A, Soottawat B, Wonnop V, et al. Chemical compositions and functional properties of gelatin from pre-cooked

tuna fin [J]. International Journal of Food Science and Technology, 2008,43(4): 685 - 693.

[30] Simon A, Vandanjon L, Levesque G, et al. Concentration and desalination of fish gelatine by ultrafiltration and continuous diafiltration processes [J]. Desalination, 2002,144: 313 - 318.

[31] Gudmundsson M, Hafsteinsson H. Gelatin from cod skins as affected by chemical treatments [J]. J. Food Sci. , 1997,52: 37 - 39.

[32] Gómez-Guillén, Turnay, J. , Fernández-Díaz, Ulmo, N. , Lizarbe, et al. Structural and physical properties of gelatine extracted from different marine species: a comparative study [J]. Food Hydrocoll. , 2002,16: 24 - 34.

[33] Norziah M H, Al-Hassan A, Khairulnizam A B, et al. Characterization of fish gelatin from surimi processing wastes: thermal analysis and effect of transglutaminase on gel properties [J]. Food Hydrocolloids, 2009,23(6): 1610 - 1616.

[34] Cheow C S, Norizah M S, Kyaw Z Y, et al. Preparation and characterisation of gelatins from the skins of sin croaker (Johnius dussumieri) and shortfin scad (Decapterus macrosoma) [J]. Food Chemistry, 2007,101(1): 386 - 391.

[35] Anne S, Laurent V, Guy L, et al. Concentration and desalination of fish gelatin by ultrafiltration and continuous diafiltration processes [J]. Desalination, 2002,144(1 - 3): 313 - 318.

[36] Yanping W, Baoli S. Concentration of gelatin solution with polyethersulfone ultrafiltration membranes [J]. Food and Bioproducts Processing, 2011,89(3): 163 - 169.

[37] Eysturskare J, Haug I J, Elharfaoui N, et al. Structural and mechanical properties of fish gelatin as a function of extraction conditions [J]. Food Hydrocolloids, 2009,23(7): 1702 - 1711.

[38] Karim A A, Bhat R. Gelatin alternatives for the food industry: recent developments, challenges and prospects [J]. Trends in Food Science & Technology, 2008,19(12): 644 - 656.

[39] Ailén Alemán, Begoña Giménez, M. Carmen Gómez-Guillén, et al. Enzymatic hydrolysis of fish gelatin under high pressure treatment [J]. International Journal of Food Science & Technology, 2011,46(6): 1129 - 1136.

[40] Rawdkuen S, Thitipramote N, Benjakul S. Preparation and functional characterisation of fish skin gelatin and comparison with commercial gelatin [J]. International Journal of Food Science & Technology, 2013,48(5): 1093 - 1102.

[41] Ahmad M, Benjakul S. Characteristics of gelatin from the skin of unicorn leatherjacket (Aluterus monoceros) as influenced by acid pretreatment and extraction time [J]. Food Hydrocolloids, 2011,25(3): 381 - 388.

[42] Zhang J, Duan R, Wang Y, et al. Seasonal differences in the properties of gelatins extracted from skin of silver carp (Hypophthalmichthys molitrix) [J]. Food Hydrocolloids, 2012,29(1): 100 - 105.

[43] Ninan G, Jose J, Abubacker Z. Preparation and characterization of gelatin extracted from the skins of rohu (Labeo rohita) and common carp (Cyprinus carpio) [J]. Journal of Food Processing and Preservation, 2011,35: 143 - 162.

[44] Sai-UT S, Jongjareonrak A, Rawdkuen S. Re-extraction, recovery, and characteristics of skin gelatin from farmed giant catfish [J]. Food and Bioprocess Technology, 2012,5: 1197 - 1205.

[45] Yang H, Wang Y, Jiang M, et al. 2-step optimization of the extraction and subsequent physical properties of channel catfish (Lctalurus punctatus) skin gelatin [J]. Journal of Food Science, 2007,72: c188 - c195.

[46] Shakila R J, Jeevithan E, Varatharajakumar A, et al. Functional characterization of gelatin extracted from bones of red snapper and grouper in comparison with mammalian gelatin [J]. LWT-Food Science and Technology, 2012,48: 30 - 36.

[47] Mohtar N F, Perera C, Quek S Y. Optimisation of gelatine extraction from hoki (Macruronus novaezelandiae) skins and measurement of gel strength and SDS-PAGE [J]. Food Chemistry, 2010,122: 307 - 313.

[48] Kittiphattanabawon P, Benjakul S, Visessanguan W, et al. Effect of extraction temperature on functional properties and antioxidative activities of gelatin from shark skin [J]. Food and Bioprocess Technology, 2012,5: 2646 - 2654.

[49] Kittiphattanabawon P, Benjakul S, Visessanguan W, et al. Comparative study on characteristics of gelatin from the skins of brownbanded bamboo shark and blacktip shark as affected by extraction conditions [J]. Food Hydrocolloids, 2010,24: 164 - 171.

[50] Koli J M, Basu S, Nayak B B, et al. Functional characteristics of gelatin extracted from skin and bone of Tiger-toothed croaker (Otolithes ruber) and Pink perch (Nemipterus japonicus) [J]. Food and Bioproducts Processing, 2012,90: 555 - 562.

第四章 · 海洋胶原的技术指标与检测方法

公元 175 年,Galen 医生首次使用胶原材料作为可吸收的肠衣缝合线,这是胶原在医学领域的最早可追溯性记载。对胶原材料进行相应的加工处理后,可制成外科用缝线、止血粉剂、烧伤敷料、药物载体、组织工程支架等,在多个临床领域已有广泛应用。20 世纪 70 年代,多个国家相继建立了医用胶原的检测方法和相关标准,1976 年,FDA将胶原制品正式列入"医疗器械"范畴管理。我国相关标准和监管规范化工作相对起步较晚,近几年来,胶原在大健康领域的应用研究再次形成研究热点,胶原类健康产品品类和市场份额也呈稳步增长趋势,为更有效地指导和规范胶原类产品的研发、生产和销售,国家食品药品监督管理总局也陆续发布了胶原类产品的标准和相关管理要求。海洋胶原作为医用材料尚未形成规模化产业,国外仅印度、冰岛两个国家有鱼胶原基止血材料、再生修复材料等产品上市,我国迄今尚未正式批准海洋胶原基生物医用产品。鉴于上述现况,海洋胶原的质量控制与检测方法仍多参考陆地胶原,本章节中结合笔者团队对海洋胶原的质量控制与检测经验,参考已有陆地胶原的相关材料,对海洋胶原的质量控制与检测进行概述。

第一节 · 国内外现况概述

在前面章节中已经介绍,海洋胶原热稳定性差、工艺控制要求高,目前尚未形成规模化开发和产业化,迄今,仍缺少针对海洋胶原的国际通用标准或指南。鉴于海洋胶原与陆地动物源性胶原的高度相似性,因此目前国内外已有的海洋胶原类产品生产中,通常参考陆地源性胶原的相关标准,部分技术实力较强的公司还基于陆地动物源性胶原的标准制订了海洋胶原类产品的技术标准,但多为内控标准,尚未得到业内普遍认可。海洋胶原类产品的深度开发和替代陆地动物源性胶原用于医学领域,通用性行业标准的建立是首先必须解决的难题,需要监管部门、科研界、企业界和医学界等的共同努力。

一、国内相关标准

胶原因其独特的生物学特性,在医药、食品、化妆品、照相、化工等领域都有广泛的应用。不同行业对胶原的质量要求均有差异。

(一)明胶

明胶作为胶原的变性产物,是一种应用非常广泛的工业品,也是市场销售量最大的胶原类产品。2006 年全球的明胶总产量为 28 万 t,中国为 3.1 万 t,且基本上是牛、猪皮/骨的明胶。明胶的主要质量指标是凝胶强度、黏度和透明度。应用领域不同,明胶的质量要求也有差异。照相明胶多用于感光、彩印、电子等高端需求,质量要求最高,通常要求凝胶强度 220~250 g/cm^2、Bloom 黏度 4.5~5.0 g,透明度 350~400 mm。医用胶囊用明胶属于药用辅料领域,涉及人体应用和胶囊壳力学性能需要,对明胶的质量要求也相对较高。用于化学、印染等行业的明胶类产品质量控制指标最低,对凝胶强度和黏度仅有粗略要求,对透明度则无要求。根据不同的凝胶强度和黏度应用于不同的应用领域(表 4-1)。

表 4-1 不同应用领域所需的明胶性质

	凝胶强度/(g/cm^2)	Bloom 黏度/g	透明度/mm
照相材料	220~250	4.5~5.0	350~400
医用胶囊	160~220	4.0~4.5	250~350
食品增稠添加剂	100~150	3.0~4.0	250 以下
化学、印染等行业用	100 以下	3.0 以下	—

海洋明胶通常具有高凝胶强度、高黏度和高透明度的特征,其凝胶强度一般在 150～250 g/cm^2,Bloom 黏度在 3.0～5.5 g,不仅可满足食品、化工等领域要求,而且可完全满足照相明胶、医用胶囊等行业标准要求。

(二)胶原多肽

胶原多肽是胶原降解所得的小分子肽段,由 1 个或多个氨基酸通过酰氨键连接而成。胶原多肽由于分子量小,容易被人体吸收,因此在食品和化妆品工业中应用广泛。国家食品标准"GB 31645－2018《胶原蛋白肽》"中,从原料要求、感官要求、理化指标、污染物限量、微生物限量等几个方面对食品用胶原肽的质量控制提出要求,其中理化指标中规定分子量低于 10 000 的胶原多肽含量应≥90.0,羟脯氨酸含量≥3.0%、总氮含量≥15.0%、灰分≤7.0%、水分≤7.0%。轻工业标准"QB 2372－2005《水解胶原》"中,对胶原多肽的理化指标做了更为详细的规定,增加了透射比、二氧化硫含量、过氧化氢含量、pH、水不溶物含量等。上述国家标准和行业标准均可为鱼胶原多肽质量标准的制订提供参考。不同领域中的胶原多肽的质量指标基本一致,例如,通常需控制氮含量不低于 16.5%,灰分不高于 2%,水分不高于 8%,pH 为 5.0～7.0。但应用于食品、饮料、化妆品等不同行业的胶原多肽在水溶性、分子量、色泽、透明度、气味也都有各自特殊的标准和要求,应根据用途差异加以区分。

(三)医用胶原

国内关于医用海洋胶原的质量标准还没有统一的标准,不同用途的胶原制品其要求也有一定的变化。本章仅参考陆地胶原相关标准对胶原原料的技术指标做出阐述,胶原产品的技术指标不在此列。

我国针对胶原相关的国家和行业标准不多,医疗领域的标准更少。国家行业标准《YY/T 1453－2016 组织工程医疗器械产品 I 型胶原表征方法》中,对陆地动物源性医用胶原的质量控制指标及推荐检测方法进行了规定,该标准认为,应对胶原中的脂肪、糖类、杂蛋白质、微量元素、重金属等污染物进行检测并限量;对羟脯氨酸含量、熔点、肽图等胶原特征指标更应进行鉴定和控制;此外,作为组织工程医疗器械用生物材料,还应对 I 型胶原的生物学安全性进行检测并确认。行业标准"YY 0954－2015《无源外科植物 I 型胶原蛋白植入剂》"中,更为细化规定了植入胶原的各类质控要求,例如:杂蛋白质含量≤1%,pH 为 6.0～8.0,灼烧残渣≤10 mg/g,重金属总量≤10 μg/g,砷元素≤1 μg/g,其他微量元素总量≤50 μg/g,不含色氨酸,内毒素含量≤0.5 EU/ml。轻工行业标准"QB 2354－2005《药用明胶》"中,则分别就 A 型明胶、B 型明胶以及骨制药用明胶、皮制药用明胶的质量要求给出技术指标要求,通常骨制药用明胶的质控指标要求高于皮制药用明胶。

海洋胶原在生物医用材料及医疗器械中的应用刚刚起步,应用基础研究尚不完善,行业指南或标准尚未建立。参考医用陆地源性胶原的相关法规和标准要求,若需明确海洋胶原用于人体临床的安全性和有效性,必须进行大量的基础性实验研究,例如,海洋皮胶原的成分、结构与功能的关系,海洋胶原物质本身的理化及生物学性质、生物相容性、细胞相容性、血液相容性等。在此之前,可参考已有胶原标准并结合海洋胶原的自身特性从严控制,建立医用海洋胶原的内控质量标准。具体的指标和检测方法在本章第二节有详细介绍,本节中不做展开。

<h1 style="text-align:center">二、国外相关标准</h1>

胶原的国际标准也相对较少,其中美国材料与试验协会的 ASTM F2212 标准是医用胶原的常用参考标准,我国的相关行业标准也参考该标准制订。德国的 DIN 58924 标准给出了胶原黏合止血的标准检测方法,但对医用胶原类产品的通用要求缺乏相关标准要求。法国、日本、罗马尼亚等国家也有胶原相关的行业标准或规范,但多针对食品、药用明胶等领域,在此不做展开介绍。胶原相关的国际标准见表 4-2。

表 4-2 胶原相关的国际标准

标准号	标 准 名 称	备 注
ASTM F2212 - 2009	《作为组织工程医疗产品(TEMPS)用外科植入物和底层原材料的 I 型胶原特性的标准指南》	美国材料与试验协会
ASTM F2212 - 2011	《医用组织加固产品外科移植和培养基中作为开始材料 I 型胶原质的特性描述标准指南》	美国材料与试验协会
DIN 58924 - 2009	《止血学 VWF 的胶原质粘合活性的测定用参考方法》	德国标准化主管机关(非政府)
NF V04 - 415 - 2002	《肉、肉制品和水产品. L-羟基脯氨酸(胶原)含量的测定》	法国标准(法国标准化协会)
NF V59 - 201 - 1988	《骨胶原.羟基脯氨酸含量的测定》	法国标准(法国标准化协会)
NF V59 - 202 - 1988	《骨胶原. 氮含量的测定》	法国标准(法国标准化协会)
NF V59 - 203 - 1988	《骨胶原. 干物质的测定. 脱水重量的损失》	法国标准(法国标准化协会)
NF V59 - 204 - 1988	《骨胶原. 矿物质的测定. 灰分》	法国标准(法国标准化协会)
STAS 9065/13 - 81	《肉和肉品胶原蛋白含量检测》 《可食用明胶检测标准》	罗马尼亚标准 美国明胶生产商院(GMIA2013)
C. A. S. NO. 9000 - 70 - 8	《国际通用可食用明胶出口标准》	国际食品添加剂出口委员会标准 JECFA(2004)
CAC/GL 21 - 1997	《建立食品微生物标准的指南和准则》 《日本胶原蛋白肽品质规格》	国际食品法典标准 日本明胶·胶原蛋白肽工业协会

第二节 · 海洋胶原的技术指标

本节中,基于海洋胶原的特性并参考陆地动物源性医用胶原材料的相关质控标准,结合笔者团队对海洋胶原类材料制备及相关产品开发的多年经验,对海洋胶原的技术指标进行综述,抛砖引玉,供参考。

一、物理性质

(一) 外观鉴别

海洋生物胶原与陆生生物胶原在性状上类似。液态胶原为无色透明黏稠状液体;固态胶原又分为片状和粉状,均为白色固体,无明显杂质,有特异性腥味。

(二) 水分含量

固体胶原(片状或粉状)的水分含量一般要求15%(W/W)以下,水分含量过高影响胶原的稳定性和储存生命期。根据本书前面章节中所述工艺制备的鱼胶原,其水分含量可达13.5%。胶原溶液根据用途不同,对水分含量的要求有差异。具体指标参照不同用途的终产品要求。

(三) 灼烧残渣

灼烧残渣,也即灰分含量。灰分是体现胶原无机物等杂质含量的重要指标,灰分过高会引入安全性风险,通常要求胶原样品的灰分不高于2.0%。根据本书前面章节中所述工艺制备的鱼胶原,其灼烧残渣可控制为0.72%左右。

(四) 其他物理性质

不同用途的胶原还需针对不同需求对其他物理性质做出相应要求,如胶原海绵,其主要成分是胶原,主要应用于临床上伤口的止血和残腔的填充,因此需对所用胶原的吸水性、力学强度等有一定要求。本节仅针对胶原原料的技术标准,因此对于产品相关的剂型、力学性能等性质不做规定。

二、化学性质

（一）蛋白质含量

胶原的蛋白质含量初步反映其蛋白质纯度，一般要求胶原样品的蛋白质含量应在 90% 以上，医用级胶原的蛋白质含量要求更高，应不低于 95%。蛋白质检测通常是测定总氮含量后，再经过系数换算得到蛋白质含量，公式如下（式 4-1）：

$$蛋白质含量（\%）＝总氮含量（\%）\times 换算系数 \qquad （式 4-1）$$

不同地区换算系数有所不同，日本换算系数一般为 5.55，而国内一般采用 5.75。

（二）氨基酸组成

胶原具有独特的结构和功能特征：由 3 条 α-多肽链通过 α-螺旋形成三股螺旋的超螺旋结构；遗传性不同的 α-多肽链构成 18 种不同结构的胶原；羟脯氨酸含量约为 10%；分子间存在相互交联使之具有很高的强度。Ⅰ型胶原由 2 条 α_1-多肽链和 1 条 α_2-多肽链组成，3 条 α-肽链交互缠绕形成了绳索状的超螺旋结构。α_1-肽链具有 1 056 个氨基酸残基，其中 1 014 个组成连续的 $(G-X-Y)_n$ 重复序列位于超螺旋区域内，超螺旋的中心只能容纳侧链较短的甘氨酸残基，而没有足够的空间容纳其他的氨基酸残基。X 和 Y 位点上的氨基酸残基 20%～22% 是亚氨基酸，即脯氨酸和羟脯氨酸残基，而羟脯氨酸中的羟基对于氢键的形成以及三螺旋结构的稳定都是必需的。非超螺旋部分被称为末端肽，N-端有 16 个氨基酸残基和 C-端有 26 个氨基酸残基，42 个末端氨基酸残基构成了超螺旋结构的伸展部分。α_2-肽链同样具有构成超螺旋结构的 1 014 个氨基酸残基，但是其 N-端氨基酸只有 9 个，C-端氨基酸残基 15 个，因此总长度为 1 038 个氨基酸残基。

胶原的氨基酸检测是直接表现胶原纯度的一个指标，尤其是其特有的羟脯氨酸的含量。一般用羟脯氨酸含量来表征胶原的纯度及品质优劣。陆生胶原的羟脯氨酸一般在 10% 以上，而水生生物羟脯氨酸含量因生长环境、种类的不同而有所区别。表 4-3 列示了几种水生动物来源胶原与小牛皮胶原氨基酸组成的比较。数据表明，所有种类胶原中均不含色氨酸，罗非鱼皮和小牛皮源性的胶原中还不含胱氨酸；甘氨酸约占氨基酸总量的 1/3，符合胶原分子一级结构氨基酸 G-X-Y 的肽链组合特征；胶原中存在羟赖氨酸和羟脯氨酸，而其他蛋白质中不存在羟赖氨酸，也很少有羟脯氨酸；羟脯氨酸与脯氨酸之比为 0.77，并且羟脯氨酸高于羟赖氨酸，这些特征都具有Ⅰ型胶原的氨基酸组成特点。

表 4-3 鱼胶原的氨基酸组成(每 1 000 个)

氨基酸名称	罗非鱼皮	青鲨鱼皮	马鲛鱼皮	草鱼皮	小牛皮
天门冬氨酸	44	41	37	42	45
谷氨酸	74	74	75	60	76
丝氨酸	34	37	46	39	33
组氨酸	6	7	9	5	5
甘氨酸	334	333	348	331	333
苏氨酸	23	23	36	24	18
精氨酸	56	46	49	56	51
丙氨酸	127	112	114	134	120
酪氨酸	3	34	2	2	3
胱氨酸	0	8	2	4	0
缬氨酸	21	27	27	31	21
蛋氨酸	11	6	16	10	6
苯丙氨酸	8	17	12	17	3
异亮氨酸	10	22	17	10	11
亮氨酸	23	28	23	22	23
赖氨酸	26	24	28	23	26
羟脯氨酸	83	72	72	64	95
脯氨酸	107	81	81	120	122
羟赖氨酸	10	8	7	8	7
亚氨基酸	93	80	79	72	102
总氨基酸	1 000	1 000	1 001	1 000	1 000

　　动物之间的亚氨基酸含量的差异与它们的生活环境差异有关,特别与栖息地的温度有关。罗非鱼皮的亚氨基酸残基约为 190 个,由于淡水鱼生活的水温环境相似,鲤鱼皮的亚氨基酸残基约为 186 个,与罗非鱼皮相差不大。Regenstein 等人对草鱼皮、大眼鲷鱼皮、河豚鱼皮和猪、小牛皮的胶原分子进行了对比研究,其亚氨基酸残基数量分别为 186 个、193 个、170 个、215 个、220 个,究其原因,鱼类栖息地的环境温度通常低于陆生动物,鱼类胶原分子的亚氨基酸残基含量多低于陆地动物,通常低于 200 个,而陆生动物胶原分子中的亚氨基酸残基数量均在 200 个以上。

　　与Ⅰ型胶原相似,不同来源的Ⅱ型胶原中甘氨酸含量在 30%～34%,约为总氨基酸的1/3,符合胶原分子氨基酸 Gly - X - Y 的肽链组合特征。由于物种和种属的差异,同一氨基酸残基在不同种属间数量也有不同,但不同来源Ⅱ型胶原各氨基酸的数量分布总体保持一致。与其他种类蛋白质相比，Ⅱ型胶原的缬氨酸、蛋氨酸、异亮氨酸等氨基酸残基含量更高；芳香族氨基酸（酪氨酸、苯丙氨酸、色氨酸等）含量较少，不含色氨酸；此外，还含有较多的丙氨酸，少量的酪氨酸和组氨酸，是典型Ⅱ型胶原的氨基酸组成特征。表 4-4 中，列示了不同来源Ⅱ型胶原的氨基酸组成情况，水生动物的Ⅱ型胶原中亚氨基酸含量也普遍低于陆地动物，但组氨酸、精氨酸等碱性氨基酸含量和甘氨酸、亮氨酸、酪氨酸等极性氨基酸的含量高于陆地动物。

表 4-4　Ⅱ型胶原的氨基酸组成含量（每 1 000 个）

氨基酸	鱿鱼软骨	鸡胸软骨	蓝鲨软骨	中华鲟软骨	猪膝关节软骨	羊肋软骨
天门冬氨酸	57	47	36	62	51	44
谷氨酸	90	88	80	70	86	80
丝氨酸	31	24	15	51	27	30
组氨酸	6	3	5	12	3	4
甘氨酸	341	318	311	311	306	318
苏氨酸	24	23	17	23	29	19
精氨酸	56	50	46	77	47	50
丙氨酸	75	99	91	104	94	104
酪氨酸	3	3	13	3	5	3
胱氨酸	1	1	13	3	2	0
缬氨酸	24	21	41	28	23	21
蛋氨酸	12	6	44	15	8	5
苯丙氨酸	10	14	9	24	15	14
异亮氨酸	18	11	21	17	14	10
亮氨酸	30	28	41	57	31	25
赖氨酸	13	16	24	17	15	20
羟脯氨酸	113	136	128	125	135	140
脯氨酸	96	112	78	0	109	113

（三）色氨酸测定

胶原中不含色氨酸，这是其区别于非胶原的重要特征之一。因此，色氨酸含量检测也是胶原中杂蛋白质含量测定的一种间接方法，在胶原工艺路线建立阶段，是很好的质量监控指标。

在 110 ℃、碱液的作用下，色氨酸可以从蛋白质中水解出来，色氨酸中的吲哚基团可以与乙醛反应,生成紫红色物质,此颜色反应可以用于色氨酸检查。笔者团队在鱼胶原工业化生产中采用此方法作为鱼胶原质量控制的指标,简单易行且及时有效,通过对所得高纯度医用级鱼胶原样品进行色氨酸测定,实验结果显示无显色反应发生,证实样品中不含有色氨酸,与高效液相色谱法结果一致。

(四)相对分子质量

不同来源、不同原料种类以及不同制备工艺所得的鱼胶原分子量并不相同,但有一定规律性。以笔者团队制备的鱼皮胶原为例,对其进行 SDS-PAGE 电泳分析时可得 4 条样品条带,分别为 330 300、263 640、118 470、109 640,第一条带代表未解螺旋的胶原,即 $[\alpha_1]_2[\alpha_2]$,第二条带代表胶原的二聚体,第三条带和第四条带分别代表胶原的 α_1-肽链、α_2-肽链,α_1-链的分子量略大于 α_2-链。对该鱼皮胶原进行 SDS-PAGE 电泳分析,所得四条样品带的含量分别为 4.84%、48.37%、35.21%、10.05%,胶原总含量为 98.47%,高于医用胶原标准要求的 95% 指标,符合医用材料的要求(图 4-1)。

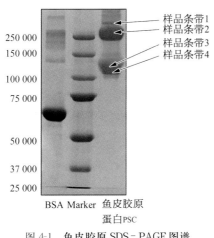

图 4-1　鱼皮胶原 SDS-PAGE 图谱

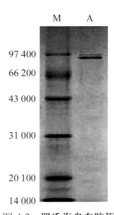

图 4-2　罗氏海盘车胶原 SDS-PAGE 电泳图谱

同为Ⅰ型鱼胶原,不同的生长环境、不同种类的Ⅰ型鱼胶原分子量有所不同。对海盘车Ⅰ型胶原行 SDS-PAGE 电泳分析,其电泳图谱上仅有 2 条样品带,对应的分子量分别为 87 900 和 84 000,证明海盘车Ⅰ型胶原是由 2 种不同 α-链组成(图 4-2),其分子量略低于其他常见Ⅰ型海洋胶原。

Ⅱ型鱼胶原的 SDS-PAGE 电泳图谱如图 4-3 所示,在 110 000、200 000、300 000 附近各有样品条带(标记为 α,β,γ),分别代表Ⅱ型胶原单条 α_1-链、两条 α_1-链组成的 β-二聚体和未解螺旋的Ⅱ型胶原分子 $(\alpha_1)_3$。电泳结果显示,Ⅱ型鱼胶原是由 3 条相同 α_1-链组成的

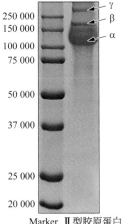

三螺旋结构。SDS‑PAGE 图谱还可协助分析胶原样品的纯度，图 4‑3 图谱中除 3 条样品条带外，未见其他明显杂带，说明该Ⅱ型鱼胶原样品的纯度较高。鱿鱼软骨是较为常见的海洋源性Ⅱ型胶原原料，其 α_1 ‑链的分子量为 112 000；猪软骨源性的Ⅱ型胶原分子 α_1 ‑链的分子质量为 120 000，而牛软骨源性的Ⅱ型胶原分子 α_1 ‑链的分子量则在 130 000 左右。原料的差异性对鱼源性Ⅱ型胶原的分子量影响显著，例如，同是鲨鱼，蓝鲨的软骨Ⅱ型胶原分子 α_1 ‑链的分子量为 130 000，而斑竹鲨的Ⅱ型胶原分子 α_1 ‑链的分子量约为 116 000。同一物种品类中，来自不同组织（如鸡胸和鸡胸剑突软骨）的Ⅱ型胶原分子量也有差异，前者 α_1 ‑链的分子量为 110 000，而后者则为 120 000。

（五）傅里叶变换红外光谱

红外光谱作为"分子的指纹"，是研究蛋白质结构的一种有效方法，广泛用于分子结构和物质化学组成的研究。红外光谱是一种分子振动光谱，得到分子振动能级跃迁的信息，根据分子对红外光吸收后得到谱带频率的位置、强度、形状以及吸收谱带和温度、聚集状态等的关系可以确定分子的空间结构。红外光谱图上的每一个吸收峰，都相应于蛋白质分子中官能团的振动情况。

1. Ⅰ型鱼胶原

以笔者团队制备的鱼皮胶原为例，其傅里叶变换红外光谱图见图 4‑4。

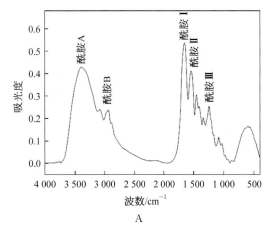

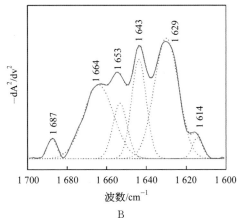

图 4-4　鱼皮胶原傅里叶变换红外光谱

A. 400～4 000 波段；B. 1 600～1 700 波段

　　酰胺 A 波峰数出现在 3 416.19 cm^{-1} 处,为 N—H 键的伸缩振动峰,证明鱼胶原样品中有大量氢键的存在。酰胺 B 波峰数出现在 2 932.31 cm^{-1} 处,代表 CH$_2$ 非对称性振动峰,也是胶原与其他蛋白质的特征峰之一。酰胺 Ⅰ 波峰数出现在 1 656.11 cm^{-1} 处,是 C—O 键伸缩振动峰。酰胺 Ⅱ 波峰数出现在 1 553.27 cm^{-1} 处,代表 C—N 伸缩振动峰和 N—H 弯曲振动峰,该图谱与 J. H. Muyonga 等人(2004 年)报道的研究结果相似。

　　酰胺 Ⅰ 特征峰出现在 1 600~1 690 cm^{-1} 波数带,其对蛋白质二级结构变化敏感,吸收峰较强,酰胺 Ⅰ 带为 C=O 伸缩振动及其与 N—H 弯曲振动、C—N 伸缩振动的结合,与胶原的二级结构紧密相关,可敏锐反应胶原二级结构的变化。应用二阶导数谱结合去卷积和曲线拟合处理方法,可定量计算出胶原的二级结构,并且利用已知结构的蛋白质对各子峰进行归属,结果见表 4-5。

表 4-5　鱼皮胶原二级导数拟合图谱

波数/cm^{-1}	面　　积	比例/%	归　　属
1 670.7	0.000 914	18.7	β-转角
1 662.5	0.002 019	41.4	3$_{10}$-双螺旋
1 651.6	0.000 551	11.3	α-双螺旋
1 634.9	0.000 93	19.1	β-折叠
1 627.5	0.000 464	9.5	β-折叠

　　在分离纯化鱼皮胶原的工艺过程中,由于温度波动、化学试剂或酶作用的影响会使胶原的三股肽链之间的氢键减弱,逐渐解螺旋,整个蛋白质的无序结构增加。归属分析所表征的鱼胶原二级结构证明鱼胶原和其他动物胶原一样系由[α$_1$]和[α$_2$]肽链组成的三维螺旋结构、α-螺旋、β-折叠及由 3 个氨基酸构成一个氢键闭合的螺旋环,并且未发现混乱结构,证明鱼皮胶原结构完整性。

2. Ⅱ型鱼胶原

　　笔者团队制备的Ⅱ型胶原的红外光谱谱图如图 4-5 所示,横坐标是波数,纵坐标是光的透射率。Ⅱ型胶原的红外光谱图可看出,Ⅱ型胶原的吸收峰主要出现在酰胺带处,包括酰胺 A、酰胺 B、酰胺 Ⅰ、酰胺 Ⅱ 和酰胺 Ⅲ。

　　Ⅱ型胶原的酰胺 A 带一般出现在 3 400~3 450 cm^{-1},酰胺 A 带可直观反应胶原分子的三螺旋结构。酰胺 A 带的吸收峰主要与 C=O 键的伸缩振动有关,或由氢键和 COO— 共同产生,是胶原二级结构的典型标志区域,若以氢键和其他官能团形成缔合体,则其峰将偏向低波数一侧。

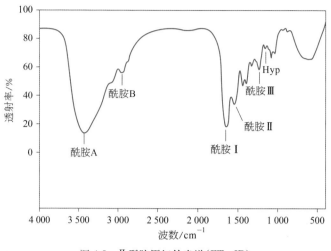

图 4-5　II 型胶原红外光谱(FT-IR)

　　II 型胶原的酰胺 B 谱带是由酰胺 A 与酰胺 II 带的泛频耦合的结果[费米(Fermi)共振]。酰胺 I 谱带的 C＝O 伸缩振动峰常出现在 1 640～1 655 cm⁻¹,酰胺 I 谱带吸收峰向低波数区的移动与分子的有序性降低有关,通常不受肽链侧基影响,其振动频率取决于肽链构型,对三螺旋结构的变化非常敏感。

　　酰胺 II 谱带的吸收峰在 1 540～1 560 cm⁻¹,是由于 N—H 键的振动和 C—N 键的伸缩振动产生的,为 α-螺旋、β-折叠、转角和无规卷曲叠加产生的吸收带。

　　1 200～1 400 cm⁻¹ 为 N—H 的伸缩振动峰和 COO— 的对称收缩振动峰,这是其他蛋白质所没有的红外光谱特征,可能是由于 II 型胶原的甘氨酸和特征氨基酸羟脯氨酸和脯氨酸含量高,且形成独特的(Gly-Pro-Hyp)序列结构引起的。

　　1 200～1 360 cm⁻¹ 谱带归属于酰胺 III,酰胺 III 谱带主要由同相 N—H 弯曲振动和 C—N 伸缩振动共同引起,此外还含些许 C—O 面内弯曲振动和 C—C 伸缩振动,此谱带的振动组成比较复杂,侧链结构对其有不同程度的影响,但此谱带仍可用于蛋白质二级结构预测,归属于 Gly 骨架和 Pro 侧链的 CH₂ 摇摆振动峰也在此区域得到体现,1 240 cm⁻¹ 为酰胺 III 带的 N—H 伸缩振动的变形峰。此外,在 1 160 cm⁻¹ 附近还有一个较小的吸收峰,是胶原的特有氨基酸羟脯氨酸的特征吸收峰。

　　在胶原的红外光谱中,酰胺 A、酰胺 I 以及酰胺 III 谱带在不同程度上对三螺旋构型敏感,可以作为判断三螺旋结构存在与否的依据,即从红外光谱分析可以判断所制备的 II 型胶原样品是否具有三螺旋结构。

　　不同来源的 II 型胶原各个酰胺吸收峰存在一定的偏移,但是都基本相近(表 4-6)。蓝鲨软骨 II 型胶原的酰胺 I、酰胺 II、酰胺 III、酰胺 A 谱带分别出现在 1 648.23 cm⁻¹、

$1\,549.86\ cm^{-1}$、$1\,236.13\ cm^{-1}$、$3\,410.99\ cm^{-1}$。鸡胸软骨、猪膝关节软骨、羊肋软骨来源的Ⅱ型胶原样品,其酰胺 A 谱带分别出现在 $3\,416\ cm^{-1}$、$3\,336\ cm^{-1}$、$3\,410\ cm^{-1}$;酰胺Ⅰ谱带分别出现在 $1\,642\ cm^{-1}$、$1\,655\ cm^{-1}$、$1\,651\ cm^{-1}$;酰胺Ⅱ谱带分别出现在 $1\,548\ cm^{-1}$、$1\,544\ cm^{-1}$、$1\,538\ cm^{-1}$。鸡胸软骨、猪膝关节软骨、羊肋软骨来源的Ⅱ型胶原样品的特征氨基酸羟脯氨酸的特征吸收峰分别出现在 $1\,160\ cm^{-1}$、$1\,163\ cm^{-1}$、$1\,161\ cm^{-1}$ 处。

表 4-6 不同来源Ⅱ型胶原红外光谱

生物种类	吸收峰/cm^{-1}				
	酰胺 A	酰胺 B	酰胺Ⅰ	酰胺Ⅱ	酰胺Ⅲ
蓝鲨	3 417	2 950	1 656	1 557	1 242
斑竹鲨	3 299	2 921	1 633	1 540	1 235
黑鳍鲨	3 293	2 921	1 634	1 540	1 235
鸡	3 416	—	1 642	1 548	1 240
猪	3 336	—	1 655	1 544	—
羊	3 410	—	1 651	1 538	—

(六)圆二色性分析

根据电子跃迁能级能量的大小,蛋白质的 CD 色谱分为 3 个波长范围:①250 nm 以下的远紫外光谱区,圆二色性主要由肽键的电子跃迁引起。②250～300 nm 的近紫外光谱区,主要由侧链芳香基团的电子跃迁引起。③300～700 nm 的紫外-可见光光谱区,主要由蛋白质辅基等外在生色基团引起。相应地,远紫外 CD 色谱主要用于蛋白质二级结构的解析,近紫外 CD 色谱主要揭示蛋白质的三级结构信息,而紫外-可见光 CD 色谱主要用于辅基的耦合分析。

圆二色性可用于测定蛋白质的二级结构,不同蛋白质的二级结构均有差异,通过测定蛋白质二级结构的比例可以对蛋白质进行定性分析。圆二色性检测过程中,仪器所测定出的旋光率与蛋白质浓度成正比,因此可以用圆二色方法对胶原进行定性和定量分析。胶原具有光学活性,在圆二色光谱中有两个吸收峰,其中在 190～200 nm 出现一负峰,是胶原分子构象中无规则卷曲结构的典型特征;在 210～230 nm 则为一弱的正吸收峰,是左旋聚脯氨酸(P-Ⅱ)构型肽链圆二色性的典型特征。

1. Ⅰ型鱼胶原

笔者团队制备的Ⅰ型鱼胶原圆二色性图谱中,190～250 nm 远紫外光谱区波长范围的

CD 谱包含了胶原主链构象的主要信息。其中,α-螺旋构象组分在 222 nm、208 nm 处呈负峰,在 190 nm 附近有一正峰;β-折叠构象组分在 217～218 nm 处有一负峰,在 195～198 nm 处有一强的正峰;无规则卷曲构象组分则在 198 nm 附近有一负峰,在 220 nm 附近有一小而宽的正峰(图 4-6)。

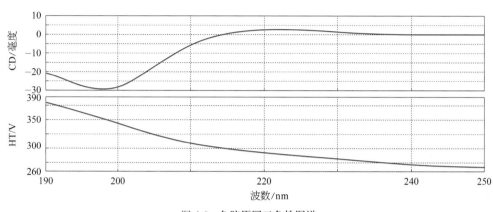

图 4-6　鱼胶原圆二色性图谱

2. Ⅱ型鱼胶原

笔者团队制备的Ⅱ型鱼胶原圆二色性图谱中,正吸收峰出现在波长 221 nm 附近,负吸收峰则出现在波长 197 nm 附近,见图 4-7。

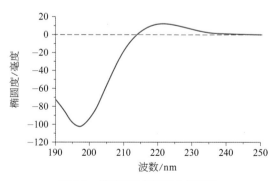

图 4-7　Ⅱ型胶原的圆二色性图谱

用稀酸溶解的Ⅱ型鱼胶原溶液中基本不含三螺旋结构组分,主要由 β-折叠和无规则卷曲组成。胶原的交联多发生在端肽(N-端及 C-端)部位,而经胃蛋白酶提取的胶原其端肽区域被酶解切除,因此所得的Ⅱ型鱼胶原在极性溶液中以分散状态存在。

表 4-7　Ⅱ型胶原二级结构组成

	β-折叠/%	无规则卷曲/%		β-折叠/%	无规则卷曲/%
标准品	47.3	52.7	羊肋软骨Ⅱ型胶原	45.9	54.1
鸡胸软骨Ⅱ型胶原	46.7	53.3	猪膝关节软骨Ⅱ型胶原	46.2	53.8

（七）变性温度

蛋白质变性是由于蛋白质分子的空间结构变化所导致，蛋白质变性时维系空间结构的次级键被破坏，原有的空间结构解体，整个分子的形状由天然高度有序的结构伸展为松散的无特定空间结构的链状分子。蛋白质的热变性温度指其有序结构丧失 1/2 时所对应的温度值。

胶原的热变性过程指三螺旋结构中次级键被破坏、天然构象发生解体的过程。天然状态下的胶原由 3 条肽链缠绕而成，当其被加热时，氢键断裂，导致胶原分子解缠绕，天然构象被破坏，这种状态的变化过程都会伴随着能量的变化。胶原热变性过程是由三股螺旋结构变为单螺旋结构，可用示差扫描量热法（DSC）分析胶原结构的稳定性。

胶原的热变性温度与动物体温和环境温度有关。胶原的收缩实际上是一个熔化现象，它具有一级相转变的特征，也就是聚合物结晶区熔化的典型特征。变性温度越高，说明聚合物的结晶度越高，维持胶原纤维稳定的分子间静电相互作用和共价交联度越高。构成胶原的氨基酸中，亚氨基酸侧链的吡咯环对维持二级结构稳定起重要作用，由羟脯氨酸的羟基所形成的氢键对胶原螺旋的稳定化也起着很大的作用，因此，胶原的变性温度与亚氨基酸含量直接相关。笔者团队制备的鱼皮胶原热变性温度为 33 ℃（图 4-8），而陆地哺乳动物猪皮胶原的变性温度则是 37 ℃。

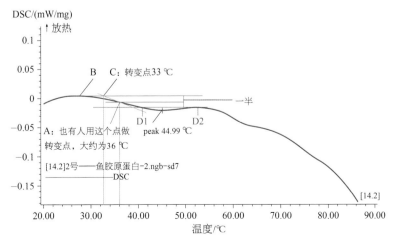

图 4-8　罗非鱼皮胶原热变性温度检测结果

海洋生物来源的Ⅱ型胶原其变性温度低于陆地生物Ⅱ型胶原,而不同生长环境的海洋生物胶原变性温度也各有差异(表4-8),这些差异性体现了不同生物甚至不同组织间Ⅱ型胶原的多样性和功能特异性,这些多样性与生物进化及其栖息地环境息息相关。

表 4-8　不同来源Ⅱ型胶原的变性温度

Ⅱ型胶原	变性温度/℃	Ⅱ型胶原	变性温度/℃	Ⅱ型胶原	变性温度/℃
鸡胸软骨	43.84	蓝鲨软骨	40.5	斑竹鲨软骨	34.56

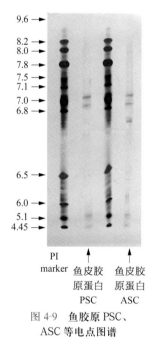

图 4-9　鱼胶原 PSC、ASC 等电点图谱

(八) 等电点

等电点图谱显示鱼胶原 PSC 的等电点通常在 6.8～7.01,ASC 的等电点则在 6.9～7.03,ASC 和 PSC 胶原等电点的差异可能是由于 PSC 被胃蛋白酶降解去除端肽区域所导致(图 4-9)。对胶原中氨基酸的酸性残基和碱性残基分布情况进行分析,也可推知其等电点应略呈弱酸性。

本节中以鱼胶原为例对海洋胶原作为医用材料需关注的关键质量指标进行了系统性概括,仅针对原料,不包括产品,且仅列示了对医用级原料的基本要求,不涵盖特殊要求。对于海洋胶原基医用产品的质量控制,则需根据不同临床适应证和产品性质制订适用的质控技术指标。此外,在海洋胶原技术指标的制订过程中,应参考现有医用胶原的技术要求、标准和指导原则等,针对海洋胶原结构和性能的特殊性。

第三节 · 海洋胶原的常规检测方法

海洋胶原的检测方法基本可参考陆地源性胶原,可分为定性分析和定量分析。医用级海洋胶原还应严格控制杂质、热原等限量,并具有良好的生物安全性。本节中,主要对上一节中涉及的海洋胶原技术指标进行相应的方法学介绍。此外,根据我国国家食品药品监督管理局最新的医疗器械管理要求,对于生物医用材料的生物相容性研究相关要求不再列入技术指标中,因此在本节中对于海洋胶原生物相容性研究及方法单列做归纳阐述,为其开发和应用提供安全性证据。

一、物理性质

（一）感官要求

对于医用材料级胶原，不同领域的产品，要求不一。总体要求产品外观整洁，无可视污染物，包装完好，没有被污染的痕迹。

对于胶原多肽产品，针对其感官要求，则应按照如下方法检测：取 2 g 试样置于洁净的烧杯中，用 200 ml 温开水配置成 1‰溶液，在自然光下观察色泽和有无沉淀，闻其气味。用温开水漱口，品其滋味。

（二）水分含量

按《中国药典》(2015 版)三部"0832 水分测定法"推荐的方法进行检测。检验条件不能满足上述实验要求的企业，也可以"干燥失重"检测代替水分含量，操作方法按《中国药典》(2015 版)三部"0831 干燥失重测定法"进行。

（三）灼烧残渣

按《中国药典》(2015 版)四部"0841 炽灼残渣检查法"推荐的方法进行检测。

（四）重金属总量

按《中国药典》(2015 版)四部"0821 重金属检查法"推荐的方法进行检测。

（五）砷、镉、汞等重金属

按《中国药典》(2015 版)四部"2321 铅、镉、砷、汞、铜测定法"推荐的方法进行检测。

二、化学性质

（一）蛋白质含量测定

海洋胶原规模化生产中多采用凯氏定氮法测定蛋白质含量。按《中国药典》(2015 版)四部"0731 蛋白质含量测定法"推荐的方法进行检测，还可参考中华人民共和国医药行业标准"YY 0954 - 2015《无源外科植入物Ⅰ型胶原蛋白植入剂》"中推荐的方法进行检测。

（二）氨基酸组成

按中华人民共和国医药行业标准"YY 0954 - 2015《无源外科植入物Ⅰ型胶原蛋白植入剂》"附录 B 中方法制备海洋胶原样品的酸水解检查液,通过氨基酸分析仪可测定水解产物中的氨基酸组成。

（三）色氨酸测定

取 1 ml 样品,置于聚四氟乙烯水解管中,加 1.5 ml 碱解剂(4 mol/L LiOH),冲氮 5 分钟,封管。然后将水解管放入(110±1)℃恒温干燥箱,水解 20 小时。取出水解管,冷至室温,开管,用柠檬酸钠缓冲液(0.2 mol/L Na⁺, pH 2.2)将水解液定量地转移到 25 ml 容量瓶中,加入盐酸溶液(6 mol/L HCl)约 1 ml 中和,并用上述柠檬酸钠缓冲液定容。用 0.45 μm 滤膜过滤后,取清液作为碱水解液。

取碱水解液数滴,加入含有少量乙醛酸的冰醋酸约 1 ml,沿管壁缓缓加入浓硫酸约 1 ml,使其重叠勿混合,水浴微热,静置后观察两液界面。

（四）SDS - PAGE 电泳

SDS - PAGE 电泳是海洋胶原分子量检测的常用方法。将冷冻干燥的胶原溶于 Tris - HCl 缓冲液(50 mmol/L, pH 7.4, 25 ℃),取 400 μg/ml 的胶原制品 10 μl,加入 10 μl SDS(2×)样品缓冲液。配制 5%浓缩胶、8%分离胶,每孔加 10 μl 样品液,在 25 mA 下电泳。电泳后 Coomassie(考马斯)亮蓝染色,脱色后扫描记录。

（五）FT - IR 红外光谱

将一定量干燥的溴化钾和海洋胶原冻干品置于玛瑙研钵中,研磨均匀,成粉末状,装样,手动压片,取出样品小心放入样品室。采用 Nicolet - SX - 170 傅立叶红外光谱仪对样品在 400～4 000 cm⁻¹ 扫描,扫描信号累加 200 次,分辨率为 4 cm⁻¹。

（六）圆二色性测定

称取适量海洋胶原样品,以 Tris - HCl 缓冲液(50 mmol/L, pH 7.4, 25 ℃)配制溶液,利用 JASCO - J - 810 仪器检测海洋胶原的圆二色性。

（七）等电点

按《中国药典》(2015 版)四部"0541 电泳法"中"第六法 等电聚焦电泳法"推荐的方法进行检测。

（八）变性温度

冷冻干燥的胶原样品紧密装入 160 μl DSC 测定用铝盒,另一空铝盒为对照,DSC 扫描温度范围 10～85 ℃,升温速率 2 ℃/min,或按《中国药典》(2015 版)四部"0661 热分析法"中推荐的方法进行检测。

（九）脂肪含量

若制备海洋胶原的原料中脂肪含量较高,则脂肪含量检测也应列入海洋胶原制品的质量控制指标。

称取约 2.00 g 胶原置于 50 ml 大试管内,加 8 ml 水,混合后再加入 10 ml 盐酸。将试管放入 70～80 ℃水浴中,每隔 5～10 分钟以玻璃棒搅拌一次,至试样消化完全为止。取出试管,加入 10 ml 乙醇,混合。冷却后将混合物移入 100 ml 具塞量筒中,以 25 ml 乙醚分次洗试管,一并倒入量筒中。待乙醚全部倒入量筒后,加塞振摇 1 分钟,小心开塞,放出气体,再塞好,静置 12 分钟,小心开塞,并用石油醚-乙醚等量混合液冲洗塞及筒口附着的脂肪。静置 10～20 分钟,待上部液体清晰,析出上清液于已恒量的锥形瓶内,再加 5 ml 乙醚于具塞量筒内,振摇、静置后,仍将上层乙醚吸出,放入原锥形瓶内。将锥形瓶置于水浴上蒸干,置 (100±5) ℃烘箱中干燥 2 小时,取出放干燥器内冷却 0.5 小时后称重,重复以上操作直至恒重。

三、微生物检验

（一）菌落总数

按《中国药典》(2015 版)四部"1105 非无菌产品微生物限度检查:微生物计数法"推荐的方法进行检测。

（二）大肠埃希菌

按《中国药典》(2015 版)四部"1106 非无菌产品微生物限度检查:控制菌检查法"推荐的方法进行检测。

（三）乙型副伤寒沙门菌

按《中国药典》(2015 版)四部"1106 非无菌产品微生物限度检查:控制菌检查法"推荐的方法进行检测。

（四）金黄色葡萄球菌

按《中国药典》(2015 版)四部"1106 非无菌产品微生物限度检查：控制菌检查法"推荐的方法进行检测。

（五）铜绿假单胞菌

按《中国药典》(2015 版)四部"1106 非无菌产品微生物限度检查：控制菌检查法"推荐的方法进行检测。

（六）白念珠菌

按《中国药典》(2015 版)四部"1106 非无菌产品微生物限度检查：控制菌检查法"推荐的方法进行检测。

（七）生孢梭菌

按《中国药典》(2015 版)四部"1106 非无菌产品微生物限度检查：控制菌检查法"推荐的方法进行检测。

四、生物相容性研究及检测方法

胶原作为一种新型的生物医学材料受到广泛关注。然而胶原在生物体内的生物安全性问题与胶原来源、应用方式等均有关系，这一问题仍然没有得到很好地解决，在一定程度上影响了海洋胶原在医学领域的应用。本研究以鱼胶原为例，针对海洋胶原的特性及生物安全性评价进行了实验，以期为海洋胶原在生物医学领域的应用提供参考和证据支持。

为便于读者理解海洋胶原生物相容性检测的方法及初步结果，文中选择笔者团队宏量制备的医用级鱼胶原 ASC 和 PSC 样品，根据 GB/T 16886 系列标准要求进行生物安全性检测。样品剂型为冻干海绵状，制备过程中严格控制杂质、热原、微生物污染等因素，冻干后经辐照灭菌用于生物安全性评价。实验前，对鱼胶原 ASC 和 PSC 样品行扫描电子显微镜表面结构观察，结果见图 4-10 和图 4-11。鱼胶原 ASC 和 PSC 两种样品中胶原纤维均呈层级有序排列，PSC 样品中的排列有序性更高、结构更为细致，可能与端肽去除后分子有序度更高有关。

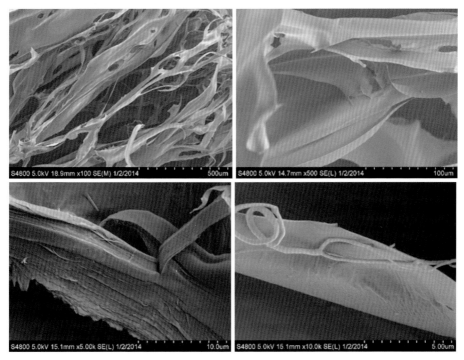

图 4-10　鱼胶原 ASC 扫描电子显微镜

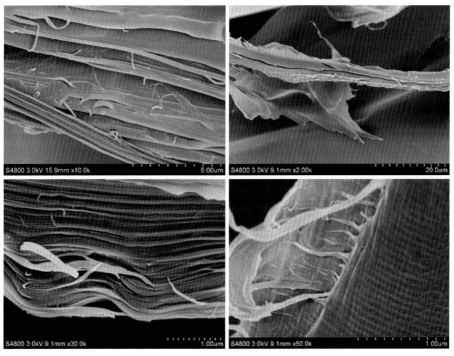

图 4-11　鱼胶原 PSC 扫描电子显微镜

（一）细胞毒性实验

细胞毒性实验是体外评价材料的细胞相容性和生物安全性的方法，通过检测材料或者其浸提液对细胞生长、增殖情况的影响来评价材料对细胞的毒性作用，是检测生物相容性的一种快速、廉价、重复性好的方法。本实验利用 CCK-8 法检测鱼胶原 ASC 和 PSC 材料对 L929 细胞增殖的影响和潜在细胞毒性，为其体外生物相容性提供证据。

1. 实验材料

笔者团队制得的鱼胶原 ASC 和 PSC 样品。

浸提液制备：实验样品根据 GB/T 16886 标准要求制备浸提液。另准备无致热原的 0.9% 生理盐水作为对照。实验前将注射器及针头与生理盐水一起置于高压蒸汽灭菌器 121 ℃、30 分钟灭菌处理。

Gibco 胎牛血清、DMEM 高糖培养基均购于舟戈生物科技（上海）有限公司；CCK-8 购于日本同仁化学研究所；胰酶消化液购于杭州吉诺生物医药技术有限公司。

2. 实验方法

从液氮罐中取出 L-929 小鼠成纤维细胞株浓缩液，于 37 ℃ 水浴中迅速解冻。将细胞加入 10 ml 离心管中，并加入含体积分数为 10% 的胎牛血清高糖培养基 5 ml，1 200 r/min 离心 1 分钟。弃去上清液，再加入 5 ml 胎牛血清高糖培养基，用移液管吹打液体使细胞混悬。最后将细胞悬液移入 25 cm² 细胞培养瓶中，置入 37 ℃、饱和湿度、体积分数为 5% CO_2 培养箱内培养。

将培养 48～72 小时后生长旺盛的 L-929 细胞用胰酶消化后移入离心管，1 200 r/min 离心 5 分钟，弃上清，加入 3 ml 胎牛血清高糖培养基，用移液管吹打培养液使之混合成单个细胞悬液，细胞计数板计数后，使细胞浓度为 2×10^7/L。

将制成的细胞悬液接种于 96 孔培养板上，共 2 块培养板。实验共分 4 组，包括对照组、PSC 处理组、ASC 处理组、阴性对照组，每组接种 6 孔，每孔加入 100 μl 细胞悬液。另外设 1 组 6 孔为空白对照组，作为测吸光度值时调零用。将培养板置入 37 ℃、饱和湿度、体积分数为 5% CO_2 培养箱中培养 24 小时。

培养 24 小时后，取出 96 孔板，弃去原培养基，对照组、处理组分别加入 100 μl 材料浸提液，阴性对照组加入新鲜培养基，空白对照组更换培养基。放入 37 ℃、饱和湿度、体积分数为 5% CO_2 培养箱中继续培养。

于培养第 2、4 天各取出 1 块培养板，每孔加入 CCK-8 试剂 10 μl，继续置入 CO_2 培养箱中孵化 4 小时，选择 450 nm 波长，在酶联免疫检测仪上测定每孔吸光度（A）值。根据公式

(式 4 - 2)计算细胞相对增殖率(relative growth rate,RGR)。

$$细胞相对增值率(\%)=(处理组\ A\ 值\ /\ 对照组\ A\ 值)\times 100\% \qquad (式\ 4-2)$$

3. 结果与分析

由表 4-9 可以看出,鱼胶原 ASC、PSC 处理组在第 2、4 天的 L - 929 细胞增殖率均在 85%以上,细胞毒性水平不大于Ⅰ级,显著优于对照组($P<0.05$),可满足生物医用材料的细胞毒性要求。

表 4-9　培养 2 天和 4 天后各组吸光度值和细胞相对增殖率

组别	2 天		4 天	
	$A(x\pm s)$	RGR/%	$A(x\pm s)$	RGR/%
PSC 处理组	0.804±0.025	86.45	1.015±0.022	88.26
ASC 处理组	0.798±0.019	85.80	1.003±0.021	88.26
对照组	0.650±0.010	69.89	0.954±0.020	84.20
阴性对照组	0.930±0.112	100.00	1.133±0.029	100.00

4. 结论

体外细胞毒性实验是生物医用材料生物安全性评价的主要检测项之一,通常要求细胞毒性不大于Ⅰ级可视为细胞毒性可接受,对于抑菌材料等特殊情况可放宽至细胞毒性不大于Ⅱ级。实验结果显示,鱼胶原 ASC 和 PSC 样品的细胞毒性均不大于Ⅰ级,符合植入应用的要求,可作为一种较安全的生物材料用于临床研究。

（二）急性全身毒性实验

生物材料应用于临床前,必须经过一定的生物学性能测试。急性全身毒性实验是常选的一种生物学性能测试方法之一。根据材料最终的使用要求,本实验采用小鼠腹腔注射的方法,对两种鱼胶原的浸提液进行急性全身毒性实验,同时每种样品设置两组给药浓度,通过观察鱼胶原对小鼠毒性反应、动物体重变化和脏器指数的影响,探讨鱼胶原 ASC 和 PSC 样品的急性全身毒性风险。

1. 实验材料与仪器

笔者团队制得的鱼胶原 ASC 和 PSC 样品。

浸提液制备:实验样品根据 GB/T 16886 标准要求制备浸提液。另准备无致热原的 0.9%

生理盐水作为对照。实验前将注射器及针头与生理盐水一起置于高压蒸汽灭菌器 121 ℃,消毒 30 分钟。

2. 实验动物

昆明种小鼠,体重 18~22 g,雌雄各半,SPF 级别,购自上海斯莱克实验动物有限责任公司[动物生产许可证号:SCXK(沪)2012-0002],实验期间给予标准实验室饮食,不予限量。

3. 实验方法

将动物分为实验组和对照组,每组各有 10 只雌性小鼠及 10 只雄性小鼠。每只小鼠按 50 ml/kg 剂量注射,处理组分别给予鱼胶原 PSC 和 ASC 生理盐水浸提液及 2 倍浓度生理盐水浸提液,对照组给予等量的生理盐水。分别在注射后及注射后 24 小时、48 小时和 72 小时观察各组小鼠的一般状态、毒性表现及死亡动物数。依据体重变化、中毒症状或有无死亡等,确定胶原的毒性。动物反应观察按表 4-10。在 72 小时时将小鼠处死解剖,观察各脏器有无病变。称量器官重量,计算脏器指数。

表 4-10　**毒性反应观察**

反应程度	症 状
正常,无症状	注射后无毒性症状
轻微	注射后有轻微症状但无运动减少、呼吸困难或腹部刺激症状
中度	注射后出现了明显的腹部刺激症状、呼吸困难、运动减少、眼睑下垂或腹泻(体重下降至 15~17 g)
重度	注射后出现虚脱、发绀、震颤或严重腹部刺激症状、腹泻、眼睑下垂或呼吸困难(体重急剧下降,低于 15 g)
死亡	注射后死亡

4. 结果与分析

注射后的急性全身毒性表现见表 4-11,小鼠体重变化见表 4-12,小鼠脏器系数见表 4-13。

表 4-11　**小鼠急性全身毒性反应观察**

组别	反应程度			
	注射后	24 小时	48 小时	72 小时
雌 PSC1	—	—	—	—
雌 PSC2	—	—	—	—

组别	反应程度			
	注射后	24 小时	48 小时	72 小时
雌 ASC1	—	—	—	—
雌 ASC2	—	—	—	—
雌生盐	—	—	—	—
雄 PSC1	—	—	—	—
雄 PSC2	—	—	—	—
雄 ASC1	—	—	—	—
雄 ASC2	—	—	—	—
雄生盐	—	—	—	—

注:"—"表示正常;"+"表示有症状。

表 4-12　小鼠体重变化表($x \pm s$)

组别	体重/g					体重前后变化
	注射前	24 小时	48 小时	72 小时	7 天	
雌 PSC1	26.07±1.39	25.13±1.08	27.56±1.38	27.95±1.60	29.65±1.47	3.58
雌 PSC2	28.55±1.47	28.38±1.68	30.17±1.47	31.32±1.00	35.53±1.38	6.98
雌 ASC1	27.71±1.88	27.30±0.98	29.29±1.80	30.50±1.50	36.79±1.88	9.08
雌 ASC2	27.00±1.78	26.50±1.58	28.81±1.38	29.56±1.18	36.17±1.57	9.17
雌生盐	25.09±1.38	23.00±1.00	26.73±1.47	27.34±1.80	31.50±1.38	6.41
雄 PSC1	29.34±1.70	28.79±0.96	31.93±1.00	32.85±1.10	32.93±1.30	3.59
雄 PSC2	33.64±1.00	31.98±1.18	35.71±1.80	36.00±1.05	37.04±0.96	3.4
雄 ASC1	28.24±1.38	28.43±1.57	29.85±1.18	32.75±1.00	36.18±1.00	7.94
雄 ASC2	31.22±0.96	28.16±1.59	31.29±1.80	32.32±1.10	38.60±1.80	7.38
雄生盐	30.71±1.08	28.84±1.67	31.39±1.34	32.47±1.47	34.80±1.44	4.09

表 4-13　小鼠主要脏器系数表($x \pm s$)

组别	脏器系数				
	心	肝	脾	肺	双肾
雌 PSC1	0.56±0.070	3.93±1.08	0.37±0.060	0.64±0.10	1.18±0.15
雌 PSC2	0.53±0.078	4.25±0.79	0.36±0.064	0.62±0.14	1.24±0.14
雌 ASC1	0.57±0.080	4.08±0.98	0.33±0.045	0.59±0.10	1.14±0.12
雌 ASC2	0.48±0.067	4.60±0.67	0.30±0.058	0.58±0.18	1.12±0.11
雌生盐	0.48±0.069	4.11±1.00	0.24±0.049	0.51±0.10	1.12±0.12
雄 PSC1	0.65±0.080	4.38±0.96	0.30±0.060	0.71±0.15	1.44±0.15

续　表

组别	脏器系数				
	心	肝	脾	肺	双肾
雄 PSC2	0.56±0.077	3.87±0.80	0.28±0.067	0.58±0.11	1.52±0.17
雄 ASC1	0.57±0.074	5.84±0.59	0.36±0.072	0.57±0.10	1.60±0.15
雄 ASC2	0.53±0.074	4.25±0.79	0.37±0.080	0.58±0.10	1.50±0.13
雄生盐	0.60±1.08	4.33±1.67	0.36±1.34	0.65±1.47	1.64±1.44

上述结果显示,在 24 小时时,各组小鼠呈现了不同程度的体重减少。在之后的观察期内,所有小鼠包括实验组和对照组的体重都不同程度地平稳增加。励永明等在研究生物材料不同给药途径对急性全身毒性作用的影响时发现,腹腔注射的小鼠会在 48 小时和 72 小时时体重逐渐恢复并产生增长。本实验结果与之一致。

表 4-13 结果表明心、肝、脾、肺、肾、小肠的状态,各组小鼠的脏器均未出现病变,均未发现异常现象。与正常昆明小鼠相比,脏器指数一致。

5. 结论

通过观察小鼠对鱼胶原 ASC、PSC 浸提液的毒性反应、脏器指数和动物体重变化的影响,以评价鱼胶原的急性全身毒性。小鼠行腹腔注射后立即观察并记录,在 24 小时、48 小时和 72 小时均未观察到小鼠出现步态不稳、呼吸困难、惊厥、呕吐、瘫痪、大小便排泄不良等现象,各组小鼠的体重和脏器指数也均未发现异常,小鼠体重呈增长趋势,无死亡和中毒反应,证明鱼胶原 ASC 和 PSC 浸提液均不会引起小鼠的急性全身性毒性反应,满足生物医用材料的要求。

（三）抗原性实验

以 ICR 小鼠作为动物模型,采用酶联免疫吸附反应分析测定鱼胶原 PSC 诱导小鼠产生抗体的特性及其相关指标的变化特点。

1. 材料与仪器

笔者团队制备的鱼胶原(PSC)、小鼠Ⅰ型胶原抗体酶联免疫分析试剂盒、小鼠免疫球蛋白 G(immunoglobulin G,IgG)酶联免疫吸附测定(enzyme-linked immune sorbent assay,ELISA)试剂盒、小鼠免疫球蛋白 A(IgA)ELISA 试剂盒、小鼠免疫球蛋白 M(IgM)ELISA 试剂盒均购自上海抚生实业有限公司;0.25 μm 孔径亲水 PTFE 针式滤器购自上海安谱科学仪器有限公司。

2. 实验动物

SPF 级 ICR 雌性小鼠,购自上海西普尔-必凯实验动物有限公司[动物生产许可证号: SCXK(沪)2008-0016]。小鼠饲养在相对湿度 60%~70%、温度 20~25 ℃、自然昼夜温差 的环境内,每天定时饲喂常规饲料,每天更换垫料。

3. 实验方法

(1) 免疫材料制备:取 44 ml 0.6 mol/L 氯化铝溶液和 42 ml 1 mol/L 氢氧化钠溶液加 热至 60 ℃,将上述两种溶液在 60 ℃ 水浴锅中混合,不断搅拌 1 小时。用氢氧化钠溶液调整 混合液的 pH 至 7.0 后再继续搅拌 10 分钟,即得所需佐剂。将配制得到的氢氧化铝溶胶佐 剂在 121 ℃ 高压蒸汽灭菌 15 分钟,室温保存。

取鱼胶原(PSC)样品 0.012 5 g,加入 0.1 mol/L 醋酸 100 ml 溶解制备均一溶液,作为抗 原实验样品。

虾类是公认的易引起过敏的食物之一。本实验中选用虾蛋白作为阳性对照。选取 10 g 斑节对虾的肌肉在研钵中匀浆,加入 0.1 mol/L 醋酸 100 ml, 4 ℃下浸提 16 小时后再经 10 000 r/min、4 ℃ 离心 20 分钟,获取上清液,即为虾总蛋白提取液。经 0.25 μm 孔径亲水 PTFE 针式滤器过滤除杂、除菌后,可得阳性抗原原液。将上述处理后的虾总蛋白提取液与 氢氧化铝溶胶佐剂等体积混匀,作为阳性对照抗原。

(2) 动物分组及免疫:30 只雌性 ICR 小鼠随机分为 6 组,每组 5 只,分别为低剂量处理 组、中剂量处理组、高剂量处理组、对照组、胶原阳性对照组和虾蛋白阳性对照组,每次注射 量为 0.1 ml。低剂量处理组、中剂量处理组、高剂量处理组的小鼠分别注射鱼皮 I 型胶原的 抗原实验样品量为 5 μg/kg、50 μg/kg、500 μg/kg(以体质量计,下同);对照组小鼠注射 0.1 mol/L 醋酸溶液;胶原阳性对照组注射氢氧化铝溶胶佐剂-鱼皮 I 型胶原抗原混合物 (1∶1 等体积混合);虾蛋白阳性对照组注射氢氧化铝溶胶佐剂-虾蛋白抗原混合物(1∶1 等 体积混合),以便更有效地刺激免疫系统以增幅免疫应答效应。

每隔 1 周腹腔注射 1 次,共注射 3 次,其间观察小鼠注射后的症状,每次注射后 7 天眼眶 取血,置于柠檬酸钠 3.8%、生理盐水 0.85% 的抗凝体系中,5 000 r/min 离心 5 分钟后获取 上清液,-20 ℃ 贮存备用。用所提取的血清进行 ELISA 分析检测不同实验组中的抗体 水平。

(3) 抗体浓度检测方法:分别于每次免疫后 7 天取血,采用小鼠抗鱼胶原抗体 ELISA 试 剂盒,利用具有高灵敏度竞争性 ELISA 的替代工具双抗原夹心法,测定小鼠血清中 I 型胶原 抗体(collagen type I antibody, COL-I Ab)水平。在已包被的酶标板上,标准孔准确加入 标准品 50 μl,待测样品孔中先加样品稀释液 40 μl,然后再加待测样品 10 μl。37 ℃ 温育 30 分钟后弃去液体,每孔加满洗涤液,静置 30 秒后弃去,重复 5 次。每孔加入酶标试剂 50 μl(空白孔除外),37 ℃温育 30 分钟,同上洗涤。经过彻底洗涤后加底物 3,3′,5,5′-四甲基联苯胺(3,3′,5,5′-tetramethylbenzidine,TMB)显色,37 ℃避光显色 10 分钟,TMB 在辣根过氧化物酶(horseradish peroxidase,HRP)的催化下转化成蓝色。每孔加终止液 50 μl 终止反应,TMB 在酸的作用下转化成最终的黄色。颜色的深浅和样品中 Ⅰ 型胶原抗体(COL - Ⅰ Ab)含量呈正相关。以空白孔调零,在 450 nm 波长处测定每组小鼠抗体的绝对吸光度。以标准曲线的公式计算小鼠 Ⅰ 型胶原抗体质量浓度。

4. 结果与分析

(1)鱼胶原的抗原免疫原性测定结果:在以鱼胶原为抗原的免疫反应实验中,所有的小鼠体内均产生抗体。如图 4-12 所示,对比胶原阳性对照组和虾蛋白阳性对照组的抗体浓度可以发现,前两次免疫后鱼胶原阳性对照组产生的抗体浓度高于虾蛋白阳性对照组,这表明小鼠在接受注射后 14 天内对鱼皮胶原的免疫强度较虾蛋白强。21 天后这种差异性变得不再明显,这可能是因为 21 天后小鼠对胶原产生了免疫适应性。第 3 次免疫后所有注射组的抗体浓度均降低到最低值,维持在 160～163 μg/L 的水平。其中,中剂量处理组在第 3 次免疫后抗体质量浓度明显降低。

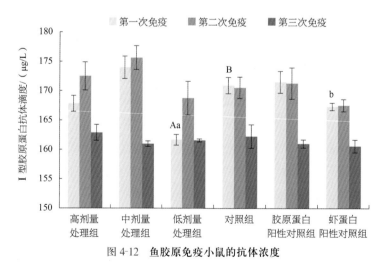

图 4-12　鱼胶原免疫小鼠的抗体浓度

大写字母不同表示差异极显著($P<0.01$);小写字母不同表示差异显著($P<0.05$)

由以上结果可以看出,50 μg/kg 的鱼胶原抗原注射剂量会在小鼠体内产生较高的抗体质量浓度。5 μg/kg 的鱼胶原抗原注射剂量在前 7 天时产生的抗体质量浓度较低,与对照组相比差异极其显著($P<0.01$),与虾蛋白阳性对照组相比差异显著($P<0.05$)。低剂量的鱼胶原是一种低抗原性的蛋白质。随着免疫次数的增加,免疫反应强度进一步降低,究其原因

可能是持续的免疫反应使小鼠适应鱼皮胶原的能力得到提升,从而使鱼胶原免疫刺激能力下降。以上结果表明,鱼皮Ⅰ型胶原PSC可以作为一种生物医用材料在一定时间内存在于生物体内而不发生严重的免疫反应。

(2) 鱼胶原的IgG、IgA、IgM测定结果:三次免疫反应后对小鼠体内的IgG、IgA、IgM含量进行酶联免疫吸附测定(表4-14)。对比处理组和阳性对照组,中剂量处理组鱼胶原产生的IgG浓度要高于同剂量添加佐剂的虾蛋白阳性对照组,这表明鱼胶原在小鼠体内的免疫反应强于虾蛋白粗提取液。添加佐剂的鱼胶原(胶原阳性对照组)产生的IgG质量浓度最高,这表明佐剂的存在会增强IgG的质量浓度水平从而产生更有效的保护性免疫。在IgA质量浓度测定中,鱼胶原各剂量处理组的IgA质量浓度测定结果与IgG相似,高剂量处理组的IgA质量浓度极显著低于对照组($P<0.01$)。中剂量处理组的IgA质量浓度高于高、低剂量处理组。这种情况在IgM的测定结果中更为明显。胶原阳性对照组IgM质量浓度低于虾蛋白阳性对照组,这表明鱼胶原对IgM产生的影响小于斑节对虾虾蛋白。

表 4-14　鱼胶原免疫小鼠的 IgG、IgA、IgM 浓度

组别	IgG 浓度/(ng/ml)	IgA 浓度/(μg/ml)	IgM 浓度/(ng/ml)
高剂量处理组	424.81±3.02	46.86±0.34	1.81±0.01
中剂量处理组	437.59±3.39	49.53±0.80	1.89±0.04
低剂量处理组	429.81±3.91	47.94±0.43	1.82±0.01
对照组	429.53±4.00	48.58±0.83	1.87±0.03
胶原阳性对照组	442.03±2.14	48.94±0.34	1.80±0.03
虾蛋白阳性对照组	422.59±2.81	47.11±0.35	1.83±0.02

5. 结论

胶原免疫稳定后,ICR小鼠产生的Ⅰ型胶原抗体质量浓度范围为160.50~164.25 μg/L,该结果显示鱼皮Ⅰ型胶原具有低抗原性。用不同剂量的鱼胶原免疫ICR小鼠后,IgG、IgA、IgM作为特征性免疫球蛋白在各剂量处理组之间差异不大,其质量浓度范围分别是421.79~433.72 ng/ml、46.52~50.33 μg/ml、1.80~1.93 ng/ml。作为体液免疫系统中重要的免疫效应分子,免疫球蛋白IgG、IgA和IgM在生物体内的含量可以直接体现免疫反应的发生情况。IgG、IgA、IgM的检测结果也显示鱼胶原的抗原性较低,满足医用植入材料的要求。

(四) 皮内刺激实验

白介素-4(interleukin-4,IL-4)、白介素-6(interleukin-6,IL-6)可精确协调T淋巴细

胞活化和单核细胞到炎症部位聚集,因此 IL-4、IL-6 水平的高低可反应样品的皮内刺激反应程度。IL-4 主要由 CD4$^+$ 型 T 淋巴细胞分泌,介导 Th2 型免疫反应。IL-6 是 B 细胞的刺激因子,能够激活巨噬细胞。通常地,动物源性生物材料尤其是植入性生物材料,需严格控制其组织刺激性。

1. 材料与试剂

笔者团队制得的鱼胶原 ASC 样品和 PSC 样品。

Φ3 cm×0.1 cm 胶原海绵购自北京益而康生物工程开发中心;兔白细胞介素-6(IL-6)酶联免疫分析试剂盒、兔白细胞介素-4(IL-4)酶联免疫分析试剂盒购自上海抚生实业有限公司。

2. 实验动物

新西兰大白兔,雄性,体重不低于 2 kg,每天定时饲喂常规饲料[许可证编号: SCXK(沪)2010-0029]。

3. 实验方法

实验样品根据 GB/T 16886 标准要求制备浸提液。另准备无致热原的 0.9% 生理盐水作为阴性对照,以 20% 乙醇溶液作为阳性对照。

新西兰大白兔分为 4 组,分别为 PSC 组(注射 PSC 浸提液)、ASC 组(注射 ASC 浸提液)、对照组(注射 0.9% 生理盐水)和阳性对照组(注射 20% 乙醇溶液)。

实验前对动物进行单只称重后,彻底除去动物背部脊柱两侧被毛,以 75% 乙醇消毒实验部位,每侧选取 5 个点作为注射点,注射所需剂量的各组试液后分别于 0、24 小时、48 小时、72 小时各时间点观察并记录各注射点的红斑和水肿情况,按表 4-15 和表 4-16 进行计分。

表 4-15　皮内反应红斑计分系统

反　　　应	记　　　分
红斑和焦痂形成	
无红斑	0
极轻微红斑(勉强可见)	1
清晰红斑	2
中度红斑	3
重度红斑(紫红色)至焦痂形成	4

表 4-16　皮内反应水肿计分系统

反　　应	记　分
水肿形成	
无水肿	0
极轻微水肿(勉强可见)	1
清晰水肿(肿起,不超出区域边缘)	2
中度水肿(肿起约 1 mm)	3
重度水肿(肿起超过 1 mm,并超出接触区)	4
刺激最高记分	5

注：记录并报告注射部位的其他异常情况记为 8 分。

在注射前和注射后 24 小时、48 小时、72 小时分别于兔耳缘静脉取血,采用兔白细胞介素-6(IL-6)酶联免疫分析试剂盒、兔白细胞介素-4(IL-4)酶联免疫分析试剂盒进行检测,利用具有高灵敏度竞争性 ELISA 的替代工具双抗原夹心法测定新西兰大白兔血浆中的白细胞介素-4 和-6(IL-4、IL-6)水平。以空白孔调零,记录 450 nm 的波长下各组实验兔血浆的吸光度值,以标准曲线的推算的公式计算各组血浆中 IL-4、IL-6 的滴度。

4. 结果与分析

在皮内注射后即刻以及注射后 24 小时、48 小时和 72 小时等时间点观察注射部位和其周围皮肤组织的情况,实验部位和对照部位的兔子的皮肤均未发现红斑、水肿和坏死等,实验数据录入并进行分析,如表 4-17,实验皮肤反应不超过对照皮肤反应,平均计分差不大于 1.0,符合实验要求。

表 4-17　新西兰大白兔皮内刺激计分

编号	重量/kg	刺激物	24 小时	48 小时	72 小时
1	2.79	胶原	1	0	0
2	2.86	胶原	1	0	0
3	2.78	0.9%生理盐水	0	0	0
4	2.69	0.9%生理盐水	0	0	0
5	2.16	20%乙醇	5	4	1
6	2.4	20%乙醇	4	3	1

鱼胶原皮肤刺激实验中,各组实验动物血浆中炎性因子浓度的变化如图 4-13 所示。在皮肤刺激实验过程中,检测动物血浆中与炎症发生有密切的关系的炎性因子 IL-4 和 IL-6

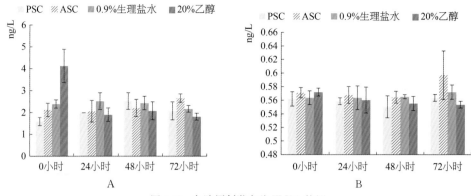

图 4-13 鱼胶原刺激实验 ELISA 检测

A. IL-4;B. IL-6

水平可以间接表明炎症反应的发生情况。鱼胶原样品的皮肤刺激实验结果表明,IL-4、IL-6 两种炎性因子在兔子体内的含量变化呈现正相关性,鱼胶原 PSC 样品诱导产生的炎性因子浓度总体上低于 ASC 样品,表明 PSC 样品的皮内刺激性低于 ASC 样品,接近甚至低于 0.9% 生理盐水造成的皮内刺激。由此可见,鱼胶原的皮肤刺激性较低,满足医用材料的要求,切除端肽后所得的鱼胶原 PSC 样品皮肤刺激性可进一步降低,与免疫原性实验、急性毒性实验的结果基本一致。

IL-4 因子可以通过上调血管细胞黏附分子在内皮细胞的表达以及上调嗜酸性粒细胞趋化因子的产生而在局部聚集,促进炎症进展。ASC 处理组中,IL-4 因子水平在 48 小时后降低、72 小时后升高,含量达到 2.73 ng/L,其原因可能是在急性刺激实验开始阶段 IL-4 因子被消耗导致总含量有所降低,48 小时后胶原刺激机体 Th2 细胞、肥大细胞等合成大量产生的 IL-4 因子推高了其在血液中的浓度。IL-6 因子可诱导初始 T 细胞产生 IL-22 因子,从而增强机体抗微生物感染,参与组织修复,这可能是在前 48 小时时 PSC 处理组和 ASC 处理组的 IL-6 因子含量下降的原因。在 72 小时时,ASC 处理组的 IL-6 因子浓度由 0.56 ng/L 上升到 0.59 ng/L,72 小时后,阳性处理组的 IL-4 因子和 IL-6 因子水平均有所增高,高于生理盐水处理组的炎性因子水平。综合上述实验结果,鱼胶原 PSC 样品的皮肤刺激性较低,注射到皮内后各时间点内产生的刺激反应均低于生理盐水对照组,完全符合医用材料的要求。对于鱼胶原 ASC 样品而言,皮内注射后 48 小时内炎症反应不明显,与生理盐水对照组相似,但 72 小时后鱼胶原 ASC 样品组的炎症反应水平显著增高,甚至明显高于生理盐水对照组,可能与 ASC 在皮内降解后释放出更多抗原决定簇有关。

5. 结论

通过皮内注射浸提液评价鱼胶原的刺激性,观察局部皮肤的反应以评价鱼胶原材料是否具有潜在的非特异性急性毒性刺激作用。检测结果显示,鱼 I 型胶原的皮内刺激性较低,其 PSC 样品的皮内刺激性显著低于 ASC 样品,接近甚至低于生理盐水组,而 ASC 样品植入皮内 72 小时后的炎症反应程度显著增加,由此可见,鱼胶原 ASC 样品若用于体内植入的确有导致炎症反应的风险,而去除端肽后的鱼胶原 PSC 样品则组织相容性显著提升,可在机体内存在一段时间而不引发明显的炎症反应,其用于医用材料的安全性明显高于 ASC 样品。

(五)植入实验

将材料植入动物的皮下组织,观察并检测植入后局部皮肤和肌肉组织的反应情况以及各血液生化指标,可评价材料的组织相容性和安全性。对鱼胶原材料进行皮下植入实验可评价其是否满足医用植入材料的安全性要求。

1. 材料与试剂

笔者团队制备的鱼胶原 ASC 样品和 PSC 样品。

巴比妥钠购自上海哈灵生物科技有限公司;注射用头孢曲松钠购自上海新亚药业有限公司;带线缝针购自杭州威德医疗科技有限公司;Φ3 cm×0.1 cm 胶原海绵购自北京益而康生物工程开发中心,作为对照产品;兔白细胞介素-6(IL-6)酶联免疫分析试剂盒、兔白细胞介素-4(IL-4)酶联免疫分析试剂盒购自上海抚生实业有限公司。

2. 实验动物

新西兰大白兔,雄性,体重不低于 2 kg,每天定时饲喂常规饲料[许可证编号:SCXK(沪)2010-0029]。

3. 实验方法

将植入样品尺寸定为 Φ10 mm。兔耳静脉部位注射 3% 巴比妥钠进行麻醉后,在脊柱两侧部位等距离各选 2 个植入部位,一侧植入鱼胶原样品,另一侧植入对照样品(北京意尔康胶原海绵产品)。材料植入后,用头孢曲松钠对实验兔进行抗感染注射,每天 2 次,连续注射 3 天。

分别于材料植入后 1 周、4 周和 8 周处死实验动物,沿脊柱方向剖开皮肤组织,观察植入点及周围组织有无病变或其他组织反应情况。分离皮下组织,切取植入材料和其周围组织,根据 GB/T 16886 标准要求的操作方法制备样品试液。

对所得到的各组样品试液进行生化指标检测,采用兔白细胞介素-6(IL-6)酶联免疫分析试剂盒、兔子白细胞介素-4(IL-4)酶联免疫分析试剂盒进行检测,利用具有高灵敏度竞争性 ELISA 的替代工具双抗原夹心法测定血浆新西兰大白兔的白细胞介素-4 和-6(IL-4、IL-6)水平。以空白孔调零,检测各组样品试液在吸光度为 450 nm 的波长处的吸光度值,以标准曲线推知的公式计算样品试液中炎性因子的滴度。

4. 结果与分析

手术操作均成功,术后无死亡及感染发生。如图 4-14 所示,所有新西兰大白兔的背部手术切口均愈合良好,未见出血,无红肿及异常分泌物。

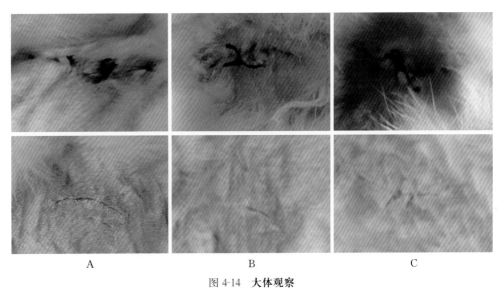

图 4-14　大体观察

A. PSC 植入部位;B. ASC 植入部位;C. 对照部位

植入后分别观察并记录植入点 1 周、4 周和 8 周后的大体情况,处死实验动物后,观察植入部位及其周围组织未见皮下组织和肌肉组织的异常变化。各时间点取样时均未见样品周围有红肿、化脓、坏死等炎症反应。随时间的增加,植入的鱼胶原材料逐渐降解变小,与周围组织可有效融合。

对各组的皮肤组织所得到的样品试液进行特征炎性因子水平检测,IL－4 的浓度变化见图 4-15,IL－6 的浓度变化见图 4-16。

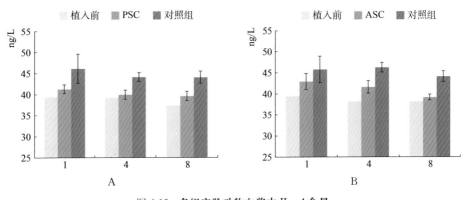

图 4-15　各组实验动物血浆中 IL－4 含量

A. PSC;B. ASC

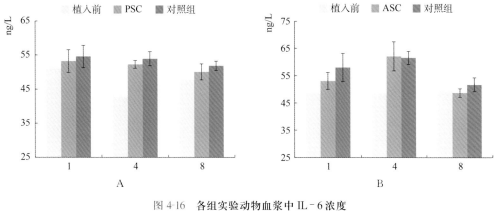

图 4-16 各组实验动物血浆中 IL-6 浓度
A. PSC;B. ASC

在处理组鱼胶原和对照组牛跟腱胶原(北京益而康公司的胶原产品)植入后的 8 周内,炎症反应导致组织中 IL-4 因子和 IL-6 因子的浓度均高于正常生理水平。两种鱼胶原处理组中,IL-6 因子水平从第 1 周到第 8 周均低于同时期的对照组水平,且随着时间呈降低趋势。鱼胶原植入皮下后会刺激并活化兔体内的淋巴细胞、单核巨噬细胞等免疫细胞,从而促进作为免疫调节剂的促炎性细胞因子 IL-4 因子和 IL-6 因子的分泌。植入实验结果表明鱼胶原在植入新西兰兔后会产生一定的免疫反应,但这两种促炎因子的水平均会随时间推移逐渐降低。整个实验周期中,鱼胶原处理组的 IL-4 因子和 IL-6 因子水平均显著低于牛跟腱胶原处理组,这表明鱼胶原比市售的医用牛跟腱胶原制品组织相容性更高,完全满足医用植入材料的组织安全性要求。

5. 结论

将鱼胶原 ASC 和 PSC 样品植入动物皮下后,观察实验动物局部皮肤组织和周围组织的反应,均未发现异常。各实验组动物的血液生化指标均符合植入材料的安全性要求,表明鱼胶原具有良好的组织相容性和体内安全性,符合作为体内植入材料用于人体临床的安全性要求,可植入生物体内一段时间而不发生严重的免疫反应。与目前临床常用的胶原制品相比,鱼胶原的组织相容性更高,为其替代陆地胶原用于人体临床提供了支持性证据。

(六) 热原实验

材料、内毒素或其他引入物质热原检测是植入类医疗器械的必须控制指标。

1. 实验材料

笔者团队制备的鱼胶原 ASC 样品和 PSC 样品。

2. 实验动物

新西兰大白兔,雄性,体重不低于 2 kg,每天定时饲喂常规饲料[许可证编号：SCXK(沪) 2010 - 0029]。

3. 实验方法

所有注射用针头、注射器、供试品接触的器皿均需在灭菌锅中于 121 ℃ 灭菌 20 分钟,去热原。热原检查注射前,使用兔专用固定器将新西兰大白兔固定,将蘸取甘油的温度计插入兔肛门中,等待 15 分钟,记录温度。

将新西兰大白兔分为 3 组,每组 2 只,分别为 PSC 浸提液处理组、ASC 浸提液处理组和生理盐水处理组。注射前测温度后,每组动物静脉注射量以 2 ml/kg 计。注射后每隔 30 分钟测一次肛温,共测 6 次,每次 15 分钟。

将实验的 6 次体温中数值最高的一次与注射前温度相减即为实验兔体温升高的温度。6 只新西兰大白兔中,体温升高均低于 0.6 ℃,且 6 只新西兰大白兔体温升高总和低于 2.8 ℃,表明罗非鱼皮胶原的热原指标符合医用材料要求。

4. 结果与分析

各组实验动物的肛温检测结果见表 4-18。注射前实验动物的肛温在 38.6~38.9 ℃ 的正常范围内。各组实验动物注射相应样品液后,于 30 分钟观察并记录肛温,结果显示各组实验动物的体温均略有升高。1.5 小时后,ASC 组实验动物肛温逐渐接近于空白对照组,6 小时后稳定在 39 ℃ 左右,与空白对照组相同。PSC 组的温度变化则与 ASC 组和空白对照组略有不同,样品液注射 0.5 小时后,PSC 组实验动物肛温升高至 39.3~39.4 ℃,略高于其他两组但不显著,2.5 小时后温度则显著降低至 38.5~38.6 ℃ 并保持稳定,显著低于其他两组实验

表 4-18　各组实验动物肛温数据

| 编号 | 新西兰大白兔肛温/℃ | | | | | | | |
	注射前	0.5 小时	1.0 小时	1.5 小时	2.0 小时	2.5 小时	3.0 小时	肛温差(℃)
PSC1	38.9	39.4	39.4	39.4	39.2	38.5	38.5	0.5
PSC2	38.7	39.2	39.3	39.1	39.2	38.6	38.6	0.6
ASC1	38.6	39.2	39.2	39.1	39.1	39.1	39.0	0.6
ASC2	38.8	39.2	39.3	39.2	39.1	39.0	39.0	0.5
生理盐水 1	38.8	39.2	39.1	39.0	39.0	39.0	39.0	0.4
生理盐水 2	38.7	39.1	39.1	39.1	39.1	39.1	39.0	0.4

动物肛温,体温差出现负值。需要注意的是,注射前后鱼胶原 ASC 组和 PSC 组最大肛温差均在 0.5～0.6 ℃,略高于生理盐水组的最大温差 0.4 ℃,虽然仍在热原反应可接受水平内,但仍需进一步优化产品质量以降低潜在的热原风险。

5. 结论

本研究中,入组的实验动物在样品液注射前后的体温升高均不高于 0.6 ℃,但仍略高于生理盐水对照组的 0.4 ℃。其中鱼胶原 PSC 样品组实验动物肛温差在 2.5 小时后出现负值,温度仍在合理范围内,其原因有待进一步验证分析。上述数据显示,鱼胶原的热原指标尚在风险可接受区间内,但仍需探讨可行性方法降低其热原反应水平以更好地满足医用生物材料的标准要求。

(七)溶血实验

溶血实验是鉴定药物或生物材料有无可引起溶血等非正常现象能力的评价方法。多数生物医用材料中都可能含有溶血成分,用于机体组织后有产生溶血作用的风险,从而对机体产生功能性损害。胶原制备过程中若残留的试剂、杂质等成分超过安全水平,也会在进入体内血液循环后诱导血细胞凝聚,引起血液循环功能障碍等不良反应。建议将溶血实验列入胶原样品生物相容性的必选检测项以确保其安全性风险满足医用材料的要求。

1. 实验材料及实验动物

笔者团队制备的鱼胶原 ASC 和 PSC 样品。

新西兰大白兔,雄性,体重不低于 2 kg,每天定时饲喂常规饲料[许可证编号：SCXK(沪)2010 - 0029]。

2. 实验方法

兔耳静脉取血 1.5 ml,放入加有玻璃珠的三角瓶中,轻微搅拌去除纤维蛋白。将去纤维蛋白后的血样转移到加有 10 ml 生理盐水的离心管中,混合均匀之后在 2 500 r/min 离心 5 分钟,弃去上清液,上述步骤反复 3 次,直到上清液变透明。用生理盐水将以上步骤得到的红细胞制成 2% 的细胞悬液备用。

实验样品根据 GB/T 16886 标准规定的方法制备样品浸提液,如表 4-19 所示向各管中依次添加所需试剂。1、2 号管为受试样品管,3 号管为生理盐水阴性对照管,4 号管为蒸馏水阳性对照管。加液完毕后,各组试管立即置于 37 ℃ 的恒温培养箱中温育,3 小时后观察溶血情况。

表 4-19　溶血实验结果

试管编号	1、2	3	4	5
2%红细胞悬液/ml	2.5	2.5	2.5	0
0.9% NaCl/ml	2.2	2.5	0	4.7
蒸馏水/ml	0	0	2.5	0
供试品溶液/ml	0.3	0	0	0.3

观察依据为：若完全溶血时溶液为透明的红色，在管的底部没有红细胞；没有溶血的溶液红细胞全部留在底部，上层的液体为无色澄清。

大体观察溶血的情况并记录结果后，吸取各组试管中的上清液，用紫外可见分光光度计在 545 nm 波长处测量各管的吸光度值，并计算出所有样品的溶血率（式 4-3）。若溶血率≤5%，表明材料符合生物材料和医疗器械溶血反应要求。若溶血率＞5%，表明材料有溶血反应，则不符合医用材料要求。

$$溶血率(\%) = \frac{实验组 A 值 - 阴性对照组 A 值}{阳性对照组 A 值 - 阴性对照组 A 值} \times 100\% \qquad (式 4-3)$$

3. 结果与分析

（1）溶血观察：对各组实验动物血液进行溶血实验后，观察结果如图 4-17 所示。

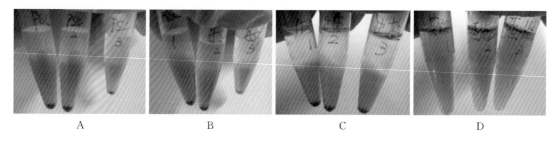

图 4-17　溶血实验结果

A. PSC 组；B. ASC 组；C. 生理盐水对照组；D. 蒸馏水阳性对照组

图 4-17 中各组溶血实验结果显示，作为阳性对照的蒸馏水组发生了明显的溶血现象。而鱼胶原 PSC 组、ASC 组与阴性对照组生理盐水组的溶血结果相似，各试管内均未发生明显的溶血反应，说明两种鱼胶原样品基本无溶血性风险。

（2）紫外分光光度计分析：进一步通过吸光度值检测定量计算两种鱼胶原的溶血率，鱼胶原 PSC 样品和 ASC 样品的溶血率分别 0.7% 和 0.3%，均远低于生物医用材料溶血率不超过 5% 的安全标准，再次证明鱼胶原具有良好的血液相容性。邱长虹等人从牛蹄筋中提取牛胶原并以此原料制备生物医用材料,以同样方法测得其溶血率为 2.25%,认为牛胶原材料的血液相容性满足医用材料的要求。笔者团队制备的罗非鱼胶原 ASC 样品和 PSC 样品的溶血率均显著降低于已有报道的牛胶原材料,说明两种鱼胶原材料均不会引起溶血反应,血液相容性良好,符合植入材料溶血实验的要求(表 4-20)。

表 4-20 溶血实验吸光度值

编号	吸光度值			
	蒸馏水	生理盐水	PSC	ASC
1	1.023	0.052	0.065	0.056
2	0.989	0.064	0.065	0.066
3	1.112	0.059	0.052	0.062

4. 结论

鱼胶原 PSC 样品和 ASC 样品的体外溶血率分别为 0.7% 和 0.3%,低于目前常用的陆地哺乳动物源性胶原类生物材料(牛胶原材料溶血率约为 2.25%),且均显著低于医用材料溶血实验标准要求"不高于 5%"的风险可接受限值,其溶血风险与生理相似,表明两种方法制备的不同鱼胶原样品均具有良好的血液相容性,基本不引起溶血反应,满足体内植入类生物医用材料的溶血性要求。

(八)过敏实验

过敏反应是过敏体质者在初次接触异物过敏原之后,再次暴露于同一异物过敏原的情况时发生严重的、全身性、具有潜在死亡性的一系列高敏反应。过敏反应可引起体内已经结合特异性的高敏状态的肥大细胞和嗜碱性粒细胞等细胞脱颗粒,分泌一系列具有生物活性的化学介质和蛋白酶,同时多种细胞因子从细胞中释放出来。本实验经过建立豚鼠过敏模型,在致敏后观察豚鼠的过敏反应,并通过检测血液生化指标进行鱼胶原样品致敏性的检测和评价。

1. 材料与试剂

笔者团队制备的鱼皮 I 型胶原 ASC 样品和 PSC 样品;牛血清白蛋白购自上海试剂公司;豚鼠组胺(HIS)酶联免疫分析试剂盒、豚鼠肥大细胞蛋白酶(MCT)酶联免疫分析试剂盒、豚鼠 IgE 酶联免疫分析试剂盒、豚鼠 IgG 酶联免疫分析试剂盒购自上海抚生实业有限公司。

2. 实验动物

实验用豚鼠，清洁级，购自上海市奉贤区银根养兔室［动物生产许可证号：SCXK（沪）2010-0029］。体重250～350 g，每天定时饲喂常规豚鼠饲料。

3. 实验方法

(1) 样品制备：实验样品根据GB/T 16886标准规定的方法制备样品浸提液，注射前经0.25 μm孔径亲水PTFE针式滤器过滤除菌。以无致热原的0.9%生理盐水作为对照，以1.25 mg/ml牛血清白蛋白作为阳性对照。

(2) 实验动物分组及致敏方法：将豚鼠分为四组，每组8只。两组处理组分别注射鱼胶原PSC样品和ASC样品浸提液；对照组注射灭菌的0.9%生理盐水；阳性对照组注射1.25 mg/ml牛血清白蛋白。

对各实验组豚鼠称重并记录体重后，隔天每只每次腹腔注射0.5 ml液体，共注射3次进行致敏。每天观察并记录各组实验动物的行为和体征。将所有组别分为A、B两小组，每小组各4只实验动物。在首次注射后的第14天，对A组别的豚鼠进行激发，即豚鼠足背静脉注射各组液体1 ml，诱发过敏反应。观察激发后30分钟内豚鼠有无过敏反应症状。表4-21所列为标准评分，对实验结果进行评价。在首次注射后第21天，对B组进行激发，同样按表4-21进行评价。

表 4-21 豚鼠过敏判定标准

评分	反应症状	结果评价
0	无反应	阴性
1	只有轻微抓鼻、颤抖或竖毛	弱阳性
2	有3次或以上咳嗽、抓鼻、颤抖或竖毛	阳性
3	多次或连续咳嗽，伴有呼吸困难或痉挛、抽搐等	强阳性
4	痉挛、抽搐、大小便失禁、休克死亡	极强阳性

(3) 血液指标测定：在注射前对全部豚鼠，第14天对A组别豚鼠和第21天对B组别豚鼠眼眶取血。提取豚鼠血浆后进行酶联免疫吸附测定。采用豚鼠组胺(HIS)酶联免疫分析试剂盒、豚鼠肥大细胞蛋白酶(MCT)酶联免疫分析试剂盒、豚鼠IgE酶联免疫分析试剂盒、豚鼠IgG酶联免疫分析试剂盒进行检测，利用双抗原夹心法按上文所述方法测定豚鼠血浆中组胺、肥大细胞蛋白酶、IgE和IgG的含量。以空白孔调零，检测各组实验动物血浆450 nm波长处的吸光度值，计算各组中过敏反应相关因子的浓度。

（4）组织形态学实验方法：在第 21 天分别处死各组豚鼠，解剖后观察并记录各器官形态有无异常，取出肺部浸泡在福尔马林溶液中固定备用。

将取出的肺组织用流水冲洗 2 小时，之后再行浓度梯度酒精脱水，依次经 70％酒精→80％酒精→90％酒精→95％酒精 A→95％酒精 B→100％酒精 A→100％酒精 B 梯度脱水，每个酒精梯度中脱水时间均为 20 分钟。脱水处理完毕后，再以二甲苯处理 2 次，室温放置。将所得肺脏组织浸蜡后包埋，甲苯透明 2 次，包埋的蜡块于 4 ℃冰箱保存过夜后切片，片厚约 5 cm。所得组织切片以苏木素染色 1 分钟，之后用水多次冲洗，再以 0.5％氨水返蓝后再多次水洗，然后行伊红染色 1 分钟并多次水洗，最后再依次经 80％酒精→95％酒精→100％酒精 A→100％酒精 B→石炭酸→二甲苯→二甲苯 A→二甲苯 B 的顺序脱水后，用中性树脂胶进行封片，显微镜下观察。

4. 结果与分析

（1）豚鼠过敏反应观察：阳性对照组有 4 只豚鼠有 3 次以上的过敏反应症状，其中 3 只动物过敏症状轻微，仅有前爪搔抓鼻部及口周行为，未见其他严重反应。鱼胶原 PSC 样品组和 ASC 样品组中各有 1 只实验动物出现了轻微的抓鼻现象，其余实验动物均未见异常。按照豚鼠过敏判定标准来判定豚鼠致敏后的过敏反应水平，结果如表 4-22。

表 4-22　豚鼠过敏反应评分

组别	每只动物评分								结果评价
	1	2	3	4	5	6	7	8	
PSC 处理组	0	0	0	0	1	0	0	0	阴性
ASC 处理组	0	0	1	0	0	0	0	0	阴性
对照组	0	0	0	0	0	0	0	0	阴性
阳性对照组	2	2	2	1	2	0	1	1	阴性

由表 4-22 可以看出，当对豚鼠进行致敏后，对照组中没有出现任何的过敏反应现象，阳性对照组出现 3 次以上的咳嗽、竖毛等过敏现象。两种鱼胶原样品处理组中各有 1 只实验动物出现了轻微的打喷嚏现象，其过敏反应程度为阴性，符合医用材料的要求。过敏反应是系统性反应，其临床症状和体征是局部性的或全身性的。在本实验中，鱼胶原 ASC 样品和 PSC 样品组的豚鼠均未出现阳性过敏反应症状。

（2）豚鼠血浆中组胺、肥大细胞蛋白酶、IgG 和 IgE 的含量：豚鼠血浆中的组胺含量、肥大细胞蛋白酶含量、IgG 含量、IgE 含量分别如图 4-19 所示。IgG 是血清中含量最多的免疫球蛋白，其含量可以反映机体的免疫情况。在第 14 天和第 21 天的激发前后的 IgG 含量变化结果表明,激发后的 IgG 含量减少,也即鱼胶原样品不导致豚鼠产生过敏反应。

在过敏反应中,无论类型,患者血清中总 IgE 均会升高。本实验中鱼胶原 ASC 样品和 PSC 样品对豚鼠过敏刺激的作用与生理盐水接近,两组中 IgE 水平均没有显著增高,表明鱼胶原具有良好的组织相容性,不会导致严重过敏反应(图 4-18)。

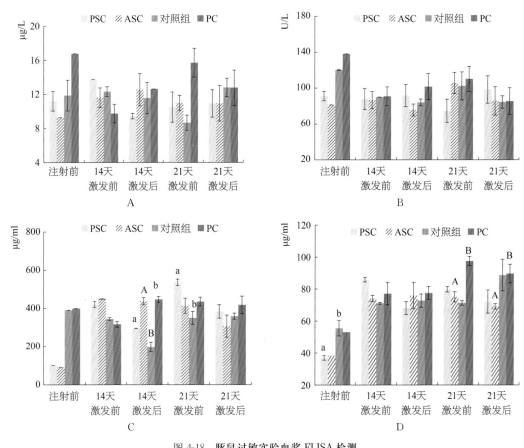

图 4-18 豚鼠过敏实验血浆 ELISA 检测

A. HIS;B. MCT;C. IgG;D. IgE

(3) 组织形态学观察结果:过敏性休克的表征之一为炎细胞浸润,嗜酸性粒细胞具有炎性损伤作用。豚鼠是过敏反应良好的动物模型,豚鼠的肺脏是极易致敏且持久的靶器官。对本实验中各组实验豚鼠的肺部组织进行组织切片分析,结果如图 4-19 所示。鱼胶原 PSC 样品和 ASC 样品组的豚鼠肺部切片未出现大面积的片状坏死和点状坏死,肺泡未出现扩大。各处理组未出现炎性因子浸润,尤其是嗜酸性粒细胞浸润,再次证实两种鱼胶原样品均具有良好的组织相容性,若作为植入材料用于生物体内不会触发过敏反应,符合医用材料的安全性要求。

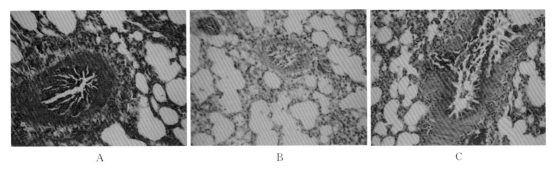

图 4-19　豚鼠肺部 HE 染色切片（200×）

A. PSC 处理组；B. ASC 处理组；C. 对照组

5. 结论

在过敏实验中，为保证实验动物的敏感性强，均采取了高强度的激发致敏方法，在上述处理后两组鱼胶原样品组的实验动物均未出现严重过敏反应，表明鱼胶原具有良好的组织相容性。通过对各组实验动物血浆中的组胺含量、肥大细胞蛋白酶含量、IgG 和 IgE 水平等 4 项指标检测，可定量分析各组实验动物过敏反应的情况，结果显示，致敏后各组实验动物均未出现明显的阳性反应现象，且血浆中组胺、肥大细胞蛋白酶、IgG 和 IgE 的含量及豚鼠肺部切片等过敏反应指示性指标的定量、定性研究均证实，鱼胶原 ASC 样品和 PSC 样品对豚鼠的过敏反应刺激与生理盐水组指标接近，组织相容性和生物安全性良好，符合医用材料的要求。简言之，以本团队规模化制备的鱼胶原 ASC 样品和 PSC 样品为代表，参考相关医用材料的标准和法规要求，对鱼胶原材料的生物安全性和相容性进行了系统评价，探讨其作为医用材料的安全性和可行性。

上述研究中业已证实：①鱼胶原没有细胞毒性，甚至可促进 L-929 细胞增殖。②不引起急性全身性毒性反应，小鼠体征、体重和脏器指数等均未发现异常。③低抗原性，不会引起严重的免疫反应。④无严重致敏反应，各指标与生理盐水组指标接近，不会产生严重的过敏反应。⑤组织刺激性低，且植入体内后促炎性细胞因子 IL-4 和 IL-6 水平与生理盐水组相近，显著低于临床使用的牛源性胶原产品，证实其比陆地动物胶原的组织刺激性更低、植入安全性更高，可以作为一种蛋白质材料长时间存在于生物体内而不发生严重的免疫反应。⑥血液相容性良好，不引起溶血反应，鱼胶原 PSC 和 ASC 的体外溶血率分别为 0.7% 和 0.3%，远低于临床使用的牛源性胶原产品（2.5%）。⑦热原反应基本符合安全性要求，但仍需进一步优化以降低其热原风险。

（王南平　何　兰　位晓娟　郭休玉）

参 考 文 献

[1] Liu W, Tian Z, Li C, et al. Thermal denaturation of fish collagen in solution：a calorimetric and kinetic analysis [J]. Thermochimica Acta, 2014,581(6)：32 - 40.

[2] Zhang M, Li J, Ding C, et al. The rheological and structural properties of fish collagen cross-linked by N-hydroxysuccinimide activated adipic acid [J]. Food Hydrocolloids, 2013,30(2)：504 - 511.

[3] Yamada S, Nagaoka H, Terajima M, et al. Effects of fish collagen peptides on collagen post-translational modifications and mineralization in an osteoblastic cell culture system [J]. Dental Materials Journal, 2013,32(1)：88 - 95.

[4] 王南平,何兰,郭休玉,等.罗非鱼皮胶原基生物医用材料的制备与表征[J].生物医学工程学进展,2014,35(3)：146 - 150.

[5] 付步芳,陈丹丹.胶原蛋白的鉴别及其杂蛋白检测技术[J].药物分析杂志,2010(7)：1351 - 1353.

[6] 国家食品药品监督管理总局.组织工程医疗器械产品 I 型胶原蛋白表征方法：YY/T 1453 - 2016[S].北京：中国标准出版社,2017.

[7] 国家食品药品监督管理总局.组织工程医疗产品　第 6 部分：I 型胶原：YY/T 0606. 4 - 2007[S].北京：中国标准出版社,2015.

[8] 国家食品药品监督管理总局.组织工程医疗产品：第 25 部分：动物源性生物材料 DNA 残留量测定法：荧光染色法 YY/T 0606. 25 - 2014[S].北京：中国标准出版社,2015.

[9] 国家药典委员会.中华人民共和国药典(2015 版).三部[M].北京：中国医药科技出版社,2015.

[10] 国家药典委员会.中华人民共和国药典(2015 版).四部[M].北京：中国医药科技出版社,2015.

[11] US - ASTM.作为组织工程医疗产品(TEMPs)用外科植入物和底层原材料的 I 型胶原特性的标准指南：ASTM F2212 - 2009 [S].美国：2009.

[12] Li Z R, Wang B, Chi C F, et al. Isolation and characterization of acid soluble collagens and pepsin soluble collagens from the skin and bone of Spanish mackerel (Scomberomorous niphonius) [J]. Food Hydrocolloids, 2013,31(1)：103 - 113.

[13] Muthukumar T, Prabu P, Ghosh K, et al. Fish scale collagen sponge incorporated with Macrotyloma uniflorum plant extract as a possible wound/burn dressing material [J]. Colloids Surfaces B: Biointerfaces, 2014,113(0)：207 - 212.

[14] 张联英.几种主要淡水鱼胶原的制备及其特性研究[D].青岛：中国海洋大学,2004.

[15] Nagai T, Yamashita E, Taniguchi K, et al. Isolation and characterisation of collagen from the outer skin waste material of cuttlefish (Sepia lycidas) [J]. Food Chemistry, 2001,72(4)：425 - 429.

[16] 杨玲,赵燕,鲁亮,等.鲟鱼鱼皮胶原的提取及其理化性能分析[J].食品科学,2013,34(23)：41 - 46.

[17] Singh P, Benjakul S, Maqsood S, et al. Isolation and characterisation of collagen extracted from the skin of striped catfish (Pangasianodon hypophthalmus) [J]. Food Chemistry, 2011,124(1)：97 - 105.

[18] 车帅,杜芬,刘楚怡,等.中华鲟软骨 II 型胶原的结构分析[J].食品工业科技,2018：39(4)：60 - 63.

[19] Jeevithan E, Wu W, Nanping W, et al. Isolation, purification and characterization of pepsin soluble collagen isolated from silvertip shark (Carcharhinus albimarginatus) skeletal and head bone [J]. Process Biochemistry, 2014,49(10)：1767 - 1777.

[20] Fu W, Wang Y, Zheng B, et al. Isolation and characterization of pepsin-soluble collagen from the skin of peru squid (Dosidicus gigas) [J]. Journal of Aquatic Food Product Technology, 2013,22(3)：270 - 280.

[21] Kim H W, Yeo I J, Hwang K E, et al. Isolation and characterization of pepsin-soluble collagens from bones, skins, and tendons in duck feet [J]. Korean Journal for Science of Animal Resources, 2016,36(5)：665 - 670.

[22] Rochdi A, Renou J P. NMR and DSC studies during thermal denaturation of collagen [J]. Food Chemistry, 2000,69(3)：295 - 299.

[23] Binsi P K, B. A. Shamasundar, Dileep A O, et al. Rheological and functional properties of gelatin from the skin of Bigeye snapper (Priacanthus hamrur) fish：influence of gelatin on the gel-forming ability of fish mince [J]. Food Hydrocolloids, 2009,23(1)：132 - 145.

[24] Gao L L, Wang Z Y, Li Z, et al. The characterization of acid and pepsin soluble collagen from ovine bones (Ujumuqin sheep) [J]. Journal of Integrative Agriculture, 2018,17(3)：704 - 711.

[25] 廖伟,夏光华,李川,等.尖吻鲈鱼鳞和鱼皮胶原的提取及其理化特性分析[J].食品科学,2018,39(1)：36 - 41.

[26] 张静怡.罗非鱼胶原的生物相容性研究[D].上海：上海海洋大学,2015.

[27] 张静怡,吴文惠,王南平,等.罗非鱼 I 型胶原的抗原反应特性分析[J].食品科学,2015,36(7)：79 - 83.

[28] 张虹,卓素珍,戴志远.鲛鳒鱼皮中胶原的提取及性质研究[J].中国食品学报,2009,6：34 - 40.

[29] 卓素珍.鮟鱇鱼皮胶原的性质、组成及应用研究[D].余姚：浙江工商大学,2009.

[30] 刘焱,刘伦伦,罗灿,等.不同方法提取的草鱼鱼皮胶原性质比较[J].食品研究与开发,2015,8：34 - 39.

[31] 中华人民共和国国家卫生健康委员会.食品安全国家标准　胶原蛋白肽：GB 31645 - 2018[S].北京：中国标准出版社,2019.

[32] 中华人民共和国国家发展和改革委员会.水解胶原蛋白：QB 2372 - 2005[S].[2005 - 7 - 26].https://max.book118.com/html/2019/0120/5231330342002002.shtm.

[33] 美国材料实验协会.医用组织加固产品外科移植和培养基中作为开始材料的类型 I 胶原质的特性描述标准指南：ASTM F2212 - 2011[S].[2011].http://www.doc88.com/p-9139615108334.html.

[34] 德国标准化学会.止血学 VWF 的胶原质粘合活性的测定用参考方法：DIN 58924 - 2009[S].[2009 - 05].https://www.antpedia.com/standard/5867747-1.html.

第五章 · 海洋明胶的技术指标与检测方法

　　明胶的用途非常广泛,但目前主要用于食品、化工、试剂(培养基)及药用胶囊材料等领域,作为组织工程材料或生物医用材料的明胶标准在国内外均属空白。作为部分变性的胶原,明胶既具有胶原的氨基酸组成和部分二级结构作为其生物相容性的结构基础,又具备特殊的溶胶-凝胶可逆特性,改善了使用便利性。此外,明胶还具有良好的生物力学性能可提供组织充填,近年来已逐渐成为再生医学中常用的天然生物高分子材料之一。

　　传统明胶产品多来源于陆地哺乳动物(如猪、牛),其原料来源受限且生物风险较高。海洋明胶在氨基酸组成与结构上和陆地哺乳动物明胶具有高度相似性,来源丰富、种类多样、免疫原性低且病毒传播风险低,有望部分替代传统明胶用于医药领域。鉴于海洋明胶的研究、生产和应用均较少,因此其质控和检测多参考传统明胶的相关标准、法规,但在具体操作实施和控制管理时尚需根据鱼明胶的特性进行调整,以保证方法和指标的科学性、合理性和实用性、可行性。本章节中,笔者基于团队十几年中对海洋明胶的规模化生产和质控经验,同时结合国内外行业现况,以鱼明胶为例,对海洋明胶的质控和检测予以系统化梳理,以供业内同仁参考和完善。

第一节 · 海洋明胶的技术要求

海洋明胶是海洋胶原的变性产物，是多组分混合物，其氨基酸组成和海洋胶原基本相似，部分氨基酸在变性过程中发生转化。由于天然三螺旋结构在明胶转化过程中被部分破坏，海洋明胶更易溶解，冷水鱼类明胶在室温条件下依然具有良好的水溶性。海洋明胶的规模化生产条件比海洋胶原更成熟，已广泛应用于胶囊、照相明胶、食品、化妆品等领域，但由于传统的陆地源性明胶仍为主流产品，因此目前国际通用的明胶类制品的标准仍针对陆地源性明胶制订。本节中，基于明胶相关的国际、国内质量标准并结合笔者团队对鱼明胶规模化生产的质控经验，对其质量控制进行简要分析。

一、相关质量标准

明胶的用途非常广泛，不同应用领域均有相关的质量标准。常用的明胶标准包括"GB 6783-2013《食品添加剂明胶》""QB 23542005《药用明胶》""QBT 1995 2005《工业明胶》""QB 1997-94《照相明胶》""《中国药典》(2015 版)"等。表 5-1 列示了不同明胶标准中对质量控制的共性要求指标。

表 5-1 不同标准中明胶的主要共性指标

项　目	理化和微生物指标要求			
	食品	药用	药典	工业
水分/%	≤14.0	≤14.0	≤15.0	≤14.0
Bloom 凝冻强度 6.67%溶液/g	≥50	≥200(一级) ≥100(二级)	1.10 g/100 ml 胶液凝冻▲	≥200
Brinell 黏度 6.67%溶液/(mPa·s)	未规定	≥A 型 1.8 ≥B 型 2.8*	未规定	≥6.0
灰分/%	≤2.0	≤1.0/2.0	≤2.0	≤2.5
透射比波长(450 nm)	≥30	≥45	≥50	未规定
透射比波长(620 nm)	≥50	≥65	≥70	未规定
水不溶物/%	≤0.2	≤0.2	未规定	≤0.2
pH(1%溶液)		A 型 4.0~6.5 B 型 5.3~6.5	3.6~7.6	5.5~7.0

续 表

项 目	理化和微生物指标要求			
	食品	药用	药典	工业
二氧化硫/(mg/kg)	≤30	≤50	未规定	未规定
亚硫酸盐	未规定	未规定	*	未规定
过氧化物/(mg/kg)	≤10	≤10	#	未规定
总砷(As)/(mg/kg)	≤1.0	≤0.8	未规定	未规定
砷盐	未规定	未规定	≤0.000 1%◆	未规定
铬(Cr)/(mg/kg)	≤2.0	≤2.0	≤2.0	未规定
黏度下降	未规定	≤10%	未规定	未规定
铅(Pb)/(mg/kg)	≤1.5	未规定	未规定	未规定
镉(Cd)/(mg/kg)	未规定	≤0.50	未规定	未规定
重金属(以 Pb 计)/(mg/kg)	未规定	≤50	≤30	≤50
电导率1%溶液,30 ℃	/	/	0.5 ms/cm	/
菌落总数(CFU)/g	≤10 000	≤1 000	≤1 000	/
沙门菌	不得检出	不得检出	不得检出	/
大肠菌群(MPN)/g	3	/	/	/
金黄色葡萄球菌	/	不得检出	/	/
大肠杆菌	/	不得检出	/	/
大肠埃希菌	/	/	不得检出	/
霉菌/酵母菌	/	/	≤100	/

注:照相明胶的许多规定是根据感光材料要求而设定,对于食品和医学行业无相关性,所以没有列入。* 亚硫酸盐采用滴定法:20 mg 明胶加水 50 ml 溶胀后,加稀硫酸 50 ml,用水蒸气蒸馏,馏液导入 20 ml 过氧化氢试液中至馏出液约 80 ml,停止蒸馏。馏出液中加甲基红-亚甲蓝混合指示液数滴,用氢氧化钠滴定液(0.1 mol/L)滴定至溶液显草绿色,并将滴定的结果用空白实验校正,消耗氢氧化钠滴定液(0.1 mol/L)不得超过 0.1 ml。# 过氧化物测定:10 g 明胶加水 140 ml 放置 2 小时用 50 ℃水浴溶解立即冷却,加硫酸溶液(15)6 ml,碘化钾 0.2 g,1%淀粉溶液 2 ml 与 0.5%钼酸铵溶液 1 ml 摇匀置暗处 10 分钟,溶液不得显示蓝色。▲ 药典明胶用凝冻浓度来表示凝冻强度:用 1.10 g 明胶配置成 100 ml 胶液,取 10 ml 置于内径 13 mm 的试管,在 0 ℃中冷冻 6 小时,倒置 10 秒应不会流下。◆ 砷盐检测:取明胶 2.0 g,加淀粉 0.5 g 与氢氧化钙 1.0 g,加水少量,搅拌均匀,干燥后,先用小火烧灼使炭化,再在 500~600 ℃烧灼使之呈灰白色,放冷,加盐酸 8 ml 与水 20 ml 溶解后,按照药典通则 0822 第一法检查。

　　近年来,明胶的国家标准逐渐趋向于对安全卫生指标的管控。在 2014 年版的"GB 6783 - 2014《食品添加剂明胶》"中,已取消了许多明胶功能性指标的要求,明确了安全性指标是明胶质量控制的主体,这也与国际明胶类制品的监督管理原则趋于一致。欧盟的明胶类产品质量控制便是主要关注安全指标(表 5-2),其对于微生物和重金属含量的管控内容和要求高于中国明胶制品标准的要求。

表 5-2　欧盟明胶标准的主要指标

元　素	残留量限定值	微生物指标	
		微生物参数	限定值
砷	1 ppm	细菌总数	$10^3/g$
铅	5 ppm	大肠菌群(30 ℃)	0/g
镉	0.5 ppm	大肠菌群(44.5 ℃)	0/10 g
汞	0.15 ppm	厌氧菌	10/g
铬	10 ppm	梭菌	0/g
铜	30 ppm	金黄色葡萄球菌	0/g
锌	50 ppm	沙门菌	0/25 g
水分(105 ℃)	15%		
灰分(550 ℃)	2%		
二氧化硫(*Reith Willems*)	50 ppm		
过氧化物(《欧洲药典》)	10 ppm		

二、海洋明胶的技术指标

除上节所述的相关明胶标准外,明胶在组织工程或医用材料领域的应用尚无现行参考标准。参考食品明胶、药用明胶标准及各国药典中明胶相关技术指标要求,笔者认为,医用海洋明胶的技术指标除需考虑常规的理化性质、重金属含量等之外,还应结合明胶特性特别关注如下几个指标。此外,若用于组织工程领域还应参考 GB/T 16886 系列标准对海洋明胶生物学相关指标进行控制,在此不做详细描述。

1. 鉴别

明胶的性状为微黄色至黄色、透明或半透明微带光泽的薄片或粉粒,无臭。在水中久浸即吸水膨胀并软化,重量可增加 5～10 倍。在热水或甘油与水的热混合物中溶解,在乙醇、三氯甲烷或乙醚中不溶,在醋酸中溶解。

2. 等离子点和等电点

明胶的等电点与它们所含的酸性氨基酸残基和碱性氨基酸残基的数量比例有关。鱼明胶等离子点和等电点主要取决于其氨基酸组成和侧链暴露情况,也受原料前处理方式和明胶制备工艺选择的影响。在前处理浸灰过程中,碱(氢氧化钙等)的作用使胶原纤维间质(如黏附蛋白与类黏附蛋白等)非胶原类物质被基本去除,胶原纤维组织松散,进一步有利于碱液的浸入,同时天冬酰胺和谷胺酰胺几乎完全转化为天冬氨酸和谷氨基酸,增加了胶原质中的酸性基团,从而导致鱼明胶的等电点下降(表5-3)。随着浸灰过程时间的延长,胶原分子链间的交联被彻底破坏,所得明胶的分子质量下降,等电点变化随着侧链氨基酸的彻底暴露也趋于稳定。当等电点下降至 pH 为 4.8~5.0 时,将保持稳定不再随浸灰时间的延长而变化。同样地,原料前处理时若选用酸处理方式,则鱼明胶氨基酸的氨基接受质子而离子化,一些碱性氨基酸(如组氨酸、精氨酸和赖氨酸)则会解离出 OH⁻,导致 pH 升高。因此,酸法明胶的等电点 pH 通常为 7~9,而碱法明胶的等电点 pH 通常为 4.7~5.2。

表 5-3 胶原和明胶的氨基酸构成

氨基酸	A 型明胶	B 型明胶	I 型胶原(牛)
丙氨酸	112	117	114
精氨酸	49	48	51
天冬酰胺	16	0	16
天冬氨酸	29	46	29
半胱氨酸	—	—	—
谷氨酸	48	72	48
谷氨酰胺	25	0	25
甘氨酸	330	335	332
组氨酸	4	4.2	4.4
羟脯氨酸	91	93	104
羟赖氨酸	6.4	4.3	5.4
异亮氨酸	10	11	10
亮氨酸	24	24.3	24
赖氨酸	27	28	27
蛋氨酸	3.6	3.9	5.7
苯丙氨酸	14	14	13
脯氨酸	132	124	114
丝氨酸	35	33	35
苏氨酸	18	18	17
色氨酸	—	—	—
酪氨酸	2.6	1.2	4.4
缬氨酸	16	22	22

当明胶的水溶液恰好处于其等电点 pH 时,某些物理性质如熔点、冻点、胶凝强度等出现最大值,而另一些物理性质(如黏度、渗透压、膨胀度、透明度等)则达到最小值。酸法明胶在等电点附近时黏度下降3%~5%、凝冻强度下降1%~4%。明胶生产中,可根据等电点的这些特征加以利用或避免,例如,当明胶溶液与另一种带相反电荷的胶混合使用时会产生混浊

或沉淀,若调整胶液 pH、降低胶液搅拌时的表面张力,则使泡沫更加稳定(表 5-4)。酸法制备的鱼鳞明胶在等电点(pH 为 8)附近时,黏度下降 3%～5%,凝冻强度下降 1%～4%,明胶凝冻强度越高则下降幅度越大。

表 5-4　鱼鳞明胶液 pH 变化对黏度及凝冻强度的影响

胶液浓度 6.67%	胶液 pH	黏度/(mPa·s)	Bloom 凝冻强度/g
样品 A 凝胶强度	5.26	2.55	173
160～180/g	8.03	2.44	170
样品 B 凝胶强度	5.54	3.43	215
200～220/g	8.05	3.36	209
样品 C 凝胶强度	5.46	4.30	277
260～280/g	8.00	4.09	266

3. 膨胀性

明胶的膨胀率通常为 5～10 倍。影响明胶膨胀的因素主要有明胶的凝冻强度、明胶的原料、pH 以及明胶的生产工艺(表 5-5)。

表 5-5　不同凝冻强度、黏度、pH 对明胶膨胀度的影响

明胶品种	凝冻强度/g	黏度/(mPa·s)	膨胀倍数	
			溶胀液 pH 为 5	溶胀液 pH 为 8
猪皮	236	3.5	4.87	4.57
猪皮	250	3.0	6.22	5.59
鱼皮	292	5.45	5.64	4.98
鱼鳞	316	5.28	8.40	7.33
鱼鳞	249	3.61	10.12	8.23
鱼鳞	150	2.44	11.00	8.91
牛骨*	150	3.33	10.62	13.97

注:* 明胶中牛骨明胶为碱法明胶,其余均为酸法明胶。溶胀液温度 18 ℃,溶胀时间 2 小时。

由表 5-5 中数据可知,溶胀液的 pH 与明胶的等电点越接近,则明胶越难以膨胀,因此等电点附近明胶的膨胀度最低。酸法明胶溶胀液的 pH 在 7～9,在 pH 为 8 条件下比 pH 为 5 条件下的膨胀度降低 10%～20%。鱼鳞和牛骨明胶的膨胀度高于猪皮、鱼皮明胶约 40%,证明骨明胶的膨胀度普遍优于皮明胶。此外,明胶的膨胀度与明胶的凝冻强度和黏度不呈线性相关。

4. 流变性

胶凝温度和熔化温度是衡量明胶凝胶性质的重要参数。明胶凝胶的熔化温度越高,体系内分子相互作用力越强,凝胶的热稳定性越高;而明胶溶液的凝胶温度越高,凝胶网络越容易形成。流变仪可以测定明胶溶液在不同温度情况下的黏度变化。通过温度扫描表征不同明胶流变参数与温度的关系。40 ℃时,鱼鳞明胶溶液的贮能模量 G' 小于损耗模量 G'',此时的溶液呈现黏性流动状态;在降温过程中,随着温度的降低,G' 和 G'' 同时增加,但 G' 上升的幅度明显大于 G'',当温度降到某一点时两者交汇,此后 G' 大于 G'',说明体系弹性已超过黏性,胶液以固态胶体状存在。升温过程中,G' 和 G'' 的变化情况与降温过程正好相反。储存模量 G' 和损耗模量 G'' 在不同的频率相交,相交点得到明胶的熔点和凝冻点(图 5-1,图 5-2)。

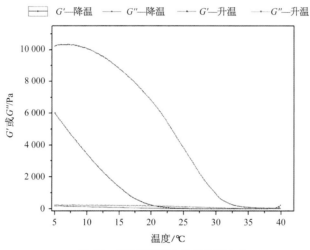

图 5-1　高凝冻强度鱼鳞明胶(302 g)

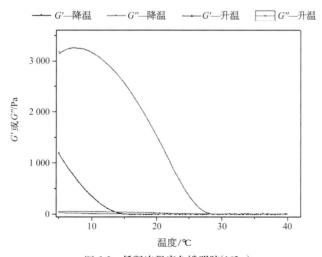

图 5-2　低凝冻强度鱼鳞明胶(162 g)

上述鱼鳞明胶的流变性分析结果显示,对于同一种原料来源的两种鱼明胶而言,高凝冻强度鱼明胶的熔点为 37 ℃、凝冻点为 22.5 ℃,低凝冻强度鱼明胶的熔点为 28 ℃、凝冻点为 14 ℃。同一种原料在不同的凝冻强度时所测得的熔点和凝冻点有显著差异。多数学者认为凝冻点和熔点与明胶的亚氨基酸含量有关。不同凝冻强度的明胶,其亚氨基酸的含量也不同。明胶纯度也会影响明胶的熔点和凝冻点。所以,高凝冻强度、高纯度的鱼明胶也可以达到高于普通猪、牛明胶的熔点和凝冻点。一般情况下,陆生动物明胶的凝冻点和熔点要高于水生动物明胶。A. A. Karim 发现,猪、牛明胶的凝冻点和熔点范围通常在 20~25 ℃和 28~31 ℃,而鱼明胶的凝冻点和熔点范围通常在 8~25 ℃和 11~28 ℃,但某些种类鱼明胶的凝冻点和熔点温度与猪、牛明胶相仿。

5. 黏度和黏度降

明胶属于高分子聚合物,其溶液具有高黏度的特点。黏度是明胶的第二主要功能性。高分子聚合物的长分子链在溶液中容易形成网络结构,使得溶液在流动时产生阻力和液体内部的摩擦力,从而呈现出黏度特性。影响明胶的黏度的主要因素是明胶的分子量。明胶的黏度 μ 和分子量 M 之间的关系,可以用经验公式:$\mu = kM^{\alpha}$ 计算,α 和 k 为常数,不同种类的明胶其 α、k 常数各不相同,具体数值取决于聚合物种类、溶剂性质和温度。姜莹等人采用凝胶色谱法测定明胶的重均分子量和数均分子量,并以 0.6%、6.67% 两种浓度的明胶溶液为代表探讨了分子量与黏度之间的相关性,结果见表 5-6。通常来说,明胶溶液的黏度随分子量的增加而增大。

表 5-6　明胶的分子量和溶液黏度的相关性

样品编号	M_n/D	M_w/D	$\eta_{6.67\%}$/(mPa·s)	$[\eta]_{0.6\%}$
1	58 403	72 038	6.28	88.048 04
2	27 635	45 389	3.11	44.849 28
3	23 627	42 164	2.775	40.993 67
4	22 637	35 823	2.46	36.372 49
5	16 268	31 043	2.04	30.046 05
6	15 301	25 675	1.65	24.177 62
7	10 444	18 667	1.265	19.286 87

明胶溶液的黏度与溶液中明胶的含量有直接的关系,胶液中明胶含量越高,其黏度也相应增加(图 5-3)。

胶液浓度变化可以显著改变胶液黏度(包括凝冻强度)。在实际使用中可以根据需要、

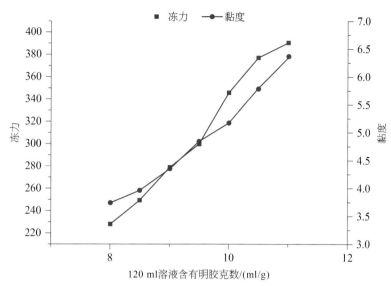

图 5-3 鱼明胶胶液浓度与黏度、凝冻强度的相关性(60℃)

对不同黏度的明胶加以调整,满足最终产品的性能要求,这在糖果、软胶囊、照相等行业都有应用。由于制造工艺的需要,对于明胶的黏度在一定温度和时间条件下检测也是明胶质量控制的一部分。"QB 1997 - 94《照相明胶》"中便有明确规定:明胶在(37±1)℃时,其黏度下降不应大于 10%。鱼明胶虽然熔点低于哺乳动物明胶,在同样温度条件下更易于降解,但是实际测试结果表明:鱼明胶同样符合照相明胶标准测定黏度降要求,见表 5-7。

表 5-7 不同凝冻强度的鱼鳞明胶黏度降(6.67%浓度)

Bloom 凝冻强度/g	黏度/(mPa·s)	37℃ 24 小时保温后黏度/(mPa·s)	黏度下降比例/%
185	3.12	3.07	1.6
218	3.54	3.29	7.01
236	3.82	3.76	1.6
250	4.16	3.72	10.3

6. 凝冻强度

明胶最重要的物理性能是在一定温度下形成凝胶,并有一定的 Bloom 凝冻强度(g),这是明胶最重要的理化指标,可反映明胶在凝冻状态下的力学性能。明胶的结构中存在 α、α₁、α₂、β、γ 等 5 种结构组分,明胶的凝冻强度与这 5 种结构组分的含量有关。史京京等人用十二烷基硫酸钠-聚丙烯酰胺凝胶电泳(SDS - PAGE)法测定了明胶的 α-组分含量,以胶冻强度测定仪测定明胶强度并通过凝胶成像系统紫外分析仪分析得到了不同明胶组分含量的数据(表 5-8),结果证实,α_1-链和 α_2-链的含量对明胶的凝冻强度有直接相关性,其中 α_1-链比 α_2-链的影响更大。

表 5-8　胶冻强度与明胶各组分含量/%

序号	Bloom 胶冻/g	γ	β	α_1	α_2	$\alpha_1 + \alpha_2$	α_p
1	118	/	/	6.01	5.03	11.04	4.04
2	207	/	/	20.11	16.73	36.84	11.98
3	228	/	/	23.19	14.97	38.16	11.96
4	250	/	/	19.72	23.59	43.13	12.38
5	285	13.85	21.75	29.28	20.29	49.57	10.34
6	307	9.35	18.40	30.87	20.68	51.55	10.73
7	标准胶	11.98	23.30	28.00	26.07	54.41	10.61

　　笔者团队对鱼明胶样品进行电泳分析,结果也证实明胶的凝冻强度与分子量高低无直接关系(图 5-4)。由图可见,高凝冻强度的明胶主要条带集中在 80 000~100 000 分子量,说明含有大量的 α-肽链组分;较低凝冻强度的明胶分子量集中在 30 000~40 000,一部分 α-链已经降解成小分子肽,而 γ-及 β-组分对凝冻强度贡献很小。鳕鱼皮明胶是典型的在常温不会凝冻的低凝冻强度明胶,几乎很少有 α-肽链组分,分子量集中在 150 000 以上,存在大量的 β-和 γ-组分。

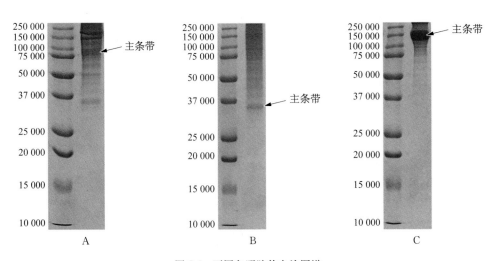

图 5-4　不同鱼明胶的电泳图谱

A.鱼鳞明胶 256 g;B.鱼鳞明胶 213 g;C.鳕鱼皮明胶 45 g

7. 起泡性和泡沫稳定性

明胶分子是由 18 种氨基酸所组成的多肽链,组成氨基酸包括中性氨基酸(甘氨酸、丙氨酸、缬氨酸、亮氨酸、异亮氨酸)、酸性氨基酸(天冬氮酸、谷氨酸)、碱性氨基酸(组氨酸、赖氨酸、羟赖氨酸、精氨酸)、羟基氨基酸(丝氨酸、苏氨酸)、含硫氨基酸(蛋氨酸)、芳香环氨基酸(酪氨酸、苯丙氨酸)和亚氨基酸(脯氨酸、羟脯氨酸)。其中,中性氨基酸、芳香环氨基酸等具有疏水侧基,是明胶分子中的亲油(疏水)部分,而酸性氨基酸(包括它们的带有酰胺侧基的衍生物)、碱性氨基酸、羟基氨基酸则具有亲水侧基,是明胶分子中的亲水部分。明胶蛋白作为一种两亲分子,其特殊的分子结构使其具有表面活性剂的特性,可降低溶剂的表面张力或界面张力,使其形成活化状态,从而产生润湿、乳化、起泡及增溶等作用。明胶作为一种天然生物大分子表面活性剂,具有生物可降解、无毒、无污染的特点。

表明张力是反映液体表面活性的重要的参数。影响液体的表明张力因素包括温度、压力、浓度等。向水中加入其他物质时,液体表面张力会随着物质浓度的增加而增加或减少,并在一定浓度条件下出现拐点。等电点是影响明胶溶液表面张力的重要因素之一。鱼明胶溶液的表面张力见图 5-5,所用鱼皮和鱼鳞明胶均为食品级酸法明胶,等电点 pH 均为 5.5 左右。溶液浓度在 0.8% 时,溶液中的明胶分子趋向于分布在液体表面,减少了液体表面分子进入气相的引力,使得表面张力降至最低。

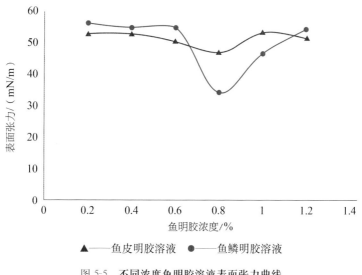

图 5-5 不同浓度鱼明胶溶液表面张力曲线

起泡性以及泡沫稳定性是明胶的重要功能性参数。胶原分子的氨基酸组分中含有丰富的疏水性氨基酸,当胶液在水中搅拌时与水分子形成斥力和气体的混入,形成蛋白质膜包围

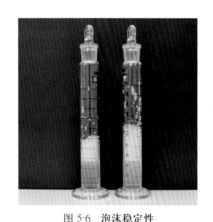

图 5-6　泡沫稳定性

右：明胶液搅拌后 40 秒时的起泡状态；
左：明胶液搅拌后 20 分钟时的泡沫稳定状态

液滴形成泡沫。泡沫形成后，气泡壁间夹带上来的液体在重力作用下向下流失，液膜逐渐变薄进而影响泡沫的稳定性。明胶蛋白具有比较稳定的网络结构，液膜的表面黏度和体相黏度大，降低了液膜变薄的速度，使得泡沫稳定，所以选用分子量高、黏度大的明胶，产生泡沫的稳定性较好。测定明胶泡沫稳定性没有统一的标准程序，大多数测试都是针对所涉及的应用而进行的。其中一项值得参考的实验是"孔圆盘打浆法"，即在玻璃量筒中加入 200 ml 5％（W/V）明胶溶液在 35 ℃条件下搅拌产生泡沫，40 秒内可获得泡沫体积数据，并分别记录 10 分钟和 20 分钟后的稳定性数据（图 5-6）。

　　泡沫稳定性是泡沫最重要的评价指标。液膜抵抗外界干扰的能力越大，泡沫就越稳定。泡沫稳定性相关的主要因素是泡沫的表面张力和液膜的黏度。较低的表面张力和较高的膜液黏度十分重要。不同黏度鱼明胶的泡沫稳定性情况见表 5-9，高黏度、高凝冻强度的明胶中 α-链含量较高，可形成稳定的网络结构，其胶液具有较高的泡沫稳定性。对于黏度相同的明胶，凝冻强度的差异对泡沫稳定性也产生一定影响。

表 5-9　不同黏度鱼明胶的泡沫稳定性测试

海洋明胶品类	泡沫稳定性		明胶黏度/(mPa·s)	Bloom 凝冻强度/g
	起泡 10 分钟	起泡 20 分钟		
鱼鳞明胶	30％	21％	5.28	316
鱼皮明胶	24％	17％	5.51	239
鱼鳞明胶	15％	7％	2.44	150
鳕鱼皮明胶	7％	5％	5.22	≥10

注：测定温度为 35 ℃。胶液含明胶 5％。计算方法：200 ml——剩余胶液体积(ml)，x％＝泡沫稳定比例值。

8. 成膜性

　　作为一类蛋白质水解产物，明胶有含量丰富的氨基和羧基。明胶具有线性结构，为由有限单体组成的高分子结构，还具有多分散性，这些结构特性使得明胶的性质与合成的聚合物的性质最相似，具有很好的成膜性。明胶可以形成透明胶体，加之明胶是从动物的皮、骨经酸、碱水解得到的，含人体必需的多种氨基酸，营养价值高，在食品中的用量不受限制，因而明胶可以作为食品和医药用膜。明胶中纤维状的三螺旋结构由链间的交联和空隙间的水形成了网络结构，当明胶胶凝时，水分子被挤出蛋白质的矩阵收缩为橡胶态的膜，干燥后即变为玻璃态的明胶膜,符合制备膜的基本技术要求:亲水性、高度分散性、分散稳定性。鱼皮胶原膜的制备一般采用浓度为 $2\%\sim6\%$ 的明胶浓度。明胶膜的质量特征应该包括:拉伸强度(tensile strength,TS)、断裂伸长率(elongation at break,EB)、弹性模量(elastic modulus,EM)、水蒸气透过率(MVP)、透明度、热稳定性、水溶解性等。

分子量是影响明胶成膜性的主要因素。分子量越高,明胶膜的机械强度越高,但膜的延展性与分子量大小呈负相关。Muyonga 等人制备了尼罗河鲈鱼皮明胶膜、尼罗河鲈鱼骨明胶膜和牛骨明胶膜,分别裁切成标准检测样条后利用质构仪对膜进行拉伸实验,力量感应元为 100 N,为初始间隔 30 mm,拉伸速率为 1 mm/s,结果显示,鱼皮明胶膜的拉伸强度高于鱼骨明胶,而断裂伸长率则低于鱼骨明胶。随着鱼龄的增加,鱼皮明胶膜的拉伸强度降低而断裂伸长率增加,鱼骨胶原膜的性质与鱼鳞相关性不显著。但同为骨明胶膜,鱼骨明胶膜的拉伸强度远低于牛骨明胶膜,断裂伸长率则远高于后者,这与牛骨明胶分子量高于鱼骨明胶的事实相符合(表 5-10)。

表 5-10 不同明胶成膜性能比较

样 品	拉伸强度/(N/mm^2)	断裂伸长率/%
幼龄尼罗河鲈鱼皮明胶	21.4±2.7	7.8±2.2
成体尼罗河鲈鱼皮明胶	17.6±4.4	11.9±6.9
幼龄尼罗河鲈鱼骨明胶	6.4±1.6	39.2±7.6
成体尼罗河鲈鱼骨明胶	6.9±4.1	40.7±11.8
牛骨明胶	16.2±1.6	12.2±1.7

李八方等人用 6% 鳕鱼皮明胶溶液制备的明胶膜,其 TS 和 EB 分别为 13.65 MPa、1.03%,明显低于猪明胶膜的 48 MPa、5.3%。用 50.25 μm 厚度的鳕鱼皮明胶膜测得的 WVP 值 0.34(g·mm)/(m^2·h·kPa),远高于低密度聚乙烯膜的 0.08(g·mm)/(m^2·h·kPa),属于低阻湿性膜。示差扫描热法检测结果显示,鱼皮明胶膜的热变性温度为 77.15 ℃,明显低于猪皮明胶膜的 110 ℃。对鳕鱼皮明胶膜水溶性进行测定,称取 0.05 g 鱼皮明胶膜,在 105 ℃充分干燥至恒重,室温条件下溶于 50 ml 蒸馏水,经过 24 小时溶解后无残留,证明鱼皮明胶膜具有优异的水溶性。但鳕鱼皮明胶膜的强度、阻湿度和变性温度都不如哺乳动物明胶膜。

国外许多团队也对不同的鱼皮明胶膜进行了研究。Gomez-Estaca 等比较了金枪鱼皮明胶膜和牛皮明胶膜的理化性质,也发现鱼皮明胶膜的机械强度低于牛皮明胶膜,但其延展性约为牛皮明胶膜的 10 倍;金枪鱼皮明胶膜的水蒸气透过性(WVP)劣于猪皮明胶膜。鱼皮明胶膜的 WVP 通常低于哺乳动物,这可以从明胶的氨基酸组成来做出解释:鱼皮明胶脯氨酸和羟脯氨酸含量较低、疏水氨基酸含量较高,因而其疏水性较强,使得水蒸气透过性以及膜的力学强度降低。实际应用中,可采用多种方法改善鱼明胶膜的力学性质和 MVP:如将鱼明胶与其他胶类或者糖类物质共混,可改善鱼明胶膜的拉伸强度和断裂伸长率等力学性能;加入不同种类的增塑剂可显著提高鱼明胶膜的机械强度和断裂伸长率;对鱼明胶膜进行化学或物理交联,可提高鱼明胶膜的机械强度和阻水率;与表面活性剂共混乳化则可显著降低鱼明胶膜的水蒸气透过率,增强膜的阻隔性能,同时增大抗拉强度,改善机械性能。

第二节 · 海洋明胶的常规检测方法

与胶原不同,明胶用于医用材料或组织工程领域在国际上尚无通用标准,已有的标准或检测方法多与药用明胶、食品明胶或照相明胶相关,缺乏可直接参照或等同转化的医用材料或组织工程明胶标准。海洋明胶没有专用的标准或规范文件,通常参考陆地用明胶的相关检测方法制订海洋明胶检测方法。因此,本节中基于对已有陆地明胶的相关标准和技术要求并结合笔者团队多年的海洋明胶质量控制经验,给出海洋明胶常规检测方法的推荐。需强调的是,海洋明胶的检测方法通常可参考陆地明胶,但其质控限值应根据其特征性质进行控制。

明胶的各种指标检测通常以 6.67% 的明胶溶液作为样品标准溶液进行。鉴于市售合格明胶一般含有不高于 14% 的水分,为了简便检测,规模化生产中可按照默认原料水分含量为12% 用于样品溶液的配置,这是商品明胶的通行做法。标准检测胶液的预处理方法按照英国标准方法 BSI(British Standards Institution 1975)进行,即用 7.5 g 明胶加入 105 ml 的去离子水中,放置在 Bloom 瓶中。室温条件下搅拌,使其溶胀 30 分钟,之后将 Bloom 瓶转入42 ℃的水浴中保持 30 分钟,并间隙搅拌,然后进行凝冻强度和黏度的测定。

一、鉴别

推荐采用《中国药典》(2015 版)采用如下方法对海洋明胶进行鉴别。

(1)取海洋明胶 0.5 g,加水 50 ml,加热使之溶解,取溶液 5 ml,加重铬酸钾试液-稀盐酸(4:1)数滴,即产生橘黄色絮状沉淀。

(2)取鉴别(1)项下剩下的溶液 1 ml,加水 100 ml,摇匀,加鞣酸试液数滴,即发生混浊。

(3)取海洋明胶加钠石灰,加热,即发生氨气。

二、检测方法

海洋明胶的检测方法可参考陆地动物明胶,但需结合海洋明胶本身的物质特性对检测方法和控制指标进行相应调整。通常来说,海洋明胶的常用检测主要包括特征性理化性质、杂质检测、重金属检测及微生物检测等,其方法和指标因海洋明胶的不同级别、不同用途略有差异。本节中仅对几项需重点关注的海洋明胶性能指标进行检测方法的详细描述,对于常规检测则仅给出推荐方法建议。

(一) 凝冻强度

1. 测试仪器和设备

包括:①冻力仪、组织分析仪或冻力测试仪:圆柱直径(12.700±0.013) mm。②冻力瓶:容量 150 ml、内径 59 mm、高度 85 mm。③恒温槽:可控制温度为(10±0.1) ℃。④水浴锅:可控制水浴温度为(65±1) ℃。⑤锥形瓶:250 ml。

2. 检测方法

称取一定量的试样,精确到 0.1 g,放入干燥洁净的容器中,按所需质量浓度加入一定量的水,在室温下放置 2 小时,使其充分吸水膨胀,然后将容器置于(65±1) ℃的水浴中,在(20±5)分钟内缓慢搅拌,溶解成为均匀的液体。在冻力瓶中配制 12.5％试样溶液 120 ml,加盖(10±0.1) ℃低温槽内冷却 16~18 小时。将冻力瓶从恒温水槽中取出,迅速放在冻力仪圆台上。冻力仪"深度"选择 4 mm,"速度"选择 0.5 mm/s 或 1 mm/s,测定凝冻强度,样品测试需在 2 分钟内完成,在规定的条件下,向直径为 12.7 mm 的圆柱内压入含 12.5％明胶溶液的胶冻表面以下 4 mm 时,所施加的力代表凝冻强度,以 g 为单位。直接从冻力仪中读出测定的凝冻强度数值,单位以 g 表示。结果取整数,取平行测定结果的算术平均值为测定结果。重复性条件下获得的两次独立结果的绝对差值不得超过 10 g。

工业级海洋明胶凝冻强度检测方法可完全参考上述方法,食品级海洋明胶凝冻强度的检测则在样品制备时有细微差别,应在冻力瓶中配制 6.67％试样溶液 120 ml 用于检测,所用检测方法和仪器可等同参考工业明胶。药用级海洋的明胶凝冻强度检测方法可等同于食品明胶,或者按照《中国药典》(2015 版)中推荐的明胶凝冻浓度的检测方法,即取明胶 1.10 g,置称定重量的锥形瓶中,加水 80 ml,在 15~18 ℃放置 2 小时,使完全膨胀后,置 60 ℃水浴中加热溶解,取出,称重,加水适量使内容物成 100 g,取 10 ml,置内径 13 mm 的试管中,在 0 ℃冰浴中冷冻 6 小时,取出,倒置 10 秒应不流下。

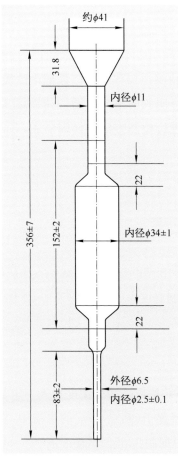

图 5-7 Brinell 黏度管

（二）黏度

在 60 ℃下，测定 100 ml 的 6.67%（W/V）海洋明胶溶液流过标准毛细管所经过的时间，通过特定公式计算可得 Brinell 黏度。

1. 测试仪器和设备

包括：①勃氏黏度计：体积 100 ml，主要由上面漏斗和底部的标准毛细管组成，安装时还有恒温夹套，使之恒温（60±0.1）℃（图 5-7）。②超级恒温器。③秒表：准确到 0.01 秒。④三角烧瓶：250 ml。⑤水浴槽：可调节到（65±1）℃。⑥温度计：准确至 0.1 ℃。

2. 操作步骤

在三角烧瓶中配制 100 ml 6.67%海洋明胶溶液，完全溶解后将胶液冷却至 61 ℃左右。开启超级恒温器，使流过黏度计夹套的温度为（60±0.1）℃。用手指顶住毛细管末端，避免空气或泡沫进入，迅速将胶液倒入黏度计管里，直至超过上刻线 2～3 cm。将温度计插入黏度计里，当温度稳定在（60±0.1）℃时，将胶液水平调节到上刻线。将手指移开毛细管末端同时按下秒表，待胶液水平达到下刻线时停下秒表，记录时间，精确到 0.1 秒。根据下述公式（式 5-1）计算 Brinell 黏度：

$$n = (1.005At - 1.005B)/t \qquad \text{（式 5-1）}$$

式中　　n——胶液黏度，单位为 mPa·s；

　　　　t——流过时间，单位为秒；

A，B——黏度计常数，通过校正测定（允许误差：二次平行测定值相差不超过 0.1 mPa·s）。

3. 精密度

在重复性条件下获得的两次独立结果的绝对差值应不大于 0.1 mPa·s。

4. 黏度计校正

(1) 分别测出 100 ml 40％和 60％的蔗糖(分析级)水溶液在 60 ℃时流过黏度计上、下刻度线的时间,然后根据下式和表 5-11 计算常数 A 和 B。

表 5-11 蔗糖水溶液黏度检测标准值

温度	40％蔗糖水溶液		60％蔗糖水溶液	
60 ℃	$d/g \cdot cm$	$N/mPa \cdot s$	$d/g \cdot cm$	$N/mPa \cdot s$
	1.160	1.989	1.268	9.870

计算公式如下(式 5-2):

$$\frac{n}{d} = At - \frac{B}{t} \qquad (式\ 5-2)$$

式中　A,B——黏度计常数;

　　　d——蔗糖密度,单位为 g · cm;

　　　g——蔗糖黏度,单位为 mPa · s。

(2) 溶解蔗糖时将水加入 250 ml 的三角烧瓶内加盖,在(65±2)℃水浴中溶解 90 分钟,注意切勿使水分蒸发,然后将其加入黏度计内测定。

5. 测定注意事项

(1) 所有样品必须在同一加热条件下处理,然后测定。

(2) 测定溶液中不能有气泡。

(3) 连续进行几次测定时,要确定同一制备时间。

(4) 黏度计不用时,漏斗应该盖住。

食品级海洋明胶的黏度检测可完全根据上述方法操作,工业级海洋明胶黏度的计算公式与食品明胶略有差别,通常为 $n=(102At-102B)/t$,其他检测方法、检测仪器等则与食品明胶相同。药用明胶的黏度检测通常采用《中国药典》(2015 版)中药用明胶的黏度检测方法,采用"通则 0633 第一种方法",即平板毛细管黏度计测定法,通过测量一定体积的液体在重力的作用下流经毛细管所需要时间,以求得流体的运动黏度或动力黏度。所用仪器用具包括:①恒温水浴:可选用直径大于 30 cm、高度大于 40 cm 的玻璃水浴槽或有机玻璃水浴槽,附有电动搅拌器与热传导装置,恒温精度为±0.1 ℃,除另有规定外,测定温度应该为(20±0.1)℃。②温度计:最小分度为不大于 0.1 ℃,应该定期检定,并符合相关规定。③秒表:最小分度为不大于 0.2 秒,应定期检定,并符合相关规定。

（三）黏度降

通常采用"QB 2354-05《药用明胶》"中规定的方法检测海洋明胶的黏度降，为明胶溶液（6.67%浓度）在(37±1) ℃孵育 24 小时后黏度的下降率。

1. 仪器设备

包括：①Brinell 黏度计：同黏度检测方法。②超级恒温器：恒温可调节到(60±0.1) ℃。③秒表：精确到 0.1 秒。④三角烧瓶：250 ml。⑤水浴：可调节到(60±1) ℃。⑥温度计：精确到 0.1 ℃。⑦培养箱：可控制在(37±1) ℃。

2. 操作步骤

（1）在干燥灭菌过的三角烧瓶中配制海洋明胶溶液（6.67% W/V）120 ml，瓶口塞以灭菌棉花。

（2）将三角烧瓶放入培养箱中，(37±1) ℃条件下孵育 24 小时。

（3）将上述明胶溶液按黏度测试方法测定 Brinell 黏度。

将检测结果按如下公式（式 5-3）计算，计算结果表示到小数点后一位：

$$X_2 = (n_1 - n_2)/n_1 \times 100\% \qquad \text{（式 5-3）}$$

式中　X_2——黏度下降，单位为%；

n_1——试液原有 Brinell 黏度，单位为 mPa·s；

n_2——培养 24 小时后试液的 Brinell 黏度，单位为 mPa·s。

（四）凝冻点

50 ml 浓度为 10%(W/V)的海洋明胶溶液（以绝对干胶计）在内径(45±1) mm 内管中逐步冷却至开始凝结的温度，可记为明胶凝冻点。

1. 仪器和装置

包括：①试管：内管内径(45±1) mm，长(200±5) mm，壁厚(1±0.1) mm；外观内径(70±1) mm，长(210±5) mm，壁厚(2.5±0.2) mm。②橡胶塞：将内管固定在外管上。③玻璃水浴：深约 230 mm，容积 5 L 以上。④温度计：1/10 刻度。装置示意图见图 5-8。

2. 操作步骤

（1）配制 10%(W/V)的海洋明胶液 100 ml（以绝对干胶计，准确称量至 0.1 g），水浴加

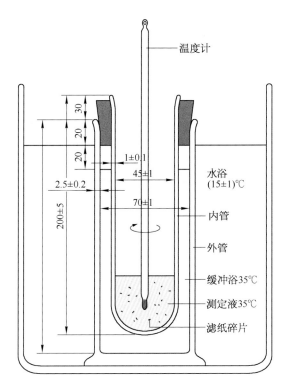

温度计

30
20
20
2.5±0.2
200±5
1±0.1
45±1
70±1

水浴
(15±1)℃

内管
外管
缓冲浴35℃
测定液35℃
滤纸碎片

图 5-8 凝冻点检测装置示意图

热混匀得均一溶液,为测定溶液。

（2）将冷却至 35 ℃的测定溶液 50 ml 注入内管。

（3）在外管加入约 170 mm 高度、约 35 ℃的水作为缓冲液。

（4）将内外管装置放入盛有(15±1) ℃的玻璃浴中。

（5）将温度计插入试管中不断缓慢划圆圈搅动,空气泡开始不断上升。当明胶溶液温度逐步下降时,气泡上升速度逐渐降低。待胶液开始凝结、气泡停止上升时,将温度计稍微提起一些,温度略微回升又下降,记下回升时的最高温度 T。

回升时最高温度 T 即为海洋明胶的凝冻点,单位为℃;两次平行测定的允许误差为 0.2 ℃。

（五）熔点

海洋明胶的熔点检测推荐参考苏联国家标准"TCOT25183.1－52－rCOT25153.10－82"中的方法进行,具体方法如下：配制 10％(W/V)的海洋明胶溶液,加温搅拌获得均一溶液后冷却至(40±1) ℃。分别向两个洁净试管中各倒入(5±0.1) cm³ 的上述明胶溶液,并立即垂直放置于支架中,将上述支架垂直浸入冰水浴中 15 分钟,然后用橡皮塞塞住试管口并在管顶部套上铅环(以免试管在玻璃杯中翻倒)后,放入盛有 20～22 ℃水浴的水杯中,使试管呈竖直状态。水杯中心有搅拌器,支架孔中装一支温度计,其水银球处于试管内胶冻的弯月面处。上述水杯置于电炉上边搅拌边升温,升温速度为每分钟 1 ℃。胶冻开始下落时气泡通过胶冻到试管底部时的温度称胶冻熔化温度。升温读数精确至 0.1 ℃。每个试管测定 2 次。实验结果取 4 次测定的平均值,容许误差不超过 0.3 ℃。

(六)等电点

明胶的氨基酸侧链中有正、负电荷,为两性分子。将配制的海洋明胶溶液通过阴阳离子交换树脂去除离子后,再行 pH 测定,所得数值即为等电点。

1. 测试仪器

包括:①pH 仪:精确到 0.01 pH 单位。②磁力搅拌器。③恒温水浴。可控制温度(30±1)℃。

2. 主要试剂

(1)再生处理过的阳离子树脂 732:市售的 732 树脂用 7% HCl 溶液浸泡 60～90 分钟,排出酸溶液后纯水洗至 pH 4～5,纯水中浸泡备用。

(2)再生处理过的阴离子树脂 717:市售的 717 树脂用 4% NaOH 溶液浸泡 120 分钟,排出碱溶液后纯水洗至 pH 8～9,纯水中浸泡备用。

3. 操作步骤

(1)精确称取胶样 0.50 g,放入含 100 ml 纯水的 250 ml 三角烧瓶中,在 15 ℃左右膨胀 2～3 小时,然后在(65±2)℃水中充分溶解。

(2)待胶液冷却至 32 ℃左右时,称取阴、阳离子各 1.5 g,置于胶液中,在胶液中放入一根玻璃搅棒。将三角烧瓶置于磁力搅拌器平台上,于(30±2)℃水浴中自动搅拌 1 小时。

(3)倾出胶液到 30 ml 烧瓶中,用 pH 仪测定 pH。所测 pH 即为明胶的等离子点,两次测值相差应不超过 0.1 个 pH 单位。

此外,还可基于明胶溶液在等电点时透明度最低的原理检测海洋明胶等电点。配制不同 pH 的 0.1 mol/L 的 HAc-NaAc 缓冲溶液,吸取 3 ml 上述醋酸缓冲液,分别与 1 ml 1%(W/V)的海洋明胶溶液混匀,于 660 nm 波长下测定各溶液的透度 T(%),做 pH 和透光度的关系曲线,透光度最低点对应的 pH 即为海洋明胶的等电点。需要注意的是,本方法操作简便、耗时短,可为海洋明胶科学研究或质量控制提供及时有效的参考,但对于海洋明胶原料和产品的质量控制仍建议首选标准或法规推荐的方法,同国家、国际监管要求保持一致。

(七)透射比

45 ℃条件下测定海洋明胶溶液[6.67%(W/V)]在波长 450 nm、620 nm 处的透射百分比,可为海洋明胶的纯度提供支持性证据。

1. 仪器

包括:①可见光分光光度计。②天平:感量 0.1 g。

2. 操作步骤

(1) 配制海洋明胶试样溶液[6.67%(W/V)],并恒温至 48 ℃。

(2) 将分光光度计波长调节到 450 nm,以蒸馏水做基准进行仪器校准。

(3) 将试样溶液倒入 10 mm 比色皿中,45 ℃下测定透射比。

(4) 将波长调节至 620 nm,并重复步骤(2)、(3)的操作。

海洋明胶的透射比以 6.67%(W/V)明胶溶液在 450 nm、620 nm 两个波长条件下的透射百分比(%)表示,结果保留整数位,取平行测定结果的算术平均值为测定结果,在重复性条件下获得的两次独立结果的绝对差值应不大于 1%。合格海洋明胶在 450 nm、620 nm 处的透射比应不低于 50%、70%。

(八) 泡沫稳定性

根据欧洲标准(EN12728 2000)推荐的泡沫稳定性检测方法进行海洋明胶的测定,即"圆盘打浆法":向玻璃量筒中加入 5%(W/V)的海洋明胶溶液 200 ml,在 35 ℃条件下,用穿孔圆盘以 40 r/s 的速度均匀打出泡沫,40 秒后读取并记录量筒下部的溶液液面对应刻度值,并在 10 分钟和 20 分钟后分别再次读取并记录溶液液面对应刻度值,通过计算差值可比较不同海洋明胶的泡沫稳定性。

(九) 其他检测方法

1. 水不溶物

以玻璃坩埚过滤海洋明胶溶液所得的不溶物的量,即为水不溶物质含量。通常采用如下步骤:先将玻璃坩埚在 105~110 ℃干燥至恒重;称取海洋明胶试样(10±1) g(精确到 0.1 g),加入 500 ml 蒸馏水,室温放置 2 小时后以(65±1) ℃水浴中溶解制备均一溶液,溶解时间最长不超过 0.5 小时;将试样溶液用抽滤法通过玻璃坩埚,并用热水洗玻璃坩埚上残渣 3 次;再次将上述玻璃坩埚于 105~110 ℃干燥至恒重。

水不溶物的质量分数 w_1(%)按如下公式计算(式 5-4),结果保留到小数点后两位。在重复性条件的两次独立测定结果的绝对差值应不超过 0.02%。

$$w_1 = (m_1 - m_0)/m_2 \times 100\% \qquad \text{(式 5 - 4)}$$

式中　m_0——玻璃坩埚的质量,单位为克(g);

　　　m_1——玻璃坩埚与残渣的质量,单位为克(g);

　　　m_2——试样的质量,单位为克(g)。

2. 水分含量

采用挥发方法可准确测定海洋明胶样品中干燥减失的重量,即为水分含量。在 101.3 kPa(1 个标准大气压)、温度 101~105 ℃下,可彻底去除海洋明胶中的吸附水、部分结晶水和该条件下可挥发的其他物质,计算通过干燥前后质量差便可计算样品的水分含量。

通常可采用如下步骤检测:取洁净铝制或玻璃制的扁形称量瓶,置于 101~105 ℃干燥至恒重。称取 2~10 g 海洋明胶颗粒试样(精确至 0.000 1 g)于称量瓶中,试样厚度不超过 5 mm,加盖精密称量后,于 101~105 ℃干燥至恒重。按如下公式(式 5 - 5)计算海洋明胶的水分含量,水分含量≥1 g/100 g 时,计算结果保留三位有效数字;水分含量<1 g/100 g 时,计算结果保留两位有效数字。重复性条件下获得的两次独立测定结果的绝对差值不得超过算术平均值的 10%。

$$X = (m_1 - m_2)/(m_1 - m_3) \times 100 \qquad \text{(式 5 - 5)}$$

式中　X——试样中水分的含量,单位为克每百克(g/100 g);

　　　m_1——称量瓶(加海砂、玻棒)和试样的质量,单位为克(g);

　　　m_2——称量瓶(加海砂、玻棒)和试样干燥后的质量,单位为克(g);

　　　m_3——称量瓶(加海砂、玻棒)的质量,单位为克(g);

　　　100——单位换算系数。

3. 灰分

按照"GB 5009.4 - 2016《食品安全国家标准 食品添加剂 明胶》"标准中推荐的方法测定,海洋明胶样品称样量为(1±0.1) g,精度至 0.001 g。

4. pH

取海洋明胶样品 1.0 g,加热水 100 ml,充分振摇使溶解,放冷至 35 ℃,依据《中华人民共和国药典》(2015 版)"通则 0631"测定 pH 应为 3.6~7.6。

5. 电导率

取海洋明胶样品 1.0 g,加不超过 60 ℃的水溶解制成 1.0%的溶液作为供试品溶液;另取水 100 ml 作为空白溶液。将供试品溶液与空白溶液置(30±1) ℃的水浴中保温 1 小时后,用电导率仪测定,以铂黑电极作为测定电极,先用空白溶液冲洗电极 3 次后,测定空白溶液的电导率,其电导率值应不得超过 5.0 μs/cm。取出电极,用供试品溶液冲洗电极 3 次后,测定供试品的电导率,不得超过 0.5 μs/cm。

6. 砷盐

根据《中华人民共和国药典》(2015 版)二部附录 Ⅷ 中"J 砷盐检查法"第一法"古蔡氏法"检测。取海洋明胶样品 2.0 g,加淀粉 0.5 g、NaOH 1.0 g,再加少量水搅拌均匀。干燥后先用小火烧灼使其炭化,再在 500~600 ℃下烧灼至完全炭化。放冷后,加盐酸 8 ml、蒸馏水 20 ml 溶解后,依据药典方法检测砷盐含量应低于 0.000 1%。

7. 总砷含量

按食品安全国家标准"GB 5009.11 - 2014《食品中总砷及无机砷的测定》"中推荐方法进行海洋明胶的总砷含量检测。

8. 铅含量

按食品安全国家标准"GB 5009.12 - 2017《食品中铅的测定》"中推荐的石墨炉原子吸收光谱法进行海洋明胶的铅含量检测。

9. 镉含量

取海洋明胶样品 0.5 g 置聚四氟乙烯消解罐内,加硝酸 5~10 ml 混匀,浸泡过夜后微波消解,再于电热板上缓缓加热至红棕色蒸气挥尽并近干,用 2%硝酸溶液转移至 50 ml 量瓶中,定容后摇匀,作为供试品溶液。同法制备试剂空白溶液;另取镉元素标准溶液,用 2%硝酸溶液稀释制成 1.0 μg/ml 的镉标准贮备液,临用前再以 2%硝酸溶液稀释制成每 1 ml 中含铬 0~80 ng/ml 对照品溶液。取供试品溶液与对照品溶液,以石墨炉为原子化器,照原子吸收分光光度法[《中华人民共和国药典》(2015 版)"通则 0406 第一法"],在 357.9 nm 的波长处测定镉含量,应不大于 2 ppm。

10. 过氧化物

采用碘量法可测定海洋明胶中过氧化物的含量。通常可采用如下操作步骤。

准确称取海洋明胶试样 10 g 于 250 ml 锥形瓶中,加 140 ml 水,膨胀 2 小时后在 50 ℃的水浴中溶解制备均一溶液,迅速冷却至 30 ℃,并依次加入硫酸溶液 6 ml、碘化钾溶液 10 ml、淀粉溶液 2~3 ml、钼酸铵溶液 1 ml,彻底摇匀后置黑暗处 10 分钟。以硫代硫酸钠标准滴定溶液滴定至溶液蓝色消退,消耗硫代硫酸钠标准滴定溶液体积为 V_1。同时根据上述步骤做试样空白实验。

海洋明胶试样中过氧化物的质量分数记为 w_3,单位为 mg/kg,按如下公式计算(式 5-6),计算结果取整数。在重复性条件下获得的两次独立测定结果的绝对差值应不超过 1 mg/kg。

$$w_3 = \frac{34 \times 10^3 \times 0.5 \times (V_1 - V_0) \times c}{m} \times 100\% \qquad (式 5-6)$$

式中 34——过氧化氢(H_2O_2)的摩尔质量的数值,单位为克每摩尔(g/mol);

   10^3——换算系数;

   0.5——换算系数;

   V_1——试样消耗硫代硫酸钠标准滴定溶液的体积,单位为毫升(ml);

   V_0——空白实验消耗硫代硫酸钠标准滴定溶液的体积,单位为毫升(ml);

   c——硫代硫酸钠标准滴定溶液浓度,单位为摩尔每升(mol/L);

   m——明胶试样的质量,单位为克(g)。

11. 铬含量

二苯碳酰二肼(二苯氨基脲)可与铬生成红色络合物,在 540 nm 处测定吸光度,吸光度值与铬的浓度符合 Lambert-Beer 定律。通常操作步骤如下:取浓度梯度系列铬标准溶液,绘制标准工作曲线。准确称取明胶 1.000 g 于坩埚中,炭化后加浓硝酸数滴,加热至气体停止逸出后,于 600 ℃下灼烧至所有黑色颗粒消失(2 小时),冷却后加硫酸溶液 10 ml、水 20 ml 溶解残渣,水浴加热 5 分钟。滴加高锰酸钾溶液煮沸,待紫红色消失时再滴加高锰酸钾溶液煮沸,如此反复直至紫红色不褪为止,放冷后加尿素溶液 10 ml,剧烈振摇下滴加亚硝酸钠溶液,直至溶液呈无色。转移至 50 ml 容量瓶中,加入焦磷酸钠溶液 2 ml、二苯碳酰二肼溶液 0.5 ml,定容后摇匀,放置 30 分钟,测定 540 nm 波长处吸光度值,再根据标准工作曲线计算得到海洋明胶试样的铬含量。

12. 二氧化硫

以过氧化氢将海洋明胶中的亚硫酸盐转变成硫酸后再用碱滴定,通过所消耗的碱量可计算出二氧化硫含量。可按《中华人民共和国药典》(2015 版)四部"通则 2331 二氧化硫残留量测定法"进行检测。

海洋明胶试样中二氧化硫含量的质量分数 w_2,单位为 mg/kg,按如下公式进行计算(式 5-7)。计算结果取整数。取平行测定结果的算术平均值为测定结果。在重复性条件下获得的两次独立测定结果的绝对差值应不超过 1 mg/kg。

$$w_2 = 64.060 \times 10^3 \times 0.5 \times (V_1 - V_0) \times \frac{c}{m} \times 100\% \qquad (式5-7)$$

式中　64.060——二氧化硫(SO_2)的摩尔质量的数值,单位为克每摩尔(g/mol);

　　　　10^3——换算系数;

　　　　0.5——换算系数;

　　　　V_1——消耗氢氧化钠标准滴定溶液的体积,单位为毫升(ml);

　　　　V_0——空白消耗氢氧化钠标准滴定溶液的体积,单位为毫升(ml);

　　　　c——氢氧化钠标准滴定溶液的浓度,单位为摩尔每升(mol/L);

　　　　m——试样的质量,单位为克(g)。

13. 微生物

海洋明胶的微生物检测通常采用微生物限度控制法,即控制样品中初始污染菌总数及典型致病菌限度。常用验证菌种包括枯草芽孢杆菌[CMCC(B)63501]、金黄色葡萄球菌[CMCC(B)26003]、大肠埃希菌[CMCC(B)44102]、白色念珠菌[CMCC(F)98001]、黑曲霉[CMCC(F)98003]、乙型副伤寒沙门菌[CMCC(B)50094]、生孢梭菌[CMCC(B)64941]等。

检测方法参考《中国药典》(2015版)四部1105"非无菌产品微生物限度检查:微生物计数法"、1106"非无菌产品微生物限度检查:控制菌检查法"中推荐的方法实施。

(王南平　何　兰　位晓娟　郭休玉)

参 考 文 献

[1] 中华人民共和国工业和信息化部.药用明胶:QB 2354-2005[S].北京:中国轻工业出版社,2005.

[2] 国家药典委员会.中华人民共和国药典(2015版)[M].二部.北京:中国医药科技出版社,2015.

[3] 国家药典委员会.中华人民共和国药典(2015版)[M].四部.北京:中国医药科技出版社,2015.

[4] 欧洲标准.表面活性剂　发泡能力测定　多孔圆盘敲击法:BS EN 12728-2000[S].伦敦:British Standards Institution Publication, 2000.

[5] 国家卫生和计划生育委员会.食品安全国家标准　食品中总砷和无机砷的测定:GB 5009.11-2014[S].北京:中国标准出版社,2014.

[6] 国家卫生和计划生育委员会.食品添加剂　明胶:GB 6783-2013[S].北京:中国标准出版社,2013.

[7] 国家卫生和计划生育委员会.食品安全国家标准　食品添加剂使用标准:GB 2760-2014[S].北京:中国标准出版社,2014.

[8] Rose P I. Gelatine in Encyclopedia of Polymer Science and Engineering [M]. England: John Wiley & Sons, 1987,3: 488-513.

[9] 赵振厚.关于药用明胶标准[J].明胶科学与技术,2000,20(2): 95-99.

[10] 王蓉佳,潘晓梅.浅谈食用、药用明胶质量控制[J].上海食品药品监管情报研究,2006,82: 39-40.

[11] 朱琳娇.胶囊用明胶及明胶空心胶囊质量控制方法的研究[D].杭州:浙江大学,2014.

[12] 李宝林.从控制生产原料卫生标准开始确保明胶使用安全[J].中国当代医药,2012,19(31): 154-156.

[13] 杨瑞婷,钟伟,王富荣.明胶生产过程中的微生物控制[J].明胶科学与技术,2014,34(3): 153-155.

[14] Karim A A, Bhat R. Fish gelatin: properties, challenges, and prospects as an alternative to mammalian gelatins [J]. Food hydrocolloids, 2009,23(3): 563-576.

[15] Lin L, Joe M R, Lv S, et al. An overview of gelatin derived from aquatic animals: properties and modification [J]. Trends in food science & technology, 2017,68: 102 – 112.

[16] Zhang Q, Wang Q, Lv S, et al. Comparison of collagen and gelatin extracted from the skins of Nile tilapia (*Oreochromis niloticus*) and channel catfish (*Ictalurus punctatus*)[J]. Food Bioscience, 2016,13: 41 – 48.

[17] G. Aguirre-Álvarez, T. Foster, S. E. Hill. Impact of the origin of gelatin on their intrinsic properties [J]. CyTA-Journal of Food, 2012,10(4): 306 – 312.

[18] Anne S, Yves G, Laurent V, et al. A comparative study of the rheological and structural properties of gelatin gels of mammalian and fish origin [J]. Macromol. Symp. , 2003,203: 331 – 338.

[19] Christine J D, Dominique H, Madeleine D. All gelatin networks: 1. Biodiversity and physicalchemistry [J]. Langmuir, 2002,18(19): 7208 – 7217.

[20] Bae H J, Park H J, Hong S I, et al. Effect of clay content, homogenization RPM, pH, and ultrasonication on mechanical and barrier properties of fish gelatin/montmorillonite nanocomposite films [J]. LWT-Food Science and Technology, 2009, 42(6): 1179 – 1186.

[21] Gómez-Guillén M C, Pérez-Mateos M, Gómez-Estaca J, et al. Fish gelatin: a renewable material for developing active biodegradable films [J]. Trends in Food Science & Technology, 2009,20(1): 3 – 16.

[22] Avena-Bustillos R J, Olsen C W, Olson D A, et al. Water vapor permeability of mammalian and fish gelatin films [J]. Journal of Food Science, 2006,71(4): 202 – 207.

[23] 李承明. 欧、美、日药典中关于明胶的规定对比[J]. 明胶科学与技术,2012,32(4): 176 – 179.

[24] 国家食品药品监督管理总局. 可吸收性明胶海绵: YY/T 1283 – 2016[S]. 北京: 中国标准出版社,2016.

[25] 中华人民共和国国家质量监督检验检疫总局. 明胶中牛、羊、猪源性成分的定性检测方法　实时荧光 PCR 法: GB/T 25165 – 2010[S]. 北京: 中国标准出版社,2010.

[26] 中华人民共和国工业和信息化部. 照相明胶: QB 1997 – 2010[S]. 北京: 中国轻工业出版社,2010.

[27] 中华人民共和国国家质量监督检验检疫总局. 出口食用明胶检验规程: DB 33/T 515 – 2004[S]. 北京: 中国标准出版社,2004.

[28] 中华人民共和国工业和信息化部. 食用明胶: QB/T 4087 – 2010[S]. 北京: 中国轻工业出版社,2010.

[29] 中华人民共和国国家发展和改革委员会. 工业明胶: QB/T 1995 – 2005[S]. 北京: 中国轻工业出版社,2005.

[30] Alfaro A D T, Balbinot E, Weber C I, et al. Fish Gelatin: characteristics, functional properties, applications and future potentials [J]. Food Engineering Reviews, 2014,7(1): 33 – 44.

[31] Tabarestani H S, Manghosoudlou Y, Motamedzadegan A, et al. Optimization of physico-chemical properties of gelatin extracted from fish skin of rainbow trout (Onchorhynchus mykiss) [J]. Bioresour Technol, 2010,101(15): 6207 – 6214.

[32] See S F, Hong P K, Ng K L, et al. Physicochemical properties of gelatins extracted from skins of different freshwater fish species [J]. Int Food Res J, 2010,17: 809 – 816.

[33] Gómez-Guillén M C, Giménez B, López-Caballero M E, et al. Functional and bioactive properties of collagen and gelatin from alternative sources: a review [J]. Food Hydrocolloid, 2011,25(8): 1813 – 1827.

[34] Gómez-Guillén M C, Turnay J, Fernandz-Diáz M D, et al. Structural and physical properties of gelatin extracted from different marine species: a comparative study [J]. Food Hydrocolloid, 2002,16(1): 25 – 34.

[35] Alfaro A T, Fonseca G G, Costa C S, et al. Effect of extraction parameters on the properties of gelatin from King weakfish (Macrodon ancylodon) bones [J]. Food Sci Technol Int, 2009,15(6): 553 – 562.

[36] Chen H H, Lin C H, Kang H Y. Maturation effects in fish gelatin and HPMC composite gels [J]. Food Hydrocolloid, 2009,23(6): 1756 – 1761.

[37] Choi S S, Regenstein J M. Physicochemical and sensory characteristics of fish gelatin [J]. J Food Sci, 2000,65(2): 194 – 199.

[38] Cole C G B. Gelatin. In: Francis FJ (ed) Encyclopedia of food science and technology [M]. 2nd edn. New York: Wiley, 2000.

[39] Liu Z Y, Lu Y, Ge X J, et al. Effects of transglutaminase on rheological and film forming properties of fish gelatin [J]. Advanced Materials Research, 2011,236 – 238: 2877 – 2880.

[40] Bor-Sen C, Roberto J A-B, Justin S, et al. Rheolgocial and mechanical properties of cross-linked fish gelatin [J]. Polymer, 2006,47(18): 6379 – 6386.

[41] Huang T, Tu Z C, Shangguan X, et al. Rheological behavior, emulsifying properties and structural characterization of phosphorylated fish gelatin [J]. Food Chemistry, 2007,246: 428 – 436.

第六章 · 海洋胶原再生医学研究与应用

　　生物再生材料是生物医用材料的前沿分支,作为体外构建人工组织或器官的支架材料与生长因子和种子细胞一起,构成组织工程与再生医学的核心三要素。生物再生材料在临床上主要用于组织器官的修复、替代与再生,在法规监管层面则归属于医疗器械范畴。目前全球生物再生材料的研究与开发处于高速成长阶段,美国强生、德国贝朗和瑞士盖氏等全球跨国医药公司均已在本领域做了战略布局,并在某些细分市场形成了一定的技术垄断。我国生物再生材料的研究始于 20 世纪 90 年代中后期,目前已形成脱细胞技术、干细胞技术、组织工程技术、生物 3D 打印技术等技术体系,亦孵化了诸如冠昊生物、正海生物和昊海生物等颇有实力的上市公司,以及松力生物、迈普医疗和兰度生物等行业新锐。然而与国际巨头相比,我国科研成果的转化效率和海外市场的竞争力仍存在一定差距。

　　本章以鱼胶原为切入点,对海洋胶原基生物医用材料已上市产品概况、生物安全性研究现状、在再生医学细分领域的最新进展进行了阐述,最后从法规层面讨论了产业化面临的亟待解决的问题,综合分析海洋胶原在再生医学领域的研究现状,以期对业内人士有所启示,尽早突破科研成果转化瓶颈,将质优价廉的产品推向临床应用。

第一节 · 海洋胶原的再生医学研究概况

再生医学是指利用生物学及工程学的理论方法创造丢失或功能损害的组织和器官,使其具备正常组织和器官的结构和功能。再生医学的概念有广义和狭义之分。从广义上讲,再生医学是通过研究机体的正常组织特征与功能、创伤修复与再生机制,促进机体自我修复与再生或构建新的组织与器官以维持、修复、再生或改善损伤组织和器官功能。从狭义上讲,再生医学是应用生命科学、材料科学、临床医学、计算机科学、工程学和信息学等多种学科的原理、技术和方法,研究和开发用于替代、修复、重建或再生各种组织器官的理论和技术的新型学科和前沿交叉领域。随着再生医学的发展,其内涵已不断扩大,国际再生医学基金会(IFRM)已将组织工程定义为再生医学的分支学科,但随着组织工程概念的扩展,凡是能引导组织再生的各种方法和技术均被列入组织工程范畴,因此,通常情况下,组织工程和再生医学并没有严格区分。本章中所述的海洋胶原的再生医学研究便是指其在组织工程领域的研究现况。

一、组织工程简介

组织工程是生物医学工程学中一个正在兴起的新的学科分支,是应用生命科学和工程学的原理与技术,设计、构造、改良、培育和保养活组织,研制生物替代物,以修复或重建组织器官的结构,维持或改善组织器官功能的一门新兴边缘学科。美国麻省总医院外科医师Joseph Vacanti 以及麻省理工学院化工系教授 Robert Langer 是组织工程学科的先驱,目前被普遍运用的组织工程学的定义,就是由 Langer 和 Vacanti 所提出的。它的研究目的就是将可降解的材料制成一定形状,在其中种植组织细胞,孵育一定时间后形成相应组织,然后再由医生植入体内,随后材料在体内逐渐降解,而植入的组织则在体内存活并行使功能。当然也可将组织工程支架材料直接植入体内进行组织培养,随着材料的不断降解和新组织的形成而使病变组织恢复功能。

组织工程学的发展大致可以分成三个阶段。20 世纪 80 年代至 90 年代中期为第一阶段,其特点主要是提出组织工程学的概念,并证实了利用细胞和生物材料构建组织的可行性。至 90 年代中期主要在免疫功能缺陷的裸鼠体内构建了骨、软骨、肌腱等组织。其中,在裸鼠体内构建具有皮肤覆盖的人耳郭形态软骨的成功标志着组织工程技术可以形成具有复杂表面结构的软骨组织,向人们展示了组织工程研究的广阔前景。组织工程学发展的第二阶段主要集中在 20 世纪 90 年代末期,组织工程的研究成果要向临床应用过渡,必须在具有完全免疫功能的哺乳动物体内构建组织工程化组织,修复组织缺损,重建组织功能。在此阶段几乎进行了对所有组织/器官的组织工程构建尝试,为临床应用积累了丰富的实际参数并奠定了理论基础。随着近 20 年的飞速发展,目前组织工程已经进入了其发展的最为重要的第三阶段,即组织工程的临床应用与初步产业化。世界上第一个被 FDA 批准上市的组织工程产品是组织工程皮肤,其代表产品有 Dermagraft TM、Dermagraft TC 和 Apligraft。在美国,目前已经形成价值 90 亿美元的组织工程产业,并以每年 25% 的速度递增。据初步估计,到 2020 年,美国组织工程产品市场可达每年 180 亿美元。

组织工程的核心是建立细胞与生物材料的三维空间复合体,对病损组织进行形态、结构和功能的重建并达到永久性替代,它包括三大要素:种子细胞、支架材料及组织构建。通过组织工程的方法获得组织或器官有以下三种策略:①种子细胞的分离。这种方法可以避免复杂的手术,允许特定地替代具有所需功能的某种细胞并在注入前对细胞进行调控。这个方法的局限主要是注入受体的细胞存在不能维持其功能以及存在免疫排斥的可能性。②组织诱导物质。这种方法能否成功依赖于各种信号分子的纯度和大量获得的能力,如生长因子,以及在大多数情况下取决于将这些信号分子运载到目标部位的方法的发展状况。③将细胞附载到基质表面或内部。在封闭的体系中,细胞通过细胞膜与身体相互隔开,细胞膜能透过营养物质和废物并能阻止抗体和免疫细胞破坏这种传输,可以模仿这种体系作运载装置植入体内;而在开放的体系中,附着在基质上的细胞植入体内后能与身体结合在一起。这些基质往往是由一些天然的材料(如海藻酸、胶原等,或者合成的高分子材料)制成的。而免疫排斥反应可以通过使用免疫抑制药物或者使用自体细胞来避免。

组织工程是从根本上解决组织和器官缺损所致的功能障碍或丧失的治疗或修复,解决因免疫排斥反应及供体不足等导致的病变组织的修复和替换。

(一)组织工程支架的基本要求

生物体内是由细胞和细胞间质构成,细胞是构成生物体功能的基本单位,细胞间质不仅有直接支持细胞组织的作用,而且可以影响细胞的形态,调控细胞的正常代谢、迁移、增殖、分化以及信息传递。因此,生物体内的细胞间质是最理想的组织工程支架模型。

组织工程支架材料的外观结构和尺寸,决定了工程化组织的形状和大小;而组织工程支架材料的孔径大小(微米尺寸),可以影响调节细胞的长入和生长;支架材料的表面化学性质(微米尺寸)是控制着细胞的黏附和诱导细胞基因表达的关键。目前,组织工程的研究主要集中于研究和开发各种生物相容性好、可被人体降解吸收的组织工程支架材料。它能够为细胞提供适宜的生存空间,使细胞获得足够的营养物质,能有效地进行气体和废物的交换,并能为细胞提供结合位点,诱发生物反应,诱导基因的正常表达和细胞的正常生长,起到传递"生物信号"的作用,使细胞按预制形态的三维支架生长。在细胞和生物材料的复合体植入机体病损部位后,生物支架被降解吸收,但种植的细胞继续增殖,分泌细胞外基质,形成新的具有原来特殊功能和形态的相应组织器官。组织工程学所需的理想支架材料必须满足以下条件。

(1)良好的细胞亲和性:表面应允许细胞黏附,促进细胞生长,允许细胞功能的保留或者分化。

(2)良好的生物相容性:无论是高分子材料本身还是降解产物,对种子细胞和机体无任何毒害作用,不会引起炎症和免疫排斥反应。

(3)良好的生物降解性或生物吸收性:植入机体后能以适当的降解速率降解,并且要具有与细胞、组织生长速率相适应的降解吸收速率。

(4)足够高的孔隙率在培养过程中为细胞黏附、细胞外基质(ECM)的再生提供足够的空间,同时孔结构应相互连通以利于大量细胞的种植、细胞和组织的生长、细胞外基质的形成、氧气和营养的传输、代谢物的排泄以及血管和神经的内生长。

(5)具有良好的生物力学性能:与植入部位组织的力学性能相匹配的结构强度,以在体内生物力学微环境中保持结构稳定性和完整性,并为植入细胞提供合适的微应力环境。

(6)良好的材料-细胞界面关系:如材料表面的化学结构、亲/疏水性、与细胞的亲和性和拓扑结构,此外还要求较高的表面积和合适的表面理化性质以利于细胞黏附、增殖和分化,以及负载生长因子等生物信号分子。

(7)优异的加工成形性,便于消毒:组织工程所使用的支架材料应具有能根据支架材料所应用的环境加工成相应的三维结构的性能,同时消毒灭菌过程中性质稳定。

(二) 种子细胞

种子细胞按来源的不同标准可分为不同的类型。如按照细胞是否来自患者本身,可分为两种,即自体和异体细胞。若按照细胞的分化状态又可分为分化成熟的成体细胞和具有分化潜能的干细胞,其中干细胞又包括胚胎干细胞和成体干细胞等。

干细胞(stem cell)是指具有无限或较长期的自我更新能力,并能产生至少一种高度分化子代细胞的细胞。在个体发育的不同阶段以及成体的不同组织中均存在着干细胞,只是随着年龄的增长,干细胞的数量逐渐减少,其分化潜能也逐渐变窄。胚胎干细胞具有发育全能性,在理论上可以诱导分化为机体中所有种类的细胞;胚胎干细胞在体外可以大量扩增、筛选、冻存和复苏,而不会丧失其原有的特性。成年个体组织中的成体干细胞在正常情况下大多处于休眠状态,在外因诱导下可以表现出不同程度的再生和更新能力。

种子细胞的研究内容主要包括:自体、异体、异种组织细胞的分离培养技术和细胞生物学行为研究以及多种细胞的复合培养技术;细胞因子的有序作用、信息传递及其调控;建立实验标准细胞系,改造种子细胞,延长细胞寿命及生存期;改变细胞表面结构,研究细胞黏附及抗黏附力的技术及其影响机制;降低细胞抗原性及增强宿主免疫耐受的方法等。

细胞在体内所处的化学和物理环境非常复杂,完全不同于体外普通的单层细胞培养,细胞的三维培养是组织工程研究的一个重要领域。细胞的三维培养是指细胞在模拟体内细胞的化学、物理和生物学条件下,在三维基质支架中进行培养,开展一系列细胞生长、分化及代谢的离体研究模拟,为其在组织工程研究中的应用奠定基础。细胞的复合培养是其种子细胞与多种细胞的复合,复合培养中基质细胞是不可缺少的,主要是疏松结缔组织细胞,在细胞复合培养中充当"饲养"细胞的作用。基质细胞发生增殖、生长及分泌生长因子,形成类似于在体内组织的基质成分。复合培养中基质细胞的三维生长保证了种子细胞的活性增殖。

生物组织和细胞的生长受多种因素的影响,如营养、生长因子、物理和化学环境以及应力环境等。如果其他条件相同,则应力-生长规律将会显露出来。从根本上说,细胞和组织的生长是一种分子水平下的细胞生物学现象,应力和应变使细胞保持某种特殊的形态,体内细胞多在特定的生物力学环境下分裂、增殖,发挥生理功能。因此,在研究新型组织工程支架材料时不仅需要研究材料如何进行改性处理,有利于细胞在材料三维空间附着及分裂增殖的机制及方法,更要研究在体外提供相适应的应力环境的方法,研究细胞在不同应力场环境下的形态和功能的改变以及细胞在材料上的黏附力及其影响作用机制。对于一些不能通过同种异体或自体来源满足的细胞,也可采用异种细胞作为种子细胞。异种细胞必须采用细胞包裹、免疫保护、体外系统和基因改造技术等方法才能使异种细胞的应用成为可能。

(三)组织工程支架材料

组织工程支架材料为体外构建工程组织或器官提供三维的细胞生长支架,起到细胞外基质的作用,使细胞间形成适宜的空间分布和必要的细胞联系,并能提供特殊的生长和分化信号,诱导细胞的定向分化和维持细胞分化。

组织工程支架材料一般为可生物降解的天然材料、合成高分子材料、无机材料以及杂化复合材料等。天然材料如海藻酸、壳聚糖、胶原、透明质酸、珊瑚等,这类材料具有优异的生物相容性和生物降解性,但是主要存在力学强度低和来源差异性强等问题,因此应用时一般都需要改性或者与其他材料复合。合成高分子材料大多是可降解聚酯类材料,如聚乳酸(PLA)、聚乙醇酸(PGA)及两者共聚物(PLGA)、聚己内酯(PCL)、聚酯尿烷、聚醇酸亚胺共聚物聚羟丁酯(PHB)及其共聚物等。这类材料性能可调、加工性能好,但是由于碳链上缺乏细胞识别位点,很大程度上影响了生物相容性及细胞特异性反应。目前应用较多的无机材料主要为羟基磷灰石、β-磷酸钙和镁合金等材料,主要应用于硬组织修复。

支架材料的组织相容性包括两个方面:一是材料反应,即活体系统对材料的作用,包括生物环境对材料的腐蚀、降解、磨损和性质退化,甚至破坏。二是宿主反应,即材料对活体系统的作用,包括局部和全身反应,如炎症、细胞毒性、凝血、过敏、致癌、畸形和免疫反应等。

材料在生物环境中的腐蚀主要是体液对材料的化学侵蚀作用;吸收作用可改变材料的功能特性,如使材料的弹性模量降低,屈服应力增高;降解可使材料的理化性质退变,甚至解体而失效,对高分子和陶瓷材料影响较大。材料失效还包括其他机制,如构成修复体的各部件之间的磨损、应力的作用、聚合物中低分子量成分,如增塑剂的滤析,也可导致其力学性质的变化。

宿主反应是由于构成材料的元素、分子或其他降解产物(微粒、碎片等)在生物环境作用下,释放进入邻近组织甚至整个活体系统而造成的,或来源于材料制品对组织的机械、电化学或其他刺激的作用。宿主反应可能是消极的反应,其结果可能导致对组织和机体的毒副作用和机体对材料的排斥作用;也可能是积极的反应,其结果有利于组织的生长和重建。

一种成功的组织工程支架材料所引起的材料反应和宿主反应必须保持在可接受的水平。两者的反应程度和水平应通过标准实验与参照材料引起的反应水平对比来判断。参照材料是通过标准实验方法确定为合格的并可重复实验结果的材料。常用的标准实验包括细胞培养毒性实验、肌肉埋置实验、皮下注射实验、溶血实验、热原实验、系统注射急性毒性实验、皮下植入刺激实验、Ames 实验及小鼠骨髓细胞微核实验等多个方面。组织工程中各种支架材料组织相容性的检测项目,大多是紧密围绕使用安全要求来进行确定的。

组织工程支架材料今后的发展应注重以下几点:天然材料应注重机械强度的提高、加工性能的改善、潜在的病毒隐患消除。合成材料应关注增进细胞的识别功能、降低降解产物的毒副作用,调解材料的降解速率、降解速率与支架材料的力学衰减之间的关系,研制可以释放某种化学物质或生长因子到周围组织,进而激活相关的细胞,能诱导组织再生的新型材料。支架材料的精密加工技术:从仿生学的角度制备具有生物活性的支架材料;从分子生物学、细胞学和组织学的角度提出新的合成设计思想和寻找新的合成方法;从组织或个体的特异性角度加强对不同细胞或组织所需材料的筛选工作,找出最优的支架材料和最合适的制备方法;加强支架材料制备的规范化、标准化,不因设计者的个人经验不同而产生差异,提高制备过程中机械和电脑控制的程度。

(四) 组织工程支架的制备方法

组织工程支架材料的制备因其特殊要求而采用的方法也有所不同,其关键是在保证基本功能的同时,还要适应组织的修复空间和环境。除了力学性能和降解性能以外,材料的空隙大小和孔隙率也非常重要。常见的制备方法有纤维粘连技术(无规黏合、有序编制);溶液浇铸-粒子沥滤技术;冷冻干燥法,包括乳液(W/O)冷冻干燥法、溶液冷冻干燥法、凝胶冷冻干燥法;热致相分离、气体发泡法、熔融成形法、烧结微球法、快速成形技术(固体自由模型)三维打印(刻蚀)技术、熔融堆积成形等。准分子激光在材料表面得到微米和亚微米水平的

表 6-1 不同制备技术的优缺点比较

不同构建技术	优　点	缺　点
纤维粘连技术	多孔支架的表面积大、孔与孔之间相互连通性好	孔隙率和孔尺寸不易控制,亦不易独立调节。需使用有机溶剂
溶液浇铸-粒子沥滤法	简单,适用性广,孔隙率和孔尺寸易独立调节	需使用毒性较大的有机溶剂
相分离/冷冻干燥法	该技术避免了高温,比表面积大	孔尺寸偏小
气体发泡法	避免使用有机溶剂	孔的连通性不好
烧结微球法	孔连通性好,孔尺寸易调控,力学强度大	孔尺寸偏小,孔隙率低
快速成形技术 三维刻蚀技术 熔融堆积成形技术	成形时间短,利于大规模生产,可制备具有个体特征的多孔支架	孔隙率偏低

拓扑学结构比光蚀刻具有更多优点。辐射接枝法利用高能辐射使材料表面产生活性点,引发单体的接枝聚合。

组织工程支架主要分为预成形支架和可注射支架。预成形支架是在体外制备的具有固定形状的三维支架,材料具有特定微观结构,细胞可深入支架内部生长,同时营养物质和代谢产物可渗入支架内与细胞进行交换,从而实现立体培养。该类支架的微观结构如孔径和孔隙率易于调控,易保持宏观形状,并可进行二次加工,但必须通过外科手术植入。可注射型组织工程支架能够适应微创外科技术发展的要求,最大限度地减小植入对肌体组织的损伤,并且更适合治疗形状不规则的组织缺损。同时能够简单而有效地封装细胞和活性药物,在进入体内后可注射水凝胶在原位形成组织结构,提供局部生物和机械的诱因,可增强组织的再生。

随着临床上组织缺损的病例增多,对组织工程支架的制备效率提出了更高的要求。能一步形成支架的外形和相连的多孔结构的快速成形技术(rapid prototyping manufacturing,RPM)是解决此问题的有效途径。RPM 技术是在计算机和制造业迅速发展的基础上发展起来的一门先进的快速、批量成形技术,其优点在于成形时间短,利于自动化大规模生产;可根据个体的不同,迅速制备出具有个体特征的三维多孔支架,并可以方便人工设计或修正支架结构;可制备各个部位具有不同孔结构的支架以适应复合组织的不同要求。

三维打印法制备多孔支架时,打印喷头依次打印出聚合物粉末和黏合剂(通常为溶剂)或者熔体,在计算机控制下,按预定程序逐层打印,即可形成三维支架,现在天然材料、合成高分子、生物陶瓷甚至金属材料等材料(如 PLA、PCL、PLGA、透明质酸、海藻酸钠、磷酸钙盐、钛合金等)均可以用作"墨水"进行打印。

(五)组织工程化产品的临床应用

迄今组织工程学虽然仅有二十多年历史,但由于其重大的科学意义、诱人的临床应用前景、巨大的商业价值,成为再生医学的热门研究领域。组织工程软骨、组织工程骨和组织工程皮肤等在美国、德国、英国、法国、荷兰、意大利等国家都有多种产品上市。目前国际上成功应用于临床的产品有:胰岛素释放的胰岛细胞微囊,用于软骨形成的支架材料,口腔科药物释放和组织修复引导材料,用于神经重建的神经导引通道材料,用于中枢神经药物释放的异种细胞胶囊,用于创伤和烧伤的人工皮,用于表皮和真皮移植的细胞和支架等。目前 FDA 批准了 6 种组织工程皮肤产品,如 Apligraf、Dermagraft、OrCell 等,以及一种组织工程软骨 Carticel,还有多种产品处于临床试验之中。组织工程软骨还在新加坡、澳大利亚、德国等进入临床试验或试用。欧盟、中国等也批准类似的组织工程皮肤和软骨产品。

组织工程化皮肤是最先面市的组织工程化产品,皮肤体外构建包括 3 个方面:表皮膜片构建、人工真皮构建、双层复合皮构建。组织工程化皮肤在临床上主要应用于烧伤、慢性溃疡、创伤皮肤缺损以及先天性皮肤软组织缺损等创面。

Dermagraft 是由 Advanced Tissue Sciences 公司生产的一种人工真皮,将从新生儿包皮中获取的成纤维细胞接种于可降解的聚乙醇酸/聚乳酸(PGA/PLA)网状支架上,体外培养 14～17 天后成纤维细胞大量增殖并分泌胶原、纤维连接蛋白、蛋白多糖和生长因子等,形成由成纤维细胞、细胞外基质和可降解生物材料构成的人工真皮。Dermagraft 能有效地减小创面收缩,促进接种于其上的表皮细胞膜片黏附、生长。

Dermagraft-TC 是 Advanced Tissue Sciences 公司的另一种人工真皮,它作为一种临时性敷料被用于烧伤创面,将新生儿成纤维细胞接种于 biobrane 上,biobrane 是一种双层生物合成的皮肤代用品,一层是编织致密的尼龙网,另一层是超薄的多孔硅胶膜,两层通过猪真皮胶原中提取的多肽共价结合。成纤维细胞在 biobrane 的胶原层黏附、扩增,分泌基质,外层的硅胶膜发挥着表皮的屏障作用。

Apligraf 是一种商品化的既含有表皮层又含有真皮层的组织工程化皮肤,由 Organogenesis 公司注册生产,产品已在加拿大和美国获准用于临床。Apligraf 的制备过程包括细胞库的建立,复合成纤维细胞凝胶片的制备,表皮细胞的种植、层化以及熟化等步骤。Apligraf 无论在外形、生物性能以及代谢行为方面都与人体皮肤组织接近,而且免疫原性非常弱。

组织工程化软骨虽然已有产品上市,但目前该技术仍处于研究阶段。1984 年瑞典医学家 Peterson 等首次报道了用可吸收缝线将自体骨膜缝合于软骨缺损周缘,然后将自体软骨细胞悬液注入缺损部位,治疗兔关节软骨缺损,术后 16 周检测结果证实关节软骨缺损被透明软骨修复,此方法被称为自体软骨细胞移植技术(autologous chondrocyte transplantation, ACT)。1995 年美国 Genzyme 公司改良该技术用于制备较原始的软骨组织工程产品,并注册为 Carticel® 产品,1997 年通过美国 FDA 批准后逐渐在临床推广应用。

二、海洋胶原再生医学产品开发现况

众所周知,胶原是存在于动物体内的含量最大的一类结构蛋白质,目前已被鉴定出 27 种之多,而 I 型胶原又是动物体内含量最多的一类胶原,是脊椎动物结缔组织中最重要的胶原类型。 I 型胶原由于具有低免疫原性、良好的生物相容性、止血作用、可生物降解性、组织修复作用,已被加工成粉末、海绵、纤维、水凝胶等多种剂型,广泛应用于创伤护理、整形美容、人工组织与器官等多个临床领域。然而现有胶原产品的原材料主要来源于陆生动物,如牛皮、牛跟腱、猪皮等,由于具有牛海绵状脑病、猪流感等人畜共患病毒传播风险,其安全性受到质疑,另外在某些地区的应用也因宗教原因受到限制。与之相比,海洋来源胶原,特别是由鱼鳞或鱼皮等水产品下脚料制得的胶原,具有原材料来源广泛、生产成本低、无人畜共患病毒等天然优势,因此开发医用海洋胶原成为近年来的研究热点。

海洋胶原起步较晚,多用于食品、保健品、化妆品等领域,在医用领域的研究和产品开发相对较少。以鱼胶原基医用产品为例,迄今全球仅有三家公司开发了十余种产品,表 6-2 是笔者统计的国内外医用鱼胶原上市产品,数据主要来自各国药械监管部门的数据库以及相关公司的官方网站。其中 2013 年 FDA 批准了首例脱细胞鳕鱼皮产品 Kerecis™,主要用作慢性溃疡创面的敷料,其功能成分为 I 型胶原。该产品的原材料大西洋鳕鱼(*Gadusmorhua*)来自冰岛北大西洋海域的养殖场,严格的养殖管理满足了医疗器械对原料可追溯的要求。鱼皮脱细胞基质与哺乳动物脱细胞产品相比,在三维结构、生物活性脂质含量和疾病传播风险方面均具有一定优势,比如鳕鱼皮三维结构与人类皮肤相似,富含不饱和脂肪酸 Ω-3,无病毒传播风险等。位晓娟等人曾在一篇综述中向我国科研人员详细介绍了脱细胞鱼皮基质的应用现况,这是我国首次关注该类产品的报道。

表 6-2 国内外已上市的医用鱼胶原产品

公司	产品图片	产品名称	组分	适应证	上市国家
Kerecis(冰岛)		Kerecis™ Omega3	鱼皮脱细胞基质	创面敷料,硬脑膜补片,疝补片	美国
青岛海大倍尔信生物科技有限公司		倍尔信止血愈合海绵	鱼鳔胶/甲壳胺	创面敷料	中国

公司	产品图片	产品名称	组分	适应证	上市国家
EUCARE		引导组织再生膜 Periocol®-GTR	鱼胶原	牙周软组织再生术,修复牙龈萎缩	印度欧盟
		牙周片 Periocol®-CG	鱼胶原＋醋酸氯己定	缓释抗菌素,治疗牙周感染	印度
		牙周片 Periocol®-TC	鱼胶原＋四环素	缓释抗菌素,治疗牙周感染	印度
		骨粉 SyboGraf™-C	鱼胶原＋羟基磷灰石纳米颗粒	口腔科骨再生,治疗牙周骨缺损,牙种植的骨再生术,长骨骨折修复等	印度
		胶原颗粒 KolSpon® cubes	鱼胶原	口腔科组织再生	印度欧盟
		胶原塞 KolSpon® Plug	鱼胶原	拔牙窝填充,防止牙龈吸收,促愈合	印度欧盟

续　表

公司	产品图片	产品名称	组分	适应证	上市国家
		胶原敷料 KolSpon® Tape	鱼胶原	伤口促愈合	印度 欧盟
		含药伤口敷料 NeuSkin™-FS	鱼胶原＋海藻酸钠微球＋磺胺嘧啶银	烧伤溃疡,创伤,慢性溃疡	印度
		供区护理敷料 DonorDres®	鱼胶原＋聚氨酯	自体移植手术时供区的覆盖护理	印度
EUCARE		多孔敷料 Kollagen®-D/Helisorb® Sheet	鱼胶原＋尼龙网	各种烧创伤	印度 欧盟
		透明胶原敷料 Neuskin-F®	鱼胶原	1、2 级烧烫伤,糖尿病溃疡,表皮创伤	印度 欧盟
		胶原颗粒 BioFil® / Helisorb® Particles	鱼胶原	急、慢性溃疡,糖尿病足溃疡	印度 欧盟

续 表

公司	产品图片	产品名称	组分	适应证	上市国家
EUCARE		胶原颗粒 BioFil® / Helisorb® Particles	鱼胶原＋甲硝唑 ＋ 莫匹罗星	急、慢性溃疡,糖尿病足溃疡	印度
		胶原促愈合海绵 KolSpon®	鱼胶原	残腔的伤口,弥漫性伤口,静脉淤滞溃疡	印度 欧盟
		胶原止血海绵 Helisorb® Sponge	鱼胶原	普外科、口腔科手术止血	欧盟
		胶原止血粉 Helisorb® Sponge Powder	鱼胶原	各种类型的止血	欧盟

　　此外,我国于 2013 年批准了一种由鱼鳔胶和甲壳胺复合而成的创面敷料,由青岛海大倍尔信生物科技有限公司自主研发与生产,其中的鱼鳔胶组分主要为 I 型胶原,但并非由提纯的鱼胶原制备。相对而言,印度 Eucare 公司则将纯化的鱼胶原开发出十余种产品,部分产品已在欧盟上市。相关产品包括 Periocol®-GTR、Periocol®-CG、Periocol®-TC、SyboGraf™-C、KolSpon® cubes、KolSpon® Plug 等口腔科材料,KolSpon® Tape、NeuSkin™-FS、DonorDres®、Kollagen®-D/Helisorb® Sheet、Neuskin-F®、BioFil®/Helisorb® Particles、BioFil®/Helisorb® Particles、KolSpon® 等伤口敷料,以及 Helisorb® Sponge、Helisorb® Sponge Powder 等止血材料,其中 Periocol®-CG、Periocol®-TC、NeuSkin™-FS 和 BioFil®/Helisorb® Particles 为药械结合产品,鱼胶原可作为药物缓释的载体。综上所述,鱼胶原已经具有一定的临床应用基础,初步验证了安全性和有效性,这将为进一步开发相关产品奠定法规基础。

第二节·海洋胶原纤维制备与生物安全性评价

纤维是最常见的海洋胶原基医用材料形式之一,与海绵、颗粒、粉末或膜剂等形式相比,海洋胶原纤维具有更为优异的三维结构和力学性能,且更易于与其他材料或生物因子复合,加工多样性和可控性更高,在再生医学领域和生物制造领域应用前景巨大。本节中以海洋胶原纤维为例简要介绍其制备与生物安全性评价,为相关产品开发提供参考。按照相关标准和法规,海洋胶原类产品在上市前需按照 GB/T 16886.1 或 ISO 10993 的要求开展系统性的细胞毒性、刺激、致敏、局部植入、亚慢性毒性和遗传毒性等一系列生物相容性评价。此外,海洋胶原作为一种外源蛋白质,其免疫原性较低,但当生产中一些特殊情况发生时仍有引起免疫原性的潜在风险,需要进行风险评估和科学控制。目前对海洋胶原的研究主要集中于制备工艺、理化表征和生物活性等方面,而对其生物相容性和免疫原性的报道较少。笔者在本节中重点梳理了海洋胶原纤维的生物安全性评价现状,主要包括细胞相容性、刺激、致敏、皮下植入和免疫原性等方面,抛砖引玉,为本领域科研工作者和企业提供参考。

一、海洋胶原纤维制备技术

纳米静电纺丝是海洋胶原纤维制备的主要技术。近年来,静电纺丝技术用于组织工程仿生细胞外基质的构建受到普遍关注,利用该技术几乎可将所有的组织工程材料纺成有序的纳米结构纤维,对于同一种材料又可通过精确控制获得不同排列、不同层次、不同式样及不同界面结构的三维结构。通过静电纺丝技术制备的纳米纤维具有直径小、表面积大、孔隙率高、精细可控等特点,在组织工程领域有巨大的应用潜力。此外,利用静电纺丝技术还可将活性因子或功能性分子按需包裹于纳米纤维中,获得有序、可控的缓释效果。

静电纺丝是一种以黏性流体为原料利用表面静电排斥作用连续地制备纳米纤维的方法,该技术可使得聚合物溶液在几十乃至几万伏的高压电场的作用下进行喷射,喷射出的溶液在空气中挥发并在电场作用下可形成有序的纳米纤维,所制备纳米纤维的直径可以达数十纳米。静电纺丝的装置主要包括四部分:高压电源、注射泵、喷丝头和接收器。当黏弹性流体被推出喷丝头时,在表面张力作用下形成球形液滴并在强电场作用下表面带同种电荷,同种电荷产生的静电斥力方向与表面张力方向相反,随着电场力的增大,液滴表面静电斥力的逐渐增强,表面张力的作用被逐渐抵消,当电场力的大小高于表面张力时,带电液滴悬挂于喷射头末端并处于平衡状态,随着电场力的进一步增大,液滴形状被电场力拉伸成圆锥状(Tayler 锥),并脱离喷丝头进入锥射流区,在表面电荷和强电场的共同作用下,射流加速拉伸直径越来越小,直至发生弯曲,之后射流进入鞭动不稳定区,此时射流直径大幅下降,溶剂挥发并在接收器上形成固化的非织造纳米纤维。随着技术的发展和成熟,目前常用的静电纺丝法可分为共混纺丝法、同轴纺丝法、共轭纺丝法和动态水流纺丝法等。

天然细胞外基质由胶原和生物多糖组成的纳米丝交织而成,可提供细胞生长、信号传递、物质交换的微环境,将海洋胶原和天然多糖经静电纺丝共纺后可制备具有良好组分和结构仿生的组织工程支架。东华大学莫秀梅团队尝试将海洋胶原与多种天然高分子材料、有机高分子材料、无机材料、金属材料、药物或功能性分子等共纺,制备不同结构、不同功能的组织工程支架,用于皮肤、血管、牙周组织、肌腱/韧带、骨与软骨等组织的再生修复,已发表多项研究成果。

二、生物相容性评价

(一)体外评价

在海洋胶原细胞相容性评价方面,国内外学者已积累了一定的研究成果。如汪海婴等人提取得到鱼皮酸溶性胶原(SKA)和鱼皮酶溶性胶原(SKP),并从猪皮提取得到猪皮酶溶性胶原(PSP),然后通过在 NIH/3T3 细胞培养实验考察其细胞相容性,结果发现 3 种胶原海绵材料均没有出现抑制细胞生长现象,并且 SKP 和 PSP 在培养 48 小时和 96 小时时展现出促进细胞增殖的能力。Jia Tang 等采用鱼鳞 I 型胶原包被磷酸三钙人工骨材料(tricalcium phosphate,TCP),并考察其对 MDPC-23 细胞的增殖分化与矿化作用。结果表明鱼鳞胶原具有与猪皮胶原相当的生物相容性,它有望作为动物源胶原的替代品应用于口腔颌面的组织再生研究中。Aleksandra Kuzan 等考察了鱼皮胶原对于牙龈成纤维细胞的相容性,并与上市的猪胶原膜 Bio-Gide 做对比,结果表明 1% 浓度以下的鱼胶原未显示细胞毒性,并且可以促进细胞产生大量的内源性胶原。与之相比,猪胶原膜 Bio-Gide 的细胞毒性较大,并且促进细胞产生内源性胶原的能力较低。张静怡等采用新西兰大白兔耳静脉血进行了鱼皮胶原的溶血实验,证明鱼皮胶原具有良好的血液相容性。东华大学莫秀梅团队与山东国际生物科技园发展有限公司合作,利用该公司自主开发的鱼皮 I 型胶原,制备出自组装胶原纤维支架(S-CNF)和胶原/PLGA 静电纺丝膜(E-CNF)。图 6-1 扫描电子显微镜显示 S-CNF 纤维直径为微米级,均匀性较差,部分黏结成片,而 E-CNF 为纳米纤维构造。笔者将该部分工作详细论述如下。

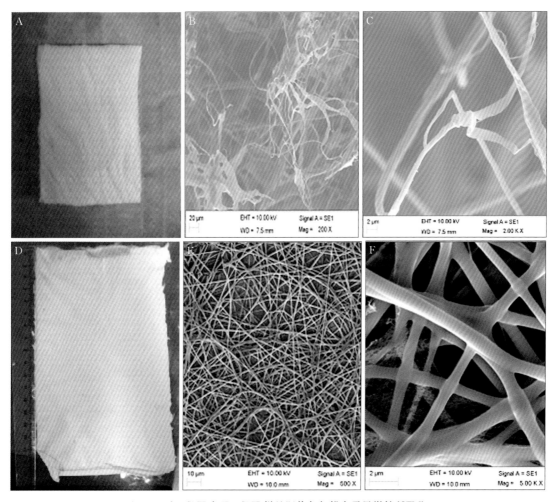

图 6-1　S－CNF 和 E－CNF 样品照片与扫描电子显微镜(SEM)

A. S－CNF 照片；B. S－CNF(200×)；C. S－CNF(2 000×)；D. E－CNF 照片；E. E－CNF(500×)；F. E－CNF(5 000×)

　　圆二色性(CD)是常见的用于检测胶原变性的方法,天然的胶原具有三股螺旋结构,其 CD 光谱在 198 nm 和 221 nm 处有明显的吸收峰,而变性的胶原会丧失该结构,其 CD 光谱在 198 nm 处的负峰发生红移,在 221 nm 处正峰消失。从图 6-2 可以看出,海洋胶原原料和 S－CNF 的 CD 光谱具有天然胶原的特征,而 E－CNF 在 221 nm 处正峰几乎消失,表明 E－CNF 的三股螺旋结构遭到破坏,静电纺丝会导致鱼胶原的部分变性。

　　通过 SDS－PAGE 进一步考察两种胶原纤维的蛋白分子量分布,并与鱼胶原原料做对比,以考察制备工艺对胶原分子量的影响。图 6-3 显示,鱼胶原具有显著的 Ⅰ 型胶原特征条带,包括 α_1、α_2、β、γ 等,各样品的电泳图谱十分相似(包括 E－CNF),这表明 E－CNF 虽然通过 CD 光谱验证,其三股螺旋结构被破坏,但并未降解为小分子量的多肽碎片,其变性过程主要存在于三股螺旋高级结构之间,即胶原变为明胶。

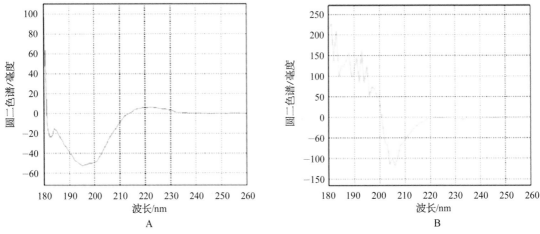

图 6-2　S－CNF 与 E－CNF 的圆二色性

A. S－CNF；B. E－CNF

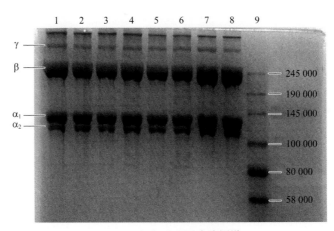

图 6-3　SDS－PAGE 电泳图谱

第 1~2 列：鱼胶原原料；第 3~5 列：S－CNF；第 6~8 列：E－CNF；第 9 列：marker

　　根据 GB/T 16886 系列标准评价鱼胶原纤维的细胞毒性和溶血性。细胞毒性实验显示（图 6-4），与阴性对照组相比，S－CNF 组、E－CNF 组细胞存活率分别为 106.59% 和 87.35%，根据细胞毒性分级标准，两组的细胞毒性分别为 0 级和 1 级；另外，溶血实验显示两组的溶血率分别为 0.31% 和 2.87%，均小于标准规定值 5%，因此两种胶原纤维材料的细胞毒性与血液相容性均符合医用材料的要求。值得注意的是，E－CNF 组比 S－CNF 组的细胞毒性和溶血率稍大，其原因推测是：在静电纺丝过程中采用了有机溶剂六氟异丙醇，残留的溶剂导致一定的毒性，这提示我们应谨慎优化静电纺丝工艺，减小有毒试剂的残留量；另外，S－CNF 组细胞存活率大于 100%，可能因为样品浸提液中含有水溶性的胶原，可以促进细胞

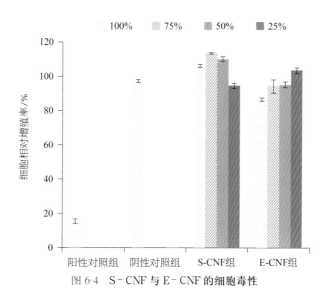

图 6-4 S-CNF 与 E-CNF 的细胞毒性

的增殖,从而导致细胞存活率大于空白对照组,这也从细胞水平验证了鱼胶原的生物活性。

(二)体内评价

医用胶原产品一般按照Ⅱ类或Ⅲ类医疗器械监管,我国于 2017 年颁布了新版《医疗器械分类目录》,进一步对胶原类产品进行的细化和分类,基本将全部胶原产品划归Ⅲ类医疗器械管理,且有相当一部分属于植入性医疗器械。按照 GB/T 16886.1 或 ISO 10993 标准要求,这些胶原产品一般需开展皮内刺激、致敏、局部植入、亚慢性毒性、遗传毒性等生物相容性评价,笔者梳理了鱼胶原在该方面的研究报道,以期对相关产品的开发做出理论指导。

张静怡等人通过小鼠动物模型进行急性毒性全身实验,考察鱼胶原对于心血管、呼吸、运动等系统以及动物体重和器官特征的影响,结果显示所有组别的小鼠均运动正常,未发现呼吸困难、腹部刺激、眼睑下垂等现象,未出现任何毒性反应症状,体重及脏器指数结果显示实验组小鼠未出现急性全身毒性症状。另外,通过建立豚鼠过敏模型考察鱼胶原的致敏效应,结果显示豚鼠的 IgG、IgE、组胺、肥大细胞蛋白酶含量在第 21 天激发后未出现严重的增加,鱼胶原未引起明显的过敏反应特征,过敏反应程度较低。

方成等人制备了鱼皮酸溶性胶原(FA)、鱼皮酶溶性胶原(FP)和猪皮酶溶性胶原(PP)海绵,他们首先将三种胶原海绵植入 SD 大鼠后肢长收肌,1 周后比较炎性细胞浸润面积,结果表明 FP 组与 PP 组没有显著差异,而 FA 组对比其他两组具有显著性差异。然后他们将胶原的乙酸溶液腹腔注射昆明小鼠,并采用 ELISA 法检测血清特异性 IgG 水平,结果亦显示 FA 组的 IgG 水平显著高于 PP 组,而 FP 组的免疫原性更加接近于 PP 组,这表明,与鱼皮酸溶性胶原相比,鱼皮酶溶性胶原海绵具有更加优异的组织相容性。

莫秀梅等人按照 GB/T 16886 中的豚鼠最大剂量法测试了两种鱼胶原纤维材料(上节中所述样品：S-CNF 与 E-CNF)的致敏效应,在诱导阶段去除敷贴 24 小时、48 小时、72 小时分别观察敷贴部位水肿情况,观察记录各激发部位的皮肤情况。结果显示,在 S-CNF 组和 E-CNF 组,皮肤出现红斑与水肿现象十分鲜见,根据 Magnusson 和 Kligman 分级标准判定各激发部位的红斑和水肿程度,两组的分级评分均小于 1。然后根据 ASTM F 720-1981 所述方法计算致敏率,发现阴性对照组、S-CNF 组和 E-CNF 组的致敏率均为 0,这表明这两种鱼胶原纤维均无潜在的皮肤致敏性。Yoshihiko Hayashi 等按照 ISO 10993 对鱼鳞 I 型胶原的安全性进行了较为全面的研究,无菌检测实验中细菌、支原体、病毒及内毒素等指标均符合医用要求,并且在细胞毒性、致敏、染色体畸变、皮内反应、急性全身毒性、热原反应、溶血等实验方面均呈阴性,结果表明鱼胶原具有良好的生物相容性,可作为一种非常有前途的生物支架材料用于再生医学,虽然将其应用于临床前仍需要大量的大型动物实验(如比格犬、小型猪等)进一步确认其安全有效性。

Hiroaki Sugiura 等制备了 4 种鱼鳞胶原海绵,为考察其组织相容性将其分别植入日本白兔的椎旁肌肉中,并以高密度聚乙烯为阴性对照、以含 0.75% 二乙基二硫代氨基甲酸锌的聚氨酯为阳性对照。植入后 1、4 周处死动物,分析各种植入物的炎症反应。结果显示：1 周时,阴性对照被纤维组织包围,包括成纤维细胞、巨噬细胞和少量嗜中性粒细胞,没有任何肌肉坏死,观察到轻度炎症反应,与 1 周相比,4 周时炎症区域的宽度变小。阳性对照的植入物周围引起明显的炎症反应,并且反应程度在 4 周时下降,大多数肌肉细胞在炎症区域坏死,其中观察到许多粒细胞。而 4 种胶原海绵的炎症反应与 1 周的阴性对照组相似,炎症程度无显著性差异,且炎症区域面积在 4 周时有所下降。

T. H. van Essen 等人考察了脱细胞鱼鳞基质的生物相容性,首先采用角膜上皮细胞验证了其细胞毒性符合 ISO 10993 标准要求,然后将材料植入大鼠皮下,于第 1、6、11 周处死动物并对样本进行 HE 染色,以及粒细胞、巨噬细胞、T 细胞和免疫球蛋白的免疫组化染色分析,结果发现术后 1 周各种炎症反应为中度,随后免疫应答逐渐降低,11 周后与对照组无显著差异。

Magnússon 等人考察了脱细胞鳕鱼皮基质 Kerecis™ 促进糖尿病溃疡再生效果,依据 ISO 10993 标准系统评价其细胞毒性、热原、皮肤刺激、致敏性、全身毒性、亚慢毒性、遗传毒性、肌肉植入等生物安全性,并对其结构、蛋白质组分、细胞因子水平、促血管生成等效果进行研究,结果显示脱细胞鱼皮基质为完整有序的三维多孔结构,其中的蛋白质成分主要为 I 型胶原。该脱细胞鱼皮基质的生物相容性和安全性良好,对中性粒细胞或巨细胞无明显刺激作用,对 IL-10、IL-12、IL-6、TNF-α 等促炎性因子的分泌无显著影响,可有效促进新生血管的生成并引导细胞迁入支架内部,从而促进创面愈合。

Baldur T 等人在一项随机、对照、双盲的临床试验中,对比了鱼皮敷料 Kerecis™ 与猪小肠黏膜基质(SIS)的伤口愈合活性和生物安全性,结果表明鱼皮敷料具有更好的促愈合能力,并且也证实了 Kerecis™ 不会引起自身免疫反应性。通过 ELISA 方法检测了类风湿因子、核酸、双链 DNA、中性粒细胞、环瓜氨酸肽、Ⅰ型胶原与Ⅱ型胶原的抗体,检测结果均呈阴性,该项临床试验充分证明了鱼皮敷料的安全有效性。Magnusson S 等人报道了一项鱼皮敷料的临床回顾性研究,所有的受试者均未出现皮肤过敏反应,作者推测过敏原主要存在于鱼肉中而非鱼皮组织。

三、免疫原性评价

医用胶原的关键制备技术在于去除组织中的非胶原成分和抗原物质,获得高纯度的胶原。另外研究发现Ⅰ型胶原分子的三股螺旋结构的免疫原性较微弱,其主要免疫原性位点在分子的 C-端、N-端,这两个区域由较短的、非螺旋氨基酸组成,又称"端肽",因此去除或屏蔽端肽的免疫效应是胶原产品制备中的另一项关键技术。而鱼源Ⅰ型胶原作为一种水产动物来源的胶原,与牛源或猪源等陆生动物的胶原的分子结构不尽相同,因此有必要系统评价鱼胶原的免疫原性。目前多采取致敏实验评价生物材料对机体免疫系统的影响,但是由于免疫系统组成的复杂性和功能的多样性,单一的致敏实验显然不能全面地评价免疫毒性的各个方面。国际标准 ISO/TS 10993-20:2006 给出了包括炎症、免疫抑制、免疫刺激、超敏反应和自身免疫五大方面的免疫毒性评估指导,并建议采取分级评价策略,首要测定的项目包括免疫器官重量、免疫细胞数目、免疫球蛋白等。因此笔者重点整理了以下三项经典实验的文献报道:血清抗体滴度、脾脏胸腺等免疫器官系数、脾淋巴细胞增殖实验,以期初步评价鱼胶原的免疫毒性。

张静怡等人采用胶原腹腔注射免疫 ICR 小鼠,采用 ELISA 法分别于每次免疫后第 7 天测定小鼠产生的总胶原抗体,并在第 21 天测定小鼠血清中免疫球蛋白 G(IgG)、免疫球蛋白 A(IgA)和免疫球蛋白 M(IgM)的含量。结果显示,所有经鱼皮Ⅰ型胶原免疫的小鼠体内均产生抗体,3 次免疫后鱼皮Ⅰ型胶原抗体质量浓度范围为 160.50~164.25 μg/L,小鼠 IgG、IgA 和 IgM 的质量浓度范围分别为 424.81~437.59 ng/ml、46.86~49.53 μg/ml、1.81~1.89 ng/ml,这表明鱼皮Ⅰ型胶原对 ICR 小鼠呈现较弱的抗原性。

孙皎等人考察了鱼皮胶原海绵的细胞免疫与体液免疫效应,她们将分离得到小鼠脾淋巴细胞接种到胶原海绵支架上进行体外培养,结果显示样品未见淋巴细胞增殖效应。另外,将胶原海绵植入大鼠皮下 4 周,采用 ELISA 法测定大鼠产生的 IgG 和 IgM,并采用流式细胞仪测定了 CD4$^+$/CD8$^+$ T 细胞,结果显示,与阴性对照组相比,鱼胶原样品并未引起显著的 IgG 和 IgM 含量增加,以及 T 细胞中 CD4$^+$ 与 CD8$^+$ 比例的变化(图 6-5)。上述经典实验结果证实,鱼皮胶原无论在细胞水平还是在体液水平,均未诱导显著的免疫反应,其安全性符合医用材料要求。因此研究者又进一步用鱼皮胶原制备了一种静电纺丝膜,在大鼠皮肤创伤的体内评价中显示出良好的促愈合效果,是一种十分有潜力的创面敷料。

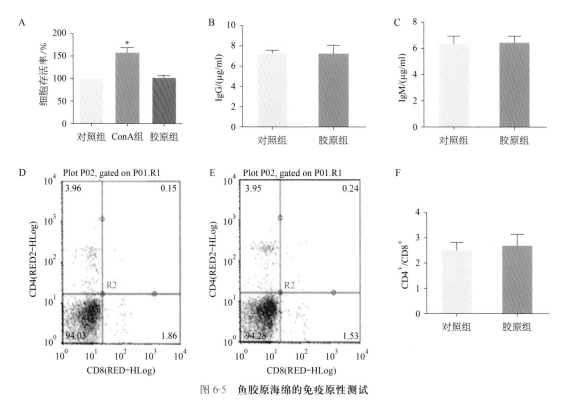

图 6-5 鱼胶原海绵的免疫原性测试

A. 在胶原海绵上接种小鼠脾淋巴细胞培养 7 天,以盖玻片为阴性对照;B. 免疫 28 天后的大鼠血清 IgG 抗体水平;
C. 免疫 28 天后的大鼠血清 IgM 抗体水平;D. 对照组的流式细胞分析结果;E. 胶原海绵的流式细胞分析结果;
B~F. 假手术组作为阴性对照

Falguni Pati 等人以淡水鱼 *Labeorohita* 和 *Catlacatla* 的鱼鳞为原料,分别以酸法提取和酶法提取的方法制备了四种鱼胶原海绵支架(RA、CA、RP、CP),以 BALB/c 小鼠为模式动物进行皮下注射免疫,然后于第 7、21、42 天静脉取血,采用 ELISA 法检测 IgG 蛋白含量。该实验以鸡卵白蛋白为阳性对照(OVA)、磷酸盐缓冲液为阴性对照(PBS),并且为了提高免疫效果还设置了添加免疫佐剂的对照组(+IFA)。结果如图 6-6 所示,在没有添加免疫佐剂时,四种鱼胶原样品(RA、CA、RP、CP)均未显示出免疫原性;即使添加了免疫佐剂,其免疫效应也十分微弱,都远远低于阳性对照鸡卵白蛋白(OVA+IFA),并且在连续 3 次注射免疫后,均未显示出急性全身毒性和亚慢毒性。作者由此推断,鱼胶原与已上市的牛胶原产品具有相似的低免疫原性。

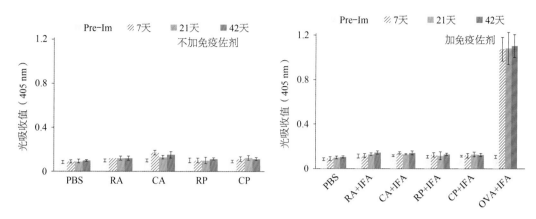

图 6-6 鱼胶原样品在不同时间点的免疫应答

莫秀梅等人评价了两种鱼胶原纤维材料(上节中所述样品：S－CNF 与 E－CNF)的免疫原性,该部分工作尚未正式发表。关于动物选择与免疫方式,国际标准 ISO/TS 10993－20:2006 建议使用大鼠或小鼠,并应尽量模拟器械临床使用接触途径、时间和剂量,以便于将实验结果外推至人(表 6-3)。因此,在考察血清 IgG 抗体滴度与免疫器官重量时,选择免疫学研究常用的 BALB/c 小鼠为模式动物,采用套针皮下植入的给药方式,考察了植入 2 周、4 周和 8 周 3 个时间点,这和常规胶原类材料在体内的降解时间相近;剂量方面,按照市售每支胶原海绵样品重量为 0.1 g、成人用量的 5 支计算(0.5 g),根据"体表面积法"换算成 20 g 小鼠的用量为 2.2 mg。本实验采用国内上市的牛胶原产品可即邦胶原海绵作为对照。

表 6-3　胶原样品 BALB/c 小鼠免疫实验分组

分组	样品	剂量	给药方式
阴性对照组	无菌 PBS 溶液	0.1 ml	皮下
S－CNF	自组装胶原纤维	2.2 mg	皮下
E－CNF	静电纺丝胶原纤维	2.2 mg	皮下
牛的胶原组	牛胶原海绵	2.2 mg	皮下

根据 YY/T 0606.14－2014 标准推荐的方法检测血清 IgG 抗体滴度,结果显示(图 6-7),在免疫后 2 周和 4 周,各实验组与同时期的阴性对照相比,均无显著性差异($P>0.05$),抗体滴度均明显高于对应免疫 8 周的滴度,可能因为在免疫初期套针植入的手术创伤诱导了各组小鼠体液免疫反应所致,8 周时手术创伤效应消失,但各实验组与阴性对照相比仍差异显著($P<0.05$),表明胶原样品在小鼠体内均诱导了一定的体液免疫反应。然而抗体滴度的绝对值均较低,并且 S－CNF 组、E－CNF 组与牛的胶原组相比,均无显著性差异($P>0.05$),表

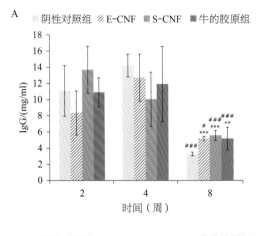

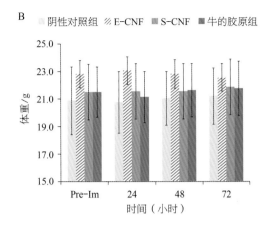

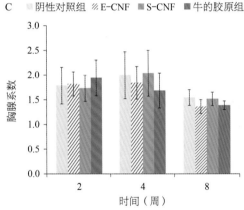

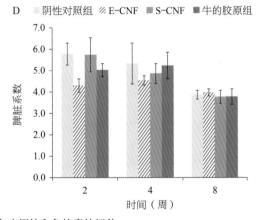

图 6-7 S－CNF 与 E－CNF 免疫原性和急性毒性评估

A. ELISA 法检测血清 IgG 抗体；B. 体重变化；C. 胸腺系数；D. 脾脏系数

* 表示在同一时间点与阴性对照组相比较；# 表示与相应的 2 周组相比较；***(###) 表示 $P<0.001$；**(##) 表示 $P<0.01$；*(#) 表示 $P<0.05$

明鱼胶原与上市的牛胶原产品相比，具有同一水平的、较低的免疫原性。

分别计算植入后第 2 周、4 周和 8 周的胸腺系数和脾脏系数，如图 6-7C 和 D 所示。8 周后各实验组的胸腺系数和脾脏系数均降至最低，并且所有组的胸腺系数或脾脏系数无显著性差异（$P>0.05$），这表明免疫器官都恢复到正常水平。另外，在 BALB/c 小鼠皮下植入的免疫毒性实验中，同时考察了两种胶原纤维的急性全身毒性。根据 GB/T 16886.11－2011标准要求，在植入后 4 小时、24 小时、48 小时、72 小时不同时间点观察小鼠反应情况、是否出现毒副作用，并称量各组动物的体重。结果表明在植入后 4 个时间点各组动物活动情况良好，无运动减少、腹泻、震颤、眼睑下垂等不良反应。另外 4 个时间点的动物体重如图 6-7B 所示，同一组内小鼠体重随时间呈增长趋势，但无显著性差异（$P>0.05$）；对于同一时间点的各个实验组之间，小鼠体重也无显著性差异（$P>0.05$）。综上所述，两种胶原纤维对小鼠未见急性全身毒性效应。

根据 ASTM F1906-98(2003)标准中推荐的体外法评价两种鱼胶原纤维材料的脾淋巴细胞增殖效应,实验结果表明(图 6-8),与阴性对照组(negative)相比较,阳性对照组(positive)OD 值极显著增加($P<0.001$),产生明显的细胞免疫效应;而 S-CNF 组与阴性对照组无显著性差异($P>0.05$),表明不会引起明显的细胞免疫效应。然而,S-CNF 组的 OD 值都显著低于阴性对照($P<0.05$),推测因为其浸提液存在轻度细胞毒性,加之在体外培养时淋巴细胞对外界环境极其敏感,一定程度上抑制淋巴细胞的增殖。

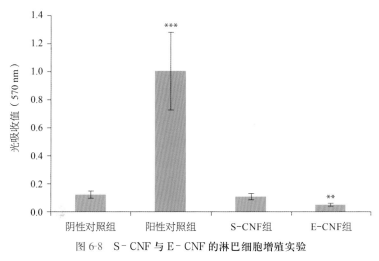

图 6-8　S-CNF 与 E-CNF 的淋巴细胞增殖实验

* 表示与阴性对照组相比较;** 表示 $P<0.01$,*** 表示 $P<0.001$

上述研究从细胞、动物和临床应用各层面对鱼胶原进行了研究,部分实验设置了牛胶原上市产品作为对照进行对比研究。这些研究共同验证了鱼胶原作为医用材料的安全性,为其开发成为各种医疗产品奠定了理论基础。

第三节 · 海洋胶原纤维的再生医学应用

天然细胞外基质是直径分布在几十到几百纳米的蛋白纤维,主要是由以胶原、弹性蛋白为代表的蛋白质类物质和以透明质酸为代表的多糖类物质复合纤维形成的三维网状结构,可为细胞的物质交换提供场所,并为组织生长提供支撑。将海洋胶原与其他材料复合制备纳米静电纺丝纤维,可仿生天然细胞外基质的组分和结构,为细胞、因子等构建仿生微环境和更多黏附位点,从而引导组织再生修复。海洋胶原具有与陆地胶原相似的结构、组成和功能,作为细胞外基质的天然组分,海洋胶原的组织相容性、组织诱导性及其在再生医学领域的应用也具有很高相似性。海洋胶原的转化医学尚处于起步阶段,产业和产品均不成熟,但笔者基于对海洋胶原应用基础研究的国内外进展的综合调研后,以鱼胶原为例给出海洋胶原研究中最活跃、最具突破潜力的几个方向,供同领域科研工作者和产业界同仁参考。此外,考虑到某些代表性淡水鱼胶原研究及开发资料比海洋鱼胶原更为全面深入,为更全面、更科学地分析目前鱼胶原在再生医学领域的基础研究和产品开发现况,本节中部分采用了淡水鱼胶原的相关数据,并在文中均有清晰说明,便于读者辩证性采证。

一、创面敷料与皮肤再生

外科创面的正确处理是外科手术治疗成败的关键之一,而创面良好的愈合是创伤后机体功能康复的前提,因此,加快创面愈合的研究非常重要,其中对创面敷料的研制是研究的热点之一。随着对伤口愈合研究的深入,人们认识到使用敷料的目的远远不止是为了覆盖创面,敷料还必须能帮助伤口愈合。因此开发具有伤口封闭与止血活性的功能性敷料成为当前研究的热点。目前国内临床使用的愈合止血敷料品牌较多,但据临床反馈,止血效果较好的全国公认的是强生的"速即纱",其他品牌止血效果都差别不甚明显;另外伤口封闭敷料主要为纤维蛋白胶,但它是从人血或动物血液提取,病毒传播风险较大。在众多功能化的生物敷料中,胶原敷料因为具有止血、组织修复和促愈合等功效,在临床上有广泛的应用。

(一)鱼胶原创面敷料的来源种类

大量研究表明,哺乳动物胶原(尤其是猪胶原或牛胶原)具有良好的生物相容性。因此,这种胶原广泛用于皮肤伤口愈合。然而,哺乳动物的胶原仍然有传播动物疾病的风险,如牛海绵状脑病和口蹄疫。此外,由于宗教原因,哺乳动物胶原的应用受到限制。近年来,海洋胶原因其丰富而低廉的价格逐渐引起人们的关注。

按照来源分类,能够用于皮肤伤口愈合的鱼胶原有罗非鱼胶原、青鱼胶原、鲨鱼皮胶原、鱿鱼皮胶原等。不同鱼胶原的氨基酸组成如表6-4所示。

表6-4 鱼胶原的氨基酸组成

氨基酸	罗非鱼胶原	鲨鱼皮胶原	鱿鱼皮胶原
天冬氨酸(Asp)	41	42	59
谷氨酸(Glu)	68	76	91
羟脯氨酸(Hyp)	77	76	84
丝氨酸(Ser)	33	41	39

续　表

氨基酸	罗非鱼胶原	鲨鱼皮胶原	鱿鱼皮胶原
甘氨酸(Gly)	319	330	353
组氨酸(His)	5	8	7
精氨酸(Arg)	52	54	59
苏氨酸(Thr)	24	24	27
丙氨酸(Ala)	118	118	93
脯氨酸(Pro)	113	105	94
酪氨酸(Tyr)	2	3	3
缬氨酸(Val)	16	25	23
甲硫氨酸(Met)	6	11	6
半胱氨酸(Cys)	0	0	0
异亮氨酸(Ile)	8	21	15
亮氨酸(Leu)	2	26	26
苯丙氨酸(Phe)	12	14	10
色氨酸(Trp)	0	0	0
赖氨酸(Lys)	24	26	12
总计(Total)	1 000	1 000	1 000

　　鱼胶原的 SDS－PAGE 电泳图谱如图 6-9 所示。胶原至少由 2 条 α-链组成,每条 α-链的分子量在 100 000 左右,是典型的 Ⅰ 型胶原。Ⅰ 型胶原约占鱼皮总蛋白质的 70%。由于 Hyp 和 Pro 的氢键在维持胶原的三重螺旋结构中起着关键作用,所以这两种氨基酸的总含量决定了胶原的变性温度,这对于胶原的临床应用非常重要。

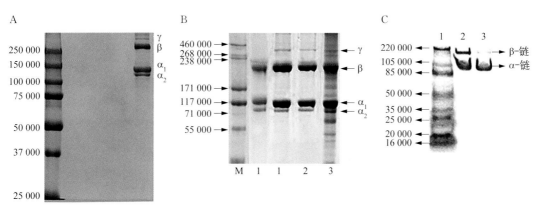

图 6-9　罗非鱼皮胶原、鲨鱼皮胶原、青鱼皮胶原的 SDS－PAGE 电泳图谱

（二）鱼胶原创面敷料的种类

常用的鱼胶原敷料可分为胶原纤维膜和胶原海绵。鱼胶原纤维膜具有更好的力学性能，能够促进伤口愈合；鱼胶原海绵具有止血功能。

1. 鱼皮胶原纤维膜

细胞外基质主要由胶原组成，具有网状结构。鱼胶原通过静电纺丝能够制备成纳米纤维膜，具有类似细胞外基质的仿生结构。扫描电子显微镜（scanning electron microscope，SEM）显示胶原纳米纤维直径为（310±117）nm（图 6-10A），类似于人类 ECM 中胶原纤维的直径。通过戊二醛交联可以有效地提高伤口敷料的机械强度和热稳定性，用万能材料实验机分析了胶原纳米纤维的抗拉强度。结果表明，胶原纳米纤维的抗拉强度为（6.72±0.44）MPa（图 6-10B），符合人体皮肤的要求（2.5 MPa）。此外，胶原纳米纤维的初级脱水温度和蛋白质的主要失重温度分别为 70 ℃和 300 ℃（图 6-10C），说明其热稳定性适合于人类应用。通过交联所诱导的胶原分子之间的相互作用，可稳定胶原的三螺旋结构，增强了胶原纳米纤维的机

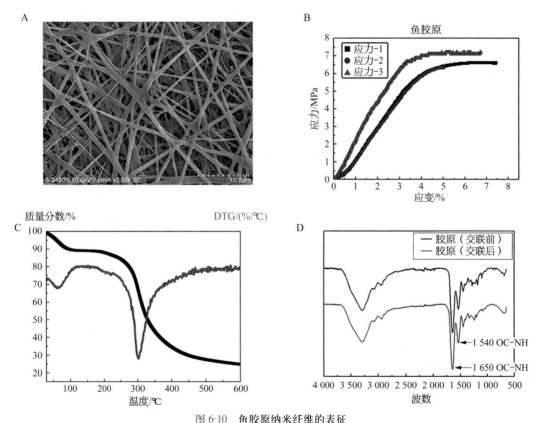

图 6-10　鱼胶原纳米纤维的表征

A. 扫描电子显微镜图像；B. 应力/应变曲线；C. TG 谱；D. 交联前、后的 FTIR 光谱

械强度和热稳定性。胶原纳米纤维的化学结构交联后没有改变,采用 FTIR 和 X 线衍射(X-ray diffraction,XRD)对酰胺基的特征吸收峰的变化和交联后的衍射峰进行了分析,结果表明胶原纳米纤维交联后保持 α-螺旋结构(图 6-10D,E)。

体外细胞实验显示,与对照组相比鱼胶原纤维膜具有更好的细胞相容性,能够促进细胞的黏附和增殖(图 6-11A)。在伤口愈合过程中,鱼胶原纳米纤维不仅可提高细胞黏附和增殖能力,还可提高上皮化的速度和质量。正常的表皮应包括基底层、棘层、颗粒层和角质层。研究者在不添加任何生长因子的情况下,研究了由胶原纳米纤维影响的角质形成细胞(HaCaTs)分化。结果显示,胶原纳米纤维显著上调外皮蛋白、丝蛋白和转谷氨酰胺酶-1(transglutaminase-1,*TGase1*)基因的表达(图 6-11B)。在棘层细胞和颗粒层细胞中,可促进外皮蛋白和丝蛋白的表达。转谷氨酰胺酶-1 是一种关键酶,是角质化过程中证实形成角质层细胞的直接证据。因此,上述结果证实胶原纳米纤维可有效诱导角化细胞分化,形成完整的表皮,这可能与鱼胶原的氨基酸组成密切相关。如表 6-3 所示,胶原海绵含有大量的脯氨酸(Pro)和少量的酪氨酸(Tyr)、蛋氨酸(Met)。脯氨酸和酪氨酸是参与角质形成细胞的迁移和分化的氨基酸。此外,蛋氨酸可促进蛋白质和核酸的合成,作为最重要的甲基供体,在细胞增殖和分化中起着重要作用。

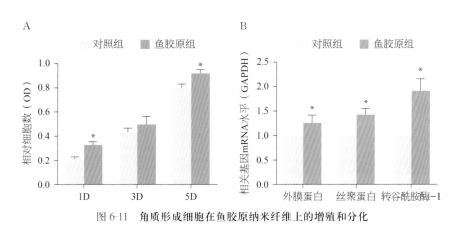

图 6-11　角质形成细胞在鱼胶原纳米纤维上的增殖和分化

A. 角质形成细胞在第 1、3、5 天的增殖;B. 角质形成细胞在鱼胶原纳米纤维上第 1 天相关分化基因的表达

采用 SD 大鼠背部整体皮肤缺损模型评价鱼胶原纳米纤维对创面愈合的影响。结果显示,与对照组相比,鱼胶原纳米纤维组创面愈合率明显提高,第 7 天结痂开始消失,第 14 天创面大部分被连续表皮覆盖(图 6-12),而其他两组创面未完全愈合。组织病理学结果证实,鱼胶原纳米纤维在创面愈合过程中引起的炎症反应最低,并在诱导新表皮生长表现最佳状态(图 6-13)。第 7 天炎症反应明显减轻,新表皮结构完整。第 14 天也能表现其良好的连续性。表皮细胞完全分化,基底细胞排列紧密,角质层可见,细胞形成角质层极明显。通过以上促进创面再上皮化,促进创面愈合体外实验结果可以解释并证明胶原纳米纤维具有良好的生

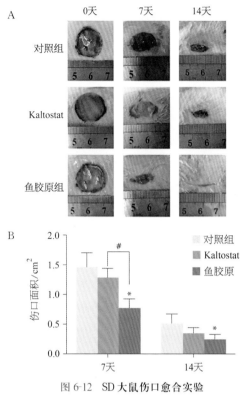

图 6-12　SD 大鼠伤口愈合实验

A. 图示为经鱼胶原纳米纤维膜处理后皮肤创伤, 商品膜
Kaltostat 处理后皮肤创伤及对照组未经治疗皮肤创伤;
B. 图示为伤口经治疗后不同时间点的面积

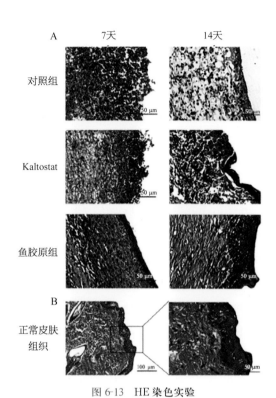

图 6-13　HE 染色实验

A. 图示为第 7 天和第 14 天鱼胶原纳米纤维或商品膜
Kaltostat 处理后伤口, 对照组为未处理的伤口; B. 正常皮肤

物活性, 且鱼胶原纳米纤维可以有效地促进伤口愈合而不产生免疫反应。鱼胶原纳米纤维在组织再生中具有应用潜力。

2. 鱼胶原海绵

侯虎等人采用冷冻干燥技术制备了尼罗河鱼皮胶原海绵, 并在 1 -(3 -二甲氨基丙基)- 3 -乙基碳二亚胺盐酸盐/N -羟基丁二酰亚胺(EDC/NHS)、京尼平-磷酸盐缓冲液(genipin-PBS)、京尼平＋乙醇、茶多酚(tea polyphenol, TP)、去甲二氢愈创木酸(nordihydroguaiaretic acid, NDGA)和二苯磷酰亚氮(DPPA)的存在下进行了改性。鱼皮胶原海绵的宏观和微观形貌如图 6-14 所示, 都具有三维多孔结构。

研究者还研究了鱼皮胶原海绵的止血功能。胶原作为一种蛋白质, 可以通过参与血小板的活化和黏附加速血液凝固。空白对照、非交联、化学交联胶原海绵的凝血时间见表 6-5。结果表明, 添加胶原海绵后血液凝固时间缩短。与此同时, 化学交联不能明显改变胶原海绵的凝血能力。

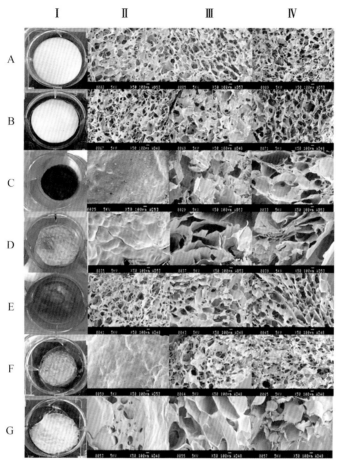

图 6-14　胶原海绵的宏观形貌

Ⅰ.相对应的扫描电子显微镜图;Ⅱ.表面;Ⅲ.横切面;Ⅳ.纵切面;
A.未交联;B.EDC/NHS 交联;C.京尼平-PBS 处理;D.京尼平-乙醇处理;E.TP 处理;F.NDGA 处理;G.DPPA 处理

表 6-5　鱼皮胶原海绵的止血效果

止血材料种类	止血时间/秒	止血材料种类	止血时间/秒
空白对照	190±10	京尼平-乙醇处理	173±5
未交联	166±8	TP 处理	160±4
EDC/NHS 交联	170±8	NDGA 处理	167±10
京尼平-PBS 处理	175±9	DPPA 处理	175±5

3. 鱿鱼皮胶原海绵

徐志霞团队从新鲜鱿鱼皮中提取得到了酸溶性胶原(ASC)和酶溶性胶原(PSC),将提取的胶原冷冻干燥制备胶原海绵,分别采用 EDC 交联、EDC/干热交联(DHT)结合进行改性处理,得到 4 个实验组,分别为 PSC-E 组、ASC-E 组、PSC-E/D 组和 PSC-E/D 组。鱿鱼皮胶原海绵的兔耳止血功能和肝脏止血功能如表 6-6 和表 6-7 所示。

表 6-6　鱿鱼皮胶原止血材料兔耳创面止血效果

止血材料种类	医用纱布	明胶海绵	PSC-E	ASC-E	PSC-E/D	ASC-E/D
出血量/g	$0.61\pm0.06^{*}$	0.42 ± 0.10	$0.23\pm0.78^{*}$	$0.64\pm0.19^{*}$	0.56 ± 0.12	$0.60\pm0.20^{*}$
止血时间/秒	$284\pm52^{**}$	156 ± 28	114 ± 16	$127\pm23^{*}$	$133\pm25^{*}$	$160\pm35^{**}$

注:* 表示与明胶海绵比较,$0.01<P<0.05$,差异显著;** 表示与明胶海绵比较,$P<0.01$,差异极显著。

表 6-7　鱿鱼皮胶原止血材料肝脏止血效果

止血材料种类	医用纱布	明胶海绵	PSC-E	ASC-E	PSC-E/D	ASC-E/D
出血量/g	$0.35\pm0.06^{**}$	0.21 ± 0.04	$0.16\pm0.02^{*}$	0.21 ± 0.06	0.17 ± 0.06	0.18 ± 0.04
止血时间/秒	$239\pm31^{**}$	103 ± 11	112 ± 28	$127\pm14^{*}$	$132\pm21^{*}$	$134\pm22^{**}$

注:* 表示与明胶海绵比较,$0.01<P<0.05$,差异显著;** 表示与明胶海绵比较,$P<0.01$,差异极显著。

兔耳创伤止血实验中 PSC-E 组的出血量最少,且止血时间最短(0.23 g,114 秒),医用纱布对照组的平均止血时间最长(284 秒)。从出血量上看,医用纱布组与明胶海绵组和 PSC-E 组存在显著差异($0.01<P<0.05$),与其他止血材料无显著差异;而明胶海绵组与 PSC-E、ASC-E、ASC-E/D 这 3 组鱿鱼皮胶原海绵均存在显著差异($0.01<P<0.05$),从出血量上看,明胶海绵组明显比医用纱布组效果好,且 4 组鱿鱼皮胶原海绵中 PSC-E 的效果优于明胶海绵组,而其他组都不如明胶海绵组;从止血时间上看,明胶海绵组与医用纱布组存在极显著差异($P<0.01$),与 PSC-E 组存在显著差异($0.01<P<0.05$),由此可看出,医用纱布组的效果最差,而 PSC-E 组的效果比明胶海绵组更好。综上所述,4 种鱿鱼皮胶原海绵组均能起到止血作用,其中 PSC-E 组的止血效果最好,优于市售明胶海绵,能有效地缩短出血时间,减少出血量,达到快速止血的效果。

在肝脏创面止血实验中,4 种鱿鱼皮胶原海绵和明胶海绵均可在 140 秒内起到完全止血的效果,结果如表 6-7。从平均止血时间来看,明胶海绵组最短(103 秒),医用纱布组最长(239 秒),4 组鱿鱼皮胶原海绵组均略高于明胶海绵而远远低于医用纱布组。PSC-E 组和明胶海绵组一样,能够较快地起到止血效果;其他 3 组鱿鱼皮胶原海绵组止血相对较慢一些,而医用纱布组止血最慢。另外,从出血量上看,4 组鱿鱼皮胶原海绵组均略低于明胶海绵组和医用纱布组,其中 PSC-E 组最少(0.16 g),ASC-E 组与明胶海绵组相同(0.21 g),医用纱布组最多(0.35 g)。4 组鱿鱼皮胶原海绵均能有效地减少伤口的出血量,而其中 PSC-E 优于明胶海绵。综合以上两项指标,4 种鱿鱼皮胶原海绵组均能对肝脏创面起到止血作用,能有效地缩短出血时间,减少出血量,达到快速止血的效果,其中尤以 PSC - E 组的止血效果最好,略优于市售明胶海绵。

(三) 鱼胶原敷料的功能优化

源自天然生物材料的皮肤伤口敷料一直是再生医学和创伤学领域的研究热点。出于宗教、动物传染病(如牛海绵状脑病)和伤口愈合效果等多原因考虑,鱼胶原有逐渐取代哺乳动物胶原成为用于敷料的优良材料的潜力。然而,纯鱼胶原和哺乳动物胶原均具有较低的机械强度和缺乏抗菌活性。为了弥补缺陷的鱼类胶原的机械强度低、缺乏抗菌活性,可以添加一些生物活性成分使鱼类胶原更适合临床使用,防止暴露伤口感染,也能有效地诱导皮肤再生。

1. 引入 Ag_4O_4 增强鱼胶原的抗菌性能

张兴群课题组以化学沉降法将抗菌剂 Ag_4O_4 添加到胶原纤维中,制备一种鱼胶原基抗菌止血医用敷料,并研究其体外抗菌效果和止血效果,抗菌效果如图 6-15 所示。从图中可以看出,单纯的鱼胶原纤维不具有抗菌效果,添加抗菌剂后具有不同程度的抗菌效果,其中,含四氧化四银的实验样品比含苯扎溴铵的抑菌圈大,说明实验得到的敷料具有显著的抗菌效果,可有效地阻止大肠埃希菌、金黄色葡萄球菌、白念珠菌和铜绿假单胞菌的生长。表 6-8 为新鲜小鼠血液在三种材料上的全血凝固时间的记录。由此可以看出,与普通纱布和邦迪创可贴相比,制备的医用敷料能够加快血液凝固,具有作为止血材料应用的潜力。

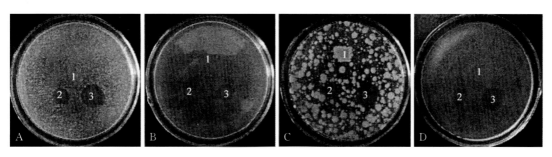

图 6-15　鱼胶原医用敷料的抗菌效果

A～D. 分别为大肠埃希菌、金黄色葡萄球菌、白念珠菌和铜绿假单胞菌的培养基;1,纯胶原纤维;
2,添加了苯扎溴铵的鱼胶原纤维,作为阳性对照样;3,添加了 Ag_4O_4 的鱼胶原纤维,作为实验组

表 6-8　止血材料的全血凝固时间

止血材料种类	普通纱布	邦迪创可贴	自制医用敷料
全血凝固时间/秒	181±9	111±3	78±7

2. 引入石榴皮提取物提高鱼胶原的抗菌性能

伤口愈合是一个复杂的生物过程，由不同的阶段组成。多个因素会影响 1 个或多个不互相排斥的过程的 1 个或多个阶段，从而导致伤口愈合受损。B. Amal 等人从曹军鱼提取了鱼胶原，通过溶液浇铸的方法得到了壳聚糖-鱼胶原-淀粉膜（chitosan-collagen-starch membrane，CCSM），如图 6-16 所示，并且在 CCSM 膜中加入石榴皮提取物来提高其抗菌性能，促进创面愈合过程中上皮组织的再生。创面愈合实验分别于第 8 天、第 18 天和第 25 天计算了再上皮化百分比（图 6-17）。含有石榴皮提取物的实验组与对照组和 CCSM 膜相比，再上皮化率显著升高（$P<0.001$）。结果表明石榴皮提取物在创面愈合过程中具有抗铜绿假单胞菌性，能促进上皮细胞增殖。含有石榴皮提取物的 CCSM 膜能够使受伤组织的结构和功能都恢复到损伤前的水平。

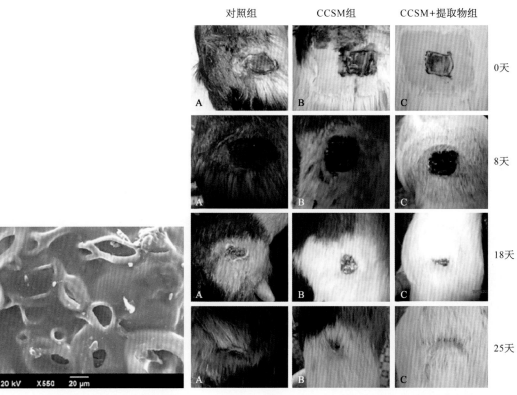

图 6-16　具有贯通孔的 CCSM 膜的扫描
电子显微镜图像

图 6-17　第 0 天、8 天、18 天和 25 天伤口诱导及愈合情况

A. 空白对照组，无 CCSM 膜处理；B. 对照组，伤口覆以 CCCM 膜；
C. 实验组，伤口覆以含有石榴提取物的 CCSM 膜

3. 引入生物玻璃提高机械强度和抗菌性能

性能优良的皮肤伤口敷料的发展一直以来都是生物医学领域的一个重要挑战。周恬等

人采用仿生静电纺丝法制备了鱼胶原/生物活性玻璃(CoL/BG)纳米粒子,系统研究其结构、拉伸强度、抗菌活性,以及对人角质形成细胞、人真皮成纤维细胞和人血管内皮细胞的生物学效应。此外,他们还采用远交群大鼠皮肤缺损模型,验证了COL/BG纳米粒子对创面愈合的影响,结果显示与纯鱼胶原纳米粒子相比,Col/BG纳米粒子的拉伸强度提高到(21.87±0.21)MPa,如图6-18所示。

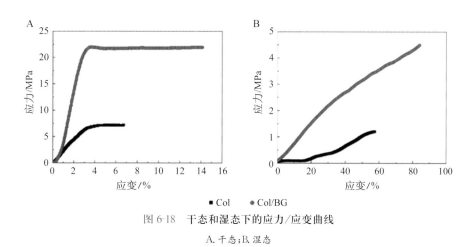

■ Col   ● Col/BG

图 6-18 干态和湿态下的应力/应变曲线

A. 干态;B. 湿态

由于皮肤的伤口通常为开放式创面,非无菌状态,因此,除了增加抗拉强度的能力外,增强伤口敷料的抗菌活性可有效改善伤口护理效果和预后质量。研究发现,Col/BG纳米纤维对金黄色葡萄球菌的黏附(图6-19A,B)和增殖(图6-19C,$P < 0.05$)均有抑制作用,而纯鱼

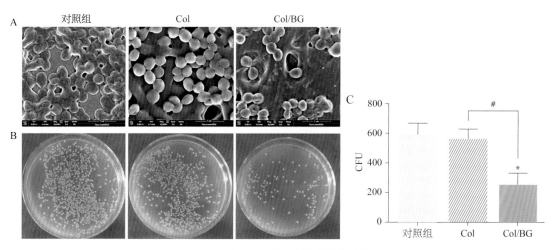

图 6-19 CoL/BG 纳米纤维的抗菌活性

A. 金黄色葡萄球菌培养1天的SEM照片;B. 收集金黄色葡萄球菌菌落1天;

C. 细菌在纳米纤维上培养的菌落形成数(colony-forming unit,CFU);对照组在盖玻片上进行培养;

* $P < 0.05$ 表示对照组和CoL/BG组之间有显著差异;# $P < 0.05$ 表示CoL和CoL/BG组之间有显著性差异

胶原纳米纤维(Col)则没有明显的抑制效应,说明加入 BG 的鱼胶原对金黄色葡萄球菌具有一定的抗菌活性。动物实验(图 6-20)表明,CoL/BG 纳米粒子能促进大鼠皮肤创面的愈合。CoL/BG 纳米纤维具有足够的拉伸强度和抗菌活性,能够诱导皮肤再生。

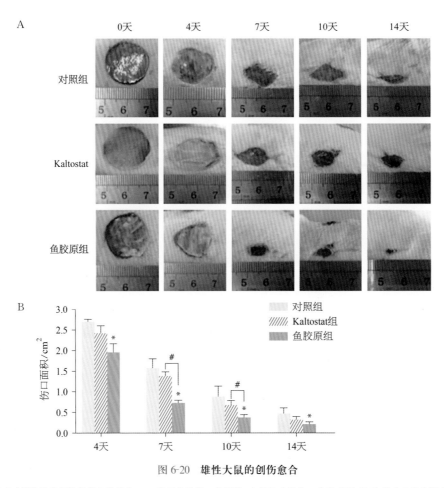

图 6-20　雄性大鼠的创伤愈合

A. 用 Col/BG 纳米纤维或商品膜 Kaltostat 处理皮肤伤口的图像;未经治疗的伤口作为对照;B. 治疗后不同时间点的伤口面积;* $P<0.05$ 为对照组和 Col/BG 组之间有显著性差异;# $P<0.05$ 为商品膜 Kaltostat 与 Col/BG 组之间有显著差异

二、牙周组织再生

牙周炎和牙齿缺失是危害人类口腔和全身健康的主要口腔疾病。我国第三次口腔健康流行病学调查显示,35～44 岁成年组牙龈出血的百分率为 82.8%,牙周袋检出率为 40.9%。目前,我国有超过 13 亿人口,预计未来将有超过 400 亿颗牙齿需要关注和保健。并且随着人口老龄化的加剧,中重度牙周炎、牙周缺损的患者急剧上升,牙周组织缺损的修复是国人不得不面对的口腔保健问题。目前临床上常常采用引导组织再生术(guided tissue regeneration，GTR)和引导骨再生术(guided bone regeneration，GBR)修复病患的牙周组织缺损,而其中应用的关键材料是一种屏障膜,即"引导组织再生膜"(以下简称"GTR膜")。

GTR膜始于1982年Nyman用一种半透性滤膜治疗牙周病,1989年Dahlin等将GTR应用于即刻牙种植,用其引导种植体周围骨再生GBR,取得了理想的骨再生效果。其作用机制是在牙周手术中利用膜材料的物理屏障作用,阻止生长较快的结缔组织、牙龈上皮细胞进入牙根(骨)缺损区并保持一定的组织生存空间,引导牙周膜细胞(或骨细胞)优先占领缺损区,从而为牙周组织(或牙槽骨)的修复再生提供时间和空间。现在GTR膜已作为最为常见的口腔科材料,广泛应用在中重度牙周炎的组织再生术、牙种植骨增量术、上颌窦底提升、唇腭裂修复等领域。目前临床应用的产品大多数为胶原膜,其中最具代表性的是Geistlich公司的Bio-Gide® 胶原膜。然而目前的产品仍存在某些不足,比如价格昂贵、屏障时间偏短、膜暴露后易感染等。

(一)脱细胞鱼皮基质

口腔是一个多菌群共存的复杂环境,文献报道显示,引导组织再生术后容易发生创口开裂与感染,GTR膜暴露后容易吸收过快,最终导致骨再生失败。因此如何赋予GTR膜以抗菌或阻菌功能,成为当前的研究热点。前文所述FDA批准的脱细胞鱼皮敷料Kerecis™ 是以大西洋鳕鱼为原材料,采用Kerecis公司所开发的专利技术研制而成(WO 2011/042794)。他们首先将鱼皮去除杂质洗净,用50 mmol/L抗坏血酸、500 ppm链霉素的无菌PBS充分浸润以稳定基质内部的三维结构,再经脱氧胆酸(或者SDS与Triton X - 100)脱细胞处理、Tris - HCl/胰蛋白酶混合溶液消化、预冻液处理后冷冻干燥,再经环氧乙烷灭菌而得。Skuli Magnusson等人通过细胞培养后荧光观察和细菌共培养实验,发现与冻干人羊膜相比,脱细胞鱼皮基质具有更优异的细胞长入特性和细菌屏蔽功能(图6-21),他们推测抗菌活性是因为鱼皮中特有的不饱和脂肪酸所致。鉴于其优异的阻菌性能,笔者认为脱细胞鱼皮基质其

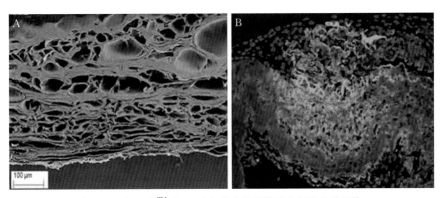

图 6-21 Kerecis™ Omega3 扫描电子显微镜与细胞培养图片

A. 扫描电子显微镜;B. 细胞培养图

有望作为 GTR 膜应用。Irina F. Dragan 等首次报道了 Kerecis™ 在牙周软组织填充中的临床应用。他们选取一名角化龈缺损的患者,在患处植入脱细胞鱼皮基质材料,作为对照在另一患处施以传统自体游离龈瓣移植术,6 个月后进行随访,观察角化龈组织(KT)的宽度变化。实验结果显示术后正常愈合,4 周随访时首次观察到角化的迹象。在 6 个月和 9 个月随访,KT 宽度增加了 4 mm。研究者得出如下结论:Kerecis™ Omega 3 未见不良临床事件,患者对手术的美学效果满意,但还需要更多的临床研究进行验证。

我国学者吴文惠等人利用芒鲶(*Paugusiushamiltoa*)鱼皮胶原为原料,采用脱色、脱脂、脱细胞和热交联方法制备组织再生膜 PCM,扫面电镜显示 PCM 呈双层膜结构,一侧为网状多孔结构,一侧则光滑致密,吸水率约为自身质量的 4 倍,孔隙率为 78%,平均拉伸应力最大值为 18.82 MPa,皮内刺激反应测试结果为阴性;兔颅骨骨缺损修复动物实验表明,PCM 可以屏蔽纤维结缔组织长入,但可诱导成骨细胞生长。因此他们认为脱细胞处理的芒鲶鱼皮具有优良的理化性能与引导骨再生活性,有望应用于牙周病的引导组织再生术中。

(二)鱼胶原复合膜

如第一节所述,印度 Eucare 公司将鱼胶原开发出系列口腔科材料,已推向印度或欧盟市场,比如 Periocol® -GTR、Periocol® -CG、Periocol® -TC 等,虽然其制备工艺尚未以专利形式公开,但其临床研究已经见诸报道。比如 G. Sandhya 等报道了一种治疗上颌窦意外穿通(OAC)的医疗技术,他们将鱼胶原膜 Periocol® -GTR 与脱钙骨基质组合成封闭的三明治结构,植入到 10 名患者的牙周缺损处。结果显示植入 6 个月后新生骨的平均深度达 11.84 mm,平均宽度为 6.9 mm。植入 4 个月时 7 名受试者有骨小梁形成,其中 3 名患者的新生骨与邻近骨类似,到 6 个月时又有 7 名受试者发现类似的效果。研究者在 6 个月的观察期内发现 10 例患者均获得新骨的再生。

Vijendra P. Singh 等评价了纳米羟基磷灰石(Sybograf®)与鱼胶原膜(Periocol®)联合治疗牙周袋骨缺损的疗效,并与单纯的翻瓣清创术(OFD)相对比。他们将 16 名受试者的 18 处骨缺损随机分为实验组和对照组。术后第 7 天、1 个月、3 个月和 6 个月随访,考察牙龈菌斑指数、牙周袋深度(probing pocket depth, PPD)、临床附着水平(clinical attachment level, CAL)和牙龈退缩指数,并采用数字化软件评估骨填充程度。结果显示对照组 PPD 平均减少 (3.22 ± 1.09) mm,CAL 增加 (2.78 ± 1.09) mm,而实验组在 6 个月内 PPD 减少 (4.33 ± 0.5) mm,CAL 增加 (3.78 ± 0.66) mm。另外实验组牙龈退缩平均增加 (0.55 ± 0.72) mm,而对照组为 (0.44 ± 0.52) mm。因此与单纯的翻瓣清创术相比,鱼胶原膜与骨材料联合表现出更好的临床治疗结果。他们在另一项类似的临床研究中,选取 14 名患者的 18 处骨缺损进行评价,结果显示对照组 PPD 减少 (3.22 ± 1.09) mm,CAL 增加 (2.77 ± 1.09) mm。而实验组 PPD 减少 (4.33 ± 0.5) mm,CAL 增加 (3.77 ± 0.66) mm,另外骨填充平均增加 $(2.07\pm$

0.67) mm,而对照组增加(0.91±0.21) mm,该项研究再次验证了鱼胶原膜与骨材料联合治疗牙周缺损的疗效。

另外,鱼胶原膜 Periocol®-CG 是一种可控释氯己定的胶原膜,可用于慢性牙周炎的治疗。S. Pattnaik 等报道了一项 Periocol®-CG 的临床研究,他们选择 40 名牙周炎患者并分为实验组(A)和对照组(B)两组,A 组施以根面平整术(scaling and root planning,SRP)和 Periocol®-CG 联合治疗,而 B 组单独 SRP 处理。在基线和 1 个月后龈下收集微生物样品,PCR 法检测福赛坦菌(*Porphyromonasgingivalis*)和牙龈卟啉单胞菌(*Tannerella forsythia*),并于基线、1 个月和 3 个月记录探测深度(probing depth,PD)、临床附着水平(clinical attachment level,CAL)和牙龈指数(gingival index,GI)。结果显示,在治疗部位的所有临床措施中均观察到显著改善。结果显示观察期内实验组较对照组均有显著性改善,另外,福赛坦菌和牙龈卟啉单胞菌均显著减少。

Sruthima N 等人进一步对比了 Periocol®-CG 和缓释姜黄素的胶原海绵(CU)在辅助治疗慢性牙周炎中的疗效。他们将 60 例慢性牙周炎患者共 120 个位点随机分作两组,分别实施 Periocol®-CG 和 CU 治疗,并在基线、1 个月、3 个月和 6 个月随访,记录菌斑指数、牙龈指数、牙周袋深度(PPD)、临床附着水平(CAL)和微生物系数。结果显示两组患者的牙菌斑指数和牙龈指数均显著降低,并且在 6 个月的临床观察终点,微生物系数、PPD 和 CAL 也有显著改善。然而在研究的最后阶段,鱼胶原膜 Periocol®-CG 组作为药物氯己定的递送载体,表现出更好的临床疗效。

Sruthy Prathap 等人比较了羟基磷灰石(Periobone G)单独使用或与鱼胶原膜(Periocol®)联合使用对于二级根分叉病变的临床疗效。研究者选取 10 名双侧磨牙根分叉病变的患者,随机分组,分别采用单独植入骨材料与联合使用胶原膜。于基线、3 个月和 6 个月随访,记录菌斑指数、牙龈指数、垂直探测深度、水平探测深度、临床附着水平、边缘龈位置和骨填充量。结果显示 6 个月时两组的垂直和水平探测深度的统计学显著降低、临床附着水平显著增加。最终他们得出结论:骨材料与胶原膜联合应用取得更好的效果,但与单独使用骨材料相比无显著性差异。Sumedha Srivastava 等人在另外一项类似的研究中也得到了与此类似的结论。他们将 19 例根分叉病变患者共 30 个位点随机分作两组,Ⅰ组是植入骨材料(GrabioGlascera)联合使用胶原膜 Periocol®,Ⅱ组单独植入(GrabioGlascera)。结果表明:6 个月后Ⅰ组的 PD 和 CAL 平均增加(3.94±1.81) mm、(3.57±2.21) mm,而Ⅱ组的 PD 和 CAL 分别增加(3.94±1.81) mm 和(3.57±2.21) mm。Ⅰ组和Ⅱ组的骨填充分别为(3.25±2.32) mm(58%)和(5.14±3.84) mm(40.26%±19.14%),牙槽骨丧失分别为(−0.25±0.68) mm 和(−1.19±0.79) mm,缺陷分辨率分别为(3.50±2.34) mm 和(5.93±4.01) mm。

(三) 鱼胶原静电纺丝膜

近年来静电纺丝技术(electrospinning)在组织工程研究中备受关注,具有快速、高效、设备简单、易于操作的特点,而且易于控制制品化学组分和物理性能。目前静电纺丝技术亦应用到 GTR 膜的研究中,比如将多种组分混合纺丝,改善材料的力学、亲疏水和生物相容性,或设计梯度膜结构,通过改变膜组分调控不同层的生物活性,或通过静电纺将抗生素(如甲硝唑)装载到纤维、缓释抗菌药物中从而实现抗感染的功能。

南洋理工大学 Ammar M 等人以鱼皮胶原为原料制备了一种静电纺丝膜,并与上市的猪胶原膜 Bio-Gide 进行了对比研究。其中体外实验表明纺丝膜对小鼠成纤维细胞 L929 的无细胞毒作用,对小鼠成骨细胞 MC3T3 - E1 具有显著的促增殖效应。大鼠皮下植入实验显示,鱼皮胶原纺丝膜在早期会引起较高水平的急性炎症反应,但并没有长期的炎症反应。因此鱼胶原纺丝膜有望作为一种新型的支架材料应用于牙周组织再生当中。

上海交通大学医学院附属第九人民医院孙皎教授与东华大学莫秀梅教授合作,以鱼胶原为原料制备了一种鱼胶原/生物活性玻璃/壳聚糖(Col/BG/CS)复合纳米纤维膜,具有仿生细胞外基质的纳米纤维构造,亲水性良好(接触角为 12.83°±3°),抗拉强度为(13.1±0.43) MPa。并且与纯鱼胶原膜相比,复合膜表现出一定的抗菌活性。细胞实验显示复合膜具有细胞增殖活性,PCR 测试结果表明这与其促进牙周膜细胞相关成骨基因的表达有关(图 6-22)。作者

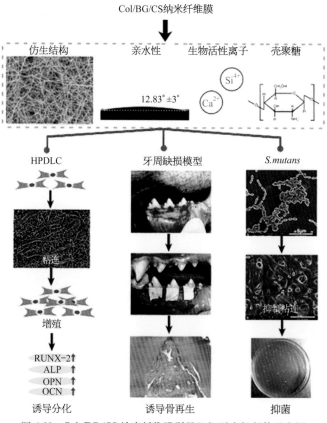

图 6-22　Col/BG/CS 纳米纤维膜引导组织再生机制的示意图

进一步通过Ⅱ类磨牙根分叉病变的比格犬动物模型,证明了复合膜可以促进根分叉缺损的骨再生,在GTR/GBR中具有潜在的应用价值。

东华大学莫秀梅团队与山东国际生物科技园发展有限公司合作,以鱼胶原和L-PLGA为原料,借鉴药学的"前药"理论研制了具有梯度结构的静电纺丝膜(尚未发表),该膜包括致密层和潜在疏松层的双层结构。具体设计思路见图6-23,首先采用共轭静电纺丝机将两种纺丝液A和B同时进行双向纺丝(A:纯鱼胶原纺丝液;B:鱼胶原/PLGA混合纺丝液),得到含有A和B两种纤维的"潜在疏松层",植入体内后A纤维快速降解可使膜孔径增大,形成较大孔径的"疏松层",有利于细胞长入与组织整合;而致密层则仅由纺丝液B纺制而成,可通过调整胶原与PLGA配比获得适宜机械性能和降解时间的致密层,可起到细胞屏障的作用,而这是GTR膜所必需的功能。双层膜的生产是连续的过程,两层膜通过B纤维相连接,保证了双层膜的结构完整性和稳定性,在使用中不易分层和塌缩。

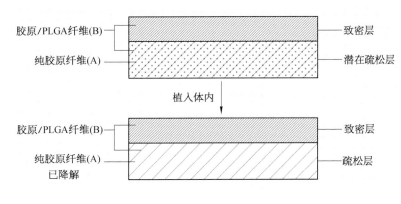

图6-23 双层膜设计示意图

扫描电子显微镜结果显示纳米纤维膜制备成功(图6-24A,B),细胞实验显示在致密层接种L929细胞培养3天后,细胞伸出长长的伪足铺展在纤维膜表面(图6-24C),表明其细胞相容性良好;而潜在疏松层接种MC3T3-E1细胞培养3天后,可看到有细胞长入纤维内层,初步验证了潜在疏松层可允许细胞长入(图6-24D),有望解决传统静电纺丝膜太过致密、细胞难长入的难题。

为了进一步验证样品的细胞长入与组织整合性能,将鱼胶原/PLGA双层非对称膜植入大鼠背部皮下,并以纯PLGA静电纺丝膜做对照。于术后2、4、8和12周处死动物,解剖并观察材料的降解情况、HE染色进行病理学评价。结果显示,4周时鱼胶原/PLGA双层膜有卷曲现象,形成较明显的肉芽包裹,8周时材料体积有一定程度的缩小,但至12周时仍有一部分的材料未降解;与之相比,纯PLGA静电纺丝膜自始至终降解不明显,且材料被一层纤维组织包裹。

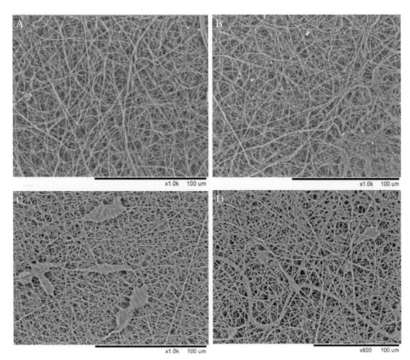

图 6-24 双层膜及其细胞培养的 SEM 图

A. 致密层;B. 潜在疏松层;C. 致密层接种 L929 细胞培养 3 天;D. 潜在疏松层 MC3T3－E1 细胞培养 3 天

　　HE 染色病理学检测结果显示,2 周时鱼胶原/PLGA 双层膜保持完整,其潜在疏松层的内部有大量炎症细胞浸润,但材料界面未见纤维包裹,致密层内部无细胞浸润(图 6-25A);至 4 周时双层膜的主体内部已有少量细胞浸润,材料界面处有大量炎症细胞并有少量血管形成,但未见纤维包裹(图 6-25C);8 周时双层膜降解较明显,炎症细胞浸润明显增多,材料界面有大量淋巴细胞浸润(图 6-25E);12 周时双层膜的纤维结构降解明显,材料与组织界面有巨噬细胞分布,表明此时材料降解加快,并引起一定的异物排斥反应(图 6-25G)。相对而言,纯 PLGA 纤维膜在整个观察期内结构较完整,膜内部几乎无细胞浸润,且材料界面的纤维包裹有逐渐增厚迹象,这表明单纯由 L－PLGA 所制备的静电纺丝膜降解很慢,不太符合材料降解与组织再生相同步的要求,并且材料被较厚的纤维所包裹,材料与生物组织的整合性较差(图 6-25B，D，F，H)。

　　上述结果表明,该方案设计的鱼胶原/PLGA 双层膜可实现细胞长入材料内部,与纯 PLGA 静电纺丝膜相比,具有更加优异的界面整合性。因为可通过改变鱼胶原与 PLGA 配比调控材料的降解性能,使之满足降解与再生同步的要求,因此该设计理念有望应用于 GTR 膜的开发,解决现存胶原膜上市产品降解过快的问题。

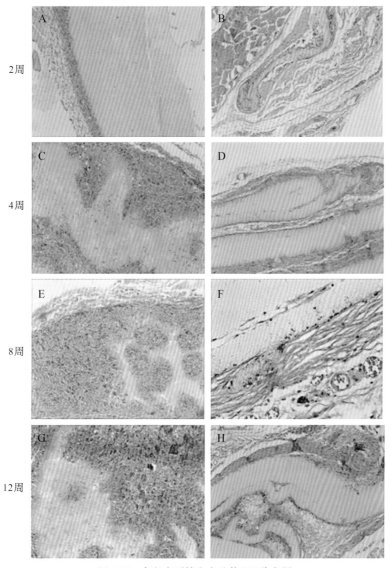

图 6-25　大鼠皮下植入实验的 HE 染色图

A，C，E，G. 分别为鱼胶原/PLGA 双层膜植入 2 周、4 周、8 周、12 周时的 HE 染色光镜照片；
B，D，F，H. 分别为纯 PLGA 静电纺丝膜植入 2 周、4 周、8 周、12 周时的 HE 染色光镜照片；放大倍数均为 100 倍

三、软骨再生

　　软骨包括弹性软骨、纤维软骨、透明软骨。关节软骨是一种覆盖在关节表面的透明软骨，作为人体内具有弹性的承重组织，通过覆盖在关节的末端来起到缓冲、润滑和减震等作用。关节软骨组织的高度水合，由约 30% 的细胞外基质和 70% 的水组成。软骨的细胞外基

质主要由含量为 60% 的胶原(主要是 Ⅱ 型胶原)、25%～35% 的蛋白多糖以及 15%～20% 的非胶原和糖蛋白组成。外伤和一些疾病可能会造成软骨组织的损伤,而软骨内缺乏血管组织和祖细胞,因此自愈能力十分有限。研究表明,直径在 3 mm 以下的软骨缺损可以部分或者全部自行修复,而直径大于 4 mm 的无法自行修复。因此软骨损伤或功能缺失、缺损是一种常见的骨关节疾病,随着人口老龄化、肥胖以及过度运动等因素的影响,患关节软骨类疾病的人数日益增加。

目前临床已经有多种方法用于治疗软骨缺损,常见治疗包括关节软骨损伤的保守治疗和手术治疗两大类。保守治疗主要包括向关节腔注射糖皮质激素、玻璃酸钠、氨基酸葡萄糖和直流电击疗法等。这些方法均能缓解疼痛和延缓退变,但起效往往较慢,治疗周期长,同时也有导致关节软骨强度减弱、软骨面受侵蚀和发生不良反应的风险。手术治疗包括关节镜下关节腔灌洗术、关节软骨磨削成形术、微骨折术、腓骨截断术、胫骨到位截骨矫形术和人工关节置换术等。手术治疗方法对软骨缺损面积具有选择性,适合缺损面积较小的年龄较小的患者或者关节软骨破坏严重的患者。手术方法的软骨组织修复效果较差,动物实验表明软骨磨削术引起了软骨退行性改变,导致纤维软骨的形成,一些临床数据也显示关节腔灌洗并未减轻患者疼痛。尽管修复软骨的手术方法众多,但都存在局限性,无法同时恢复软骨的结构和力学性能。

组织工程的发展为软骨再生提供了新的途径,根据仿生理论设计制造软骨替代品,从而恢复、维持或改善软骨组织的功能。由于软骨组织结构相对简单,细胞类型单一,耗氧量低且细胞与基质的比例低,因此非常适合于组织工程方法。过去几十年,软骨组织工程受到重点关注和研究,并已广泛用于软骨创伤相关的疾病的治疗。组织工程构建软骨取决 3 个方面因素:适合的支架材料、充足的细胞来源和生长因子的作用。典型的组织工程范例是利用支架作为临时平台供细胞生长、分化和形成细胞外基质。支架材料对软骨缺损的修复的作用非常关键,除了提供物理支撑外,支架为软骨组织再生提供了良好的微环境。

(一) 软骨支架的性能要求

理想的软骨组织工程支架需要具有天然软骨相同或接近的化学成分,同时能模拟细胞外基质的精细结构。因此这要求支架材料既具有良好的生物相容性,又具有生物模拟信号和良好的细胞亲和力,还具有良好的弹性、可塑性和可控的降解速率。在微观上具有天然软骨的纳米拓扑结构,宏观上具有软骨的分层结构,包括浅表层、中间层、深层和钙化层。此外,支架还需要能承载生长因子和药物,植入后维持体积不变,能与缺损处组织融合,同时不易脱落。

(二) 常用软骨支架材料种类

常用的组织工程支架的材料包括:天然材料、合成高分子以及复合材料等,见表 6-9。

表 6-9 常用的软骨组织工程支架材料

蛋白质材料	碳水化合物类材料	合成材料
胶原	纤维素	聚乳酸(PLA)
纤维蛋白	海藻酸钠	聚乙醇酸(PGA)
丝素蛋白	壳聚糖	碳纤维
明胶	琼脂糖	磷酸钙
	透明质酸	聚酯型聚氨酯
	硫酸软骨素	聚甲基丙烯酸乙酯
	壳聚糖	涤纶

可用于构建组织工程软骨支架的天然材料包括硫酸软骨素、透明质酸、藻酸盐和胶原等。硫酸软骨素是动物体内软骨中普遍存在的酸性葡糖胺聚糖,具有促进软骨再生、抗炎和抑制蛋白聚糖降解等功能。透明质酸存在于所有脊椎动物的细胞间质中,是细胞外基质的重要组成成分之一,具有维持细胞形态、润滑、缓冲等作用。藻酸盐是来源于褐海藻的一种线性多糖,具有良好的可塑性、较好的机械强度以及优异的生物学性能,已被 FDA 批准用作伤口敷料。近年来胶原作为软骨支架材料的原料受到越来越多的认可和重视。Ⅱ 型胶原是软骨基质的主要成分,具有三螺旋结构,不仅能诱导干细胞向软骨细胞分化,也能诱导软骨细胞的增殖和迁移。然而,胶原的主要来源通常来自陆生动物,具有宗教争议和潜在的人畜共患病风险。

与陆生动物相比,鱼类等海洋生物是胶原的良好替代资源。鱼鳞由几乎 50% 的胶原组成,其中大部分是 Ⅰ 型,实验表明,Ⅰ 型胶原支架相较于 Ⅱ 型胶原支架在 MSC 黏附以及诱导 SDF−1 依赖性的 MSC 的迁移方面更具优势,在兔的软骨缺损修复实验中效果更好。鱼胶原来源广泛,生物相容性十分优异,同时无免疫排斥反应和潜在致病威胁,是一种理想的支架材料。目前鱼胶原支架按照化学组成可分为纯胶原支架、胶原/天然材料支架和胶原/合成高分子支架。

纯鱼胶原支架和胶原/天然材料支架往往具有优异的生物学性能,可以促进软骨细胞生长。有研究发现,纯胶原支架和胶原-羟基磷灰石支架均能促进 BMSC 分化为软骨细胞,两种支架在复合 hMSC 后分别在成软骨诱导培养基和成骨细胞培养基中培养 20 天,发现成软骨组的免疫组织学染色和阿尔新蓝(Alcian blue)染色都呈阳性,而成骨细胞组的茜素红和 Ⅰ 型胶原组织学染色均呈阳性。这表明纯胶原支架倾向于促进 hMSC 的成软骨分化,而双相胶原-羟基磷灰石支架更利于成骨分化。Tamaddon 等人通过冷冻干燥法制备了胶原-硫酸软骨素支架,硫酸软骨素的加入提高了支架的压缩模量、孔的尺寸和孔隙率,相较于纯胶原支架更利于软骨细胞的生长。Yang 等人使用静电纺制备了胶原-透明质酸-硫酸软骨素支架,发现三种原料比在 8∶1∶1 时具有适中的降解速率,降解 45 天后支架失重率为 30%,可在一段时间内保持较好的力学强度,更符合构建组织工程软骨的需要。

然而纯鱼胶原支架的抗压强度差,鱼胶原凝胶的杨氏模量为 65.5 kPa,远低于人体关节软骨的杨氏模量,无法同时满足骨细胞和软骨细胞的培养要求,因此对软骨修复的效果有限。为了提升支架的力学强度以及延长其降解时间,常对鱼胶原支架进行交联处理。常用的改性方法包括:①通过热交联或光交联等物理方法交联。②使用京尼平或戊二醛等化学方法交联。③与羟基磷灰石、藻酸盐或硫酸软骨素等结合使用。

将合成高分子和胶原复合制备支架,可赋予支架具备优异的生物学性能和良好的机械性能。崔运利等人在制备胶原支架时向其中添加聚乙烯醇(PVA)制备复合支架,力学测试表明复合支架的力学性能比纯胶原支架提升明显,细胞在复合支架上生长旺盛,分布均匀。Lin 等人将胶原和 PVA 电纺到胶原海绵支架上,得到具有类似于人体软骨的浅表和过渡区的双层结构的支架,体外培养猪软骨细胞 3 周后,支架的拉伸强度和杨氏模量均显著增加,并且检测到与天然软骨类似的 Ⅱ 型胶原和葡糖胺聚糖(GAG)的分泌量。黄彰等人制备了管帽结构的 PLGA-胶原支架,在种植上 BMSC 2 周后,植入兔膝关节软骨缺损处,4 周和 12 周取出材料分析,结果表明 PLGA-胶原支架上均有软骨生成,而具有管帽结构的支架力学性能更好,支架与软骨缺损处融合良好,对软骨和成骨区的修复明显优于传统的胶原支架以及不具备管帽结构的支架。

(三) 常见软骨支架种类

按照制造方法和物理特性,可将软骨组织工程支架分为多孔支架、水凝胶、纳米纤维支架和 3D 打印支架等。

1. 多孔支架

相分离/冷冻干燥是制备多孔支架的常用方法,是基于 Flory-Huggins 的理论提出的,主要过程是聚合物溶液在热分相过程中形成聚合物稀有相和富集相交错分布的连续结构,再结合干燥技术制造出多孔胶原海绵支架。Bian 等人通过将 PLLA 纳米颗粒与胶原溶液混合,再经过冷冻干燥和交联制备出力学性能较好的多孔复合支架,实验发现纳米颗粒的加入显著降低了支架的降解速度,而且并未影响支架的微观结构,另外细胞实验表明随着 PLLA 纳米颗粒在支架中的含量增多,细胞增殖速率更快,细胞数量和葡糖胺聚糖(GAG)含量显著增加,免疫组织化学染色和 RT-PCR 分析表明复合支架生物相容性良好,能促进软骨组织形成,适用于软骨修复。贺超龙等人将鱼胶原与羧基化碳纳米管共混,然后交联冷冻干燥并负载生长因子,得到载药的碳纳米管/鱼胶原复合支架,测试发现支架中胶原仍保持三维螺旋结构,支架具有良好的生物相容性,可诱导 BMSC 向软骨细胞分化。Saleem 等人通过冷冻干燥法制备了一种由壳聚糖、鱼胶原和甘油组成的多组分多孔支架,孔隙率和力学测试发现支架孔隙率随着鱼胶原和甘油含量的增多而逐渐变大,拉伸模量随着胶原增加而降低,而随着甘油含量升高而增加。降解实验发现,胶原含量的提升可以显著提高支架的生物降解速率,同时可降低三维多孔支架的溶胀比。细胞实验表明胶原含量的提升不会影响支架上细胞的增殖率。在另一项研究中,鱼胶原复合支架中的聚乳酸(PLA)网络提升了支架的机械强度,模拟软骨细胞生长的微环境对鱼胶原/PLA复合支架进行测试,结果表明该复合多孔支架的机械强度提升明显,种植软骨细胞后复合支架上细胞的增殖明显优于纯鱼胶原支架。另外将软骨细胞种植在使用 PLCL 和鱼胶原制备的多孔支架上,体外培养一段时间后植入软骨缺损处,术后 8 周时,支架上有软骨类似物形成,随着培养时间变长,软骨类似物明显增多。此外,鱼胶原材料和其他材料,如硫酸软骨素和透明质酸,混合制备的支架,也具有良好的生物相容性,可用于软骨缺损的修复。Grande 等人将 TGF-β_1 质粒、壳聚糖和胶原冻干制备多孔支架,再培养 BMSC 细胞,发现质粒转染后的支架II型胶原组中细胞胶原和糖胺多糖的表达量更高,细胞增殖速率更快。此外,复合支架孔径大小对软骨修复也有影响,实验发现孔径大小为 150~250 μm 的支架比其余三种支架更有利于软骨和骨组织的再生。

2. 水凝胶支架

软骨细胞在水凝胶支架上多呈现圆形或椭圆形形态,类似于细胞在天然软骨中的形态,而在水凝胶支架上呈现圆形或椭圆形形态的干细胞会优先向软骨细胞分化,因此在水凝胶支架上培养干细胞,诱导其向软骨细胞分化从而修复软骨缺损,是一个可行的途径。研究发现,将软骨细胞种植在含有胎牛血清的鱼胶原水凝胶中,细胞能快速增殖,同时检测到黏多糖和II型胶原的生成。Mori 等人研究发现,纯化的太平洋刀鱼鱼皮胶原和红海鲷胶原的变性温度、脯氨酸和羟脯氨酸的含量比猪胶原略低,在中性 pH 时胶原能形成原纤维,而无法形成牢固的水凝胶。Silva 等人分别使用戊二醛、N-(3-二甲氨基丙基)-N'-乙基碳化二亚胺(EDC)、N-羟基丁二酰亚胺(NHS)和京尼平交联鲨鱼皮胶原,发现京尼平交联效果最好,在二氧化碳氛围中交联 24 小时后支架模量有所增加,但仍只有 57.3 kPa。由于胶原水凝胶的力学强度不足以满足关节软骨的修复,将胶原和生物相容性较好的聚合物材料相结合以提升其强度成为可行办法之一。Mredha 等人将来自鲟鱼的胶原与聚(N,N'-二甲基丙烯酰胺)(PDMAAm)制备成含有双网络的高强度水凝胶,测试发现该水凝胶中胶原的变性温度得到改善,具有各向异性的溶胀行为,且机械性能与天然软骨相当,植入兔膝关节软骨缺损处后四周,水凝胶表现出良好的生物力学性能,同时具有一定黏附性能,与软骨下骨结合良好。有研究发现,将聚乙二醇双丙烯酸酯(PEGDA)与鱼胶原共混,可制备出具有双网络的高机械强度的水凝胶,胶原含量为 8wt% 时,复合凝胶断裂强度为 783 kPa,比纯胶原水凝胶强度提高 11.6 倍;复合凝胶压缩模量比纯胶原水凝胶提高 2~3 倍,适合作为软骨或骨缺损修复。另外研究向鱼胶原中引入聚乙烯醇(PVA)/聚乙烯基吡咯烷酮(PVP)水凝胶体系,采用辐射交联与冻融循环相结合的方法,也可以制备具有较高生物活性的 PVA/PVP/胶原复合水凝胶。通过含水率、溶胀性能、力学性能及微观结构研究胶原对复合水凝胶结构与性能的影响,实验结果表明上述方法制备的水凝胶具有交联时间短、制备效率高以及水凝胶性能高等特点。此外,水凝胶支架的液体环境还能保护细胞和敏感的药物(多肽、蛋白质、寡聚核苷酸和 DNA 等),运输养料以及细胞分泌产物等,尤其适合修复不规则的软骨缺损。

3. 静电纺丝纳米纤维支架

静电纺丝技术是聚合物溶液和熔体在静电作用下能进行喷射拉伸从而获得具有极高比表面积和孔隙率的纳米纤维,与天然细胞外基质非常类似,因此在生物材料制备上作用十分突出。Choi 等人通过静电纺丝法制造了一种由鱼胶原(FC)和聚己内酯(PCL)混合物组成的新型纳米纤维支架,SEM 表征显示 FC/PCL 复合纳米纤维中 FC 含量增加时纳米纤维的直径减小,其他测试表明支架促进了细胞黏附、扩散和增殖(图 6-26)。

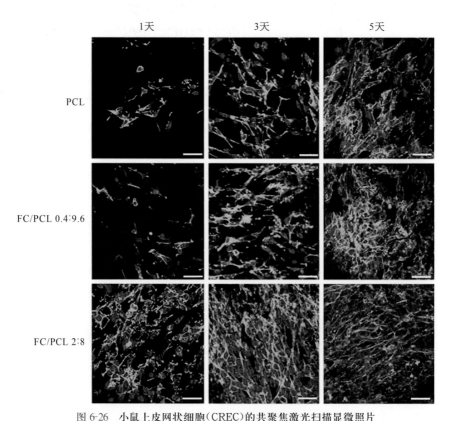

图 6-26　小鼠上皮网状细胞(CREC)的共聚焦激光扫描显微照片

在不同时间点接种到电纺丝 PCL 和 FC/PCL(0.4∶9.6 和 2∶8)纳米纤维支架上,细胞用 FITC-鬼笔环肽(绿色)染成 F-肌动蛋白细胞骨架,DAPI 染成细胞核(蓝色),比例尺为 50 μm

　　莫秀梅团队通过同轴静电纺制备出芯层含有重组人转化生长因子-β_3（rhTGF-β_3）和牛血清白蛋白的聚（乳酸-己内酯）共聚物［P(LLA-CL)］/鱼胶原纳米纤维。结果显示支架释放的 rhTGF-β_3 能稳定地持续释放 2 个月，且释放的 rhTGF-β_3 具有生物活性；细胞实验表明该纳米静电纺共混支架具有良好的生物相容性，包封有 rhTGF-β_3 的核壳结构纳米纤维支架能促进人脐带间充质干细胞（WMSC）向软骨细胞分化，可以作为气管软骨再生的组织工程支架（图 6-27）。在同组的另一项研究中，将 P(LLA-CL)纳米纤维支架的芯层包裹药物分子 kartogenin，发现支架具有良好的生物相容性，2 个月内可持续稳定地释放药物（图 6-28），载药支架在体外能促进 BMSC 向软骨细胞分化，可以作为气管软骨再生的支架（图 6-29）。另外，Yang 等人通过静电纺丝方法制备了透明质酸/胶原复合支架，发现软骨细胞在支架上生长良好，且能分泌细胞外基质，体外培养 2 周后有软骨陷窝状结构生成，提示支架上形成了透明软骨。

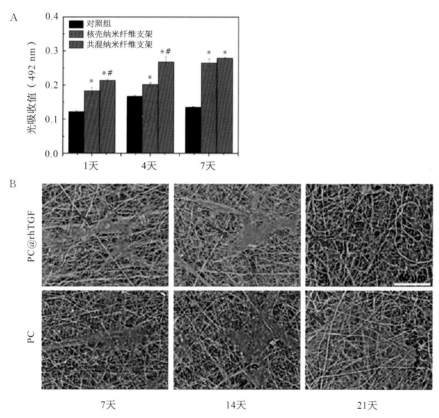

图 6-27　两种纳米纤维支架的细胞增殖与 SEM

A. 7 天内在 TCP 和两种不同的纳米纤维支架上增殖 WMSC；* 表示与培养板组相比具有统计学差异（$P<0.05$）；# 表示 PC 和 PC @ rhTGF 纳米纤维支架组之间的统计学差异（$P<0.05$）；

B. 在两种不同的纳米纤维支架上培养 7 天、14 天和 21 天的 WMSC 的 SEM 图像

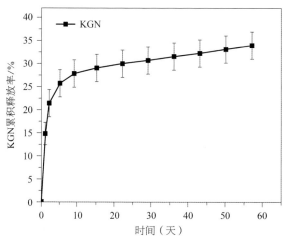

图 6-28　KGN 的累积释放曲线 HPLC

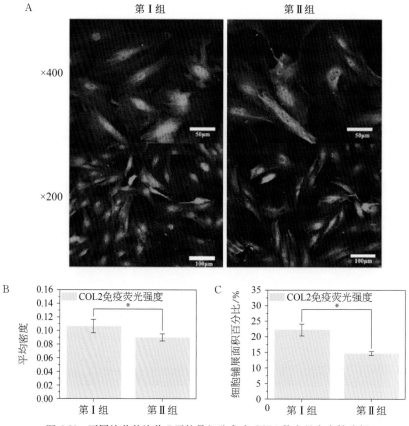

图 6-29　不同培养基培养 7 天软骨细胞合成 COL2 的定量和定性分析

A. 免疫荧光的图像；B. 免疫荧光图像的荧光平均强度($n=4$，$^*P<0.05$)；C. 细胞铺展面积百分比(%)
免疫荧光图像($n=4$，$^*P<0.05$)；第Ⅰ组：含有 KGN 的 DMEM/F12 的 DMEM 培养；
第Ⅱ组：与 DMEM/F12。绿色：COL2；蓝色：核

纳米纤维的结构取决于各种参数,这与生物材料的生物活性密切相关。静电纺丝参数不仅影响纳米纤维的平均直径,而且影响支架的结构。Zhang 等人研究了不同纺丝参数对鱼胶原纤维支架的影响。发现调节纺丝速率从 0.1 ml/h 变为 1.5 ml/h 时,纤维支架的结构由具有光滑表面的随机分布向具有粗糙表面的缠结纤维变化;MTT 实验表明,细胞接种培养第 5 天时,纺丝速率为 0.5 ml/h 的支架上细胞数量最多,在纺丝速率为 1.5 ml/h 的支架上细胞数量最少,这表明纤维支架的结构会显著影响细胞生长。在流速较高时,纤维相互黏结,导致孔隙率下降,不利于支架上的细胞的附着和生长。单纯的纳米纤维支架由于支架致密,细胞长入较困难,同时机械强度过高,可能引起滑移和错位。目前有研究发现可变尺寸纤维支架在这些方面更有优势,通过静电纺丝可制备出同时具有微米和纳米纤维的可变尺寸纤维支架,有研究发现,与仅由纳米尺度纤维构成的支架相比,兼具纳米纤维和微纤维尺度的可变尺寸纤维支架可显著改善细胞增殖率和葡糖胺聚糖分泌情况,究其原因,可能由于纳米纤维与天然 ECM 成分的微纤维和纳米纤维结合在一起,从而改善了细胞反应(细胞分化和 ECM 形成)所致。

4. 3D 打印支架

3D 打印技术是将材料逐层打印堆积成实物的快速成形技术,作为一种新兴的增材制造技术,可以制造具有复杂外观的完整三维结构的产品。3D 生物打印是 3D 打印技术的一个分支,近年来被广泛应用于生物医学领域。Reiffel 等人通过相机扫描患者耳朵,建模形成 3D 图像,然后打印出树脂模具,注入胶原水凝胶和软骨细胞混合物,将固化成形的支架脱模随后植入裸鼠体内,3 个月后形成外耳耳郭,检测发现软骨组织完全替代了支架中的胶原。另外,Xu 等人结合喷墨打印技术和静电纺丝技术,将软骨细胞和胶原的水凝胶打印在 PCL 纳米纤维膜上,形成具有三明治的细胞-支架复合体,测试表明体外培养 7 天后,80% 左右的细胞仍具有活性,且支架的力学性能得到显著增强。此外,传统 3D 打印能与其他方法结合制备软骨支架。袁清献等人利用低温 3D 打印出丝素蛋白-胶原复合支架,然后通过冷冻干燥得到宏观结构复杂且内部具有微细多孔结构的 3D 打印支架,测试发现支架具有较大的弹性模量,弹性模量具有率相关性,MTT 和 HE 染色等测试表明其生物相容性良好,支架内部有软骨细胞长入。

四、血管再生

血管修复手术对血管疾病或创伤具有非常重要的意义。天然的血管管壁由平滑肌细胞组成,这些细胞能促进细胞外基质的沉积,维持血管功能和结构的完整性,能控制血管的收缩和舒张;内皮细胞可以有效地抗血栓,同时减缓平滑肌细胞的迁移和增殖,防止内膜增生。

天然血管管壁主要由具有天然纳米纤维结构的 I 型胶原构成,纤维直径为 $50 \sim 500$ nm。 I 型胶原对天然血管的爆破强度影响重大,作为一种细胞外蛋白质,胶原在体内能以特定的顺序组织起来,可以增强细胞黏附、附近细胞的增殖分化(表 6-10)。在管壁受损后,成纤维细胞转变为肌成纤维细胞后再增殖、迁移以及分泌细胞外基质,对血管修复具有重要意义。

表 6-10　人体血管细胞外基质组成

血管类型 (直径/mm)	弹性动脉 (5~30)	肌动脉 (6)	静脉 (1~5)	小动脉 (>0.05)	胎儿血管 (0.02~0.1)	毛细血管 (<0.02)
细胞外基质组成	弹性蛋白,纤连蛋白,胶原(I 型、II 型、III 型、IV 型、V 型、VI 型),蛋白聚糖	弹性蛋白,纤连蛋白,胶原(I 型、III 型、IV 型、V 型、VI 型),蛋白聚糖	弹性蛋白,纤连蛋白,胶原(I 型、II 型、III 型、IV 型、VI 型、XII 型、XIV 型),蛋白聚糖	弹性蛋白,胶原(I 型、III 型),原纤蛋白	层粘连蛋白,IV 型胶原,纤连蛋白	IV 型胶原,层粘连蛋白,纤连蛋白,硫酸乙酰肝素蛋白聚糖

血管支架对手术后血管的再生和修复效果影响重大,因此日益成为研究的焦点。理想的组织工程血管支架应具备良好的生物相容性、机械性能以及合适的降解速率,同时不会引起血栓发生,具有三维的多孔结构。而在支架材料方面需要满足一些特殊的要求,包括支架材料来源广泛、无免疫原性或者免疫原性较低;生物相容性良好,可进行杀菌处理,同时植入体内后不引起炎症反应;支架力学性能良好,能承受血流的冲击力,并且具有可调节的降解速度。除了上述要求,血管支架材料还需要对血细胞和酶无破坏性,且不应改变血浆蛋白或者导致血液电解质耗竭,同时具有体内重塑的能力。

(一)血管支架种类

目前血管支架包括不可降解支架和生物可降解支架。不可降解的血管支架主要是药物涂层高聚物支架(如涂覆有纤维蛋白的膨体聚四氟乙烯、涤纶支架等),往往用于大口径血管(直径≥6 mm)的修复,而在小口径血管修复中效果并不理想。由于小口径血管中血流速度慢,支架容易因内膜增生和血栓形成而堵塞,因此传统的不可降解血管支架并不适用。组织工程从再生的角度为血管修复带来新曙光,相较于不可降解支架,生物可降解支架不仅能起到支撑作用,而且在血管的修复和再生中逐渐降解,让血管的部分功能得到一定程度的恢复,因此对于血管组织工程的发展和医学应用具有积极作用。本文将主要综述鱼胶原支架材料在小口径血管修复方面的最新进展。

(二)鱼胶原基血管支架

近年来,以鱼胶原为主的天然生物材料受到广泛关注。常见的鱼胶原多为 I 型胶原,而 I 型胶原其不仅是天然血管组成成分,具有良好的细胞相容性,能为细胞生长提供细胞外基质,促进细胞与支架的复合进而修复血管创伤,而且鱼胶原没有致病原或者免疫原的潜在风险,符合理想的支架材料的要求。有研究报道显示,将鱼胶原支架材料植入大鼠血管缺损处4周后取出,支架上成纤维细胞明显增多,表明鱼胶原支架能促进血管修复。张子薇等人发现,鱼鳞胶原具有良好的生物相容性,支架在 BALB/c 小鼠体内能促进 VEGF、EGF 的 mRNA 表达,分别为模型组的 1.5 和 1.3 倍。孙皎等人通过 MTT 法和 RT - PCR 法分别检测了水解鱼胶原对 BMSC 增殖和基因表达的影响,发现浓度为 0.2 mg/ml 的鱼胶原组中 BMSC 的增殖活力、VEGFR2 和 GAPDH 的 RNA 表达水平明显优于空白组在内的其他组别,表明水解鱼胶原具有促进 BMSC 增殖和成血管分化的能力,这可能与鱼胶原含有的各种氨基酸适合 BMSC 生长以及影响 MAPK/EPR 通路有关。同课题组另一项研究发现水解鱼胶原具有抗炎活性,通过调节巨噬细胞内钙离子浓度来抑制炎症细胞因子的基因表达和蛋白质分泌。

鱼胶原血管支架包括纯鱼胶原支架、鱼胶原/天然材料支架和鱼胶原/合成材料支架等。现有的研究多将纯胶原制成水凝胶的形式,由于纯胶原水凝胶支架的力学性能较弱,即使支架外层添加涤纶网等力学性能较好的材料后,水凝胶-涤纶复合血管支架所能承受压强为 300 mmHg,同时纯胶原支架的极限拉伸强度为 110 kPa,均不能满足人体血管对材料承受压强和拉伸强度的要求;另外,纯胶原水凝胶在体内容易被酶降解,这些限制了它在血管修复方面的应用。为了改善水凝胶性能,鱼胶原可以与壳聚糖、丝素蛋白、海藻酸盐、硫酸软骨素和海藻酸盐等天然材料共混,或者与聚乙烯醇、聚乙二醇等共混制备复合支架。

1. 鱼胶原/天然材料支架

与人体正常组织相比,天然高分子材料大多具有类似的可降解性、生化特性以及机械强度,因此许多研究中往往选用胶原和其他天然材料制备复合支架,从而发挥各种成分的不同理化性质,同时提升胶原支架的机械强度,以促进细胞的增殖生长。

Ranieri 等人将鱼胶原和硫酸软骨素共混后用磷酸甘油酯二钠盐进行物理交联,得到复合水凝胶,实验发现该方法制备的水凝胶的细胞相容性好,细胞黏附率高,在治疗性循环血管生成方面比化学交联的水凝胶具有明显优势。Caves 等人发现鱼胶原和重组弹性蛋白共混制备的支架具有优异的爆破强度、顺应性以及缝合强度,分别为 2 760 mmHg、8.4%/100 mmHg 和 192 gf(1 gf=0.009 8 N),能满足正常血管的力学要求。Madhavan 等人将弹性蛋白和壳聚糖加入鱼胶原凝胶中,结果显示复合水凝胶比纯胶原水凝胶的极限应力和断裂伸长率均有大幅度提高,最大应力由 29% 提升到 53%。另有研究表明,当胶原水凝胶中加入丝素蛋白后,制备的支架在应力、应变和爆破强度等方面也具有明显提升。党美珠等人使用天然多酚类化合物作为交联剂,制备了鱼胶原/壳聚糖复合支架,结果显示支架具有良好的拉伸强度,交联后支架的热稳定性和水溶液稳定性都明显提高,同时支架具有很好的生物相容性,无皮内刺激反应发生,同时支架溶血性远小于溶血标准。尽管胶原/天然材料支架显示出良好的细胞活力,然而这种支架由于力学强度不足而不能作为血管修复支架,因此将合成高分子加入支架中是一种可行的办法。

2. 鱼胶原/合成高分子支架

相较于天然材料,合成高分子结构性质可控,材料可塑性强,同时机械性能良好,化学性质相对稳定。因此,近年来许多研究中将胶原与合成高分子复合,制备出具有良好力学性能、可控降解速率以及生物活性的血管组织工程支架。可吸收聚合物 PCL 的力学性能优异,可作为血管组织工程支架材料,有实验表明电纺制备的 PCL/胶原支架的拉伸强度为 4.0 MPa,爆破强度为 4 912 mmHg,是单纯 PCL 支架的 4 倍,大大超过天然血管。另有团队通过静电纺制备出 PCL 和鱼胶原复合纳米支架,实验发现随着胶原含量增加,支架的极限抗张强度也增加,纤维直径略有下降;细胞实验表明胶原含量为 8% 的复合支架上 L929 细胞的增殖情况最好,支架材料植入后早期有非菌性炎症反应,到第 4 周时消失,电镜观察发现成纤维细胞数量明显增多。另有实验将 PCL 与鱼胶原的静电纺血管支架植入羊体内,发现有少量血小板黏附,与兔模型中结果相同;当支架种上细胞后再植入,支架-细胞复合体在 1 个月内保持通畅,无炎症反应发生;6 个月时支架上观察到足够的内皮细胞层汇合和血管重塑,且无血栓形成,支架结构稳定性良好。Ahn 等人制备的 PCL 与鱼胶原的静电纺血管支架在体外可维持 1 个月左右的生理功能,植入动物体内后支架可以维持结构完整性。基于上述认识,鱼胶原/PCL 复合支架是一种有潜力的新型人工血管。

PLGA 是制备组织工程支架的常用的合成高分子,具有良好生物相容性和力学性能以及较慢的降解速率。Jeong 等人通过冷冻干燥和静电纺丝制备出海蜇(*Jellyfish*)胶原-PLGA 纤维管状支架,支架平均孔径 150 μm,多孔胶原基质表面的 PLGA 纤维层提高了支架干态和湿态的机械强度,接种细胞培养 23 天后,支架力学性能与初始支架相比无明显变化,模拟血流的脉冲灌注系统增强了平滑肌细胞(SMC)和内皮细胞(EC)在支架上增殖情况,细胞沿径向排列与天然血管类似,同时肌动蛋白、肌球蛋白、血管性血友病因子和一氧化氮均较静态培养组有上调,结果表明,海蜇胶原-PLGA 是一种良好的血管组织工程支架。

另外,研究表明 PU 和 P(LLA-CL)在血管支架方面具有一些优势。莫秀梅等人将 P(LLA-CL)和鱼胶原共混后分别采用单喷头和双喷头静电纺丝,得到具有特殊双层结构的血管支架,可以仿生天然血管的结构,具有良好的力学性能和生物相容性(图 6-30)。汪涛等将制备的聚左乳酸己内酯[P(LLA-CL)]-鱼胶原复合纳米支架植入兔背部肌肉,研究其降解规律和生物相容性,实验发现[P(LLA-CL)]-鱼胶原复合支架炎症反应轻微,在植入 90 天后支架降解破碎,有纤维组织长入支架空隙,并形成囊状纤维膜;植入 180 天后支架基本降

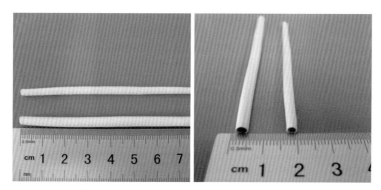

图 6-30　小口径管状支架宏观形貌图

解,植入区域重塑形态接近正常组织,细胞计数结果显示[P(LLA－CL)]-鱼胶原复合支架与 ePTFE 在不同时期引起的细胞反应类型和趋势大体相同。覃小红等人通过静电纺制备的不同比例的聚氨酯(PU)/胶原支架,发现增加胶原含量会导致纤维直径和孔径均有一定程度减小,而增加血管平滑肌细胞支架上的增殖和黏附,当 PU 和胶原比例为 3∶1 时支架拉伸强度和断裂伸长率最大,分别为 4.83 MPa 和 147%,支架表面生长的细胞数量最多。

3. 鱼胶原/合成高分子/天然材料复合支架

由于血管的成分和结构复杂,一些研究者将胶原、合成高分子和天然高分子复合,制备出具有良好生物活性和机械性能的支架,从而更真实地模拟天然血管的结构特点和力学性能。Stitze 等人将鱼胶原-弹性蛋白- PLGA 共混,采用静电纺技术制备出小口径血管支架,爆破强度较高(189.5 kPa),且支架顺应性良好。还有研究选用胶原、弹性蛋白和 PCL 共混制备电纺血管支架,发现支架上 ADSC 生长和增殖情况良好。Lee 等人按照人体血管的组成比例,调节胶原和弹性蛋白的比例,然后分别加入 40% 的 PCL、PLGA、P(LLA－CL)和 PLA,共混电纺制备血管支架,力学测试表明合成高分子的加入大大提升了支架的力学性能;体外降解实验结果显示,胶原/弹性蛋白支架在第 28 天时完全塌陷,而含有合成高分子的支架在第 56 天时,仍保持结构完整,因此合成高分子对于制备具有生物活性的支架也是必不可少的。

4. 鱼胶原多层血管支架

天然血管大多具有外膜、中膜和内膜三层结构(图 6-31),血管各层的结构和功能往往有所区别,因此可以采用不同的材料和制备方法来制备多层血管,以期更好地模拟天然血管的结构和性能。

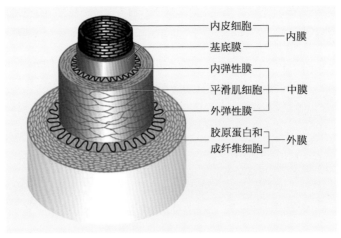

内皮细胞
基底膜
—— 内膜

内弹性膜
平滑肌细胞
外弹性膜
—— 中膜

胶原蛋白和
成纤维细胞
—— 外膜

图 6-31　血管结构示意图

表 6-11　支架的爆破强度与顺应性能

测试样品	爆破强度/mmHg	顺应性/(%/100 mmHg)	管壁厚度/mm
0∶0∶100	1 403±210	2.0±0.6	0.26±0.08
20∶5∶75	＞3 365±6	0.7±0.4	0.33±0.09
40∶10∶50	3 320±72	0.8±0.4	0.31±0.07
60∶15∶25	431±23	—	0.33±0.06

　　吴桐等人采用静电纺制备了芯层负载肝素的 P(LLA‑CL)、壳聚糖和鱼胶原的复合支架(壳聚糖和胶原的含量比为 1∶4),结果表明三者比例为 12∶1∶4 时制备的血管支架其爆破强度、拉伸强度和热力学稳定性达到最佳平衡,梯度静电纺使支架具有较大的孔径,鱼胶原和壳聚糖构成的外层加速了内皮的快速形成,P(LLA‑CL)构成的中层提升了支架的抗拉强度和弹性,这一芯层复合血管支架的降解机制特殊,可以长期维持纤维形貌和结构稳定,纵向的梯度对称结构使支架具有较大孔径,利于血管细胞长入。同课题组的殷海月等人进一步研究了不同比例的 P(LLA‑CL)、壳聚糖和鱼胶原血管支架的影响,发现混纺纤维支架具有较好的力学性能,当胶原/壳聚糖/P(LLA‑CL)的比例为 20∶5∶75 和 40∶10∶50 时,这两种支架具有较高的拉伸强度、断裂拉伸率,且与天然的血管力学接近(表 6-11),细胞实验证实细胞在胶原/壳聚糖/P(LLA‑CL)三者混纺支架增殖速度最快,表明该混纺支架具有良好的细胞相容性。

五、结论与展望

　　随着环境污染、病毒传播等问题的凸显,动物源性生物医用材料的原料来源风险管理已引起科研、生产和监管等多方面的普遍重视，就胶原类医用产品而言，海洋来源的鱼胶原因其天然无污染备受关注。

Tiago H 等人曾在一篇综述文章中报道了海草尖嘴鱼（*Seaweed pipefish*）、金枪鱼（*Tuna*）、河豚（*Pufferfis*）等多种鱼类的鱼鳞或鱼皮已被用以医用胶原研究；另一方面，因为淡水鱼廉价易得，其胶原的研究也得以发展，如上文中提到了 Aleksandra Kuzan 等人从银鲤鱼（*Silver Carp*）的鱼皮中提取了胶原，并采用人源成纤维细胞对其进行了细胞相容性研究；Falguni Pati 等人采用南亚野鲮（*Labeorohita*）和喀拉鲃（*Catlacatla*）的鱼鳞胶原制备了海绵支架，并评价了其生物相容性和免疫原性。

在众多的鱼胶原研究文献中，关于罗非鱼（*Tilapia*）胶原的报道较为集中，其中又以尼罗罗非鱼最为常见。罗非鱼喜高温、耐低氧、耐高盐，在海水、淡水中均可生活。笔者认为，与其他种类的鱼胶原相比，罗非鱼胶原具有以下优势：首先，其原材料来源广泛，包括中国在内的多个国家的具有数量众多的罗非鱼加工厂，鱼皮作为下脚料来源丰富；其次，因为罗非鱼可以养殖，其鱼皮原料供应全程可追溯，这在医疗器械法规监管层面是至关重要的，相对而言，鲨鱼等野生动物的原材料来源较不稳定，质量波动的风险较大；最后，海洋鱼类胶原的热变性温度大多低于 30 ℃，罗非鱼胶原的热变性温度较高、稳定性较好，这有利于产品的保存和贮藏。因此罗非鱼胶原在我国具有广阔的开发前景。

然而，我们亦应该看到鱼胶原上市之路中面临的各种难题。鱼胶原属于动物源性医疗器械范畴，风险级别较高，在当今口蹄疫、猪流感等人畜共患病毒流行的形势下，监管部门加强了动物源性产品的注册上市门槛。针对鱼胶原这类创新性医疗器械的监管，是否应该具体产品具体分析，在充分的质量控制与风险管理的保证下，对某些检验或验证予以放宽或豁免？比如动物源性医疗器械对原材料的质量控制和可追溯性具有较高的要求，我国 2017 年颁布的新版《动物源性医疗器械注册技术审查指导原则》，在以前对原材料来源、加工、运输和加工等环节风险控制的基础上，加强了对免疫原性与病毒灭活的监管力度，免疫原性部分增加了对残留细胞数量、残留 DNA 和残留 α-Gal 抗原等质控指标，病毒灭活部分明确了对灭活水平与灭活动力学的要求。这一方面反映了我国动物源性产品质量控制水平的提高，但另一层面也无形增加了企业开发新产品的投入。众所周知，大部分人畜共患病毒来自家畜（如猪、牛、马、羊），为了减小疾病传播的风险，哺乳动物衍生的生物材料需要经过严格的化学处理，即"病毒灭活"步骤，在此过程中洗涤剂溶解掉几乎全部脂肪，仅留下胶原支架。苛刻的处理工序不仅灭活了病毒，还去除了脂质、黏多糖等其他生物活性成分，而这些成分有助于组织的修复与再生。因此，如何调控监管使风险控制与创新开发两方面取得完美平衡，不耽搁质优价廉的鱼胶原创新产品推向市场，是监管层和产业界需要进一步沟通探讨的问题。

简言之，医用鱼胶原的生物安全性已经得到初步验证，且在再生医学各领域的应用亦得以探索,并已有少量产品应用于临床。可以预见,鱼胶原作为一种生产成本低廉、生物相容性良好、免疫原性较低的新型来源的胶原,在不久的将来将广泛应用于再生医疗产品的开发与组织工程的研究中。

(莫秀梅 李东升 余 凡 沈 威 周长忍 李立华)

参 考 文 献

[1] van Essen T H, Van Z L, Possemiers T, et al. Biocompatibility of a fish scale-derived artificial cornea: Cytotoxicity, cellular adhesion and phenotype, and in vivo immunogenicity.[J]. Biomaterials, 2016,81: 36 - 45.

[2] Domb A J, Kumar N, Ezra A. Biodegradable Polymers in Clinical Use and Clinical Development [M]. New York: John Wiley & Sons, Inc, 2000.

[3] Peng Y Y, Glattauer V, Ramshaw J A M, et al. Evaluation of the immunogenicity and cell compatibility of avian collagen for biomedical applications [J]. Journal of Biomedical Materials Research Part A, 2010,93A(4): 1235 - 1244.

[4] Chandika P, Ko S C, Oh G W, et al. Fish collagen/alginate/chitooligosaccharides integrated scaffold for skin tissue regeneration application [J]. International Journal of Biological Macromolecules, 2015,81: 504 - 513.

[5] Shen L, Tian Z, Liu W, et al. Influence on the physicochemical properties of fish collagen gels using self-assembly and simultaneous cross-linking with the N-hydroxysuccinimide adipic acid derivative [J]. Connective Tissue Research, 2015,56: 244 - 252.

[6] Amal B, Veena B, Jayachandran V P. Preparation and characterisation of Punicagranatum pericarp aqueous extract loaded chitosan-collagen-starch membrane: role in wound healing process [J]. J. Mater. Sci-Mater. Med, 2015,26: 181.

[7] Browne S, Zeugolis D I, Pandit A. Collagen: finding a solution for the source [J]. Tissue Engineering Part A, 2013,19(13 - 14): 1491 - 1494.

[8] Silva T H, Moreira-Silva J, Marques A L P, et al. Marine Origin collagens and its potential applications [J]. Marine Drugs, 2014,12(12): 5881 - 5901.

[9] 张静怡,包斌,王南平,等. 罗非鱼胶原抗原性刺激性和植入特性的研究[J]. 全国第九届海洋生物技术与创新药物学术会议摘要集,2014: 155.

[10] Zhou T, Wang N, Xue Y, et al. Electrospun tilapia collagen nanofibers accelerating wound healing via inducing keratinocytes proliferation and differentiation [J]. Colloids and Surfaces B: Biointerfaces, 2016,143: 415 - 422.

[11] Yamamoto K, Igawa K, Sugimoto K, et al. Biological Safety of Fish (Tilapia) Collagen [J]. BioMed Research International, 2014,2014: 1 - 9.

[12] Sionkowska A, KoztOwska J, Skorupska M, et al. Isolation and characterization of collagen from the skin of Brama australis [J]. International Journal of Biological Macromolecules, 2015,80: 605 - 609.

[13] Kuzan A, Anna Smulczyńska-Demel, Agnieszka Chwiłkowska, et al. An estimation of the biological properties of fish collagen in an experimental in vitro study [J]. Advances in Clinical and Experimental Medicine, 2015,24(3): 385 - 392.

[14] Pati F, Datta P, Adhikari B, et al. Collagen scaffolds derived from fresh water fish origin and their biocompatibility [J]. Journal of biomedical materials research. Part A, 2012,100A(4): 1068 - 1079.

[15] Hassanbhai A M, Lau C S, Wen F, et al. In vivo immune responses of cross-linked electrospun tilapia collagen membrane [J]. Tissue Engineering Part A, 2017,23(19). 1110 - 1119.

[16] El-Rashidy A A, Gad A, Abu-Hussein A G, et al. Chemical and biological evaluation of Egyptian Nile Tilapia (Oreochromis niloticas) fish scale collagen [J]. International Journal of Biological Macromolecules, 2015,79: 618 - 626.

[17] Hongyan Z, Yongming Y, Yanhui H, et al. Current situation on global tilapia production and trade [J]. Agricultural Outlook, 2016: 77 - 85.

[18] Sun L, Hou H, Li B, et al. Characterization of acid- and pepsin-soluble collagen extracted from the skin of Nile tilapia (Oreochromis niloticus) [J]. International Journal of Biological Macromolecules, 2017,99: 8 - 14.

[19] Smith M J, Smith D C, Bowlin G L, et al. Modulation of murine innate and acquired immune responses following in vitro exposure to electrospun blends of collagen and polydioxanone [J]. J. Biomed. Mater. Res. A, 2010,93: 793 - 806.

[20] Liu D S, Nikoo M, Boran G, et al. Collagen and gelatin [J]. Annu. Rev. Food Sci. Technol, 2015,6: 527 - 557.

[21] Xue J, He M, Niu Y, et al. Preparation and in vivo efficient anti-infection property of GTR/GBR implant made by metronidazole loaded electrospun polycaprolactone nanofiber membrane [J]. International Journal of Pharmaceutics, 2014,475(1 - 2): 566 - 577.

[22] Magnusson S, Baldursson B T, Kjartansson H, et al. Regenerative and antibacterial properties of acellular fish skin grafts and human amnion/chorion membrane: implications for tissue preservation in combat casualty care [J]. Military Medicine, 2017,182(S1): 383 – 388.

[23] Zhou T, Liu X, Sui B, et al. Development of fish collagen/bioactive glass/chitosan composite nanofibers as a GTR/GBR membrane for inducing periodontal tissue regeneration [J]. Biomedical Materials, 2017,12(5): 055004.

[24] Lai, Yuan J. Clinical Periodontology and Implant Dentistry, 6th Edition [J]. Implant Dentistry, 2017,26(6): 808 – 809.

[25] 位晓娟,王南平,何兰,等.脱细胞鱼皮基质作为新型组织工程支架的研究进展[J].中国修复重建外科杂志,2016,30(11): 1437 – 1440.

[26] Magnússon S, Baldursson B T, Kjartansson H, et al. Decellularized fish skin: characteristics that support tissue repair [J]. Laeknabladid, 2015,101(12): 567 – 573.

[27] Baldursson B, Kjartansson H, Konrádsdóttir F, et al. Healing rate and autoimmune safety of full-thickness wounds treated with fish skin acellular dermal matrix versus porcine small-intestine submucosa: a noninferiority study [J]. Int J Low Extrem Wounds, 2015,14(1): 37 – 43.

[28] 国家食品药品监督管理总局医疗器械技术审评中心.动物源性医疗器械产品注册申报资料指导原则(修订版)[EB/OL]. [2015 – 06 – 10]. https://wenku.baidu.com/view/c4ebec6b18e8b8f67c1cfad6195f312b3169ebbf.html.

[29] Sumedha S, Pradeep T, Krishna K G, et al. A comparative clinico-radiographic study of guided tissue regeneration with bioresorbable membrane and a composite synthetic bone graft for the treatment of periodontal osseous defects [J]. Journal of Indian Society of Periodontology, 2015,19(4): 416 – 423.

[30] Vishakha G, Anoop K, Ranjan M, et al. To assess the effectiveness of a chlorhexidine chip in the treatment of chronic periodontitis: a clinical and radiographic study [J]. Journal of Indian Society of Periodontology, 2011,15(2): 139 – 146.

[31] Singh V P, Nayak D G, Uppoor A S, et al. Nano-crystalline hydroxyapatite bone graft combined with bioresorbable collagen membrane in the treatment of periodontal intrabony defects: A randomized controlled clinical trial. [J]. Journal of Indian Society of Periodontology, 2012,16(4): 562 – 568.

[32] Prathap S, Hegde S, Kashyap R, et al. Clinical evaluation of porous hydroxyapatite bone graft (Periobone G) with and without collagen membrane (Periocol) in the treatment of bilateral grade II furcation defects in mandibular first permanent molars [J]. Journal of Indian Society of Periodontology, 2013,17(2): 228 – 234.

[33] Sandhya G, Reddy P B, Kumar K A J, et al. Surgical management of oro-antral communications using resorbable GTR membrane and FDMB sandwich technique: a clinical study [J]. Journal of Maxillofacial and Oral Surgery, 2013,12(3): 254 – 259.

[34] Gottumukkala S N V S, Sudarshan S, Mantena S R. Comparative evaluation of the efficacy of two controlled release devices: Chlorhexidine chips and indigenous curcumin based collagen as local drug delivery systems [J]. Contemporary Clinical Dentistry, 5,2(2014 – 05 – 13),2014,5(2): 175 – 181.

[35] Singh V P, Nayak D G, Uppoor A S, et al. Clinical and radiographic evaluation of Nano-crystalline hydroxyapa-tite bone graft (Sybograf®) in combination with bioresorbable collagen membrane (Periocol®) in periodontal intrabony defects [J]. Dent Res J (Isfahan), 2012,9(1): 60 – 67.

[36] Zhou T, Wang N, Xue Y, et al. Electrospun tilapia collagen nanofibers accelerating wound healing via inducing keratinocytes proliferation and differentiation [J]. Colloids and Surfaces B: Biointerfaces, 2016,143: 415 – 422.

[37] Sun L, Li B, Jiang D, et al. Nile tilapia skin collagen sponge modified with chemical cross-linkers as a biomedical hemostatic material [J]. Colloids and Surfaces B: Biointerfaces, 2017,159: 89 – 96.

[38] 徐志霞.鱿鱼皮胶原医用止血材料的研究[D].南昌:江西师范大学,2014.

[39] 尚柯.一种基于鱼胶原的抗菌止血医用敷料的制备及其性能研究[D].上海:东华大学,2012.

[40] Amal B, Veena B, Jayachandran V P, et al. Preparation and characterisation of Punicagranatum pericarp aqueous extract loaded chitosan-collagen-starch membrane: role in wound healing process [J]. Journal of Materials Science Materials in Medicine, 2015,26(5): 181.

[41] Tian Z, Baiyan S, Xiumei M, et al. Multifunctional and biomimetic fish collagen/bioactive glass nanofibers: fabrication, antibacterial activity and inducing skin regeneration in vitro and in vivo [J]. International Journal of Nanomedicine, 2017, Volume 12: 3495 – 3507.

[42] Jia T, Takashi S. Biocompatibility of novel type I collagen purified from tilapia fish scale: an in vitro comparative study [J]. BioMed Research International, 2015,2015: 1 – 8.

[43] Zhang W, Chen J, Tao J, et al. The use of type 1 collagen scaffold containing stromal cell-derived factor-1 to create a matrix environment conducive to partial-thickness cartilage defects repair [J]. Biomaterials, 2013,34(3): 713 – 723.

[44] Zhou J, Xu C, Wu G, et al. In vitro generation of osteochondral differentiation of human marrow mesenchymal stem cells in novel collagen-hydroxyapatite layered scaffolds [J]. Acta Biomaterialia, 2011,7(11): 3999 – 4006.

[45] Tamaddon, M, Walton R S, Brand D D, et al. Characterisation of freeze-dried type II collagen and chondroitin sulfate

scaffolds [J]. Journal of Materials Science Materials in Medicine, 24(5): 1153 - 1165.

[46] Yamaoka H, et al. Cartilage tissue engineering using human auricular chondrocytes embedded in different hydrogel materials [J]. Journal of Biomedical Materials Research Part A, 2010,78A(1): 1 - 11.

[47] Lin H Y, Tsai W C, Chang S H. Collagen-PVA aligned nanofiber on collagen sponge as bi-layered scaffold for surface cartilage repair [J]. Journal of Biomaterials Science, Polymer Edition, 2017,28(7): 664 - 678.

[48] Ullah S, Zainol I, Idrus R H. Incorporation of zinc oxide nanoparticles into chitosan-collagen 3D porous scaffolds: effect on morphology, mechanical properties and cytocompatibility of 3D porous scaffolds [J]. International Journal of Biological Macromolecules, 2017: S0141813016329713.

[49] Liu C, Sun J. Potential application of hydrolyzed fish collagen for inducing the multidirectional differentiation of rat bone marrow mesenchymal stem cells [J]. Biomacromolecules, 2014,15(1): 436 - 443.

[50] Mredha M T I, Kitamura N, Nonoyama T, et al. Anisotropic tough double network hydrogel from fish collagen and its spontaneous, in vivo, bonding to bone [J]. Biomaterials, 2017,132: 85 - 95.

第七章·蛋白质基海洋生物医用材料的开发与新趋势

　　海洋是最大的生物资源库，也是人类重要的蛋白质来源，已探知的生物物种约有 1 亿种以上，占地球物种数量的 85%，是天然的"蓝色药库"。作为生命的起源地，自古以来海洋与医疗息息相关，成书于 3 000 多年前的《诗经》中便记载了 20 多种海洋药物，迄今国际上已批准 13 种海洋药物，另有 17 种处于不同临床试验阶段。在医用材料及医疗器械产品开发方面，业已有多种海洋多糖、蛋白质类材料被陆续开发，用于止血、促愈、黏合及组织工程等领域。海洋蛋白质类材料中，除了最常见的海洋胶原和海洋明胶外，还有多种海洋源性蛋白质或多肽类物质表现出优异的生物功能和药理活性，在生物医药领域有开发潜力。近年来，以脱细胞基质和黏附蛋白为代表的新型海洋蛋白质类材料的开发逐渐成为研究热点。常见的海洋脱细胞基质包括脱细胞鱼皮、脱细胞鱼鳔等，可作为人工皮肤、疝气补片及硬脑膜补片用于组织缺损的再生修复。海洋黏附蛋白具有湿性黏合的性质，生物安全性和有效性优于临床常用的纤维蛋白胶，是新型生物黏合剂的开发热点。这些海洋蛋白质类材料虽然均已有研究报道和初步产品转化，但作为新兴方向仍未形成系统的基础研究、应用研究、临床研究和产品序列，尚难以独立成册。本章中，着重介绍两种已处于转化突破边缘的海洋蛋白质类生物医用材料：脱细胞鱼皮基质和海洋黏附蛋白，为该领域从业者和科研人员提供参考。

第一节 · 脱细胞鱼皮基质

随着组织工程研究的发展,支架材料的选择已由"就易取材"转变为"选择取材",即根据特定应用所需的性能选择相适应或相匹配的支架材料。早期组织工程使用的合成聚合物材料虽然具有较好的生物相容性、生物降解性,以及适宜的强度、弹性、韧性和多孔性等机械性能,但并不能有效改善或协调各种细胞行为。生物衍生材料(如胶原、透明质酸、壳聚糖等)是继合成聚合物材料之后的第二代支架材料,其细胞应答和组织相容性优于合成聚合物材料,但其结构和功能的仿生性仍需完善。

目前,研发能在分子水平上刺激细胞产生特殊应答反应的第三代生物材料,已成为基础研究和产业界普遍关注的热点问题,这类生物材料将生物活性材料与可降解材料两个独立的概念有机结合起来,通过在可降解材料上进行活性组分修饰或者直接选择表面具有生物活性组分的材料得以实现。其中的生物活性组分能与细胞表面受体结合,促进细胞的黏附、增殖、分化以及细胞外基质的合成与组装,从而启动机体的再生应答系统,实现目标组织或器官的有序再生。脱细胞支架材料和细胞外基质材料是目前最符合上述要求的组织工程用支架材料。脱细胞基质是最为接近机体组织生理性结构和功能的组织工程材料,不仅可在创伤部位诱导自身组织按照生理性愈创模式进行再生修复,是最具潜力和可行性的仿生型再生医疗产品开发热点。

1993 年,我国武警江苏总队医院便报道了用灭菌鱼皮治疗烧伤的 60 例病例报告,发现灭菌鱼皮覆盖后可有效改善浅Ⅱ°、深Ⅱ°烧烫伤创面的渗出、感染和愈合状况,认为灭菌鱼皮可作为一种理想的新型生物敷料。遗憾的是,该报道没有得到重视和关注。2017 年,巴西的塞阿拉州联邦大学药物研发中心与 Frota 博士研究所实施了鱼皮用于烧烫伤创面护理的临床试验,以寻求欠发达地区伤口护理的快速高效解决方案,作为四大养殖鱼类之一,罗非鱼多个国家均可便利获取,其鱼皮和人体皮肤有一定相似性,富含胶原,有助于烫伤皮肤结痂愈合,防止二次感染。研究者将新鲜鱼皮经热水反复冲洗后,再绝热处理初步杀菌,再经辐照灭菌,所得鱼皮于-4 ℃下可保存 2 年。所得鱼皮用于烧烫伤患者创面覆盖,治疗期间无须更换鱼皮,8~12 天后揭下鱼皮,伤口已能基本愈合,该方法比传统疗法结痂时间更快,缩短了大约 4 天。研究者认为,鱼皮中富含Ⅰ型胶原,保湿性好,有利于创面的长效保湿,其降解产物可为创面愈合提供养分,此外,初步临床试验结果证实,鱼皮可舒缓烧伤引发的剧痛,患者顺从性良好。这种以非脱细胞处理的异种皮肤直接用于创面修复的方法首次被国际媒体报道并引起热烈反响,也为海洋蛋白质类材料与临床结合的新方法、新思路提供了新灵感。

一、脱细胞基质基本概念及开发现况

细胞外基质是组织中除细胞外的所有成分,包括均质状态的基质(蛋白多糖和糖蛋白)和细丝状的胶原纤维,不仅具有连接和支持细胞的作用,还是细胞附着的基本框架和代谢场所,其形态和功能直接影响所构成的组织形态和功能。脱细胞基质制备工艺中,将同种异体组织经过脱细胞工艺处理后,去除能够引起免疫排斥反应的抗原成分,同时完整地保留细胞外基质的三维空间结构及一些对细胞分化有重要作用的生长因子。经过处理的细胞外基质材料具有良好的机械力学性能,组织相容性好,植入体内没有免疫排斥现象,在体内起着支持、连接细胞的作用,同时其三维的空间结构及细胞因子有利于细胞的黏附和生长。理想的脱细胞基质材料系已彻底去除所有细胞成分、无免疫原性且保留了细胞外基质天然三维结构和关键组分,既可与受体组织有效整合,又可引导新生组织长入形成生理性仿生修复,是最具转化潜力的组织工程产品之一。

胶原是细胞外基质最重要的组成成分,也是动物结缔组织中最重要的结构性蛋白质。皮肤真皮结缔组织中胶原约占95%,角膜则几乎完全由胶原组成,正常骨骼、肌腱、软骨、韧带等组织中胶原含量均为总蛋白质含量的80%以上,因此,上述脱细胞基质类产品的基本结构基本是天然的多孔胶原基质。脱细胞小肠黏膜下层、脱细胞真皮、脱细胞角膜、脱细胞羊膜等是开发最为成熟的几种脱细胞基质类产品,在中国和国际上许多国家均有广泛应用。经脱细胞处理后,上述产品去除了抗原性较强的细胞组分和部分蛋白、多糖组分,保留了抗原性较低的细胞外基质支架结构和主要组分,在成分、结构、力学和功能上均具有较高的仿生度,又大大降低了免疫排斥风险,可用于多种组织缺损的修复和重建。国家食品药品监督管理局通常将脱细胞基质类产品列入组织工程产品管理,多属于Ⅲ类医疗器械,且由于其来源于动物组织,需作为高风险医疗器械产品予以重点监管。表 7-1 列示了我国国家食品药品监督管理局已批准的脱细胞基质类产品情况。

表 7-1　国家食品药品监督管理局批准的脱细胞基质类产品

序号	注册证编号	产品名称	结构及组成	适用范围
1	国械注准 20153460581	脱细胞角膜基质	该产品取材于猪眼角膜,经病毒灭活与脱细胞等工艺制备而成,是猪角膜的细胞外基质,由前弹力层和部分基质层构成,主要成分为胶原蛋白	适用于用药无效的尚未穿孔角膜溃疡的治疗,以及角膜穿孔的临时性覆盖
2	国械注准 20163460573	脱细胞角膜植片	该产品取材于猪眼角膜,经脱细胞、交联和病毒灭活等工艺制备而成,是猪角膜的细胞外基质,由前弹力层和部分基质层构成,主要成分为胶原蛋白,湿态保存	适用于药物治疗无效需要进行板层角膜移植的感染性角膜炎患者

序号	注册证编号	产品名称	结构及组成	适用范围
3	国械注准20193160679	脱细胞角膜植片	该产品取材于猪眼角膜,经脱细胞与病毒灭活等工艺制备而成,由猪角膜的前弹力层和部分基质层组成,主要成分为胶原蛋白。产品保存液成分为甘油	适用于未累及全层的真菌性角膜溃疡患者,且经系统用药治疗2周以上无效或临床医生认为有手术指征
4	国械注准20153460864	脱细胞异体真皮	该产品取材于人体捐献体的皮肤,经特殊的理化处理,将组织中可引起宿主免疫排斥反应的所有细胞清除掉,同时完整地保留与原有组织结构相同的细胞外基质	可供人体真皮缺损的替代和修复(不包括面部除皱)
5	国械注准20153462192	脱细胞生物羊膜	该产品是利用健康产妇自愿捐赠并经过严格筛选的羊膜,在无菌条件下,经处理去除细胞、脂肪、可溶性抗原,保留基本网架结构制成的产品	浅、深Ⅱ度烧烫伤创面;薄层、中厚皮片植皮患者的供皮区创面
6	国械注准20173643366	脱细胞真皮基质	该产品采用猪皮为原料,经病毒灭活与脱细胞等工艺制备而成,是猪真皮的细胞外基质,为一种多孔性的三维网状结构,主要成分为胶原蛋白	适用于真皮缺损的替代和修复治疗:①创伤、手术后的真皮缺损。②肉芽创面。③深Ⅱ度、Ⅲ度烧伤等
7	国械注准20193130355	脱细胞基质周围神经修复膜	产品为透明或半透明薄膜,主要成分为猪周围神经细胞外基质	适用于无实质缺损或经吻合的周围神经损伤辅助修复
8	国械注准20193131845	脱细胞异体真皮基质软组织补片	该产品为同种异体的皮肤组织经脱细胞处理而成的细胞外基质(EMC)膜	适用于对疝和体壁缺损的修复
9	国械注准20153461781	脱细胞肛瘘修复基质	该产品取自猪小肠黏膜下层,是经过机械刮除、冻干等工艺处理获得细胞外基质,主要成分为胶原蛋白,具有天然细胞外基质三维空间支架结构	适用于肛瘘修复
10	国械注准20193141901	猪皮脱细胞真皮基质敷料	该产品以猪皮为原料,经纯化处理冷冻干燥后成形加工而成	适用于Ⅱ度烧伤创面,供皮区创面覆盖
11	国械注准20173640525	医用胶原修复膜	该产品原料为源于牛腱的Ⅰ型胶原蛋白,产品为经醛类交联加工制成的白色片状多孔性的薄膜	适用于口腔科、骨科非承力软、硬组织的缺损修复再生
12	国械注进20193131609	生物疝修补片	该产品为淡黄色片状结构,取材于猪的小肠黏膜下层组织(被命名为SIS材料),为可吸收的细胞外基质,其上有均匀分布的小孔	预期用于植入人体以修补软组织缺陷。其中C-SLH系列产品适用于修补疝气或体壁缺陷;C-IHM系列产品适用于修补腹股沟疝;C-BIG系列产品适用于加强体壁缺陷的修复
13	国械注进20193171771	口腔修复膜DynaMatrix™ Oral Graft	口腔修复膜为淡黄色长方形片状物,取材于猪的小肠黏膜下层组织(SIS)	适用于覆盖牙龈提升术的缺损部位,或覆盖口腔骨植入材料的充填部位以防止骨植入材料的移出

续　表

序号	注册证编号	产品名称	结构及组成	适用范围
14	国械注进 20173460344	软组织修补片	该产品是取材于猪的小肠黏膜下层的组织制成的 1 层、4 层或 6 层片状物,具有独特的网架结构	可在耳鼻喉科、普外科、妇产科和泌尿外科中用于植入人体,加强和修补软组织
15	国械注进 20173466315	生物硬脑膜修补片	该产品为长方形的淡黄色片状物,取材于猪的小肠黏膜下层组织(被命名为 SIS 材料),为可吸收的细胞外基质,无孔型 4 层结构	适用于修补硬脑膜缺损

2014 年 2 月 7 日,我国国家食品药品监督管理局发布了《创新医疗器械特别审批程序(试行)》(食药监械管〔2014〕13 号),自 2014 年 3 月 1 日起施行,该程序是在确保上市产品安全、有效的前提下,针对创新医疗器械设置的审批通道,进入特殊审批通道的产品应当在技术上处于国际领先水平,并且具有显著的临床应用价值等。截至 2019 年 8 月 30 日,共批准了 233 个产品申请项目进入特别审批程序,其中脱细胞基质类产品 6 项,见表 7-2。

表 7-2　进入创新医疗器械审批通道的脱细胞基质类产品

序号	产品名称	生产企业	批准时间
1	脱细胞结膜基质	拜欧迪赛尔(北京)生物科技有限公司	2019 年
2	生物疝修补补片	卓阮医疗科技(苏州)有限公司	2018 年
3	三 aPCS 型角膜基质替代物	青岛中皓生物工程有限公司	2015 年
4	组织工程人工角膜内皮	青岛宇明生物技术有限公司	2014 年
5	生物型人工角膜	广州优得清生物科技有限公司	2014 年
6	脱细胞角膜基质	深圳艾尼尔角膜工程有限公司	2014 年

二、脱细胞鱼皮基质产品开发现况

脱细胞猪皮、牛皮基质已成功应用于临床难愈性创面的修复,但存在牛海绵状脑病(牛)、蓝耳病(猪)等人畜共患病毒传播的风险。脱细胞鱼皮具有与猪、牛皮类似的仿生结构,还含有更为丰富的脂肪和 $\Omega-3$ 脂肪酸,更有利于促进创面修复和愈合,此外,脱细胞鱼皮的人畜共患病毒传播风险远低于猪、牛皮,临床使用的安全性更高。更值得一提的是,由于宗教信仰等问题,猪、牛源性的创伤修复/创面护理产品在一些国家和地区不能进入临床应用,而脱细胞鱼皮类医疗制品则不存在宗教壁垒的问题。

鱼皮主要由角质层、表皮层和真皮层构成。角质层为无细胞结构,由表皮细胞、杯状细胞等分泌而成;表皮层主要由表皮细胞及其外基质构成;真皮层是鱼皮的主要结构,含有丰富的结缔组织和胶原,血管、神经、鱼鳞、脂肪组织和色素细胞等均存在于真皮层。鱼皮的脂肪组织中不饱和脂肪酸如 $\Omega-3$、二十二碳烯酸、二十碳五烯酸、花生四烯酸等含量丰富。相较于陆地动物而言,鱼皮中胶原的热变性温度、热收缩性均较低,羟脯氨酸含量约为 10%,分子间交联度较低,因此具有独特的生物学活性。目前已证实,$\Omega-3$ 等不饱和脂肪酸可有效降低炎症反应、促进难愈性创面的愈合。由鱼皮提取的胶原结构和功能符合组织工程支架材料的要求,可促进血小板凝聚、诱导细胞增殖、加快创伤愈合。因此,脱细胞鱼皮基质作为组织工程支架用于再生医学领域具有良好的结构基础。利用生物技术制备脱细胞鱼皮仿生医用制品,不仅综合利用水产资源,而且促进为生物医药及再生医学提供了新思路。

脱细胞鱼皮作为新型脱细胞基质类产品,在国内外都属于新型前沿类产品和技术,迄今仅美国 FDA 批准了 Kerecis 公司生产的脱细胞鱼皮产品(Kerecis 系列产品)用于创伤修复/创面护理,我国及其他国家均未见研究或报道。已证实,Kerecis 比临床常用的脱细胞猪皮、牛皮类产品含有更为丰富的脂肪和 $\Omega-3$,可显著促进创面区域新生血管的生成,对于创伤修复尤其是难愈性创面的修复具有明显的促进作用。$\Omega-3$ 的存在还可有效降低炎症反应,并刺激、诱导细胞向创伤区域转移、归巢和增殖,此外,脱细胞鱼皮的三维网状结构比猪皮、牛皮类产品更易于细胞的迁入和增殖,从而加快创伤修复的进程。动物模型实验和人体临床试验数据显示,Kerecis 用于难愈性慢性溃疡创面后可诱导细胞迁入三维网状结构,最终形成新生组织愈合创面,其创面愈合速度和效果显著优于脱细胞猪皮、牛皮类产品。然而,我国在脱细胞鱼皮用于高值仿生型医用产品开发领域的研究几乎属于空白,远远落后于国际水平,尚需进行大量的基础研究和政策推动。

(一) 常规制备方法

由于脱细胞鱼皮基质用于再生医学的研究属于新兴技术,其制备方法相关文献和专利很少。Sigurjonsson 报道了用于创伤修复的脱细胞鱼皮基质的制备方法,鱼皮去除鱼鳞并洗净,PBS 充分浸润以稳定基质内部的三维结构,再经 SDS 脱细胞处理、Tris-HCl/胰蛋白酶混合溶液消化制备脱细胞基质,将所得脱细胞鱼皮经预冻液处理后冷冻干燥再经环氧乙烷灭菌,便获得可用于创伤修复的样品。制备过程中保持 $4\,^\circ\mathrm{C}$ 温度,不仅可减少污染,还有利于保留脱细胞支架三维结构的完整性和稳定性。该方法所制得的脱细胞鱼皮基质厚度为 $0.1\sim0.4$ mm,保留了完整的三维胶原支架,鱼皮中的脂肪成分也得以保留,研究证实,该脱细胞鱼皮基质具有良好的机械强度和拉伸强度,用于损伤创面时可下调基质金属蛋白酶的表达,诱导宿主细胞迁入,显著促进创面愈合。

（二）最新研究进展

2013 年，美国 FDA 批准了首例脱细胞鱼皮产品 Kerecis™ 用于慢性溃疡创面的治疗，该产品临床适应证与市售的猪/牛脱细胞基质产品类似，但该产品中含有丰富 Ω - 3 等不饱和脂肪酸，表现出优异的抗炎性能，可有效促进难愈性创面的愈合。小样本人体临床研究结果显示，难愈性溃疡患者连续使用 Kerecis™ 5 周后，创面面积、深度分别减少 40%、48%，部分患者创面甚至完全闭合，效果优于市售的猪/牛脱细胞基质产品，表明该产品在难愈性创面的护理领域应用潜力巨大。

Magnusson 等选取大西洋鳕鱼皮制备脱细胞鱼皮基质，设计系列体外研究其促进糖尿病等慢性溃疡再生修复的效果。他们根据 ISO 10993 系列标准（等同于我国的 GB/T 16886 系列标准）的要求，系统评价了脱细胞鱼皮基质的细胞毒性、热原、皮肤刺激、致敏性、全身毒性、亚慢性毒性、遗传毒性、肌肉内植入等生物安全性指标，并对其结构、蛋白质组分、细胞因子水平、促血管生成等效果进行研究，结果显示脱细胞鱼皮基质为完整有序的三维多孔结构，其中的蛋白质成分主要为 I 型胶原，相对分子质量为 $(115\sim130)\times10^{3}$。该脱细胞鱼皮基质生物相容性和生物安全性良好，对中性粒细胞或巨细胞无明显刺激作用，对 IL - 10、IL - 12p40、IL - 6、TNF - α 等促炎性因子的分泌无显著影响，可有效促进新生血管的生成并引导细胞迁入支架内部，从而促进创面愈合。他们认为，脱细胞鱼皮的制备过程更加温和，因此含有的生物活性成分远高于哺乳动物源性的脱细胞基质，用于慢性溃疡的治疗有明显优势。

Baldursson 等首次对脱细胞鱼皮基质和脱细胞猪小肠黏膜下层进行了对比研究。他们招募了 81 名志愿者（约 4 mm 全层皮肤损伤），对二者进行非劣效性对比研究。结果显示，脱细胞鱼皮基质处理组伤口愈合更快，在主要终点（术后 28 天）时伤口完全闭合。ELISA 检查结果证实该脱细胞鱼皮基质不会引起机体的自身免疫反应，安全性和有效性良好。这是对脱细胞鱼皮基质和家畜类脱细胞基质产品临床效果的首次报道，为该类新型产品的转化和应用提供了重要依据。

Kjartansson 等制作绵羊硬脑膜缺损动物模型（缺损尺寸 2 cm×1 cm），初步研究了脱细胞鱼皮产品 Kerecis Omega3 Dura™ 对硬脑膜缺损的修复作用，分别于术后 2、5、8、11 周处死动物，行 MRI 检查、解剖观察和组织学评价。MRI 结果显示，Kerecis Omega3 Dura™ 植入初期有温和的炎症反应，随时间延长逐渐消失，11 周时已无炎性细胞存在，整个实验期间伤口闭合良好，无脑脊液渗漏现象。对损伤部位解剖发现，术后 5~8 周手术部位有部分组织粘连现象，11 周时粘连消失，术后 2~11 周机体细胞逐渐迁入脱细胞鱼皮基质中，损伤区新生硬脑膜逐渐生成。组织学检测显示，术后 8 周内可观察到新生硬脑膜组织逐渐产生并生长，至 11 周时可形成完整的新生硬脑膜结构。该项研究为脱细胞鱼皮基质用于硬脑膜损伤修复的可行性提供了科学依据,但在正式进入临床应用前,尚需进行大样本的动物模型研究、人体临床研究以及与其他产品的非劣效性对比研究。

我国对脱细胞鱼皮基质在医学领域的应用研究刚刚起步,相关研究主要集中于脱细胞猪/牛/异体人皮等方面,但异体组织的获取日益困难,而猪、牛等陆地哺乳动物源性材料人畜共患病毒携带及传播风险已成为风险管理的重点和难点,因此急需寻找安全性更高、来源稳定的脱细胞基质材料,形成新的研究热点和产品转化重点,以满足临床应用需求。2016年,位晓娟等人在《脱细胞鱼皮基质作为新型组织工程支架的研究进展》一文中,在国内首次综述了脱细胞基质在医学领域的应用潜力,引起了业内对该类新材料的关注和重视,近两年来已可检索到国内学者脱细胞鱼皮的研究报道。2018年,位晓娟等人又连续申请了两项脱细胞鱼皮基质的发明专利(CN201810344297.1、CN201810345108.2),详细介绍了两种脱细胞鱼皮基质的制备方法和应用领域。2019年,海军军医大学、中国海洋大学等研究团队也陆续有成果发表,就脱细胞鱼皮用于创面修复、口腔组织修复进行了初步研究。

三、脱细胞鱼皮基质类产品开发的优势

(一) 结构和组分更利于诱导创面修复

脱细胞鱼皮具有与猪、牛皮类似的仿生结构,还含有更为丰富的脂肪和 $\Omega-3$ 脂肪酸,可显著促进创面区域新生血管的生成,对于创伤修复尤其是难愈性创面的修复具有明显促进作用。$\Omega-3$ 的存在还可有效降低炎症反应,并刺激、诱导细胞向创伤区域转移、归巢和增殖。此外,脱细胞鱼皮的三维网状结构比猪皮、牛皮类产品更易于细胞的迁入和增殖,从而加快创伤修复进程。动物模型实验和人体临床试验数据显示,Kerecis^{TM} 用于难愈性慢性溃疡创面后,可诱导细胞迁入三维网状结构中,最终形成新生组织愈合创面,其创面愈合速度和效果显著优于脱细胞猪皮、牛皮类产品。尚未公开发表的初期研究表明,Kerecis^{TM} 还可用于疝气修补以及硬脑膜修复术。

(二) 生物安全性良好

脱细胞鱼皮基质免疫原性低,安全性好,其人畜共患病毒传播风险远低于陆地哺乳动物来源的猪、牛皮,临床使用的安全性更高。Baldursson 等的研究结果已初步证实,脱细胞鱼皮基质用于全层皮肤缺损的治疗不会引起机体自身免疫反应。我国虽未见脱细胞鱼皮基质的相关研究,但对鱼胶原的生物相容性研究显示,鱼胶原抗原性较低,且不会引起明显的过敏反应,可作为生物材料用于医学研究。

（三）可规避特殊地区、特殊群体的宗教壁垒

由于宗教信仰等问题，猪、牛源性的创伤修复/创面护理产品在一些国家和地区不能进入临床应用，致使这些区域由于创面护理不当造成的截肢、感染和死亡率极高，而脱细胞鱼皮类医疗制品则不存在宗教壁垒的问题，可更为顺畅地造福相关区域和国家的患者群体，满足日益增长的临床需求，产生巨大的社会价值和经济效益。

（四）来源丰富

我国是水产品大国，每年产生大量鱼加工废弃物。脱细胞鱼皮基质在医学领域的研究不仅可大幅提升水产品加工废弃物鱼皮的附加值，而且原料来源丰富、价格低廉，具备大规模生产的基础。

四、脱细胞鱼皮基质类产品开发应关注的问题

脱细胞鱼皮基质作为一种新型材料用于临床医学属于新兴技术、前沿研究，尽管已有研究证实其安全有效，但仍缺乏大量基础研究数据和临床应用数据的积累。此外，近两年来，我国国家食品药品监督管理局针对动物源性医疗器械产品的监管相继出台了系列法规，在开发脱细胞鱼皮基质类医用产品时，需调研最新法规要求，并在产品设计开发、标准制订、生产转化等系列过程实施严格的质量控制和风险管理。由此，在脱细胞鱼皮基质类医用产品开发过程中需关注以下问题，以便为其临床应用提供技术支持和方向指导。

（一）来源控制

相较于陆地哺乳动物，鱼皮资源来源和种类更为多样化，不同种类、产地、季节、生长时间、取材部位的鱼皮，其结构和组分并不相同，理化性能和生物学性能也有差异。为保证原料来源的稳定性，需通过大量调研和研究确定理想的鱼皮来源，并明确鱼皮的预处理、储存、运输等详细参数，对上述参数进行验证后固定化，为来源的可追溯性奠定基础。

（二）加工控制

用于医学领域的脱细胞鱼皮基质制备工艺少见报道。如何在有效去除细胞的前提下最大限度减少对基质组分的损伤，如何进行后处理脱细胞鱼皮基质以获得理想的力学强度，何种成形工艺和灭菌方式可有效保持成品的结构、活性和安全性，目前尚缺乏普遍认可的制备工艺或方法。

(三) 构效关系及对比研究

鱼皮的结构和组分与哺乳动物皮肤存在差异,业已证实,鱼皮中的不饱和脂肪酸可有效促进慢性创面愈合。鱼皮胶原的变性温度较低,其分子组成和性能与哺乳动物源性胶原均有差异。脱细胞鱼皮基质的结构和功能之间存在何种关系,与哺乳动物源性脱细胞基质相比具有哪些优势和劣势,这是在脱细胞鱼皮基质产品进入大规模临床应用前必须解答的问题,但迄今尚无系统性研究报道。

简言之,脱细胞鱼皮基质作为一种新型组织工程支架材料具有良好的生物相容性,研究已证实其对难愈性创面的修复效果优于目前临床应用的脱细胞基质产品,有望拓展临床适应证至疝气修补、硬脑膜修复等领域。脱细胞鱼皮基质来源更为丰富,且避免了哺乳动物人畜共患病毒传播的风险,应用潜力巨大。但由于该类产品在医学临床中应用研究处于起步阶段,所能检索的相关专利、文献等很少,我国在该领域的研究几乎空白,应进行系统的应用基础研究和临床研究,并对比研究其与哺乳动物源性脱细胞基质产品功能和机制差异,为全面、客观、合理地认识、应用此类材料提供科学依据。

第二节 · 海洋黏附蛋白

海洋环境孕育了多种多样的生物,是化学与生物多样性的丰富来源。海洋生物多样性使海洋资源成为生物材料开发利用的宝库。为适应复杂的海洋环境,多种生物通过分泌黏附蛋白永久性或暂时性固着在海底基质以及其他物体表面营附着生活。黏附对海洋黏附生物的变态、生长发育、运动及环境适应过程至关重要。更为重要的是海洋生物分泌的黏附蛋白具有湿黏附的特性,是开发新型、高效、具有优良湿性黏合性能的生物黏合剂的重要来源,也是仿生材料学研究关注的热点之一。

海洋源性黏附蛋白该领域的应用基础研究已处于突破边缘且具有极大的临床应用潜力,是天然生物医用材料的新兴前沿技术热点之一。鉴于海洋源性黏附蛋白类材料尚未形成系统化开发或转化,在医学领域的应用基础或临床研究也缺乏足够数据,无法单独成册,因此将其纳入本章予以简述,主要是提示该类海洋蛋白质类生物材料开发的可研性、前沿性和开发必要性,为有志于海洋生物医用材料领域创新及转化的同仁抛砖引玉提供参考。本套丛书为开放式架构,随着海洋源性黏附蛋白相关研究和产品的逐渐成熟,将结合最新进展对此部分内容重新编撰单独成册。

一、结构与性能

目前对海洋生物黏附蛋白组成及黏附机制研究较为透彻的主要为贻贝、藤壶及沙塔蠕虫源性黏附蛋白。多组学技术的应用，为其他海洋黏附生物黏附物质及机制的研究提供了理论基础。业已发现，海洋生物黏附蛋白具有多样性，存在大量翻译后修饰等特点，这些特点与其独特的湿黏附性能息息相关。本文以贻贝、藤壶为例，重点介绍其黏附蛋白的组成、结构及活性。

（一）贻贝黏附蛋白的组成及特点

贻贝隶属于冠轮动物（Lophotrochozoa）、软体动物门（Mollusca）、双壳纲（Lamellibranchia）、贻贝目（Mytioida）、贻贝科（Mytilidae），主要生活在潮间带，尤其是冷水海域，靠足丝在礁石表面附着，在淡水和海洋环境中均可附着在固体和生物表面。贻贝通常可以暂时或永久地附着在水性环境中的各种表面上，例如它可以将自己固定在海水下的岩石、船体、缆绳等固体表面上，形成抗水的结合，耐受风浪等的冲刷。实际上贻贝几乎可以极其牢固地附着在任何材料的基底上，包括玻璃、特氟龙、木材、混凝土、塑料、金属、生物细胞系、骨、牙齿等，其足丝腺能分泌足丝并在足丝末端形成一个黏附盘附着于基体，使贻贝能在巨浪冲刷下仍紧紧附着于基体而不分离。我国已发现的有近 50 种，分 18 个属。它们的贝壳都是三角形，表面有一层黑漆色发亮的外皮。两瓣壳之间常有缝隙，足分泌的足丝即从缝隙中伸出来固定在岩石或其他物体上。紫贻贝（*Mytilus edulis Linnaeus*）、翡翠贻贝（*Pernaviridis*）和厚壳贻贝（*Mytiluscoruscus*）是我国沿海常见的贻贝种类，年产量占全球的 1/4，其中紫贻贝产量及市场占有率最高，达 75%。

贻贝可通过足丝固定在各种固体表面上，可分泌一种非常特殊的贻贝黏附蛋白，具有特殊的组成和结构，黏合范围广、耐海水腐蚀、强度高、生物亲和性良好，被认为是极好的广谱生物胶黏剂而应用于医学和生物工程等领域。贻贝足丝蛋白是一种外源性蛋白质，在贻贝足的腺体内生成和储存，又称为贻贝足蛋白（*Mytilus edulis* foot protein，Mefp，简称 fp），该黏附蛋白与高等植物细胞壁中的伸展蛋白相似，是属于糖蛋白类型的一种黏液蛋白，具有超强的黏着性能，能在干燥和潮湿环境中对许多不同表面进行牢固、持久的黏附。贻贝足丝可分为 3 部分：足丝茎部（stem）、足丝纤维部（byssal thread）与黏附盘（plaque）（图 7-1）。黏附盘是足丝与介质黏合的部位，通过黏附蛋白将足丝固定在介质表面。

贻贝足丝内的蛋白质混合物含有至少 11 种，这些蛋白质在自然过程被分泌和自我组装之前储存在动物的足部器官中。这些黏附相关蛋白包括：①足蛋白（Mfp）：命名为 Mfp - 1、Mfp - 2、Mfp - 3、Mfp - 4、Mfp - 5 和 Mfp - 6。②胶原：特定的远端胶原（precol - D，离动物最远)、近端胶原(precol - P,最接近动物)和胃蛋白酶抗性非耐药胶原(precol - NG)。③近端线基质蛋白(PTMP - 1)。④多酚氧化酶。上述蛋白质与其材料特性之间的关系见表7-3。贻贝的黏附强度取决于分泌的各种蛋白质的性质,这些蛋白质之间的相互作用、蛋白质与底物的结合、发生黏附的环境条件(如盐度、温度、pH、季节)、动物的生物状态(例如,年龄和代谢状态)和贻贝物种等。

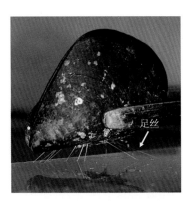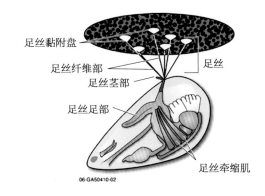

图 7-1 贻贝足丝

表 7-3 足丝蛋白的黏附和机械特性

生物学分类			黏附性材料分类	
足丝	区域	贻贝蛋白分类	功能	固化机制
斑块	基底层	Mfp - 3,Mfp - 5,Mfp - 6	基底斑块/基底	与无机物(即金属)和有机物结合
	斑块	Mfp - 2	稳固	分子间和分子内交联
		Mfp - 4		
线	线鞘(表皮)	Mfp - 1	清漆/涂层	分子间和分子内交联
	线核心	多酚氧化酶		氧化
		远端的 precol - D	刚性的	
		近端的 precol - P,PTMP - 1	弹性的	分子间和分子内交联
		非梯度型的 precol - NG	刚性和弹性的	

　　足丝黏附蛋白目前共鉴定到6种(Mfp - 1～Mfp - 6)(表7-4,图7-2)。贻贝足丝蛋白Mfp - 1则覆盖在整个足丝表面而构成足丝的保护外套,以防止海水的溶解及微生物的降解。Mfp - 2～Mfp - 6则主要定位于贻贝的足丝盘,是贻贝足丝用以和外界固体表面形成黏附的主要蛋白质成分。以上足丝蛋白虽然分子量跨度很大,但仍具有一些相似的理化性质,如等电点相似,均为碱性蛋白(pI>9),并且成熟足丝蛋白大都含有大量的翻译后修饰的3,4 -二羟基苯丙氨酸(DOPA)。以紫贻贝(*Mytilusedulis*)为例,对贻贝足丝蛋白的性质及特点进行介绍。

表 7-4 贻贝足丝黏附蛋白功能及机制

黏附蛋白	分布	主要功能	机制
Mfp-1	足丝纤维鞘	保护	分子内与分子间交联
Mfp-2	足丝盘主体位置	交联、固化	分子内与分子间交联
Mfp-4	足丝纤维与足丝盘交接处	连接	分子内与分子间交联
Mfp-3, Mfp-5	足丝盘与界面黏接处	与介质黏附	与无机介质交联
Mfp-6	足丝盘与界面黏接处	氧化还原、分子间交联	分子间交联

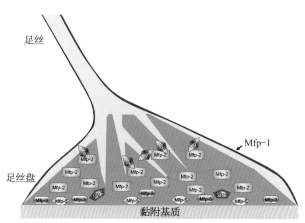

图 7-2 紫贻贝足丝黏附蛋白分布图

Mfp-1是在贻贝足丝中鉴定到的第一个黏附蛋白。它主要位于足丝纤维,也存在于黏附盘中,含量约为5%。Mfp-1是亲水性蛋白质,全长含有897个氨基酸残基,分子量为115 000,含有大量六肽 AKPTYK 重复序列与十肽 AKPSYP′ P″ TYK(Y 为 L-DOPA,P′为反式-2,3-顺式-3,4-甘油醛,P″为反式-4-羟基-L-脯氨酸),其中十肽重复片段在 Mfp-1 中重复约80次;存在大量翻译后修饰,其中60%～70%氨基酸残基存在羟基化修饰及 Tyr 氧化为 DOPA,DOPA 含量为10%～15%。大量翻译后修饰是 Mfp-1 黏附的基础,翻译后修饰的基团可与其他蛋白质分子及介质表面交联。Mfp-1 的二级结构以无规则卷曲为主,使蛋白质中翻译后修饰的基团充分暴露并与介质充分接触。Mfp-1 黏附能力较弱,这可能与其较大的分子量以及其相对较低的 DOPA 含量有关。

Mfp-2主要存在于贻贝黏附盘中,含量为25%～40%。Mfp-2分子量为42 000～47 000,分子内 DOPA 主要分布在 N-端与 C-端区域,含量为2～3 mol%,蛋白质分子内无羟基化脯氨酸。DOPA 的存在提示 Mfp-2 也是一种黏附蛋白。Mfp-2 形成规则的二级结构,进一步聚合成致密的结构。与 Mfp-1 相比,Mfp-2 对蛋白酶有更高的耐受性,在维持黏附盘的完整性、防止微生物降解中发挥作用。Mfp-2 中 Cys 残基含量高于 Mfp-1,为6～

7 mol％,其保守的 Cys 残基提示其主要结构域为表皮生长因子样(epidermal growth factor-like,EGFL)重复片段,具有维持足丝黏附盘结构稳定的作用。

Mfp-3 是迄今鉴定到的最小的足丝蛋白,分子量为 5 000~7 000。Mfp-3 不含重复序列,DOPA 含量通常为 20~25 mol％,最高可达 28 mol％。Mfp-3 是一种黏附蛋白,主要分布在附着基与基底表面相互接触的界面处,其功能是将黏附盘黏接至介质表面,目前被认为是贻贝附着基与外界固体表面形成黏合的主要黏附蛋白。紫贻贝(M. edulis)中已经鉴定到 20 种不同的 Mfp-3 基因序列,在黏附到介质表面的黏附盘中鉴定到 4~5 种变体;M. californianus 黏附于玻璃表面的黏附盘中分离到 2 类 12 种 Mfp-3。

Mfp-4 位于黏附盘与纤维部交界处,分子量为 79 000。Mfp-4 富含 Gly、Arg 及 His,DOPA 含量为 4 mol％。Mfp-4 具有特异的富含 Tyr 的八肽重复序列,但 Mfp-4 家族蛋白具有不同的八肽序列。Mfp-4 具有结合金属离子的性质,其 N-端富含 His,对 Cu^{2+} 具有很强的结合能力,足丝前胶原 PreCol-NG 富含 His 的结构表现出同样的性质,因此 Cu^{2+} 可能作为 Mfp-4 与 PreCol 发生分子间相互作用的桥梁。Mfp-4 富含 Asp/Asn 以及 Glu/Gln 的 C-端具有结合 Ca^{2+} 的性质,Mfp-4 通过 Ca^{2+} 与 Mfp-2 相互作用,可能负责足丝纤维中的胶原(如 preCoID 等)与足丝盘的黏附蛋白之间的连接,同时在足丝盘黏附蛋白之间也发挥着连接作用。

Mfp-5 分子量相对较小,约为 9 500,含有 27 mol％的 DOPA 以及磷酸化丝氨酸。磷酸化丝氨酸参与 Ca^{2+} 的结合,因此磷酸化位点可能参与贻贝黏附至钙质表面,辅助 DOPA 黏附。与 Mfp-3 相同,Mfp-5 也是足丝黏附的关键蛋白质,在体外 Mfp-5 对云母片的黏接能力高于 Mfp-3。

Mfp-6 分子量相对较小,约为 116 000,含有少量 DOPA 及大量 Tyr,Cys 含量为 11 mol％,DOPA 的含量不到 5 mol％。Mfp-6 中平均存在 3 个自由巯基,自由巯基可氧化形成二硫键,将氧化为醌的 DOPA 转变为还原态,也可通过 DOPA 残基与斑块中的 fp-3 和 fp-5 结合和(或)在线鞘中的 fp-1 结合,促进黏附盘蛋白的交联。

Mfps 显著特点为蛋白质中含有 DOPA。DOPA 的邻苯二酚基团具有多重性质,通过形成共价键或非共价键的方式发挥作用,具有与介质界面黏合以及促进黏附蛋白交联固化的双重作用。在贻贝黏附过程中,富含 DOPA 的 Mfp-3 与 Mfp-5 是主要黏合剂,在黏附盘与介质表面发挥黏接作用;Mfp-2 与 Mfp-3 无直接相互作用,在 Ca^{2+} 与 Fe^{3+} 存在的环境中,Mfp-2 自身或与 Mfp-5 相互作用,连接黏附界面与黏附盘;Mfp-6 含有自由巯基,具有将被氧化为醌的 DOPA 转变为还原态以维持其黏附力,以及通过自由巯基与 DOPA 反应发挥交联的作用。

贻贝足丝线由一个通过硬化的护套或表皮包裹的柔性芯组成,核心包含三种独特的胶原:precol-P、precol-D 和 precol-NG,以渐变方式延长线的长度。precol-P 约为 95 000 并含有 7 个独立的蛋白质结构域。足丝线的弹性近端区域以盘绕构型排列,具有坚韧和延展性。precol-P 与金属相互作用,表明可能发生金属介导的交联。precol-D 约为 97 000,也含有 7 个独立的蛋白质结构域。precol-NG 约为 76 000,含有在 precol-P 和 precol-D 中发现的蛋白质结构域的组合。它在沿着足丝线的整个长度中充当这两个胶原之间的介体。PTMP - 1 是一种约 50 000 的水溶性非胶原,存在于足丝线的近端区域,作为胶原结合蛋白发挥作用,含有表现出硬化作用的氨基酸序列。这种蛋白质有助于使足丝线中更柔韧的 precol-P 部分附着在动物身上时保持稳定。

(二)藤壶黏附蛋白的组成及特点

藤壶胶是水不溶性的,蛋白质含量超过 90%,是一种多蛋白聚合物。目前已经有 6 种蛋白质得到鉴定及分析。根据其性质,此 6 种蛋白质可以分为 4 类:氨基酸偏好性蛋白质(cp-19k 与 cp-68k)、富含带电氨基酸蛋白质(cp-20k)、疏水性蛋白质(cp-100k 和 cp-52k)以及酶(cp-16k)(表 7-5)。上述 4 类蛋白质中,除酶外,其他 3 类均未发现同源序列,其中 2 种蛋白质(cp-19k 与 cp-20k)结构简单,且不存在翻译后修饰;1 种蛋白质存在糖基化修饰;另外 3 种蛋白质尚未发现翻译后修饰。

表 7-5 藤壶黏附蛋白功能及机制

黏附蛋白	翻译后修饰	主要功能	机制
cp - 19k	无	黏附至介质表面	氢键、静电作用、疏水作用
cp - 68k	少量的糖基化修饰	排除水分子	与水分子相互作用
cp - 20k	无	底壳黏附以及个体之间的黏接	分子内交联,静电作用
cp - 100k	尚未发现	藤壶胶骨架	疏水作用
cp - 52k	尚未发现	藤壶胶骨架	疏水作用
cp - 16k	尚未发现	去除介质表面的生物膜与保护藤壶胶	溶菌酶

cp - 19k 分子量为 19 000,是藤壶胶中含量较低的组分,无翻译后修饰。不同藤壶[红巨藤壶(*M. rosa*)、致密藤壶(*B. improvisus*)及白脊藤壶(*B. albicostatus*)]鉴定到的 cp - 19k 相似序列较低,但氨基酸组成非常相似,Ser、Thr、Ala、Gly、Val 及 Lys 含量为 66%~70%。这表明 cp - 19k 的黏附功能可能与氨基酸组成有关,Ser、Thr、Lys 和 Val 可通过氢键、静电作用、疏水作用等黏附于不同介质表面。序列分析表明,cp - 19k 主要由富含 Ser、Thr、Gly、Ala(STGA 区)与富含 Val、Lys(非 STGA 区)的两个片段经过 4 次重复组成(图 7-3)。在藤壶黏附过程中,STGA 区可能作为柔性接头,暴露非 STGA 区与介质表面黏附。

cp - 68k 分子量 68 000,含有少量的糖基化修饰。cp - 68k 具有明显的氨基酸偏好,其中

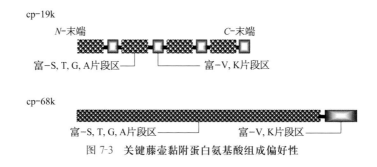

图 7-3　关键藤壶黏附蛋白氨基酸组成偏好性

Ser、Thr、Ala 与 Gly 含量约为 60%，且 4 种氨基酸含量基本一致。cp-68k 在 *M. rosa* 与 *B. amphitrite* 中鉴定到，两者蛋白质序列相似度较高（identical：47%；similar：65%）。cp-68k 的一级结构分为 2 个区域：富含 Ser、Thr、Gly、Ala 的长 *N*-端与缺乏上述四种氨基酸但富含 Lys、Pro、Trp、Cys 以及疏水氨基酸的短 *C*-端（图 7-3）。由于 Pro、Trp 与疏水性氨基酸的存在，*C*-端可能形成致密的核心；*N*-端富含的疏水的 Ala 及部分 Thr 可能与结合材料表面的水分子层相互作用有关。因此 cp-68k 可能作为引发分子及表面偶联分子，在藤壶黏附的起始阶段取代水分子。

cp-20k 的分子量为 20 000，是藤壶胶中含量较低的蛋白质，含量为 1%～2%，无翻译后修饰。cp-20k 富含 Cys（18%）以及带电荷氨基酸（Asp11.5%；Glu10.4%；His10.4%）。蛋白质中半胱氨酸残基均形成分子内二硫键，以单体的形式发挥作用。cp-20k 不与其他藤壶胶蛋白通过共价键连接，以非共价键的方式通过分子间的相互作用存在于藤壶胶中。体外重组表达的 cp-20k 特异性吸附到方解石上，而藤壶的石灰质外壳及底壳与方解石类似，因此 cp-20k 可能与藤壶底壳黏附以及藤壶个体之间的黏接有关。

cp-52k 与 cp-100k 分子量分别为 52 000 与 100 000，是藤壶胶的主要成分。cp-52k 与 cp-100k 均含有大量疏水氨基酸与少量半胱氨酸残基（分别为 1.1% 与 1.4%），但序列相似性低。两种蛋白质的一级结构具有淀粉样蛋白序列，大量疏水氨基酸形成 β-折叠并自组装；通过分子间的疏水作用，优化蛋白质-蛋白质相互作用，形成不溶的藤壶胶层。两种蛋白质在藤壶胶中形成不溶性的蛋白质骨架，提供黏合强度并与其他黏附蛋白交联。

cp-16k 分子量为 16 000，是藤壶中含量较低的蛋白质。序列比对显示与黑腹果蝇（*Drosophila melanogaster*）溶菌酶-P 有 47% 同源性，具有保守的关键氨基酸残基及 Cys 残基，其作用可能是去除介质表面的生物膜与保护藤壶胶免受微生物降解。藤壶胶粗提液具有裂解藤黄微球菌（*Micrococcus luteus*）的细胞膜活性，可能为 cp-16k 的裂解作用。

（三）贻贝黏附蛋白的黏附机制

贻贝黏附蛋白之所以具有极强的黏合作用，关键在于其结构中所富含的 DOPA，另外其抗水性则与其酪氨酸残基被置换为 3,4 二羟基苯丙氨酸,以及随后发生的 3,4 二羟基苯丙氨酸的醌基氧化有关。DOPA 的苯酚基团具有很强的金属螯合能力,在材料表面形成不可逆的有机金属络合物,还可与蛋白质等极性聚合物间形成很强的氢键结合。

与其他贻贝黏附蛋白相比,Mfp-3 和 Mfp-5 两种 MAP 的共同特征是分子量小但 DOPA 含量高,当它们接触到固体基质表面时,DOPA 的羟基与金属表面形成的氢键远远超过水分子与金属表面的氢键,DOPA 与表面发生有机金属络合反应,形成稳定的金属络合物,进而牢固地附着在物体表面。此外,在足丝胶固化过程中,Mfp-2 和 Mfp-4 中的 DOPA 则被氧化形成 DOPA 醌,通过 Micheal 加成反应与赖氨酸和半胱氨酸之间产生共价交联,进一步增加了内聚力。Mfp-1 则在足丝外表面的涂层上与 Fe^{3+} 形成络合物,使足丝更耐久和耐降解。研究显示 Mfp-1 和来自 Mfp-1 中包含 DOPA 的多肽,能与 Fe^{3+} 在 20 ℃、pH 为 10 的条件下形成稳定常数非常高的三价铁络合物。DOPA 残基与其他芳香基之间存在 π-π 非共价键的电子相互作用,这个相互作用能增加含有 DOPA 物质的黏着性,帮助 MAP 吸附到富含芳香化合物的表面。

美国伊利诺伊州埃文斯通市西北大学的生物医学工程师 Phil Messersmith 和同事,在一部原子力显微镜的顶端安置了一个 DOPA 分子,随后用一个二氧化钛表面接触原子力显微镜的顶端,测量将 DOPA 拉离二氧化钛表面所需的力。结果显示,完成这一过程需要 800 pN 的力,相当于将一对连接在一起的抗生物素蛋白和生物素分开所需的力的 4 倍,而这是没有原子间电子参与的生物学中最强的化学力。研究人员还发现,与共价键不同,DOPA 的氧化键如果在水中被破坏,依然能够重新形成。贻贝黏附蛋白黏接力强、防水等特性为其应用奠定了基础。

二、提取与制备简介

贻贝足丝蛋白的提取制备工艺主要包括如下三种途径。

(一)组织提取法

组织提取法即直接从贻贝足腺中提取天然黏附蛋白成分,例如,瑞典 Biopolymers 公司自 20 世纪 80 年代开始直接在贻贝足腺中提取并研制成组织培养用的黏合剂产品"Cell-Tak",该产品主要是 Mfp-1、Mfp-2 和 Mfp-3 的混合物,可用于细胞培养过程中非贴壁细胞与培养皿的黏附。但由于贻贝足丝蛋白的分泌量很低,1 万个贻贝也只能提取 1 mg 的黏附蛋白,导致这种直接提取的黏合剂产品价格昂贵,美国售价达到每毫克 115 美元。

(二)基因工程法

由于组织提取方法成本高、得率低,学者们展开了基因工程手段生产贻贝黏附蛋白的研究。如 J. H. Waite 等在 1999 年报道了将紫贻贝 *Mefp - 3* 基因转入酿酒酵母中进行表达；韩国浦项工业大学(POSTECH)的 Dong Soo Hwang 等将地中海贻贝的 Mfp - 5 和 Mfp - 3 在大肠埃希菌中表达得到重组的 Mfp - 5 和 Mfp - 3 蛋白，用于医用防水黏合剂的开发。黏着蛋白原在贻贝足腺细胞中被合成时经历了复杂的糖基化修饰、羟基化修饰及交联反应，而利用基因工程途径所得到的黏着蛋白产物则缺少这种严格而充分的修饰和加工过程。尽管学者们在体外对其进行了部分糖基化修饰，但所添加的寡糖链的数量、羟基化以及交联程度与天然蛋白质相比均相差甚远，致使所得蛋白质产物的黏度远远不及天然蛋白质。但近两年随着基因工程技术的飞速发展，基因工程法制备的贻贝黏附蛋白性能逐渐优化改善，有望成为医用贻贝黏附蛋白产品规模化生产的主要原料来源。

（三）细胞分泌法

由于利用基因工程途径无法获取理想黏度的黏着蛋白产品，因此，贻贝足腺细胞的体外培养与建系研究便成为获取理想黏着蛋白产物的充满希望的开发途径，引起了学术界的广泛关注，早在 20 年前美国就率先开始了贻贝足腺细胞的体外培养研究，但由于无脊椎动物细胞培养困难，其培养仍属世界性难题，贻贝足腺细胞的传代培养及其建系一直未能成功。

目前，从天然来源提取纯化贻贝黏附蛋白仍是该产品获取的主要途径。Joel Pardo 等人采用高氯酸及丙酮等溶剂沉淀法从贻贝足中获得贻贝黏附蛋白，纯度较提取液中提高 4~6 倍。Leszek M. Rzepecki 等人采用提取液经丙酮沉淀后，经 Sephadex G - 200 或 G - 150 一步纯化后再经 Sephacryl S - 300 或 S - 400 纯化，再经 RP - 300 反相 C8 柱三步纯化制备 MAP，活性蛋白收率仅为 15%。范恒瑞等采用混合模式吸附介质，可获得纯度 90% 的 MAP，但仅限于实验研究阶段。除此之外，贻贝黏附蛋白纯化还采用组合应用盐析及疏水相互作用色谱以及示差沉淀与反相色谱结合的方法获得，工艺复杂，规模制备成本高、周期长，对 pH 和盐浓度敏感而导致稳定性难控制，有必要研究新的色谱材料，引入新的色谱方法。MAP 中 *L - DOPA* 含量高于 11%，富含多酚基团，被认为是多酚蛋白质，在已报道的诸多分离纯化方法中未充分利用这一独特的蛋白质结构特点，酚羟基是氢键相互作用的良好供体，琼脂糖凝胶介质表面具有丰富的醚键等氢键受体，适宜采用氢键吸附色谱分离，实现高选择性分离，简化工艺，提高收率，降低成本。

三、基因工程法海洋黏附蛋白材料的制备

海洋生物多具有水下附着黏附功能，其黏附活性成分使多种多样的海洋生物成为新型材料开发和应用的资源宝库。海洋生物黏附材料多来源于海洋生物合成分泌的蛋白质和糖

类等大分子活性物质。这些成分多具有分泌量少、难以提取或提取成本较高以及易固化黏附机制不可逆性等难点,这造成海洋生物黏附材料的规模化制备存在很大的困难。如直接提取获得贻贝足丝黏附蛋白成分 MAP,大约 1 万只贻贝才能提取 1 mg 的黏附蛋白,致使这种方法生产的黏附材料价格昂贵。因此,越来越多的研究者开始采用基因工程的手段来体外重组制备海洋生物黏附材料。

基因工程生产工艺具有生产方法简单、成本低廉和利用天然微生物无毒性等特点,因此早已被用于活性蛋白和多肽类产品的生产制备。Hwang 等人分别进行了 Mgfp‑5 和 Mgfp‑3A 黏附蛋白在大肠埃希菌中的异源表达条件的优化及纯化。在此基础上,Hyung 和 Youngsoo 等人为改善黏附蛋白产量低、纯化困难等缺点,又重新设计构造了一系列杂交贻贝黏附蛋白 fp‑151‑RGD 和 fp‑353。这里以贻贝杂交黏附蛋白 fp‑151‑RGD 为例详细介绍基因工程法克隆制备海洋生物黏附材料的工艺与控制。

(一) 黏附蛋白片段的设计

黏附蛋白片段的设计是根据所需要黏附蛋白的用途从基因组数据库中选取黏附相关蛋白的 cDNA 序列,合理地分析设计出由 1 种或多种不同来源的 cDNA 基因片段组成的融合片段。fp‑151‑RGD 是 Hwang 等人设计出的一种新型细胞表面黏附剂(图 7‑4)。目前市场上细胞表面黏附剂的作用机制主要有三种,包括阳离子黏附剂(PLL)、整合素蛋白介导的黏附和 DOPA 介导的湿黏附。根据其在湿黏附的功能特性,选取具有以 DOPA 介导的湿黏附性质的贻贝黏附蛋白 fp‑151。fp‑151 是 Hyung 等人为解决 MAP 在重组表达中存在的产量少、纯化困难以及黏附力降低等问题设计出的一种融合贻贝黏附蛋白。fp‑151 结构为在贻贝黏附蛋白 fp‑5 的 N‑端和 C‑端分别添加 6 个重复的来自贻贝黏附蛋白 fp‑1 的十肽。Arg‑Gly‑Asp (RGD)序列则为一种细胞黏附识别模块,是一种整合素介导的细胞黏附。Hwang 等人设计出的 fp‑151‑RGD 是一种包含以上三种黏附机制的融合蛋白片段,以期获得更加经济、效果更好的细胞黏附效果。

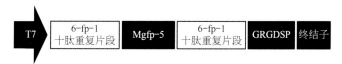

图 7-4　融合蛋白 fp‑151‑RGD 的示意图

(二) 表达系统宿主菌株和载体的构建

以大肠埃希菌作为宿主细胞的表达系统是使用最为广泛、最为重要的异源蛋白表达系统。

在大肠埃希菌中表达外源基因的基本方法是先将外源基因插入表达载体上,通常是插入质粒内。下一步是将构建的载体转化到适当的大肠埃希菌宿主菌株。fp-151-RGD重组质粒的构建方法是以含有 fp-151 的质粒 pENG151 为模板通过 PCR 的方法将 GRGDSP 序列加到 fp-151 序列的 C-端。使用合成的引物(5′端引物:5′-TAATACGACTCACTATAGGG-3;3′端引物:5′-AAGCTTACGGGCTATCGCCACGGCCTTTGTAAGTCGGGGGG-3′)通过 PCR 扩增出长度为 672 bp 的 fp-151-RGD 核酸片段。将扩增出的片段使用核酸内切酶(Nde I 和 Hind III)双酶切,连接到 pET22(b)+表达载体上。转化 E. coli BL21(DE3)宿主细胞中。插入片段的正确性通过测序的方式进行验证。

(三) 重组菌株的培养、诱导表达与优化

目的基因的高效表达是基因工程法获取重要价值蛋白质的关键步骤。大肠埃希菌是重要的原核表达系统,为提高外源基因的表达水平通常将宿主菌的生长和外源基因的表达分成两个阶段,以减轻宿主菌的负荷。常用的诱导外源基因表达的方法有温度诱导和药物诱导。进行目的基因诱导表达的实验流程一般包括菌种活化、转接培养,当培养到一定生长阶段(一般为对数生长期前、后)进行外源基因的诱导表达。

同样以 fp-151-RGD 重组基因的表达为例进行介绍。首先将转入外源基因的大肠埃希菌宿主菌培养在 LB 培养基(含有 50 μg/ml 氨苄青霉素),培养条件为 37 ℃,250 r/min。当培养液的 OD600 达到 0.2～0.5 时,加入终浓度为 1 mmol/L 异丙基-β-d-硫代半乳糖苷(IPTG)诱导 fp-151-RGD 的表达。培养一段时间后将培养液 18 000 g,4 ℃离心 10 分钟收集菌体,保存在-80 ℃用于后续分离纯化。

不同外源基因的最优表达条件一般不同。以异丙基-β-d-硫代半乳糖苷(IPTG)诱导为例,影响外源基因表达的因素一般包括:诱导剂 IPTG 浓度、诱导温度、诱导培养时间等条件。通过将小体系优化这些条件以获得目的蛋白质的最优表达条件。按照常规培养技术培养转化的宿主菌株,设计不同温度(16 ℃、25 ℃、30 ℃、37 ℃)、不同 IPTG 诱导浓度(0.2 mmol/L、0.5 mmol/L、1 mmol/L)、不同诱导培养时间(3 小时、6 小时、8 小时、12 小时)、不同诱导时机 OD600(0.2、0.5、0.8、1.0、1.2)等条件相互组合诱导表达,筛选出最优表达条件。

(四) 目的蛋白质的纯化

海洋黏附蛋白的分离纯化是将重组表达的黏附蛋白成分从菌体中分离纯化出来。其分离纯化形式又可分为可溶性蛋白和包涵体蛋白的分离纯化。但研究发现大部分海洋黏附蛋白体外重组表达是以包涵体形式表达(如 Mfp-3、Mgfp-5 和 fp-151),因此,这里简单介绍一下包涵体的分离纯化方法。基本过程包括细胞破碎,低浓度蛋白质变性剂(脲或

者盐酸胍)洗涤包涵体,高浓度变性剂(8 mol/L 尿素或 6 mol/L 盐酸胍)溶解,透析复性。

在融合蛋白 Mfp-3 重组表达时添加组氨酸标签,以用于后续包涵体蛋白的纯化。将诱导表达后收集的菌体使用 PBS 重悬洗涤,使用细胞裂解液重悬菌体,冰浴超声破碎细胞,离心收集超声后沉淀。用缓冲液 A(10 mmol/L 咪唑、8 mol/L 尿素、0.1 mol/L 磷酸钠、10 mmol/L Tris-HCl, pH 7.9)溶解超声沉淀,冰浴超声溶解,离心收集超声上清。经 0.45 μm 微孔滤纸过滤后加入平衡后的 Ni^{2+}-NTA 亲和介质凝胶珠。用缓冲液 B(30 mmol/L 咪唑、8 mol/L 尿素、0.1 mol/L 磷酸钠、10 mmol/L Tris-HCl, pH 6.3)洗涤,用缓冲液 C(300 mmol/L 咪唑、8 mol/L 尿素、0.1 mol/L 磷酸钠、10 mmol/L Tris-HCl,pH 4.5)洗脱目的蛋白质。透析复性在 5% 的醋酸中。Hwang 等人则根据 fp-151-RGD 的特点采取了不同的纯化策略。Hwang 等人将收集的表达菌体使用 5 ml 的裂解缓冲液(10 mmol/L Tris-Cl、100 mmol/L 磷酸钠,pH 8.0)重悬 1 g(湿重),样品在高压细胞破碎仪中破碎。18 000 g,4 ℃离心 20 分钟收集破碎沉淀。使用 25%(V/V)醋酸提取 fp-151-RGD,18 000 g,4 ℃离心 20 分钟收集提取液上清,在 5% 的醋酸中 4 ℃透析过夜。

(五)蛋白质浓度测定与分析

目的蛋白质纯化表达后需要对目的蛋白质进行纯度的鉴定分析。对海洋黏附蛋白质纯度的鉴定方法一般采用 SDS-PAGE、Western 印迹分析、MALDI-TOF 质谱分析等。

SDS-PAGE 电泳分析方法是在变性条件下根据不同蛋白质分子在电场中迁移速率的不同将不同的蛋白质分离开来,染色后根据目的蛋白质条带的大小和比例从而获得目的蛋白质的浓度和纯度。Hwang 等人将纯化获得的 Mgfp-5 重悬于上样缓冲液[0.5 mol/L Tris-HCl (pH 6.8),10% 甘油,5% 十二烷基磺酸钠(SDS),5% 巯基乙醇,0.25% 溴酚蓝],100 ℃孵育 5 分钟。样品离心 1 分钟后于 SDS-聚丙烯酰胺凝胶(15% W/V)中电泳分离,使用考马斯亮蓝(Commassie brilliant blue)进行染色分析。

Western 印迹分析法是一种广泛应用的检测和鉴定目的蛋白质的有效手段。对于 Western 印迹分析法首先要将纯化后的目的蛋白质进行 SDS-PAGE 电泳分离,然后将 SDS-聚丙烯酰胺凝胶上的蛋白质在转膜缓冲液中电转到硝化纤维素膜上,经过一抗、二抗孵育后显色剂显色,进而进行显色分析。Hwang 等人在转膜缓冲液(48 mmol/L Tris,39 mmol/L 甘氨酸,20% 甲醇)中,15 V 电转 30 分钟将 SDS-聚丙烯酰胺凝胶上的 Mefp-5 蛋白质转印至 PVDF(polyvinylidene fluoride)膜。分别使用一抗小鼠 His-tag 抗体、二抗碱性磷酸酶(alkaline phosphatase,ALP)标记的鼠抗免疫球蛋白 G 抗体检测目标蛋白质,以快红染料(fastred TR)进行显色。使用 Gel-Pro 软件分析显色图片获得鉴定结果。

质谱分析法则是对重组蛋白质分子质量的精确鉴定。一般采用基质辅助激光解析-飞行时间(MALDI-TOF MS)质谱分析法。如 Hwang 等人采取 MALDI-TOF 质谱分析了

Mfp-3、Mefp-5和fp-151-RGD等蛋白质的分子量与理论分子量的差异。LI Nan-Nan等人对重组蛋白Mfp-3的部分氨基酸序列采用4 700串联飞行时间质谱仪进行验证并采用胰蛋白酶酶解样品后的肽段做氨基酸分析参照。从而确定了重组蛋白Mfp-3的分子量为9 180,与理论分子量9 150仅相差30的结论。并通过采用串联质谱分析重组蛋白Mfp-3经胰蛋白酶酶解后的肽段序列,表明其 C-端片段序列与重组 Mfp-3 的 C-端理论序列(GYLYLEHHHHHH)完全相符。

四、化学修饰与性能

经基因工程法合成或者化学提取合成的黏附材料一般缺少海洋生物体内相关酶的修饰导致机械强度较低、黏附力较小的缺点。因此制备生物黏附材料需要对其进行化学修饰或交联处理,如基因工程法制备的黏附相关的蛋白(Mfp-5、Mfp-3 以及融合蛋白 fp-151-RGD 等)需要进行 DOPA 的修饰;此外,一些生物相容性好的多糖材料分子链上通常含有诸如—OH、—COOH、—NH 一类的功能基团(如海藻酸钠、壳聚糖、纤维素、胶原等),这些基团可与一些海洋黏附蛋白组分的关键黏附官能团发生 Schiff 碱、加成、缩合一类的化学反应,彼此间形成化学交联键。大幅度提升黏附蛋白材料的强度、黏附力、生物相容性等性能。同时,一般还需要诱导黏附材料的交联聚合,如黏附聚合物的交联聚合、接枝共聚以及其他水溶性有机高分子材料的交联与转化等,因此在海洋生物黏附材料的制备过程中常使用接枝共聚和交联聚合方法。接下来就相关内容进行简单介绍。

(一) 生物化学修饰

基因工程法制备出的蛋白类黏附材料多源于大肠埃希菌原核表达系统,缺少真核表达系统的翻译后修饰,为增加其黏附性特征需要对其进行生物化学的修饰。例如,贻贝来源的黏附蛋白(MAP)成分通过基因工程法合成后进行 DOPA 修饰大大增强了其黏附性。其中 DOPA 为黏附蛋白发挥功能的关键因素。多巴所含有的苯酚基团既可以与金属螯合,又可以与蛋白质等极性聚合物形成很强的氢键,是黏附蛋白"湿"黏附和内聚力的关键。Hyung 等人将融合蛋白 fp-151 中酪氨酸残基在酪氨酸酶的作用下修饰成 DOPA 提高了其表面黏附力。他们将 fp-151 蛋白与酪氨酸酶(Sigma)按照 200∶1(质量比)的比例混合在反应缓冲液(0.1 mmol/L PB, pH 7;25 mmol/L 抗坏血酸;20 mmol/L 硼酸钠)中,25 ℃摇荡 1 小时。将修饰后的样品超滤、浓缩并稀释至 5% 的醋酸溶液中。为防止修饰后的 DOPA 自动氧化,将 fp-151 样品进行冻干成粉保存在无氧环境中。经过样品固化后黏附力检测发现其黏附性能有了明显的提高(图 7-5)。

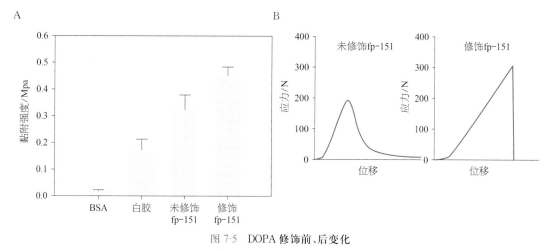

图 7-5 DOPA 修饰前、后变化

A. DOPA 修饰前、后黏附力变化；B. DOPA 修饰前、后应力–形变曲线

（二）接枝共聚

合成或制备的黏附材料一般机械强度较差，采用接枝共聚法可将黏附材料接枝到具有一定强度的载体（如纤维素、壳聚糖等）上，同时可配合引发剂在载体表面产生自由基聚合成胶，提高其机械性能。接枝共聚法经常被应用于改善各种材料的应用性能。根据单体的性质和相对数量的变化无限量地合成不同单元的共聚物。接枝共聚修饰可以改变聚合物链的对称性，大范围地改变聚合物分子内作用力和材料性能，如玻璃化转变温度、结晶度、溶解度、弹性、渗透性等。制备接枝共聚物就是将一种单体接枝到一种接枝材料聚合物的主链上，保持了基体聚合物和接枝聚合物良好的性能。作为理想的接枝单体应具有成本低、环境污染小、可生物降解、接枝稳定性好的特点，物理化学性质适合应用目的并能够提高接枝基体的性能和应用领域。接枝反应根据其反应原理大致可划分为：化学接枝、化学-酶法和紫外光接枝。

DOPA 为海洋生物中天然存在的一种黏附分子，可利用其含有的邻苯二酚基团快速发生氧化交联发挥黏附作用。王尧等人将这种天然的生物黏附分子接枝与多臂 PEG 末端用于提升材料的生物黏附，同时也克服了单体 DOPA 和 PEG 分子机械强度差的缺点。采用的技术方法如下图所示（图 7-6）。首先将提纯后的分子 1 与 DOPA 分子按照 2∶3 的比例混合，溶于二甲基亚砜（DMSO），向其中滴加过量的三乙胺，避光常温搅拌 48 小时，目的是将二硫键引入 DOPA 分子结构。然后再加入巯基修饰的聚乙二醇（T - PEG）继续搅拌 48 小时，透析与去离子水中冻干。将冻干的 PEG - DOPA 溶于 PBS 中加入高碘酸钠氧化交联，溶液在 5 分钟后成胶。王尧等人通过材料的检测发现，DOPA 分子的引入使凝胶的机械强度显著提高。

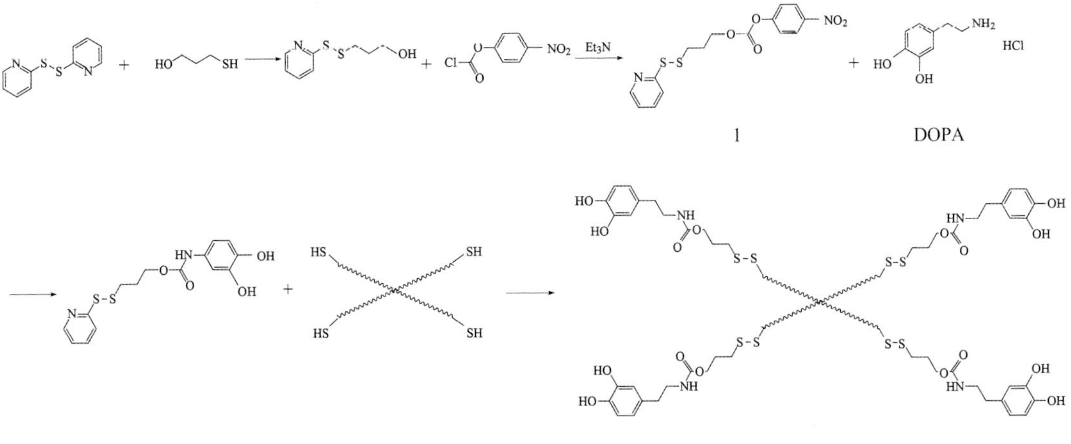

图 7-6　基于 PEG‐DOPA 的水凝胶因子的合成路线

五、复合材料制备与研究

随着科学技术的发展,复合材料因为其优越的性能而被广泛运用。所谓复合材料是将两种或两种以上的结构或性能不同的材料,以人工设计的形式、比例和分布组合而成的具有独特的结构和性能的新型材料。其优势在于可以按照人的需要将不同性能的材料设计组装起来并通过各组分性能的互补和关联可以获得单一组成材料所不能达到的综合性能。基于新型黏附蛋白制备不同复合生物材料的研究,下面介绍一下几种新型海洋生物黏附蛋白相关复合材料的制备思路及应用。

Chao Zhong 等人将紫贻贝足丝来源的黏附蛋白(Mfp)和大肠埃希菌淀粉样纤维蛋白 Curli 的主要亚基(CsgA)通过基因工程分子设计技术巧妙地结合在一起,并进行 DOPA 修饰形成一种可以自组装性能优良的水下黏附剂。其基因工程分子设计策略与预测结构如图 7-7 和图 7-8 所示。这种分子设计策略将淀粉样蛋白和 DOPA 依赖的贻贝足丝黏附蛋白性能结合起来,组建出一种新型黏附纤维模块。实验结果表明,所得到的纤维具有自组装分层结构和多功能特性,如高湿黏附强度,材料稳健性,增强了内在荧光的稳定性。Chao Zhong 等人将单体融合蛋白质使用酪氨酸酶进行 DOPA 修饰,发现其在水下不同 pH(2.5、5.0、7.0 和 10.0)范围内都具有稳定的黏附性能,与未 DOPA 修饰的蛋白纤维相比较拥有更高的黏附力(至少增加了 2~3 倍)。水下黏附力达到 20.9 mJ/m²,是迄今报道的所有生物衍生和生物蛋白质来源的水下黏合剂中最大黏附力的 1.5 倍。与以单一成分的 Mfp3 和 Mfp5 黏附剂相比,这种纤维胶具有更好的耐受自动氧化的特征,可能是由于疏水性芳香族氨基酸残基

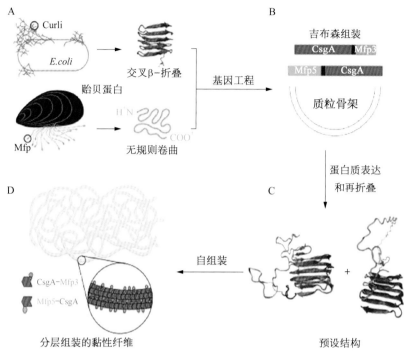

图 7-7　水下自组装黏附剂的分子设计策略和分组装模拟图

A. 为两种天然蛋白质示意图：来源于大肠埃希菌的纤维蛋白(Curli)和贻贝黏附蛋白(Mfps)。Curli 是由功能性亚基 CsgA 组成的黏性淀粉样蛋白纤维。CsgA 亚基具有 5 个由保守残基介导的环-链堆叠模体，可以自组装成纳米纤维。Mfp3 和 Mfp5 是主要的贻贝足丝黏附蛋白，由无序的卷曲结构组成，是水下界面黏是关键的成分；B. 通过合理的设计融合两种天然蛋白黏附剂的编码基因，使人造黏附材料成为可能。分别独立设计出如图两种基因结构(CsgA - Mfp3 和 Mfp5 - CsgA)；C. 溶液中 CsgA - Mfp3 和 Mfp5 - CsgA 预测的交叉 β-折叠链结构示意图。在两种预测结构中，都以 CsgA 形成淀粉样蛋白核心，Mfp3 和 Mfp5 从 CsgA 的 C-端或 N-端分别延伸为无序化的线圈结构；D. 溶液中 CsgA - Mfp3 和 Mfp5 - CsgA 自组装示意图。由于两者都以淀粉样蛋白为核心域，CsgA - Mfp3 和 Mfp5 - CsgA 单体可以自组装成大束纤维或分层网络纤维丝。CsgA 结构域是纤维自组装的关键，它通过自聚合使原纤维延伸侧向堆叠使 β-链层合，同时黏合结构域 Mfp3 和 Mfp5 位于纤维表面。CsgA - Mfp3 和 Mfp5 - CsgA 蛋白单体的体外共聚可以导致两种蛋白质的分级共组装结构，这种共组装结构依赖于天然贻贝黏附系统中 Mfp3 和 Mfp5 分子之间的分子间相互作用

图 7-8　融合蛋白单体、单纤维和共组装纤维结构的分子动力学模拟比较

A. CsgA - Mfp3 的分子动力学组装结构模拟，单体(上方)和原纤维(下方)；B. Mfp5 - CsgA 的分子动力学组装结构模拟，单体(上方)和原纤维(下方)；C. CsgA - Mfp3 和 Mfp5 - CsgA 共组装的分子动力学组装结构模拟，单体(上方)和原纤维(下方)。对单体和纤维，模拟开始前、后显示出类似的分子动力学组装结构；始终以有序的淀粉样蛋白(CsgA 结构域)为主体结构的核心，而无序的 Mfp5 或 Mfp3 则位于主体核心外层。单体和纤维结构的模拟时间分别为 1 微秒和 200 纳秒

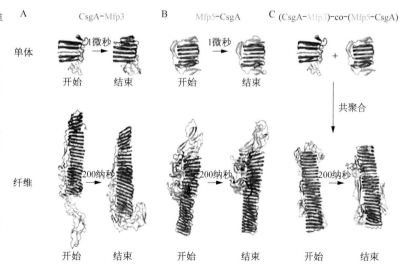

的保护作用和淀粉样纤维的疏水性特性导致的。分子设计复杂的多模块自组装策略在未来生物材料和仿生材料的开发利用领域具有很好的发展前景。

六、国内外研究及应用现况

现阶段不断加深对海洋生物黏附材料的发掘，越来越多的新型海洋生物材料产品已被深入研究和广泛应用。本部分我们对目前已经开发研究或已经投入使用的新型海洋生物黏附材料产品在不同领域的应用进行介绍。

（一）细胞/基因工程材料

1. 细胞培养黏附材料

细胞表面黏附是细胞培养和组织工程领域重要的基本理论基础。选择合适的细胞培养黏附材料可以大大促进细胞增殖，有利于形成人们所需要的多层 3D 结构的组织工程产品（如血管、淋巴管等结构器官）。目前应用的细胞培养黏附材料主要来源于提取细胞外基质蛋白和多聚 L-赖氨酸产品。细胞外基质蛋白由于其具有多种细胞黏附模块已被广泛应用于细胞培养和组织工程领域。但是其来源直接从生物体中提取的产品（如 Cell - Tak）具有价格昂贵、工艺复杂以及具有可感染性的缺点。多聚 L-赖氨酸产品则由于其为非特异性细胞黏附会具有细胞毒性和细胞异常扩散性。美国 Kollodis BioSciences 公司以贻贝细胞外基质黏附蛋白为主要功能成分 MAPTriXTM 技术产品。MAPTriXTM 技术（Mussel Adhesive Protein based maTrix Technology）就是将重组贻贝黏附蛋白（MAP）与特殊的生物活性多肽结合在一起（图 7-9）。其中活性多肽模仿细胞外基质（ECM）蛋白提供细胞接触附着、扩散、生长和分化功能。MAP 则可以提供多种多样的界面生物黏附。MAPTriXTM 产品可作为组织一种工程材料涂层使用，使其表面产生适合应用的生物功能界面。Dong Soo Hwang 等人开发出一种透明质酸（HA）-贻贝重组黏附蛋白（fp - 151 - RGD）凝胶涂层，将其涂于钛骨架表面进行成骨细胞的培养。钛涂层表面具有高负电荷残基基团，与未处理钛骨架相比具

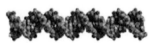

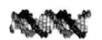
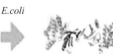

贻贝黏附蛋白基因　　　　功能性多肽基因　　　功能性贻贝黏附蛋白

图 7-9　基因重组技术制备 MAPTriX™ 产品

有最高的前成骨细胞(MC-3T3)增殖数量。是未处理钛骨架细胞增殖数量的 5 倍。这种通过大肠埃希菌高效发酵产品为原料大大降低产品成本,制备方法简单,可规模生产,具有较大的应用潜力。

2. 基因转运材料

基因治疗法是治疗后天获得性或先天性遗传疾病的一种有效方法。这种治疗方法最重要的就是将外源靶基因高效率导入细胞核内部。由于细胞的质膜和内源核酸酶的存在阻止了细胞接受外源基因信息,使外源靶基因的导入效率很低,所以无毒高效的基因导入系统是基因治疗成功的关键(Kouraklis,2000)。目前基因导入系统有病毒基因转运系统、阳离子脂质体转运系统、阳离子蛋白转运系统、聚合物系统等。但是病毒基因转运系统因其安全性被限制使用,阳离子脂质体转运系统转运效率又相对较低。为克服这些缺点,聚合物系统和阳离子蛋白转运系统已被研究运用。Dong Soo Hwang 等人鉴于重组贻贝黏附蛋白(fp-151)具有与组蛋白类似的碱性氨基酸组成以及在大肠埃希菌中可高效表达和高量生产等优点研究出了一种以重组贻贝黏附蛋白(fp-151)为基础的新型蛋白基因转运材料。经实验确认了fp-151 重组蛋白与 DNA 具有结合亲和力。Dong Soo Hwang 等人将外源基因以 fp-151 为转运载体转染哺乳动物细胞(人 293T 细胞和小鼠 NIH/3T3)。fp-151 蛋白在哺乳细胞中展现出与已被广泛运用的转染剂(Lipofectamine™ 2000)相似的转染效率。证明 fp-151 蛋白具有作为以蛋白质为基础的基因转运介质材料的潜力。

(二) 体外创面修复材料

Steven P. Schmidt 等探讨了生长因子和贻贝黏附蛋白(Cell Tak™)联合使用对线性切口创面的促愈合效果,选择 200~250 g 的雄性维斯塔鼠构建背部横向创面模型,对比实验结果证实二者的联合使用可显著促进切口创面的愈合。韩国浦项科技大学的 Choi BH 等对前成骨细胞、前脂肪细胞和软骨细胞三种细胞系在人工细胞外基质的培养表明,三种细胞系在贻贝黏附蛋白包被的培养表面具有很好的贴壁、增殖、爬行和生存能力;美国罗切斯特大学的 Notter MF 对胚胎下丘脑细胞和神经元细胞系的培养发现,在贻贝黏附蛋白包被的条件下,100％的胚胎下丘脑细胞系贴壁完成仅需 5 小时,这一结果比多聚赖氨酸和胶原分别提高了 45％和 25％,对神经元细胞系的培养表明,相同的培养条件,贻贝黏附蛋白的存在,对贴壁率的提高可以增加 1 倍。

目前江阴贝瑞森生化技术有限公司已经产业化实施贻贝黏附蛋白产品项目。贻贝黏附蛋白(mussel adhesive protein)是来源于海洋紫贻贝足丝蛋白的一种天然蛋白质,等电点在 9.5 左右,富含赖氨酸(Lys),在生理环境下具有高载量的正电荷。因此可以通过静电作用吸引细胞贴壁生长和爬行替代。另外贻贝黏附蛋白还具有很好的隔水黏附性,对渗出性创面可有效促进愈合。黄海峰等人研究了贻贝黏附蛋白对 CO_2 激光术后创面愈合的作用,通过实验发现贻贝黏附蛋白可在 12 小时时使培养板中的 L929 小鼠成纤维细胞全部贴壁生长;另外通过医院门诊就诊的 60 例面部色素痣患者进行 CO_2 激光术后创面愈合对比发现,实验组创面愈合率均高于对照组,且具有统计学意义,证明贻贝黏附蛋白能够促进 CO_2 激光术后创面的愈合。刘茜等人也同时证实了贻贝黏附蛋白创面修复敷料在体外无细胞毒性的结论。贝瑞森公司研发的"贻贝黏附蛋白创面修复敷料"获得了江苏省药品监督管理局审批的医疗器械产品注册证,这是我国贻贝黏附蛋白的首张医疗器械产品注册证(图 7-10)。但是其生产工艺主要是以贻贝足丝为原材料,经过粉碎、提取、色谱纯化、浓缩等工艺步骤制备高纯度的单一蛋白质,这就使生产成本比较昂贵。随着科学技术的不断发展,贻贝黏附蛋白产品有望利用基因工程和发酵工程进行规模化生产,因此贻贝黏附蛋白产品在创面修复愈合领域具有巨大的开发价值和潜力。截至目前,我国国家食品药品监督管理局业已批准了 4 项黏附蛋白类医疗器械上市,均用于临床浅表性创面的防护,按Ⅱ类医疗器械管理(表 7-6),由此来看,海洋黏附蛋白类医用产品从产品开发、市场培育到上市监管均处于逐步成长期,可为Ⅲ类医疗器械产品的开发、评价、标准及监管积累经验。

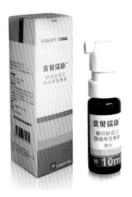

产品名称: 贻贝黏附蛋白创面修复敷料
产品规格: 0.5mg/ml×0.2ml,0.5mg/ml×0.5ml,0.5mg/ml×1ml,0.5mg/ml×3ml,0.5mg/ml×5ml,
0.5mg/ml×10ml,0.5mg/ml×15ml,0.5mg/ml×20ml,1.5mg/ml×0.2ml,1.5mg/ml×0.5ml,
1.5mg/ml×3ml,1.5mg/ml×5ml,1.5mg/ml×10ml,1.5mg/ml×20ml,
共14种规格
主要成份: 贻贝黏附蛋白
性　　状: 淡黄色、微酸气体、均匀、无沉淀液体
适用范围: 适用于浅表性创面的防护,临床浅Ⅱ度烧伤创面
的防护和治疗
不良反应: 暂无
储　　存: 干燥、阴凉处保存
有效期: 二年

图 7-10　贻贝黏附蛋白创面修复敷料产品(江阴贝瑞森有限公司)

表 7-6　我国国家食品药品监督管理局已批准的海洋黏附蛋白类产品

序号	注册证编号	产品名称	结构及组成	适用范围
1	苏械注准 20162640499	贻贝黏附蛋白水凝胶敷料	主要成分为贻贝黏附蛋白,蛋白含量为 0.5 mg/g 和 1.5 mg/g。每 100 g 产品贻贝黏附蛋白含量分别为 0.05 g 和 0.15 g,甲基纤维素为 2.22 g,丙二醇均为 11.11 g,甘油均为 11.11 g,柠檬酸均为 0.29 g,其余均为注射用水	适用于临床浅表性创面的防护
2	吉械注准 20172640182	贻贝黏附蛋白水凝胶敷料	主要成分为贻贝黏附蛋白,蛋白质含量分别为 0.3 mg/g、0.5 mg/g 和 1.5 mg/g,每 100 g 产品中贻贝黏附蛋白分别为 0.030 g、0.050 g 和 0.150 g,甲基纤维素均为 2.22 g,丙二醇均为 11.11 g,甘油均为 11.11 g,柠檬酸均为 0.29 g,其余均为纯化水	适用于临床浅表性创面的防护

序号	注册证编号	产品名称	结构及组成	适用范围
3	吉械注准20172640178	贻贝黏附蛋白水凝胶敷料	主要成分为贻贝黏附蛋白,蛋白含量分别为 0.3 mg/g、0.5 mg/g 和 1.5 mg/g,每 100 g 产品中贻贝黏附蛋白分别为 0.030 g、0.050 g 和 0.150 g,甲基纤维素为 2.22 g,丙二醇均为 11.11 g,甘油均为 11.11 g,柠檬酸均为 0.29 g,其余均为纯化水	适用于临床浅表性创面的防护
4	川械注准20192140172	贻贝黏附蛋白水凝胶敷料	主要成分为贻贝黏附蛋白,蛋白含量分别为 0.5 mg/g 和 1.5 mg/g,每 100 g 产品中贻贝黏附蛋白分别为 0.050 g 和 0.150 g,甲基纤维素均为 2.22 g,丙二醇均为 11.11 g,甘油均为 11.11 g,柠檬酸均为 0.29 g,其余均为注射用水	适用于临床浅表性创面的防护

贻贝黏附蛋白市售医疗器械产品可用于创面的修复,例如修复微等离子体治疗痤疮瘢痕后的创面,可以缓解激光后引起的红斑、水肿、脱屑、疼痛和瘙痒,且使用方便,疗效快。贻贝黏附蛋白用于二氧化碳激光术后创面修复中,使用贻贝创面修复材料的观察组创面愈合率和创面深度缩减率均高于对照组,差异具有统计学意义,说明贻贝黏附蛋白有助于提高创面愈合率。此外,在贻贝黏附蛋白修复创面的过程中,有关于贻贝黏附蛋白止痒的报道。烧伤后瘢痕瘙痒患者使用贻贝黏附蛋白后,止痒起效时间为 1~7 分钟,首次使用后痒感评分由 3~8 分降至 0~2 分。说明贻贝黏附蛋白产品用于瘢痕痒感的治疗,缓解彻底、起效迅速、使用简单、无明显不良反应。烧伤后创面愈合期和瘢痕增生期患者使用贻贝黏附蛋白后瘙痒平均分由治疗前的 9.3 分下降至治疗后的 1.1 分,使用贻贝黏附蛋白组有效率 100%,说明贻贝黏附蛋白治疗烧伤后瘙痒安全有效,为临床提供一种可行的治疗方法。

(三)体内封堵材料

尿瘘(urinary fistula)为一种生殖器官与泌尿系统器官形成的异常通道,表现为漏尿,是一种极其痛苦的损伤性疾病。在大多数不发达国家,尿瘘已成为一个十分严峻的社会性难题。据世界卫生组织(WHO)报道,全球约有 200 万年轻女性患有尿瘘,并且每年新增 5 万~10 万尿瘘患者。目前主要的治疗策略是通过外科手术将瘘管机械缝合封闭处理。这种方法术后需要长期的愈合期来防止术后组织水肿和发炎,这段时期就要对患者实施插管导尿,否则将导致手术机械封闭有可能不能完全封堵瘘管,具有扩大瘘管损伤邻近组织的风险。因此寻找一种合适的可注射黏附封闭剂是治疗尿瘘的一种很有前景方法。但是机体内部组织被大量的体液和细胞覆盖,同时体液中还有大量的电解质,导致封堵材料最大的难题就是能在大量体液的高湿度环境要达到足够的"湿"组织黏附强度。Hyo Jeong Kim 等成功发明了一种水不溶的生物黏附复合凝胶(water-immiscible mussel protein-based bioadhesive,WIMBA),这种复合凝胶成功运用了两个策略:①贻贝黏附蛋白含有的 DOPA,可实现足够大的湿黏附力。②将贻贝黏附蛋白与透明质酸(HA)共混复合工艺以达到水不溶性特征。

Hyo Jeong Kim 等人制备 WIMBA 可注射水凝胶放入工艺主要有三步：首先是制备贻贝黏附蛋白（fp-151）。fp-151 为一种基因工程重组蛋白，可通过大肠埃希菌发酵工艺大量制备。然后将制备的 fp-151 蛋白进行 DOPA 修饰。将制备的 fp-151 冻干粉溶解于修饰缓冲液（50 mmol/L 醋酸钠，pH 5.5；25 mmol/L 抗坏血酸；10 mmol/L 硼酸）中，加入 0.01 mg/ml 的酪氨酸酶（mushroom *Agaricus bisporus*，Sigma）室温修饰 3 小时。最后将制备的 fp-151 与 HA 共混（6∶4，wt∶wt）于醋酸钠缓冲液（pH 5.5）成胶。实验数据证明 fp-151 的 DOPA 含量达到了 45%～50%，要高于天然贻贝黏附蛋白的 DOPA（15%～30%）含量。经过水下黏附和猪皮黏附实验检测发现，WIMBA 凝胶水下黏附达到 0.88 MPa，是未 DOPA 修饰材料强度的 8 倍。在猪皮黏附实验中 WIMBA 的组织黏附强度达到 0.12 MPa，是纤维蛋白凝胶黏附强度的 7.5 倍。Hyo Jeong Kim 等人自行设计了一种模拟体内尿瘘管封堵模型（图 7-11，图 7-12），用于检测体内凝胶尿瘘封口压力。大鼠膀胱尿瘘管封堵模型实验结果表明，无论是封堵承受的最大压力、封堵的稳定性还是填充-排泄循环后压力的分布，都证明了 WIMBA 凝胶在应用于膀胱瘘管修复时，可大大缩短患者插管导尿阶段，减少患者的痛苦。总体来说，因 WIMBA 凝胶具有的多种优良的物理特性，它是目前有效治疗尿瘘的代替手段。此外，这种新型的水下组织黏合剂也显示出在其他机体部位应用的巨大潜力，如穿孔密封和泄漏口接合等。

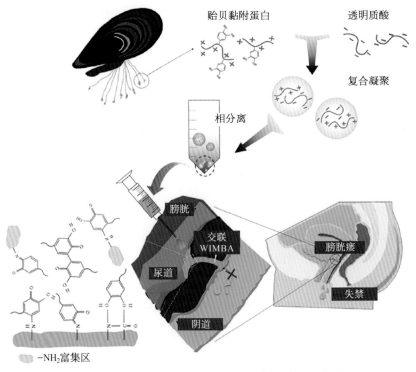

图 7-11　WIMBA 可注射水凝胶用于尿瘘管封堵的原理模型图

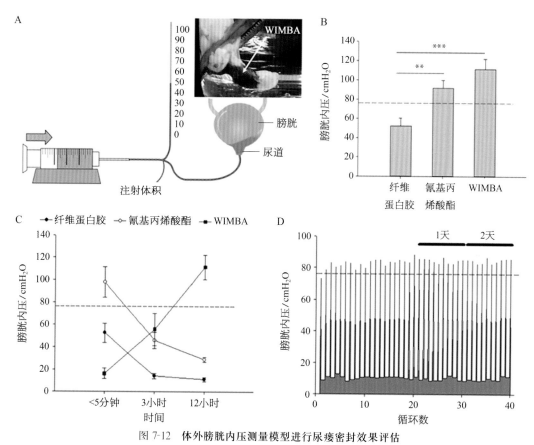

图 7-12　体外膀胱内压测量模型进行尿瘘密封效果评估

A. 单通道水压计测定膀胱内压模型；B. 三种黏合剂水下密封大鼠膀胱管的最大膀胱内压；C. 随着封闭孵育时间,每种黏合剂的封闭稳定性变化；D. WIMBA 密封大鼠膀胱充水-排水的循环压力曲线；红色虚线表示大鼠排泄时的膀胱内压力；对于给定的样品,每个实验重复 5 次并取平均值；** $P<0.01$；*** $P<0.001$

（四）组织工程支架

组织工程支架在细胞培养过程中起着营造适宜细胞增殖环境的作用,需具有一定的生物降解速度,无细胞毒性、排斥反应和炎症反应,在生理环境下具有特定的三维多孔结构,且能够释放一定量的生长因子等特性。目前用于制作组织工程细胞支架的生物材料主要包括天然无机材料、天然高分子材料和合成高分子材料。但是这些材料一般只具有单一功能,例如一般只具有黏合性功能或只具有聚合性功能。随着新天然生物材料的不断开发,人们发现一些生物体内的天然成分就可以有效地调控材料的黏合功能和凝聚功能。例如含有邻苯二酚（catechol）的海洋贻贝黏附蛋白就可以同时具有黏合性和凝聚力这两种特性,其黏合性的分子机制包括金属氧化物的可逆性调节,与各种聚合物的 π - π 相互作用,以及可以与天然有机界面形成不可逆共价键,其凝聚力特性分子机制则由 pH 依赖的氧化反应（将 DOPA 氧化成醌）。Seonki Hong 等人通过模拟仿生将邻苯二酚接枝于透明质酸，制备出可用于组织工程支架的优良的新型仿生复合材料。他们首次证明了将透明质酸与邻苯二酚结合可以表现出环境可控的黏合性和凝聚性(图 7-13)。该研究表明人类神经干细胞(NSC)依靠复合凝胶 pH 决定的黏合和凝聚功能可以轻松地与支架和外源基质贴合生长。另外由于 HA 与 NSC 上的 HA 受体 CD44 存在特异性相互作用，大大提高了细胞的生存能力。Seonki Hong 等人制备 HA-catechol 聚合水凝胶的制备工艺主要具有以下几个步骤：①HA-catechol 衍生物的合成。将 HA(1 g, $MW=130\ 000$)溶解在 50 ml 的 $2\times$磷酸盐缓冲液(PBS)。加入摩尔比为(HA：EDC：NHS＝1：1：1)的 EDC 和 NHS 混合。搅拌 20 分钟后计入 0.5 g 的盐酸多巴胺。体系 pH 连续监测并维持在 4～6。反应结束后，将溶液透析（截留分子量为 14 000）在 $2\times$PBS，随后冻干成白色粉末。②HA-catechol 水凝胶的生成。HA-catechol 水凝胶通过邻苯二酚交联生成。首先将 HA—catechol 溶于 $1\times$PBS($10\%W/V$)，加入 NaOH 调节 pH 至 8～9。加入 $NaIO_4$(摩尔比 $NaIO_4$：HA-C＝1.5：1)后 HA-catechol 自发成胶。Seonki Hong 等人发明制备的新型仿生生物材料有效地解决了二维细胞培养和胶内封闭培养的难

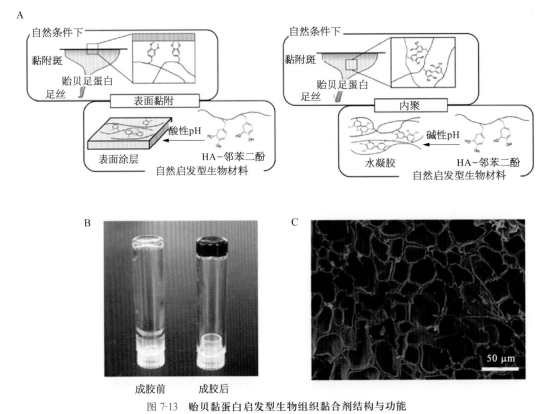

图 7-13　贻贝黏蛋白启发型生物组织黏合剂结构与功能

A. 邻苯二酚在生物体内和体外环境中发挥黏合性功能机制示意图(左)。邻苯二酚在生物体内和
体外环境中发挥凝聚功能机制示意图(右)；B. HA-catechol 成胶前、后图片；
C. 冻干 HA-catechol 水凝胶的扫描电子显微镜图像，平均孔径为 30 μm

题,使组织工程中神经干细胞支架培养变得更加稳定可行,在未来组织工程领域有着巨大的应用价值。

(五) 医用黏合剂

贻贝黏附蛋白能在低浓度下交联,并形成可注射到不规则形状部位的低黏性液体,这种溶液可凝固而填充到指定空间,在几分钟内可封闭切口,少于缝合所需时间。贻贝黏附蛋白因不具有放热反应,不导致闭合后的切口或创口硬化,皮肤弹性好;具有反复黏接性,闭合过程中可以进行调整,适合美容外科切口闭合外部形态要求高的特点。贻贝黏附蛋白具有和眼角膜近似的折射率,不会干扰光线到达视网膜;分子量大,对眼部组织功能无后期影响;无化学刺激、无催泪反应、无放热反应;黏接能力和寿命不受水和低浓度盐的影响;动物实验中未发现免疫原性和毒性;黏接强度高;形成了一个不可破坏的封条,在大于正常人眼压 12 倍的压力下不会使眼内液体发生泄漏,在眼科临床中具有独特优势。贻贝黏附蛋白作为组织黏合剂还可广泛用于普外科、心胸外科、神经外科、肛肠外科、泌尿外科、肿瘤外科、骨科、妇产科等。

有关贻贝黏附蛋白组织黏合剂的报道主要集中在美国和韩国。美国 Bio Biosciences 公司自 20 世纪 80 年代开始直接从贻贝足腺中提取并研制成组织培养用的黏合剂产品"Cell-Tak",该产品主要是 Mfp-1、Mfp-2 和 Mfp-3 的混合物,用于细胞培养过程中非贴壁细胞与培养皿的黏附和用于生物组织黏合。Chung 等人将 Cell Tak™ 与大鼠乳房切除术模型中的纤维蛋白黏合剂 BioGlue® 进行了比较,显示在不引起异物反应和仅引起轻微炎症反应的情况下 Cell Tak™ 抑制 66% 浆膜瘤的形成,因此被认为在需要相邻组织层间黏附的外科应用中具有前景。还应注意的是,至少有一项研究观察到 CellTak™ 可导致成骨细胞几乎立即凋亡(程序性细胞死亡),当需要植入物周围的细胞再生时,这可能是一种不良影响。Chivers 等人比较了氰基丙烯酸酯黏合剂、纤维蛋白黏合剂和贻贝黏附蛋白黏合剂用于将皮肤、骨骼和软骨黏合在关节处,22 小时后贻贝黏附蛋白黏合剂处理的部位几乎看不到黏接痕迹。

韩国浦项科技大学的 Dong Soo Hwang 等将地中海贻贝的 Mfp-5 在大肠埃希菌中的表达制备重组 Mfp-5 蛋白,并将其作为生物化学黏合剂用于医用防水生物黏合剂的开发,证实其对生物材料或生物样本等有较好的黏合作用。韩国浦项科技大学的 Hyung Joon Cha 等人开发了一种基于贻贝黏附蛋白的组织黏合剂产品"LAMBA",这种新型水凝胶不仅能在 60 秒内闭合出血部位的开放性伤口,而且能有效地促进愈合过程,而不会出现炎症或瘢痕。

国内对贻贝黏附蛋白的研究起步较晚,厦门大学、浙江海洋学院对贻贝黏附蛋白黏附机制、克隆、表达进行了研究。谢楠楠等人成功诱导表达出分子量为 9 180 的重组厚壳贻贝 Mfp-3 蛋白,经酪氨酸酶催化后,多巴含量较高并且具有较好的黏附性能,为开发以 Mfp-3 黏附蛋白为来源的生物黏合剂奠定了良好的基础。

（六）涂层材料

贻贝黏附蛋白医用涂层具有以下优点：①形成纳米级的微观膜，与人体纳米结构物质（如牙齿、骨等）更加相容，诱导积极的生物学反应，延长植入器械寿命。②有效防止植入器械表面血细胞和蛋白质的聚集，不会造成血管堵塞。③促进成纤维细胞早期黏附，从而促进手术部位周围结缔组织的生长，尽快形成稳定的生物学封闭，在种植体植入早期尽量减弱上皮下行和细菌侵袭，进而提高经皮种植体植入的成功率。

贻贝黏附蛋白依赖其中多巴基团的自氧化交联，可在医用相关的金属（比如钛）和玻璃上形成稳定的表面涂层。Lee 等证明了一种简单的多巴蛋白质模拟物多巴胺可以通过浸涂法覆盖甚至不规则的表面。在不使用蒸汽或电沉积技术的情况下对各种表面进行涂层，包括金、铜、玻璃、硅和二氧化钛、聚碳酸酯、PEEK 和聚苯乙烯。浸涂工艺可根据浸泡时间产生厚度为 10~50 nm 的均匀涂层。进一步与烷硫醇的衍生作用产生能够抑制污染微生物附着的涂层。通过调节酸碱度，使蛋白水解酶胰蛋白酶附着在多巴胺涂层表面，可以调节多巴胺的亲核攻击。

七、质量控制

贻贝黏附蛋白虽然来源于低等无脊椎动物，动物源性风险相对较低，但以贻贝黏附蛋白作为原料制备的医疗器械产品仍存在潜在的风险，需要建立完善的标准规范产品的使用、控制潜在的风险。贻贝黏附蛋白生物材料类产品应依据产品的用途、使用方式、应用部位等具体产品特点，选取质量控制技术要求，保障产品使用的安全有效性。主要从原料来源的控制、贻贝黏附蛋白鉴别、理化性能、生物学性能等方面考虑。

贻贝黏附蛋白的原料及产品的质控参数主要包括贻贝黏附蛋白的定性和定量分析。定性分析常用的方法有：反相高效液相色谱法和酸性尿素聚丙烯酰胺凝胶电泳法；蛋白含量定量检测常用的方法主要有：考马斯亮蓝法（Bradford 法）和福林酚法（Lowry 法）；贻贝黏附蛋白 DOPA 含量的定量检测。

（一）定性检测

1. 反相高效液相法

用高效液相色谱法（HPLC）来分析蛋白质是一种近年来发展较快的新型分析方法。由于高效液相色谱柱的改进和 HPLC 技术的迅速发展，HPLC 法在蛋白质分析研究中越趋成熟。HPLC 分析蛋白质不仅简便快捷，而且选择性好，分离效率高，检测灵敏度高。RP-

HPLC 一般使用弱极性 ODS 固定相和极性比 ODS 固定相要强的流动相。RP – HPLC 是目前应用最广泛的液相色谱法,已用于各种有机化合物的分离,在食品、医药、生物分析等领域中扮演着重要角色。柯林楠等将 C8 RP – HPLC 的方法应用于贻贝黏附蛋白的分析,其较高的分辨率可成功将氧化态和还原态的贻贝黏附蛋白进行区分。

2. 酸性尿素聚丙烯酰胺凝胶电泳(AU – PAGE)法

蛋白质-尿素(或者 SDS)形成的复合物,在聚丙烯酰胺凝胶中的迁移率,不再受蛋白质原来的电荷和形状的影响,而取决于分子量自身的大小(和与尿素结合后所重新具有的电荷大小),由于聚丙烯酰胺的分子筛作用,小分子的蛋白质可以容易地通过凝胶孔径,阻力小,迁移速度快,大分子蛋白质则受到较大的阻力而被滞后,因而蛋白质在电泳过程中就会根据其各自分子量的大小而被分离,经考马斯亮蓝 R250 染色后形成不同深浅和宽窄的蛋白质条带,根据不同样品的条带差异,可以判断不同样品的纯度差别,与标准蛋白质(marker)参考结合,可以粗略判断未知蛋白质的分子量。

AU – PAGE 中,醋酸的作用是形成酸性适宜的电泳体系,使蛋白质所带静电荷为正,促进蛋白质在凝胶电场中的泳动。尿素的作用是作为蛋白质变性剂,解离蛋白质之间的氢键,取消蛋白质分子内的疏水作用,去多肽折叠,消除蛋白质的电荷差异,提高小分子量(低于 15 000)的蛋白质样品的分辨率。聚丙烯酰胺的作用:为蛋白质电泳提供载体。聚丙烯酰胺凝胶由单体丙烯酰胺(Acr)和甲叉双丙烯酰胺(Bis)聚合而成,聚合过程由自由基催化完成。催化聚合过程由自由基催化完成,催化聚合的常用方法有两种:化学聚合法和光聚合法。化学聚合以过硫酸铵(AP)为催化剂,以四甲基乙二胺(TEMED)为加速剂,在聚合过程中(TEMED)催化过硫酸铵产生自由基,后者引发丙烯酰胺单体聚合,同时甲叉双丙烯酰胺与丙烯酰胺链间产生甲叉键交联,从而形成三维网状结构(凝胶)。

蛋白质在酸性电泳系统中带正电荷,在电场中从正极向负极泳动。将制备好的酸性尿素聚丙烯酰胺凝胶溶液加入制胶板制胶后,上样,电泳后采用考马斯亮蓝 R250 和贻贝黏附蛋白 NBT 特异性染色。贻贝黏附蛋白条带可被 NBT 特异性染色,对比 NBT 染色和考马斯亮蓝 R250 染色结果,可获得蛋白质大致纯度。

(二)定量检测

1. 考马斯亮蓝法(Bradford 法)

该法系依据在酸性溶液中考马斯亮蓝 G250 与蛋白质分子中的碱性氨基酸(精氨酸)和芳香族氨基酸结合形成蓝色复合物,在一定范围内其颜色深浅与蛋白质浓度成正比,以蛋白质对照品溶液做标准曲线,采用比色法测定供试品中蛋白质的含量。本法灵敏度高,通常可测定 1～200 μg 的蛋白质质量。该法主要的干扰物质有去污剂、Triton X - 100、十二烷基硫酸钠(SDS)等,供试品缓冲液呈强碱性时也会影响显色。

采用考马斯亮蓝法测定贻贝黏附蛋白,方法具有很好的线性、精密度和准确度。

2. 福林酚法(Lowry 法)

该法系依据蛋白质分子中含有的肽键在碱性溶液中与 Cu^{2+} 螯合形成蛋白质-铜复合物,此复合物使酚试剂的磷钼酸还原,产生蓝色化合物,同时在碱性条件下酚试剂易被蛋白质中酪氨酸、色氨酸、半胱氨酸还原呈蓝色反应。在一定范围内其颜色深浅与蛋白质浓度成正比,以蛋白质对照品溶液做标准曲线,采用比色法测定供试品中蛋白质的含量。该法灵敏度高,测定范围为 20～250 μg。但对本法产生干扰的物质较多,对双缩脲反应产生干扰的离子,同样容易干扰福林酚反应,且影响更大。如还原物质、酚类、枸橼酸、硫酸铵、三羟甲基氨基甲烷缓冲液、甘氨酸、糖类、甘油等均有干扰作用。

采用福林酚法测定贻贝黏附蛋白具有很好的线性、精密度和准确度,并且可用于贻贝黏附蛋白凝胶产品检测。

3. DOPA 含量测定法

改良的 Arnow 方法测定多巴含量的原理如图 7-14 所示。贻贝黏附蛋白中的多巴首先在酸性环境下,与亚硝酸钠反应,然后,碱试剂与多巴的两个酚羟基反应,生成红色的醌类化合物,根据显色程度测定 MAP 中多巴的含量,其特点是对邻苯二酚基团具有很强的特异性。该法用于 MAP 中多巴含量测定时,不需要对样品水解前处理。加速氧化样品随着在空气中暴露时间的增长,多巴逐渐氧化成多巴醌,无法参与显色反应,多巴含量下降。

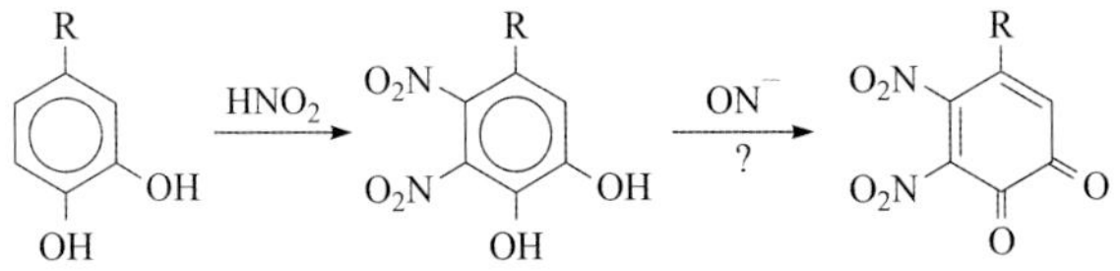

图 7-14　多巴比色法检测原理

除以上贻贝黏附蛋白的定性、定量检测方法外,贻贝黏附蛋白相关医疗器械产品在上市前已建立产品的企业标准,用于规范贻贝黏附蛋白医疗器械,检测指标涉及外观、pH、最低装量、重金属、蛋白含量、内毒素、皮肤刺激、热原、致敏、细胞毒性等物理、化学和生物学指标。

(刘伟治　母瑞红　王硕硕　徐平平　陈泓弛　高 敏)

参 考 文 献

［ 1 ］ Turner N J, Badylak S F. The use of biologic scaffolds in the treatment of chronic nonhealing wounds［J］. Advances in Wound Care, 2015,4(8): 490 - 500.

［ 2 ］ Klosová H, Klein L, Bláha J. Analysis of a retrospective double-centre data-collection for the treatment of burns using biological cover Xe-derma® ［J］. Ann Burn Fire Disasters, 2014,27(4): 171 - 175.

［ 3 ］ Abraham L M. Xenaderm: an essential wound care therapy［J］. Adv Skin Wound Care, 2010,23(2): 73 - 76.

［ 4 ］ Rakers S, Gebert M, Uppalapati S, et al. "Fish Matters": the relevance of fish skin biology to investigative dermatology ［J］. Exp Dermatol, 2010,19(4): 313 - 324.

［ 5 ］ 陈俊德,易瑞灶,陈晖.鱼胶原及其活性肽的研究进展［J］.中国海洋药物,2009,28(4): 52 - 56.

［ 6 ］ 杨玲,赵燕,鲁亮,等.鲟鱼鱼皮胶原的提取及其理化性能分析［J］.食品科学,2013,34(23): 41 - 46.

［ 7 ］ Dominika V, Pajnkihar M, Langerholc T. Effect of omega-3 fatty acids on skin wound healing ［J］. Obzornik zdravstvenenege, 2015,19(1): 60 - 65.

［ 8 ］ McDaniel J, Belury M, Ahijevych K L, et al. Omega-3 fatty acids effect on wound healing［J］. Wound Repair Regen, 2008,16(3): 337 - 345.

［ 9 ］ Jeevithan E, Zhao Q, Bao B, et al. Biomedical and pharmaceutical Application of fish collagen and gelatin: a review［J］. Journal of Nutritional Therapeutics, 2013,2(4): 218 - 227.

［10］ Chandika P, Ko S C, Oh G W, et al. Fish collagen/alginate/chitooligosaccharides integrated scaffold for skin tissue regeneration application ［J］. Int J Biol Macromol, 2015,81: 504 - 513.

［11］ Balakrishnan S, Selvam R, Sundar K, et al. Studies on calcification efficacy of stingray fish skin collagen for possible use as scaffold for bone regeneration ［J］. Tissue Engineering & Regenerative Medicine, 2014,12: 1 - 9.

［12］ Zhan J, Morsi Y, Ei-Hamshary H. In vitro evaluation of electrospun gelatin-glutaraldehyde nanofibers ［J］. Frontiers of Materials Science, 2016,10(1): 90 - 100.

［13］ Magnússon S, Baldursson B T, Kjartansson H, et al. Decellularized fish skin: characteristics that support tissue repair［J］. Laeknabladid, 2015,101(12): 567 - 573.

［14］ Sigurjonsson G F, Gisladottir D H, Gudmundsson G. Scaffold material for wound care and/or other tissue healing applications［J］. 2013.

［15］ Yang C K, Polanco T O, Ii J C L. A prospective, postmarket, compassionate clinical evaluation of a novel acellular fish-skin graft which contains omega-3 fatty acids for the closure of hard-to-heal lower extremity chronic ulcers.［J］. Wounds-a Compendium of Clinical Research & Practice, 2016,28(4): 112 - 118.

［16］ Baldursson B, Kjartansson H, Konrádsdóttir F, et al. Healing rate and autoimmune safety of full-thickness wounds treated with fish skin acellular dermal matrix versus porcine small-intestine submucosa: a noninferiority study［J］. Int J Low Extrem Wounds, 2015,14(1): 37 - 43.

［17］ Kjartansson H, Olafsson I H, Karason S, et al. Use of acellular fish skin for dura repair in an ovine model: a pilot study ［J］. Open Journal of Modern Neurosurgery, 2015,5(4): 124 - 136.

［18］ Trinh T T, Dünschede F, Vahl C F, et al. Marine Omega3 wound matrix for the treatment of complicated wounds［J］. Phlebologie Stuttgart, 2016,45(2): 93 - 98.

［19］ Magnusson S, Winters C, Baldursson B T, et al. Acceleration of wound healing through utilization of fish skin containing Omega-3 fatty acid［J］. Today's wound clinic, 2016,10(5). http://www.todayswoundclinic.com/articles.

［20］ 张静怡.罗非鱼胶原的生物相容性研究［D］.上海:上海海洋大学,2015.

［21］ 郭休玉,何兰,位晓娟,等.鱿鱼软骨Ⅱ型胶原提取方法及结构分析［J］.生物医学工程学进展,2016,37(1): 1 - 5.

［22］ Strausberg R L, Link R P, Protein-based medical adhesive.Trends Biotechnol［J］. 1990,8(2): 53 - 57.

［23］ Lee B P, Messersmith P B, Israelachvili J N, et al. Mussel-inspired adhesives and coatings ［J］. Annual Review of Materials Research, 2011,41(1): 99 - 132.

［24］ Hwang D S, Gim Y, Kang D G, et al. Recombinant mussel adhesive protein Mgfp - 5 as cell adhesion biomaterial ［J］. Journal of Biotechnology, 2007,127(4): 727 - 735.

［25］ Pardo J, Gutierrez E, Sáez, Cristian, et al. Purification of adhesive proteins from mussels［J］. Protein Expression and Purification, 1990,1(2): 147 - 150.

［26］ Rzepecki L M, Waite K M H H. Characterization of a cystine-rich polyphenolic protein family from the blue mussel mytilus edulis L［J］. Biological Bulletin, 1992,183(1): 123 - 137.

[27] 范恒瑞,高敏,Janson J C, et al.混合模式吸附色谱分离纯化贻贝粘蛋白的研究[J].安徽农业科学,2010(28):44-46.

[28] Silverman, Heather G. Cloning and expression of recombinant adhesive protein MEFP-2 of the blue mussel, Mytilus edulis [J]. US, WO 2006/031327 A2.20060323.

[29] 高敏,张长虹,周俊,等.贻贝粘蛋白综述[J].安徽农业科学,2011,39(32):19860-19862.

[30] Notter M F D. Selective attachment of neural cells to specific substrates including Cell-Tak, a new cellular adhesive [J]. Experimental Cell Research, 1988,177(2):237-246.

[31] Chung T L, Holton L H, Goldberg N H, et al. Seroma prevention using mytilus edulis protein in a rat mastectomy model [J]. The Breast Journal, 2006,12(5):442-445.

[32] Benthien J P, Russlies M, Behrens P. Investigating the effects of bone cement, cyanoacrylate glue and marine mussel adhesive protein from Mytilus edulis on human osteoblasts and fibroblasts in vitro [J]. Annals of Anatomy, 2004,186(5-6):561-566.

[33] Chivers R A, Wolowacz R G. The strength of adhesive-bonded tissue joints [J]. International Journal of Adhesion & Adhesives, 1997,17(2):127-132.

[34] Hwang D S, Gim Y, Kang D G, et al. Recombinant mussel adhesive protein Mgfp-5 as cell adhesion biomaterial [J]. Journal of Biotechnology, 2007,127(4):727-735.

[35] Hwang D S, Yoo H J, Jun J H, et al. Expression of functional recombinant mussel adhesive protein Mgfp-5 in Escherichia coli [J]. Appl Environ Microbiol, 2004,70(6):3352-3359

[36] 李楠楠,谭亮,王智平,等.厚壳贻贝足丝黏附蛋白 mfp-3 重组表达及黏附功能分析[J].中国生物化学与分子生物学报, 2011,9:851-857.

[37] Lee H, Dellatore S M, Miller W M, et al. Mussel-inspired surface chemistry for multifunctional coatings [J]. Science, 2007,318(5849):426-430.

[38] Lee H, Rho J, Messersmith P B. Facile conjugation of biomolecules onto surfaces via mussel adhesive protein inspired coatings [J]. Advanced Materials, 2009,21(4):431-434.

[39] 王忠山,秦海燕,唐立辉,等.钛表面贻贝粘附蛋白包被对人真皮成纤维细胞粘附和增殖的影响[J].牙体牙髓牙周病学杂志, 2012,22(12):699-704,736.

[40] Yang M, Wu J, Fang D, et al. Corrosion protection of waterborne epoxy coatings containing mussel-inspired adhesive polymers based on polyaspartamide derivatives on carbon steel [J].材料科学技术学报:英文版,2018(12):2464-2471.

[41] 费烨,王韵,沈征宇,等.贻贝粘附蛋白在微等离子体治疗痤疮凹陷性瘢痕后的应用[J].临床皮肤科杂志,2015,44(1):40-42.

[42] 黄海峰,毕鸣晔,胡君,等.贻贝粘附蛋白的生物特性及在皮肤色素痣 CO_2 激光术后创面的临床应用[J].中华损伤与修复杂志(电子版),2016,11(1):49-52.

[43] 于东宁,张国安,顾铭.贻贝粘附蛋白治疗瘢痕瘙痒的临床研究[J].中华损伤与修复杂志(电子版),2013,8(6):39-41.

[44] 虞俊杰,吕国忠,谢龙炜,等.贻贝粘附蛋白治疗烧伤后瘙痒的临床观察[J].中华损伤与修复杂志(电子版),2015,10(1):65-67.

[45] 柯林楠,汤京龙,宋茂谦,等.贻贝粘附蛋白中多巴氧化还原状态表征方法研究[J].中国医疗器械杂志,2018,42(5):365-367.

[46] Papov V V, Diamond T V, Biemann K, et al. Hydroxyarginine-containing polyphenolic proteins in the adhesive plaques of the marine mussel mytilus edulis [J]. Journal of Biological Chemistry, 1995,270(34):20183-20192.

[47] 刘加鹏.海洋贻贝粘附蛋白新型生物粘合剂的研究[D].厦门:厦门大学,2008.

[48] 国家药典委员会.中华人民共和国药典[M].中国医药科技出版社,2015.

[49] 李毅,马红婷,黄元礼,等.贻贝粘附蛋白创面修复敷料蛋白质含量分析方法的研究[J].中国药事,2014,28(4):381-383.

第八章 · 海洋胶原基生物医用
材料的前景及挑战

　　胶原类医用产品用于人体临床已有几十年历史。1976年,美国FDA首次批准胶原作为医疗器械上市。40多年来,胶原类医疗制品在临床上的应用领域逐渐拓展,从早期的外科止血和创伤修复类产品开始,已逐步应用于更多临床各科室。胶原类产品的安全性和有效性已被多年临床应用实践证实,行业潜力巨大。海洋胶原作为一种新型生物医用材料具有良好的生物兼容性,有望替代陆地哺乳动物源性胶原应用于临床,其来源更为丰富,且避免了哺乳动物人畜共患病毒传播的风险,应用潜力巨大。但目前海洋胶原多用于食品、化妆品、保健品及化工等领域,在医用领域的基础研究和产业培育均处于起步阶段,我国的海洋胶原类医用产品开发几乎空白,应用基础研究、人才技术积累及产业化培育等方面都存在缺口。海洋胶原在医学领域的应用开发研究不仅可提供更为经济、安全的新型胶原材料来源,还可大幅提升水产品加工副产物鱼皮的附加值、降低环保压力,符合国家建设海洋强国的战略导向。

第一节 · 开发现况

随着现代生物技术的发展，海洋资源的开发价值日益凸显且被国内外认可。因其具有比陆地生物资源更丰富的多样性、功能活性和生物安全性，水产动物源性生物材料的探索和深度开发备受关注，源自水产加工废弃物的海洋胶原在食品添加剂、化妆品添加剂、功能保健品及药用辅料等领域已被普遍接受。近年来，利用海洋性生物材料加工精制研制新型生物医用材料用于临床医学已逐渐成为国际上新的研究热点。

我国海岸线长达 18 000 km，海洋生物资源丰富，但海洋源性产品的开发和利用效率极低，蕴藏的经济效益远未开发出来。海洋生物医用材料是我国科技界率先提出的新概念，其研究开发及应用具有独特的优势。海洋生物大分子物质结构功能独特，是生物医用材料研发的优良新型原材料，其开发可以上千倍提高海洋生物资源的附加值。我国每年在水产品精深加工过程中产生的海洋活性蛋白和多糖类物质超过 10 000 t，除应用于轻工业、农业、功能性食品、药品、环保、生物工程等领域外，也是功能性生物医用材料的优质原料。此外，由于环境的恶化，牛等陆生动物病原性污染日益严重。海洋生物提取物以其更安全、更低的抗原性而备受关注，但是由于缺乏深度加工，许多海洋生物资源都作为废弃物处理，不仅降低了利用率，而且造成环境压力。

自 1976 年美国 FDA 将胶原制品列入医疗器械管理及审批以来，胶原作为一种重要的生物医用材料在临床医学已有广泛应用。目前，绝大部分临床用胶原产品均为猪、牛等陆地哺乳动物源性，携带牛海绵状脑病、蓝耳病等人畜共患性传染病毒的风险较高，严重影响了胶原基医用产品的生物安全性。各国均将牛海绵状脑病高风险区的医用胶原产品列入最高等级风险监控产品予以监管甚至严格限制其进、出口。因此，寻找安全性较高的新型胶原成为普遍关注的热点问题。海洋胶原来源于水生生物，相较于陆地生物污染小、安全性更高，但目前主要用于化妆品、食品和保健品领域。迄今尚无海洋动物来源病毒与人畜共患或传播的报道，因此其病毒传播风险更低，有望作为新型胶原用于生物医药领域。此外，以鱼胶原为代表的海洋胶原类医疗产品还可有效规避某些宗教壁垒问题，宗教伦理风险更低。

目前，基于国家卫生健康委员会（NMPA）数据库调研结果显示，我国胶原类医用产品大多归类于Ⅲ类医疗器械管理，少数产品归类于Ⅱ类医疗器械，其原料多来自陆地动物如牛、猪、鼠等。各国对胶原类产品的管理和分类大同小异，美国、英国、日本等胶原类产品迄今也仍为陆地动物源性，仅冰岛、印度两国率先批准了鱼胶原类产品用于临床，且部分产品已获CE Mark。作为医用胶原的潜在新来源之一，海洋胶原类医用产品的产品类型、主要临床领域与陆地源性胶原类产品相似,下文中做简要概括。

一、产品类型

常用的医用胶原产品剂型多样,包括海绵、膜剂、粉剂、凝胶剂、颗粒、毛条等,广泛用于创面修复、组织充填、栓塞、止血和黏合封闭等临床用途。

(一)溶液/凝胶

主要用于:面部皮肤组织的修复,如皱纹的消除和凹洞的充填;丰额,眼袋消除,鼻形改造,唇形美化,下颌重建,耳垂加大;软组织丰满与充填,如乳房充填;泌尿科用于压迫性尿失禁,尿液反流;骨科作为骨组织再生填料;口腔科用于声带修复等。

(二)海绵

主要用于:外科止血(普通外科、妇产科、心胸外科等各科手术止血);口腔科用作口腔再吸收性敷料;组织充填,各种溃疡以组织缺损性充填;高密度细胞培养用材料;组织工程支架等。

(三)膜剂

主要用于:口腔外科,促进牙周腱膜再生;耳科,防止鼓膜和组织粘连;皮肤科、烧伤科、创伤的皮肤覆膜、人工皮肤等;眼科,用于促进皮肤角膜上皮细胞愈合等。

(四)纤维/颗粒

主要用于:骨折与骨缺损填料;药物缓释,如各种因子、药物的缓释等;肿瘤,如局部肿瘤栓塞剂等。

(五)导管

主要用于:人工血管、血管狭窄和栓塞治疗,如人工血管导管、神经修复导管等。

二、市场潜力

2019年2月28日,全球第二大市场研究咨询公司Marketsand Markets发布了胶原最新全球市场报告 *Collagen Market by Product Type（Gelatin，Hydrolyzed Collagen，and Native Collagen），Source，Application（Food & Beverages，Pharmaceutical & Healthcare），* and Region（North America，Europe，Asia Pacific，and Row）-Global Forecast to 2023，该报告中统计数据显示，2018 年全球胶原市场约为 35 亿美元，预计至 2023 年可达 46 亿美元，年复合增长率约为 5.4%，且报告认为，该市场增长份额主要归功于胶原类产品在医药及医疗器械领域应用的稳步增长。该机构在 2018 年 4 月 19 日发布的报告 Marine Collagen Market by Type，Source，Animal，Application and Region — Global Forecast to 2023 中，对海洋源性胶原的全球市场潜力进行预测，认为 2018 年鱼胶原全球市场可达 6.2 亿美元，到 2023 年可达 8.98 亿美元，年复合增长率约为 7.7%。美国另一家调查机构 Grand View research 给出的市场分析报告 Collagen Market Size，Share & Trends Analysis Report By Source（Bovine，Porcine），By Product（Gelatin，Native，Hydrolyzed），By Application（Food & Beverages，Healthcare），And Segment Forecasts，2019—2025 中则认为，2018 年全球胶原市场份额已达 42.7 亿美元（其中牛源性胶原约占 38%），随着大健康领域如伤口护理、组织工程、骨重建等对胶原类材料需求的快速增长，到 2025 年全球胶原的市场将达到 66.3 亿美元，海洋胶原市场增长迅速，年复合增长率可达 7.6%。

中国胶原市场正处于快速健康增长期，智研咨询发布的行业分析报告中显示，2017 年中国胶原需求量约为 4 840 t，市场规模约为 21.3 亿元。随着经济发展、大健康概念的普及以及市场认可度的提升，中国胶原需求总量将延续持续增长态势，预计到 2024 年市场规模可增长至 45.8 亿元。从市场分布来看，健康领域约占胶原市场份额的 48%，随后依次为食品饮料、化妆品以及其他。从应用领域来看，海洋胶原用于医疗产品开发的市场潜力大致分布如下。

（一）伤口护理

伤口护理类医用产品的市场需求量仅次于心血管材料、骨科材料，随着全球老龄化社会程度的加深，伤口护理类产品的市场潜力巨大，2017 年全球高端医用敷料销售收入已达 167.3 亿美元。MarketsandMarkets 公司发布的 Wound Care Market by Product［Advanced（Foam，Alginate，Hydrogel，NPWT，Active），Surgical，Traditional］，Type［Chronic（Diabetic Foot，Pressure Ulcer），Acute（Burn，Trauma）］，End User（Hospital，Long-term Care，Home Healthcare）-Global Forecast to 2022 报告中预测，至 2022 年伤口护理产品的全球市场可达 183.5 亿美元，胶原是先进伤口护理产品的主要品类之一，可有效止血且促进创面修复，临床上用于多种创面的护理和损伤修复。海洋胶原基伤口护理材料在印度已获准上市，成为首类正式批准上市的海洋胶原医疗产品，其安全性和有效性也已获得临床认可。

（二）医学美容

医学美容行业具有高盈利性和高成长性，随着全球经济的发展和人均可支配收入的提升,医美行业成为科技和资金聚集的热点领域,行业呈现出技术发展和市场增长双高速特点,是当之无愧的朝阳产业。MarketsandMarkets 公司发布的 *Medical Aesthetics Market Product (Botox, Dermal Filler, Liposuction, Cellulite Reduction, Fat Reduction, Skin Tightening, Breast Implant, Tattoo Removal, Thread Lift), End User (Clinic, Medical Spa, Hospital, Beauty Center)-Global Forecast to 2023* 行业报告中预测,到 2023 年,医学美容产品的全球市场将由 2017 年的 94.2 亿美元增长至 170.7 亿美元,年复合增值率高达 10.6%。中国的医学美容尚处于启蒙阶段,市场渗透率约为 2%,远低于美国、巴西、欧美等国医美市场成熟国家的 10% 左右渗透率,增长潜力巨大,2017 年中国医疗美容行业市场规模达 1 367 亿元,预计 2020 年将突破 2 500 亿元。微整形类医学美容产品的市场基数最大,以透明质酸类、胶原类和肉毒素类产品为主,其中,胶原类产品是最早上市的微整形类医美产品,1981 年首例胶原注射美容产品 Zyderml® 便已成功上市。胶原约占皮肤组织干重的 70%~80%,而透明质酸仅占 0.03%~0.09%,因此胶原类产品用于微整形具有天然组织学优势,虽然由于部分人群(约 3%)对传统的牛胶原类产品过敏而无法使用胶原类医学美容产品,但通过生物工程学手段修饰或选用其他来源的胶原可有效解决或避免上述问题,这也是海洋胶原类医疗产品的机遇和契机。

(三)组织修复

胶原是细胞外基质的主要组分,也是最常用的组织工程支架材料之一,尤其常见于软组织修复材料如骨科填充物、血管替代/修复材料等。MarketsandMarkets 公司发布的 *Soft Tissue Repair Market by Product (Mesh/Tissue patch, Allograft, Xenograft, Suture Anchor, Interference Screws, Laparoscopic Instruments) by Application (Hernia, Dural, Orthopedic, Skin, Dental, Vaginal, Breast augmentation)-Global Forecast to 2019* 行业报告中显示,2014 年全球软组织修复产品市场约为 103 亿美元,至 2019 年预计将达 147 亿美元,年复合增值率约为 7.5%。目前已批准上市的海洋胶原类医疗产品中,骨修复材料、牙周组织修复材料和疝气修复补片等组织修复类产品占相当大的比重,这也时市场需求推动下产品开发的推动导向。

(四)介入器械

胶原是介入医用材料中最为常见的天然高分子生物材料之一,可用于药物载体、支架、导管、栓塞剂、封堵/封闭剂等领域。介入治疗在我国起步晚但发展迅速,对医疗器械依赖度较高,主要用于心脏、神经和肿瘤等领域,合计市场规模保守估计在 500 亿元以上,其中栓塞微球(肿瘤介入类器械)和非血管支架是具有良好的应用前景且技术壁垒较高的两类主要介入器械。肿瘤介入器械 2019 年的全球市场约为 20 亿美元,预测至 2024 年可达 19 亿美元,年复合增长率约为 6.8%。非血管支架类医疗器械 2016 年全球市场约为 4.75 亿美元,预测至 2025 年可达 7.3 亿美元,年复合增长率约为 5.0%。血管支架类医疗器械 2015 年的全球市场为 82.1 亿美元,预测至 2022 年可达 116 亿美元,年复合增长率约为 5.18%。神经介入类医疗器械 2017 年的全球市场为 17 亿美元,预计至 2022 年可超过 20 亿美元。而市场份额最大的心脏类介入器械 2016 年的全球市场便已达 93.6 亿美元,预计到 2022 年可达 111.6 亿美元,年复合增长率约为 2.9%。

三、国内外产品开发现况

胶原具有保护、支持人体组织及骨骼张力强度及黏稠性等特性,在生物医用材料领域有广阔的应用前景。20 世纪 80 年代后期,Davison 申请了胶原类生物材料的专利,20 世纪 90 年代以来,随着人们对胶原的生物功能认识的加深,国内外有关胶原基生物材料的开发与应用稳步增长。胶原类医疗器械产品最典型案例是美国率先制备的可注射型胶原凝胶,用于皮肤缺损和医学美容,注射到凹陷性皮肤缺损后,不仅具有填充支撑作用,还可诱导自身组织的构建,逐渐生成的新生组织可与周围正常皮肤协调作用,从而可起到矫形作用。近年来,英、美等国家采用注射性胶原来修复面部软组织的各种损伤,如痤疮痕、水痘痕、衰老引起的面部皱纹和皱褶(眉间、鼻唇沟、口角外侧的皱褶),以及某些先天性软组织萎缩、外伤瘢痕和唇裂术后遗留的凹陷性缺损等,结果表明,胶原在骨科、外科、皮肤科、心脏血管外科、神经外科、口腔科及眼科等领域临床极具市场潜力,但上述胶原类医用产品均源自陆地动物肌腱、心脏和软骨等材料,资源少、价格贵、生物风险高,已被各国医药监管部门重点监控。

海洋胶原在化妆品、保健品、食品等领域已日趋成熟,甚至在食品、保健品等领域已基本替代陆地来源胶原,但其在医疗产品领域的开发应用在世界范围内尚处于起步阶段,未形成市场规模。印度 EUCARE 公司和冰岛 Kerecis 公司是目前全球仅有的鱼胶原基医用产品的制造商,其中 EUCARE 公司主要开发鱼胶原基系列产品,其产品临床适应证包括伤口护理、止血、烧伤愈合及口腔材料等,但多数产品仅在印度国内销售,部分产品已获 CE marking 可销往欧盟国家。Kerecis 公司的产品则为脱细胞鱼基质类产品,用于皮肤组织修复和疝气补片,在硬脑膜修复领域的产品仍在临床试验阶段。我国在该领域的产品开发基本空白,仅有部分应用基础类研究,没有形成突出优势的技术团队或集群,其应用领域多为化妆品、保健品及功能食品,但在转化医学领域仍处于萌芽阶段。

(一)伤口护理类产品

胶原类材料具有止血、促进创面愈合的生物学功能,是先进功能敷料的优选天然生物材料之一。EUCARE 公司基于Ⅰ型鱼胶原开发了 KOLLAGEN® - D、Helisorb® Sponge

Powder、Helisorb® Sponge、KolSpon®、BioFil®、DonorDres®、KolSpon® Tape 等产品（图 8-1），可用于急性创伤、部分皮肤缺损、各种烧烫伤、供皮区覆盖、压力性溃疡、静脉淤积性溃疡、糖尿病溃疡、口腔止血等多种创面的护理，可有效止血且促进创面愈合，并可即时缓解患者伤痛，顺应性良好。该类产品大部分已获欧盟 CE marking，可在欧盟国家销售。

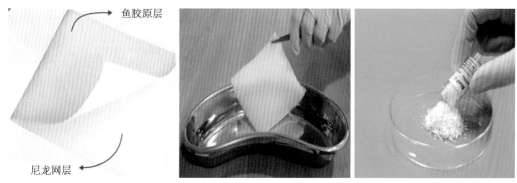

图 8-1　不同剂型的市售鱼胶原医疗器械产品（伤口护理类）

中国部分企业在鱼鳔源性胶原医用产品的开发方面进行了探索。青岛海大倍尔信生物科技有限公司基于鱼鳔源性胶原和甲壳素复合材料开发的创面敷料产品"倍尔信止血愈合海绵"获 CFDA 批准作为Ⅲ类医疗器械上市销售并列入国家级科技成果重点推广计划项目（图 8-2），适用于外科、妇产科、整形外科、口腔科等手术中创面止血和伤口愈合，还可用于浅度烧烫伤、褥疮、糖尿病创面、宫颈炎等难愈性创面的护理以及意外创伤、战地救护、工矿事故创伤等急救止血处理，产品使用简单、不黏附手术器械、操作性良好，可快速止血，兼具镇痛、抑菌、促愈合等功能，且可减少瘢痕组织的增生。与临床常用的其他竞品对比分析显示，倍尔信止血愈合海绵的止血、伤口护理等效果均优于市售的猪、牛源性胶原海绵和可吸收止血纱布（表 8-1）。

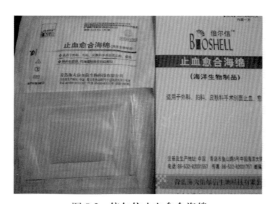

图 8-2　倍尔信止血愈合海绵

表 8-1　倍尔信止血愈合海绵与其他竞品的伤口护理效果对比分析

	倍尔信止血愈合海绵	胶原海绵(猪、牛源性)	可吸收止血纱布
成分	甲壳素+鱼鳞源性胶原	猪、牛源性胶原	氧化纤维素
pH	中性	中性	酸性
止血时间	1~3分钟	2~8分钟	1~3分钟
吸收时间	1~4周	6~12周	1~4周
凝血障碍患者	有显著效果	无效	无效
抑菌效果	优	差	一般
降解产物	氨基葡萄糖+多种氨基酸	多种氨基酸	二氧化碳+水
促进愈合	优	一般	无效

（二）口腔科材料

胶原类产品是口腔科最常用的生物材料之一,可用于拔牙后的止血、牙窝填充等,还可用于诱导牙周组织、牙齿组织等再生。胶原膜目前仍是牙周组织再生的主流产品,市场需求量大。EUCARE 公司基于 I 型鱼胶原开发的 KolSpon® Plug 产品用于牙窝填充可有效防止牙龈吸收、促进创面愈合、减轻感染;颗粒剂 KolSpon® Cubes 产品用于牙窝填塞或缺损修补则可有效促进组织再生;Periocol® - GTR 产品为鱼胶原基牙周组织再生膜,可用于牙龈萎缩的修补以及牙周组织的再生;SyboGraf™ - C 产品则采用仿生医学理论将鱼胶原与纳米羟基磷灰石复合制备人工骨粉,具有骨传导和骨诱导功能,可用于骨折修复、牙周骨缺损、种植牙再生修复等口腔科领域(图 8-3)。上述产品中,KolSpon® Plug、KolSpon® Cubes 和 Periocol® - GTR 均已获得 CE marking,可在欧盟国家销售。

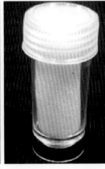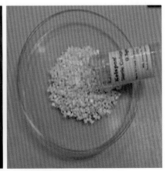

图 8-3　不同剂型的市售鱼胶原医疗器械产品(口腔类产品)

（三）药械组合产品

胶原类天然生物材料是优良的药物载体,可与多种药物联用起到缓释作用且不影响药效。EUCARE 公司将Ⅰ型鱼胶原作为药物载体与盐酸四环素复合开发的 Periocol® - TC 产品,载药量约为 2 mg,用于抑制牙周组织炎症或感染,减少牙龈萎缩,促进牙周组织修复。另有 Periocol® - CG 产品,为Ⅰ型鱼胶原与 2.5 mg 葡萄糖酸氯己定复合制备的载药膜剂,也可用于牙周组织炎症或感染的处理(图 8-4)。BioFil® - AB 产品是 EUCARE 公司针对慢性创面和糖尿病足溃疡开发的产品,为颗粒剂,由Ⅰ型鱼胶原和 2%莫匹罗星、1%甲硝唑组成,主要用于难愈性溃疡、静脉溃疡、感染性创面、糖尿病溃疡、压力性溃疡、渗出液较多创面及窦道、下层创面等临床适应证。不同剂型的市售鱼胶原医疗产品(药械组合类产品)见图 8-4。

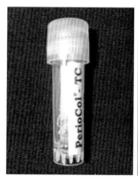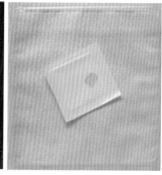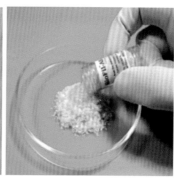

图 8-4　不同剂型的市售鱼胶原医疗产品(药械组合类产品)

(四) 其他海洋源性胶原医疗产品

胶原来源主要包括组织提取类、脱细胞基质类和基因工程类。目前已有基因工程源性类人胶原医疗产品上市,但海洋源性胶原尚无相关研究或产品。2013 年,美国 FDA 批准了世界首例脱细胞基质类鱼胶原医疗产品 Kerecis™ Omega3,主要用于创面敷料、硬脑膜补片、疝补片。此外,柏登生医股份有限公司利用鲷鱼鱼鳞开发的脱细胞鱼鳞生物眼角膜"视原™ 生物眼角膜",在构造上与人类角膜显示,具有排列规则的层状结构和透明度,已于 2015 年取得德国联邦卫生部所属之德国联邦药品及医疗器械研究院核准进行人体实验,该公司还利用鱼鳞胶原与羟基磷灰石模拟人体骨质组成,开发胶原骨移植物,用于颅面骨、牙周、四肢骨、脊柱、骨盆等骨骼缺损或裂隙手术填充。

四、小结及讨论

(一) 地区发展不均衡

截至目前,世界范围内海洋胶原类医疗器械产品的开发着实落地转化的国家仅为印度和冰岛两个国家,且仅 EUCARE 公司独家对海洋胶原类医疗用品进行了系列产品的开发,形成较为完整的产品链条,尚未见其他公司在该领域的产品开发进展。脱细胞基质类鱼胶原医疗产品的开发在世界范围内也刚刚起步,仅冰岛的 Kerecis 公司完成了完整的产品转化,获得世界首例也是目前唯一一件 FDA 批文。

中国在此领域做了部分探讨,但仅将鱼鳔源性胶原作为辅助材料与壳聚糖类材料复合后开发伤口护理产品,并未对鱼鳔源性胶原展开系统的研究和开发,因此中国在鱼胶原类医疗器械产品的开发尚处于萌芽状态。日本、韩国等国家对海洋胶原多肽类保健产品、食品和化妆品的开发较为活跃,但在医疗用品领域尚未形成产品。欧盟和美国、新加坡、澳大利亚等国家对海洋胶原类医用材料的应用研究和基础研究逐渐增多,但也尚未形成产品。由此可见,海洋胶原类材料用于医疗产品的开发虽然具有巨大市场潜力和社会价值,但整个行业尚处于萌芽期和培育期,未形成产业规模。

(二)产品类型丰度不足

由于海洋胶原类医用产品的开发在世界范围内尚处于起步阶段,产品种类少、数量少、临床资料少,尚未形成规模化产业聚力。就产品类型而言,在已上市的海洋胶原类医疗产品切入点主要是传统胶原类医用产品的基本临床领域,如止血、创面愈合等成熟度高、技术要求不高的产品,部分产品向骨科、口腔科等产值高、附加值高的领域倾斜,并根据不同临床需求与某些药物组合开发出药械组合类产品。海洋胶原类医用产品起步晚、产品丰度低,许多高技术含量及附加值的领域如组织工程、栓塞剂、组织充填剂等产品尚未落地开发,仅停留在科研阶段。

相较于组织提取来源的海洋胶原产品而言,脱细胞基质类鱼胶原产品的力学性能和仿生结构更为优越,技术含量更高,产品的核心竞争力更强,可作为组织缺损修复用的生物补片或组织工程支架用于不同临床需求。近几年来,海洋源性脱细胞基质类医用产品的研发已成为新兴热点,有望成为世界各国组织工程医疗产品的另一重要来源,为日益突出的临床需求和实际供应矛盾提供解决新方案。

随着海洋科技地位的日趋突出,尤其是在一带一路倡议的带动下,海洋资源的开发已上升到全球战略的高度,得到世界各国的普遍重视。海洋是生物医药和医用材料的资源宝库,以壳聚糖、海藻酸为代表的海洋源性医疗产品已形成成熟产业,产品种类丰富、市场稳定增长,作为天然生物医用材料的主流产品,切实解决了临床需求并获得了临床的普遍认可。海洋源性胶原来源广泛、产量丰富,是重要的海洋源性生物材料之一,其医用产品的开发和转化具有坚实的资源基础、产品基础和市场基础。虽然目前胶原类医用产品在世界范围内形成规模化产业,但随着陆地资源短缺问题的加重、成本的高企和生物制品监管的日趋严谨,海洋源性鱼类胶原蛋白质作为新型胶原来源的深度挖掘和开发势必形成新的增长点和爆发点,值得科研界、产业界、医学界、资本界的未雨绸缪和提前伏笔。我国作为海洋大国,海洋胶原原料资源极为丰富,从事海洋资源开发利用的科研人员和企业配套均有较好基础,具备完备的资源、人员和平台基础,虽然在鱼胶原医用产品开发领域尚显薄弱,但在世界各国均未形成绝对优势的大背景下,我们若能科学正视鱼胶原类医疗产品产业的孵育和培养,适当扶植部分创新型产品的转化,则有望在该领域占据世界领先地位,形成主导性国际竞争力,推动我国海洋科学和生物医药领域国际化、先进化、引领化的高水平发展。

第二节 · 前景及挑战

海洋作为地球上最大的特殊生态系统,由于生存环境特殊,海洋生物为创新药物和生物制品研究提供了丰富而独特的基因资源与化合物资源。21世纪以来,海洋科学与技术得到了海洋国家的高度重视和空前发展。国际组织和主要海洋国家就海洋科技发展的热点问题已发布了一系列计划、规划和战略研究报告。我国作为海洋大国,党的十七大以来提出了海洋强国战略,十九大报告中进一步明确了"坚持陆海统筹,加快建设海洋强国",而海洋科技的创新发展是海洋强国的根本保证。有关部门也发布了一系列重要海洋科技发展战略研究报告,如《中国至2050年海洋科技发展路线图》《未来10年中国学科发展战略:海洋科学》,为我国未来10~30年的海洋科技发展进行了预测和规划,在相关关键领域和关键科学问题上进行了前瞻布局。其中,科学技术部"十三五""蓝色粮仓科技创新"重点专项的着眼点便是解决我国优质蛋白质高效供给和拓展我国粮食安全的战略空间,其中的优质蛋白质便是以鱼胶原为主的水产类蛋白质。农业部印发的《国家级海洋牧场示范区建设规划(2017—2025)》目标之一也是提供优质动物蛋白质、改善居民膳食结构。

水产品是国际公认的优质动物蛋白质来源,也是我国食物供应的重要组成部分,海洋水产品的年产量相当于全国肉类和禽蛋类年总产量的30%,为我国城乡居民膳食营养提供了近1/3的优质动物蛋白质,已经成为我国食物供给的重要来源。鱼胶原是最为主要的水产胶原,除解决居民优质蛋白质摄入需求这一基础任务外,鱼胶原还具有多种生物学功能,在功能性食品、功能性保健品、高档化妆品、药用辅料、生物试剂等领域均有应用,但在生物医用材料领域的研究及开发尚属于起步阶段,没有形成规模化产业。与常用的传统陆地动物源性胶原相比,海洋胶原原料资源丰富、生物风险低、免疫原性低、宗教壁垒低,由于进化保守原因,海洋胶原的结构和功能与陆地动物胶原较为相似,因此有望作为传统胶原的替代物广泛应用于大健康领域。

一、与传统胶原的异同性分析

海洋胶原相关研究最早可追溯至20世纪50年代,日本学者高桥丰雄首先报道了鱼皮中的胶原同陆生动物皮的胶原的差异。其后,陆续有学者开展了对海洋鱼类胶原的研究,涉及的鱼种有无须鳕、真鳕、鲶鱼、鳟鱼、鲽鱼、四班鳞鲆、鲣鱼、鲈鱼、香鱼、黄鲷、日本鲐鱼、宽纹虎鲨、竹荚鱼、波罗的海鳕鱼等,涉及的鱼体部位有鱼皮、鱼鳍、鱼鳞、鱼骨、鱼肉结缔组织等。早期海洋胶原相关研究中,多集中于海水鱼鱼鳔胶原(称为"鱼胶")和鱼肉结缔组织胶原的组成、特性和代谢等领域,而鱼皮、鱼鳞胶原的组成和特性的文章不多,淡水鱼胶原的研究则更少,仅涉及鲤鱼和鲫鱼。除鱼类胶原外,也有少量研究珠母贝、鱿鱼、龙虾、章鱼、蓝蟹、多棘海盘车、水母等其他水产动物胶原并进行了报道。

近年来,随着陆地资源的日益贫乏及污染的加剧,开发海洋类生物物质及生物材料以部分替代甚至替代陆地动物源性材料已成为各国海洋技术、海洋战略的布局重点。在这一大背景下,海洋胶原作为新型胶原来源,在大健康领域尤其是生物医用材料领域的深度开发和应用具有良好的可行性和必要性,简要分析如下。

(一)相似性分析

1. 结构相似性

胶原属于进化保守蛋白质,其特征三螺旋区域有高度的进化稳定性。不同种类哺乳动物的胶原氨基酸序列变化不大,而作为最古老的脊椎动物,海洋胶原与陆地哺乳动物的胶原氨基酸组成、四级结构等均具有良好的相似性。许多研究均已证实,海洋源中甘氨酸残基约为1/3,不含色氨酸(Trp)和半胱氨酸(CysH),含少量酪氨酸(Tyr),羟脯氨酸(Hyp)含量较低,具有完整的天然三螺旋结构,以胶原纤维的形式存在于海洋动物组织中,呈现典型的胶原结构特征。

海洋环境的复杂性和多样性高于陆地环境,相应地,海洋胶原的结构也随着种类、产地、环境、季节、生长周期等因素呈现出丰富的多样性。虽然由于生长环境的差异导致海洋胶原的组成和结构与陆地动物胶原略有差异,但生活于热带环境、近大陆海域的部分海洋动物的胶原可表现出与陆地动物胶原高度相似的氨基酸组成和结构,即海洋生物的多样性导致了海洋胶原种类多样性,某些海洋胶原结构和性质甚至可无限接近陆地动物胶原,这可为临床研究和应用提供更多的选择性和新思路。

2. 功能相似性

结构决定功能,结构的相似性是海洋胶原与陆地动物胶原功能相似性的基础。作为天然细胞外基质组分,海洋胶原具有良好的生物相容性、生物安全性和生物可降解性。在功能活性方面,表现为与陆地动物胶原相似的如下功能。

(1) 止血:海洋胶原和海洋明胶均有良好的止血性能,可与血小板黏结、聚集起到止血的作用,其三螺旋结构可诱导血小板附着,刺激活血液凝固因子的释放,促进创面止血。印度 Eucare 公司已开发出多种鱼胶原基止血材料,广泛应用于各种创面止血。

(2) 促愈合:海洋胶原可提高细胞黏附和增殖能力,促进创面上皮化的速度和质量。不添加任何生长因子的情况下,海洋胶原便可显著上调外皮蛋白、丝蛋白和转谷氨酰胺酶-1 (transglutaminase-1,TGase1)基因的表达,诱导角质形成细胞分化,促进创面愈合。基于这一性质,印度 Eucare 公司已开发出系列鱼胶原基医用产品,用于创面修复、慢性创面愈合以及自体移植手术供区覆盖等。

(3) 促进组织再生:作为细胞外基质的主要组分,海洋胶原可促进皮肤、黏膜组织、骨及软骨等多种软、硬组织的再生修复。许多研究业已证实,海洋胶原可促进上皮细胞增殖、成纤维细胞胶原沉积、骨小梁生成以及成软骨分化等。国外已有鱼胶原基牙周组织再生修复膜产品上市销售。

(4) 组织工程支架:海洋胶原生物相容性优异、无免疫排斥反应和病毒传播风险,是一种理想的支架材料。通过复合、接枝、交联等修饰方式对海洋胶原材料进行功能修饰或衍生化后,结合冷冻干燥、雾化造粒、微囊化、纳米静电纺丝、3D打印或液晶化技术等加工工艺,可制备不同海洋胶原基组织工程支架用于满足组织工程支架的不同需求。

(5) 药物(细胞、因子、基因)载体:海洋胶原和海洋明胶有良好的成膜性和凝胶性,可作为药物(细胞、因子、基因等)的缓释载体。国内东华大学莫秀梅团队以纳米静电纺丝技术制备鱼胶原支架用于细胞因子、药物分子的缓释均得到显著效果。

3. 来源分布相似

传统胶原多来源于猪、牛等的皮肤或骨组织,根据来源主要分为皮胶原和骨胶原。海洋鱼胶原的来源与之相似,也主要有皮胶原和骨胶原两大类,但由于海洋生物的种类、区域分布、养殖环境、捕捞季节等多样性更为丰富,因此,海洋胶原的原料来源比传统胶原表现出更为丰富的多样性。通常情况下,骨胶原中亚氨基酸含量通常略高于同物种来源的皮胶原,相应地,力学强度、热稳定性等也略高于后者,海洋胶原和传统胶原均存在上述情况。

4. 制备工艺相似

海洋胶原和陆地动物胶原的制备工艺相似,主要包括碱法、酸法和酶法,其他复合方法均基于上述方法组合变化而成。碱法周期长、易变性,通常不用于非变性胶原的制备。酸法提取率高,但非螺旋区端肽的存在会增加抗原性风险,因此,通常采用酸法制备胶原后再以酶切去除端肽,从而制备高品质、低免疫原性的胶原样品。原料前处理工序对提取率和质量影响较大,应根据原料性质的不同调整科学适用的前处理参数。海洋生物结缔组织的致密性和交联度通常低于陆地动物,因此,海洋胶原更易分离析出,所需制备条件相对温和,但考虑到海洋胶原的热稳定性略低,其制备应控制在较低温度下进行。

(二) 差异性分析

1. 热稳定性

绝大多数海洋胶原的亚氨基酸含量低于传统胶原,因此其热稳定性略低,人体生理体温条件下有热收缩现象更为明显。但某些热带海洋鱼类胶原的热稳定性与传统胶原接近,因此,通过选择海洋鱼类的种类可以部分解决海洋鱼类胶原的热稳定性问题。

通过交联、接枝或复合等方式也可提高海洋胶原的热稳定性,使其满足临床应用的要求。已有研究证实,海洋胶原与多糖类化合物形成复合物后可显著提高其玻璃化转变温度和凝胶强度。

2. 力学性能

与传统胶原相比,海洋胶原结构相对疏松,力学性能略低,尤其对于承重、承压区的组织支撑或充填性劣于传统胶原。国内外许多团队针对这一问题进行研究并提出各种解决方案,最简单易行的通用方法是用戊二醛、EDC、京尼平等常规交联剂对海洋胶原材料进行交联处理,可显著提高海洋胶原材料的力学性能。与其他生物医用材料复合也是改善海洋胶原材料力学性能的常用方法之一。

3. 免疫原性

虽然作为水产生物,海洋生物与人类的进化距离远大于陆地哺乳动物,但高度的进化保守性使得鱼胶原保持了胶原类物质的低免疫原性。许多研究业已证实,海洋胶原的免疫原性甚至低于传统胶原,海洋胶原 PSC 的免疫原性低于 ASC,为其替代传统胶原用于人体临床提供了切实证据和生物安全性依据。孙伩等人研究发现,将 Ⅱ 型海洋胶原注入兔关节腔后不会引起炎症反应,Ⅰ 型海洋胶原植入新西兰兔体内后也基本不引起炎症,证实海洋胶原免疫原性风险可接受。

4. 多样性和可操作性

海洋胶原的来源多样性远高于传统胶原,相应地,其结构和功能的多样性也更为丰富,因此需根据不同的临床需求科学甄别、筛选适用的海洋胶原类型。此外,由于海洋胶原的熔点相对较低,部分海洋鱼类的胶原甚至可在室温或体温条件下溶于水或生理缓冲液,可操作性更高。研究证实,海洋鱼皮胶原作为一种天然的高分子化合物,具有一定的凝胶性、高度、分散性、低黏性、吸水性、持水性以及乳化性等,尤其是分布于海洋鱼类真皮、肌肉等软组织中的胶原,即使在低温下也易溶于中性盐溶液或稀酸,易于配制可溶性胶原溶液。

二、与传统胶原的优势分析

(一)成本低廉且符合环保需求

海洋胶原的制备原料来源于水产品加工的废弃物,如鱼皮、鱼鳞、鱼骨等。我国是水产养殖、捕捞及加工大国,每年由此产生的水产废弃物高达上千万吨。这些废弃物仅部分作为饲料用于畜牧业养殖,大部分作为垃圾丢弃,造成极大环保压力。海洋胶原的制备可对水产品加工废料进行回收利用,不仅大大提高了技术附加值、延长产业链条,而且符合低碳、环保型经济发展的要求,具有重大的经济、生态和社会意义。

(二)来源多样、储量丰富

海洋鱼类从两极到赤道海域、从海岸到大洋、从表层到万米左右的深渊都有分布,生活环境的多样性,促成了海洋鱼类的多样性。已统计在编的鱼类共 2 万余种,其中海洋鱼类约有 1.2 万种,不同种类、不同海域、不同养殖环境、不同季节、不同生长周期的海洋胶原,其结构与功能均存在差异性,为临床应用研究和产品开发提供了更为丰富的原料多样性。此外,海洋鱼类的生长周期、三维生长密度等均优于陆地哺乳动物,可在较短时间获取更大量的原料,资源获取便利性远高于传统胶原。

(三)生物风险低、免疫原性低

随着陆地资源的枯竭和环境污染的压力,健康陆地动物资源的获取难度、原料的污染性和生物学风险日增。随着陆地哺乳动物牛海绵状脑病、蓝耳病等人畜共患疾病的发现,主要源于猪、牛的胶原产品的安全性问题已引起了国际的普遍重视,我国对于牛海绵状脑病高风险地区的胶原类产品始终限制进口销售,对于陆地动物源的胶原医用产品从市场准入到临床再评价均极为谨慎,列为高风险产品予以监管。迄今,尚未有水产品人畜共患疾病的报道,因此,水产品废弃物来源的海洋胶原比陆地动物源胶原的生物安全性高,对其科学开发不仅可以降低环境污染的压力,而且可以避免陆地动物源生物材料可能存在的病毒传播危险。此外,胶原高度进化保守,海洋胶原的免疫原性不高于传统胶原,甚至有研究认为,前者的免疫原性更低。

（四）可及性强、宗教壁垒低

传统胶原的原料成本高，临床治疗费用高企。此外，受宗教壁垒的限制，猪、牛等组织来源的产品不能形成国际范围内的普适性。海洋胶原的宗教伦理壁垒较低，在世界范围内可及性强。虽然有些宗教区域有不食无鳞鱼的饮食禁忌，但仍允许鱼鳞类胶原产品的使用和销售。此外，海洋鱼类是人类蛋白质摄入的主要来源之一，在世界范围内普遍养殖或捕捞，获取方便，因此海洋胶原的开发可能为解决于欠发达地区的伤口护理难题提供新的出路。

三、作为新型胶原来源的可行性分析

基于上述分析，海洋胶原目前在食品、化妆品、保健品领域应用广泛，但在医用领域开发尚在起步阶段，国外仅印度、冰岛有少量相关医用产品上市销售，但中国和绝大部分国家对于海洋胶原的临床应用尚处于基础研究阶段或空白阶段，发展潜力很大。

（一）国家政策方面

国家宏观战略发展目标对海洋生物医用材料的发展是一个良好的机遇，海洋占地球面积近 3/4，有约 1/2 的全球能源和资源储备，已成为各国的核心利益所在，随着全球海洋战略的展开，海洋药物和生物制品的开发已成为世界各国的布局热点。

国家高技术研究发展计划（863 计划）中便单独设置"海洋生物技术"主题，对海洋资源、海洋技术的综合开发和提升进行重点扶持和培育。国家海洋局公益卫生项目对海洋生物资源的利用、海洋医疗产品的开发列入专项支持。在全国海洋经济发展的"十一五""十二五""十三五"规划中，国务院、国家发展和改革委员会以及国家海洋局一直强调发展并持续壮大海洋药物和生物制品产业，在"十三五"规划中更明确发展海洋生物来源的医学组织工程材料、新型功能纺织材料、药用辅料、生物纤维材料、生物分离材料、生物环境材料、生物防腐材料等海洋生物材料。在具备海洋生物技术研发优势和生物产业发展基础的城市，组建产学研相结合的创新战略联盟。2016 年，国家科学技术部和国家海洋局联合发布的《全国科技兴海规划（2016—2020 年）》中，再次强调了海洋科技在经济社会中的引领和支撑地位，提出要"推动海洋生物医药和生物制品等系列化，促进产业规模化发展"。在最新发布的"十三五"海洋领域科技创新专项规划中，也将海洋生物材料的研究与开发列入重点支持的方向。因此，推动海洋生物医用材料的开发利用、成果转化和产业化符合国家政策的要求。

"一带一路"倡议提出以来，中国陆续启动了"海洋牧场""蓝色药库"等多项涉海长期规划，对海洋科技、海洋生物资源科学开发的重视进一步加强。2018 年的"十三五"重点研发计划项目中,为解决壳聚糖、海藻酸类海洋源性生物材料的医用原料平台问题和高附加值产品开发问题,首次明确将"海洋源生物材料的制备及纯化技术"单独立项支持,为海洋胶原类医疗产品的开发提供很好的借鉴和参考。为适应海洋生物医用材料快速发展的需要并引领行业的健康、持续发展,经中国生物材料学会批准于 2017 年 5 月 20 日成立"海洋生物材料分会",为海洋生物医用材料行业的研发、产业化及监管等提供了稳定平台。

（二）市场需求方面

作为一种主要的天然生物材料,胶原在化工、化妆品、食品、保健品以及生物医药等领域应用极为广泛,市场容纳量极大,但目前其主要来源为牛/猪等陆地哺乳动物。2018 年,世界胶原(包括胶原、明胶和多肽)的市场需求量达 45 亿美元(牛源性胶原约占 35%),其中,欧洲和美国的市场最大(分别占 31.2% 和 28.0%),亚洲的市场仅次于美国(占 14.6%),但以 7.0% 的年复合增值率快速增长。美国 Grand View research 公司给出的调研报告中指出,印度和中国对鱼明胶的开发推动了亚太地区对鱼明胶原料的需求,随着大健康概念的普及和全球经济的发展,预计到 2025 年世界胶原的市场份额将达到 66.3 亿美元,其中健康领域市场份额约占一半。

自 1976 年美国首次将胶原制品列入医疗器械进行管理及审批并批准上市以来,胶原类产品已应用于多个临床科室,安全性和有效性均得到临床的普遍认可和证实。随着生活水平和健康意识的提高,胶原在功能食品、功能性保健品、高档化妆品和医疗产品等大健康领域的市场增长率持续提高。以中国为代表的亚太地区逐渐成为全球最具活力的胶原需求市场。

（三）产业化基础方面

（1）原料来源保障：我国是海洋大国,每年产生百万吨的鱼鳞、鱼皮、鱼骨等加工废弃物,为海洋胶原的生产加工提供了充足的原料保障。

（2）核心技术保障：海洋胶原的宏量制备技术是最为核心的行业壁垒,我国在海洋胶原原料的生产制备方面具有自有技术和发明专利,对于原料的脱腥、脱色、免疫原性去除等均已形成完善的技术专利体系,部分技术已达到国际领先水平。

（3）规模化生产保障：我国已有多家海洋明胶、海洋胶原多肽原料制造商,但主要集中用于食品、化妆品、化工、生物试剂等领域的原料规模化生产,也是相关原料的主要出口国之一。未变性的海洋胶原原料(尤其是医用级原料)制备难度、成本等远高于明胶、多肽类产品,在我国尚未形成医用级海洋胶原的规模化生产平台,但相关制备技术和工艺流程均已得到验证。

（四）产品实现可行性方面

相较于在食品、化妆品以及其他领域的海洋胶原类产品开发，我国的海洋胶原类医用产品开发相对滞后，仅在 2000 年首次批准 1 项含鱼鳔胶原成分的创伤愈合海绵产品（国械注准 20173640472，中国海洋大学开发）。国外海洋胶原类医疗产品的开发也处于厚积薄发阶段，基础研究较多而产品实现较少。截至目前，印度 Eucare 公司对鱼胶原类医疗产品的开发最为全面，已形成止血、组织修复及药械结合等多品系的产品序列，部分产品已在欧盟上市。此外，冰岛的 Kerecis 公司开发的脱细胞鱼皮基质用作慢性溃疡创面的敷料业已获得 FDA 批准（2013 年）。由此来看，海洋胶原类医疗产品用于人体临床具有良好的产品实现可行性，目前世界范围内对于该类产品的认可度和关注度逐渐提高。值得注意的是，由于该领域产品开发刚起步，其产品化程度的国际化差异不大、没有形成固化的技术或产业水平差距，因此，我国作为水产胶原生产和出口大国，极有希望在该领域国际竞争力实现超车或并进，成为海洋胶原类产品的开发和产业化强国。

（五）产品技术实现可行性方面

我国已初步形成以山东（青岛、烟台）、上海、广东、福建、江苏、辽宁（大连）等区域为代表的蓝色经济和蓝色技术新动能布局网络，相关的政策、设施、人才、技术、服务及资金等的强大聚力效应已逐步显现。海洋胶原作为几大主要海洋生物材料之一，其产品技术、人才团队和硬件平台等均已形成相对厚实的基础积累。从标准化技术和产品注册监管角度，随着壳聚糖、海藻酸等海洋生物医用材料产品的不断成熟完善和产品链拓展，我国国家食品药品监督管理局已积累了丰富的标准、注册、监管等方面经验，可为海洋胶原基海洋生物医用材料产品行业的健康发展提供管理经验。

（六）产品使用的可及性方面

由于具有相似的结构和功能，海洋胶原类产品的临床适应证与传统胶原基本相似。但考虑到海洋胶原的成本低廉、生物风险低、宗教伦理壁垒低，因此具有更优异的全球范围内可及性，为解决经济欠发达或不发达地区、宗教区域人民获取高技术含量医用产品、参与全球技术进步成果共享提供更为经济有效、可行性强的新途径。在上述地区中，由于医疗资源缺乏、环境恶劣等，许多患者死于伤口感染，而常规的消炎药、止痛药或创面护理等产品供应不足且远高于普通患者的承受能力。2017 年 5 月 26 日，英国路透社报道了一例巴西医生用鱼皮成功救治一位严重烧烫伤患者（图 8-5），该技术由巴西塞阿拉联邦大学研究团队设计，已完成该疗法的首批试点实验，入组患者约 50 名，初步结果证实，鱼皮可显著减轻患者痛苦、促进创面修复，其疗效和患者顺应性远高于常规疗法且无须服用止痛药，大大降低医疗费

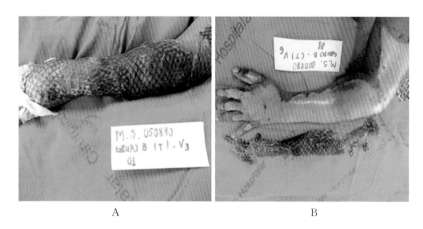

图 8-5　巴西医生以鱼皮治疗烧烫伤

A. 消毒后的鱼皮覆盖患者严重烧烫伤创面；B. 20 天后，严重烧烫伤创面基本愈合

用。由此可推知，海洋胶原类医疗产品的开发可及时弥补传统胶原的可及性缺陷，突破宗教、经济等的差异壁垒，推动世界人民共享先进医疗技术的可及性。

简言之，海洋胶原并非一种新开发的海洋生物材料，在食品、化妆品、保健品、化工、药用胶囊、实验试剂等领域已有多年应用历史，但作为生物医用材料的开发则确属于"新材料"范畴。迄今，世界范围内对于海洋原基医用产品的开发刚起步、初收获，绝大部分国家在该领域的产品开发属于空白。随着海洋战略在全球国际竞争力中地位的日益凸显，海洋胶原类医用产品的开发和行业成熟迎来新的机遇。虽然由于物种进化、生活环境等原因，海洋胶原与传统胶原存在一定差异，但毋庸置疑的是，海洋胶原与传统胶原的同源性决定了二者结构与功能的相似性。海洋胶原作为新型医用胶原来源从原料储备、成本控制、生物风险、市场体量、产业化基础以及政策层面等均具有良好的可行性，有望成为继壳聚糖、海藻酸之后的第三大海洋生物医用材料，成为海洋科研的新热点、新动力。

四、产业化挑战

本章前文中，已对海洋胶原作为新型医用胶原来源的可行性进行了全面讨论与分析。但作为医用材料领域的"新材料"，海洋胶原类医用产品的开发仍需进行科学论证和理性思辨，对面临的挑战、问题、壁垒等痛点一一梳理、分析并提出对策，方能保证行业方向不走偏、发展健康可持续。本部分中，将根据海洋胶原的国内外现况及最新科研成就，对其面临的产业化挑战进行科学分析。

胶原具有良好的生物安全性和独特的生物学功能，是与透明质酸、海藻酸、壳聚糖等天然高分子材料并列的几大代表性天然生物医用材料之一，在包括食品、药品、保健品及生物医用材料在内的大健康领域已有广泛应用,其临床应用的安全性和有效性已被充分证实。但随着陆地资源的日趋匮乏和环境污染、病毒传播等不良影响因素的加剧,陆地源性胶原的资源储备和质量安全问题已逐渐成为制约该行业健康可持续发展的关键问题,寻找新型的替代性胶原来源势在必行。海洋胶原与传统胶原具有同源性,结构、功能及组织分布等高度相似,具备成为新型胶原来源的先天优势。但鉴于海洋胶原在生物医用材料领域的研究和开发正处于起步阶段,因此其产业化培育和成熟尚面临许多基础、应用及监管等系列问题,需科学论证、辩证考虑。

(一)系统性的应用基础研究

海洋胶原的结构和功能业已有初步研究,但考虑到来源的多样性和差异性,需对海洋胶原进行系统性的应用基础研究。基于此,建立海洋胶原信息资源库甚至鱼胶原材料基因组数据库,建立不同来源、不同种类、不同工艺等获得的海洋胶原材料的构效关系谱图,不仅可为海洋胶原的临床应用适应证的选择提供切实参考,而且可对原料溯源性提供科学指导,是保证海洋胶原类产品在医学领域健康、可持续开发应用的关键基础问题。

此外,根据各国药品、医疗器械相关的特殊标准、法规等要求,在上述数据库中还需包含但不限于如下方面:①同种海洋胶原不同分子量、不同浓度、不同分散度对构效关系的影响:海洋胶原降解后产生的多肽具有抗氧化、抗炎性、促进细胞生长及诱导特定细胞分化等活性,但不同分子量范围的海洋胶原多肽表现出的活性不一致,需进行大量关联性基础研究。②标准化制备、检测方法的建立及通用性产品标准的确立:目前,医用胶原类产品可供参考的标准或规范主要为《中华人民共和国药典》"YY/T 1453-2016"等,均为陆地源性Ⅰ型胶原。海洋胶原多样性更为丰富且与传统胶原存在差异性,其医用产品的开发缺少系统、成熟的科学理论体系、标准化体系和评价体系,需进行大量系统性研究及验证。③规范化宏量制备环境、工艺、人员、风险管理及体系的要求建立及验证:用于制备海洋胶原的鱼皮、鱼鳞、鱼骨、鱼鳔等组织与传统胶原的原料性质不同,因此其前处理、制备及纯化精制等工艺要求也有差异。目前,世界范围内尚无可提供医用级海洋胶原原料的规范化平台,仅有可满足食品、化妆品、化工等要求的海洋明胶、海洋胶原多肽的原料制造商。而医用级海洋胶原的特殊工艺要求对宏量生产的软件、硬件均是创新性挑战。④系统性的生物安全性和有效性评价:海洋胶原作为医用产品的开发尚处于起步阶段,没有建立成熟的安全性和有效性评价体系及数据库。

简言之,海洋胶原源自水产生物,具有独特的结构和功能,其研发过程中可参考传统胶原的相关技术、方法、平台和研究结果等,但不能完全套用,需要基于其自身的特点建立适应性的基础研究体系。但相对于传统胶原而言,海洋胶原的基础研究仍很薄弱,需加大投入力度,为转化应用夯实理论基础和指导依据。

（二）系统性的对比研究

前期研究业已证实，与猪、牛等陆地动物胶原相比，海洋胶原在氨基酸组成、溶解性、热稳定性等方面均存在差异性和多样性。此外，虽然已有数据显示，海洋胶原的免疫原性、生物安全性等不劣于甚至优于传统胶原，但由于氨基酸组成、交联度等方面存在的差异，使海洋动物胶原的凝胶强度明显低于牲畜胶原的凝胶强度，导致在许多应用领域里海洋动物胶原无法替代牲畜胶原。为此，必须通过改性或复合增大海洋动物胶原的凝胶强度，以满足其作为生物医用材料使用的基本条件。但是，迄今人们对胶原化学组成和氨基酸顺序与不同类型胶原的结构和交联程度的关系，以及其所特有的一些物理特性（如溶解性、收缩温度、力学性能及生物功能等）之间的关系了解十分有限，因此海洋胶原成为独立于陆地动物胶原之外的新型胶原来源仍是一场攻坚战。

截至目前，已有部分学者关注了此类问题并就海洋类胶原和陆地源性胶原进行了部分对比研究工作。Baldursson 等人招募 81 名志愿者，将脱细胞鱼皮基质与脱细胞猪小肠黏膜下层用于全层皮肤损伤修复的效果进行了对比研究，也是关注此类问题的首项人体临床研究。我国学者孙佼等人则对比研究了鱼胶原多肽和牛胶原多肽的生物功能和理化性能。上述研究均为海洋胶原类医用产品的开发提供了重要依据，但相对于整个行业的完善及转化医学的要求仍是冰山一角。海洋胶原类产品在医疗领域的开发和健康持续发展，仍需科研界、企业界和监管部门共商共议、行之有效地进行系统的基础研究和对比研究，深入挖掘其与陆地动物胶原的构效关系异同以及精准调控，切实有效地为产品落地转化和监管提供科学依据。

（三）市场培育和产品链建设

海洋胶原资源丰富、成本低廉，具备作为陆地源性胶原替代来源的天然优势，在食品、化妆品甚至高档照相胶片等领域均已有稳定市场且逐步增长，但在生物医疗领域，海洋胶原的应用基础研究尚不完善，缺乏足够系统的安全性和有效性评价数据和临床应用数据。截至2019 年 5 月，在中国知网（CNKI）网站以关键词"鱼胶原"检索，可得中英文文献共 299 条数据，但绝大部分文献为鱼胶原多肽在食品、化妆品等领域的应用，近年来有关鱼胶原多肽类物质生物活性在生物医疗领域的应用基础研究也逐渐成为热点，但对于天然非变性的鱼胶原用于生物医用材料的文献仅有 26 篇，仍显薄弱。在中国国家知识产权局专利检索数据库，以"鱼胶原"＋"发明名称"检索可得 142 条结果，排除重复、装置及外观设计专利共 41 条后，可得有效检索结果 101 条，其中绝大部分专利为鱼胶原多肽类产品或技术方法，鱼胶原基材料类发明专利仅不足 10 条，鱼胶原在医用材料领域的产品设计开发储备较为贫乏。

目前以鱼胶原为代表的海洋胶原类产品主要市场为食品、化妆品等领域，尤其在功能性保健品领域,以"鱼胶原多肽"为代表的海洋类多肽产品在世界范围内(尤其亚洲地区)的热销既为"海洋源性胶原"概念的普及推广奠定了基础,也将其与"美容、保湿、关节功能恢复"等保健类用语密切绑定,形成思维固化从而影响产品用途的升级转型。如何在原有产品品类认知度的基础上,深度挖掘并培育海洋源性胶原在更高技术附加值领域的市场认可度和忠诚度,并进行有效的科普推广,则是从业者需严谨思考的问题。

已有个别国家对海洋源性胶原在医疗领域的产品开发进行了初步尝试,并形成上市产品,但其产品设计主要基于陆地源性胶原的常见剂型和临床适应证设计,临床适应证切入点也以止血类入门级产品为主,剂型也为常见的颗粒剂、粉剂和膜剂为主,缺少基于海洋源性胶原特性设计的临床适应证和产品品类。海洋胶原与陆地胶原虽然具有较高的结构和功能相似性,但前者更为丰富的来源、结构和功能的多样性为其产品设计更多变化的可能性埋下了伏笔。然而,海洋源性胶原的基础研究和应用基础研究仍不完善,尚难以支撑行业发展或产品拓展的需求。此外,已探知的海洋物种约有 1 亿种以上(约占地球物种总量的 85%),其物种丰度和多样性远高于陆地生物,其潜在蕴含的胶原种类、来源和功能的多样性极为丰富,而目前可规模化生产的海洋源性胶原仍以鱼胶原为主,其他来源胶原的挖掘和开发仍需待拓荒以保障产品链的健康拓展和行业的持续发展。

需要注意的是,虽然海洋生物医药作为战略性海洋新型产业的代表近年来发展迅猛,但也要考虑到海洋医药不同于具有成熟完备研发生产体系的化学药品,其研发环节投入大、周期长、风险高,研发周期约为化学药物的 1.5~2 倍。此外,海洋医药作为新兴产业,其产业链整合性差、关联产业集聚度低、发展平台和基础较小,其整体发展仍面临许多亟待解决的难题。

(四) 标准和监管的体系化建设

"健康中国,标准先行",标准和监管对于医疗产品的科学开发和应用具有重要的指引性和规范性。海洋源性胶原虽然已有多年产业化历史,但目前的产品体系仍以陆地源性胶原为主,针对海洋源性胶原的标准、指南、监管反馈和临床应用等数据尚为空白,难以为该行业发展提供切实有效的规范性指导。究其根本,海洋源性胶原系统化应用基础研究的缺乏是标准和监管体系构建的瓶颈问题,只有解决根源性问题才能解决产品深度挖掘和行业建设的规范性导向问题。此外,随着应用基础研究的推进,应同步建立适用性的监控体系,海洋源性胶原结构和功能的多样性和特异性可能会对其临床应用引入更多变化,有必要从设计开发之初便植入监管反馈理念,为建立更具科学性、适用性的监管体系奠定基础。

简言之,海洋胶原作为海洋源性胶原的典型代表,来源丰富、可及性强、生物友好,与陆地源性胶原的结构和功能相似却又表现出更为丰富的多样性。随着陆地资源日趋紧缺且污染压力日增情况的加剧,海洋源性胶原可作为新型胶原来源为胶原行业的发展提供潜力资源,而且可避免哺乳动物人畜共患病毒传播的风险以及宗教壁垒。随着"蓝色药库"计划的推进,我国海洋药物的开发已进入快车道,壳聚糖、海藻酸等海洋生物医用材料也居于国际先进水平,海洋胶原在食品等领域虽然已有稳定发展,但在生物医药领域的开发和应用在世界范围内仍刚起步,仍需科学有效的政策引导、科研推动、基础研究投入、专业人才培养以及产学研医检的有效配合,为全面、客观、合理地认识、开发、医用海洋源性胶原医用产品提供科学依据。

(位晓娟　朱振中　林　途　唐　千)

参 考 文 献

[1] 国家食品药品监督管理总局.组织工程医疗产品 I 型胶原表征方法:YY/T 1453 - 2016[S].中国标准出版社,2016 - 07 - 29.

[2] Veeruraj A, Arumugam M, Ajithkumar T, et al. Isolation and characterization of drug delivering potential of type-I collagen from eel fish Evenchelys macrura [J]. Journal of Materials Science: Materials in Medicine, 2012,23(7): 1729 - 1738.

[3] 位晓娟,王南平,何兰,等.脱细胞鱼皮基质作为新型组织工程支架的研究进展[J].中国修复重建外科杂志,2016,30(11): 1437 - 1440.

[4] 陈泓弛,位晓娟,张长青,等.鱼胶原作为新型生物医用材料的研究进展[J].中国修复重建外科杂志,2018,9: 1227 - 1230.

[5] Veeruraj A, Arumugam M, Ajithkumar T, et al. Isolation and characterization of drug delivering potential of type-I collagen from eel fishEvenchelys macrura [J]. Journal of Materials Science: Materials in Medicine, 2012,23(7): 1729 - 1738.

[6] Baldursson B, Kjartansson H, Konrádsdóttir F, et al. Healing rate and autoimmune safety of full-thickness wounds treated with fsh skin acellular dermal matrix versus porcine small-intestine submucosa: a noninferiority study [J]. Int J Low Extrem Wounds, 2015,14(1): 37 - 43.

[7] Balakrishnan S, Selvam R, Sundar K, et al. Studies on calcification eficacy of stingray fsh skin collagen for possible use as scaffold for bone regeneration [J]. Tissue Engineering & Regenerative Medicine, 2014,12(2): 98 - 106.

[8] Rakers S, Gebert M, Uppalapati S, et al. "Fish Matters": the relevance of fish skin biology to investigative dermatology [J]. Exp Dermatol, 2010,19(4): 313 - 324.

[9] Jeevithan E, Zhao Q, Bin B, et al. Biomedical and pharmaceutical application of fish collagen and gelatin: a review [J]. Journal of Nutritional Terapeutics, 2013,2(4): 218 - 227.

[10] Song E, Yeon K S, Chun T, et al. Collagen scaffolds derived from a marine source and their biocompatibility [J]. Biomaterials, 2006,27(15): 2951 - 2961.

[11] Matsumoto R, Uemura T, Xu Z, et al. Rapid oriented fibril formation of fish scale collagen facilitates early osteoblastic differentiation of human mesenchymal stem cells [J]. J Biomed Mater Res A, 2015,103(8): 2531 - 2539.

[12] Pal P, Srivas P K, Dadhich P, et al. Accelerating full thickness wound healing using collagen sponge of mrigal fish (Cirrhinuscirrhosus) scale origin [J]. Int J Biol Macromol, 2016,93(Pt B): 1507 - 1518.

[13] Gauza-Włodarczyk M, Kubisz L, Mielcarek S, et al. Comparison of thermal properties of fish collagen and bovine collagen in the temperature range 298 - 670K [J]. Mater Sci Eng C Mater Biol Appl, 2017,80: 468 - 471.

[14] Yamamoto K, Igawa K, Sugimoto K, et al. Biological safety of fish (tilapia) collagen [J]. Biomed Res Int, 2014, 2014: 630757.

[15] 刘文博.胶原类植入性医疗器械及其安全性评价探讨[J].国际生物医学工程学杂志,2015,38(4): 238 - 241.

[16] 国家食品药品监督管理局.关于含有牛、羊源性材料医疗器械注册有关事宜的公告[EB/OL].[2015].http://www.sfda.gov.cn/WS01/CL0845/10584.html.

[17] 国家食品药品监督管理局.无源外科植入物 I 型胶原植入剂: YY 0954 - 2015[S].北京:中国标准出版,2015.

[18] 国家食品药品监督管理局.动物源性医疗器械产品注册申报资料指导原则[EB/OL].[2015].http://www.sfda.gov.cn/WS01/CL0274/59894.html.

[19] 国家食品药品监督管理局.疝修补补片产品注册技术审查指导原则[EB/OL].http://www.sfda.gov.cn/WS01/CL0087/93414.html.

[20] Ratner B.生物材料科学:医用材料导论[M].2版.北京:科学出版,2011.

[21] 史新立,谭芳奕,王召旭,等.疯牛病病原体研究及动物源性医疗器械产品安全性思考[J].中国修复重建外科杂志,2006,20(11): 1138 - 1144.

[22] ASTM International, West Conshohocken, PA. Standard Guide for Characterization of Type I Collagen as Starting Material for Surgical Implants and Substrates for Tissue Engineered Medical Products (TEMPs): ASTM F2212 - 11 [S]. [2011]. www. astm. org.

[23] 杜晓丹,方玉,奚廷斐,等.动物源性胶原的生产、应用及其免疫原性[J].中国组织工程研究与临床康复,2008,12(23): 4511 - 4514.

[24] 史新立,谭芳奕,王召旭,等.疯牛病病原体研究及动物源性医疗器械产品安全性思考[J].中国修复重建外科杂志,2006,20(11): 1138 - 1144.

[25] 中国老年医学学会烧创伤分会.胶原类创面材料临床应用全国专家共识(2018 版)[J].中华烧伤杂志,2018,34(11): 766 - 769.

[26] Lefevre G, Biarrotte R, Takerkart G, et al. Process for the preparation of fish gelatin [J]. US Patent 6,368,656,2002.

[27] Qazvini N T, Bolisetty S, Adamcik J, et al. Self-healing fish gelatin/sodium montmorillonite biohybrid coacervates: structural and rheological characterization [J]. Biomacromol, 2012,13(7): 2136 - 2147.

附录 · 海洋生物医用材料专业名词术语

acceptable daily intake，ADI	每日允许摄入量
acetyl chitosan microspheres，ACM	乙酰壳聚糖微球
acetylglucosamine，AGS	乙酰氨基葡萄糖
acid-soluble collagen，ASC	酸溶性胶原
acipenseridae	鲟鱼
acrothrix	顶毛(丝)藻属
additive manufacturing，AM	增材制造
adenosine diphosphate，ADP	腺苷二磷酸
adriamycin，ADR	阿霉素
alanine aminotransferase，ALT	丙氨酸转氨酶
alariaceae	翅藻科
alginate	海藻酸盐
alginate-chitosan-alginate，ACA	海藻酸-壳聚糖-海藻酸
alginate-polylysine-alginate，APA	海藻酸-聚赖氨酸-海藻酸
alginate fiber	海藻酸盐纤维
alginate wound dressing	海藻酸盐医用敷料
alginic acid	海藻酸
alkaline phosphatase，ALP	碱性磷酸酶
alphal-galactosyle，α-Gal	α-半乳糖基抗原
American College of Cardiology，ACC	美国心脏病学会
American Society of Testing Material，ASTM	美国材料实验协会
aminoglucose，AG	氨基葡萄糖
amphiphilic chitosan，AC	双亲性壳聚糖
angiotensin converting enzyme，ACE	血管紧张素转换酶

anti-adhesion	防粘连
aplanosporeae	不动孢子纲
arginine，Arg	精氨酸
arginine-glycine-aspartic acid，RGD	精氨酸-甘氨酸-天冬氨酸
ascophyllum nodosum	泡叶藻
asialoglycoprotein receptor，ASGPR	去唾液酸糖蛋白受体
aspartate aminotransferase，AST	天冬氨酸转氨酶
asperococcaceae	粗粒(散生)藻科
asterias rolleston	罗氏海盘车
atomic absorption spectroscopy，AAS	原子吸收光谱法
atomic force microscope，AFM	原子力显微镜
Australian Orthopaedic Association National Joint Replacement Registry，AOANJRR	澳大利亚骨科协会关节登记系统
autologous chondrocyte transplantation，ACT	自体软骨细胞移植技术
best aquacultural practice，BAP	水产养殖认证
biocompatibility	生物相容性
biodegradation	生物降解
bioglass ceramic，BGC	生物玻璃陶瓷
biological evaluation	生物学评价
blood urea nitrogen，BUN	血尿素氮
bone mesenchyml stem cell，BMSC	骨髓间充质干细胞
bone morphogenetic protein，BMP	骨形态发生蛋白质
botrytella	聚果深属
bovine serum albumin，BSA	牛血清白蛋白
bovine viral diarrhoea virus，BVDV	牛病毒性腹泻病毒
bronchial artery chemoembolization，BACE	支气管动脉灌注化疗栓塞
byssal thread	足丝纤维部
c-kit proto-oncogene，C-KIT	酪氨酸激酶受体
calcium alginate	海藻酸钙
calcium alginate gel，CAG	海藻酸钙凝胶
carboxymethyl chitosan，CMCS	羧甲基壳聚糖
case report form，CFR	数据调查表

续　表

catlacatla	喀拉鲃
cavernous hemangioma of the liver，CHL	肝海绵状血管瘤
cellulose acetate，CA	醋酸纤维素
central nervous system，CNS	中枢神经系统
ceratin	角蛋白
chitase	壳聚糖酶
chitin	甲壳素
chitin deacetylase，CDA	甲壳素脱乙酰酶
chitin whisker，CW	甲壳素晶须
chitinase	甲壳素酶
chitooligosaccharides/chitosan oligosaccharides，COS	壳寡糖
chitosan，CS	壳聚糖
chitosan-collagen matrix，CCM	壳聚糖-胶原基质
chitosan-collagen-starch membrane，CCSM	壳聚糖-鱼胶原-淀粉膜
chitosan-dithioglycolic acid，CS-TGA	壳聚糖-二硫基乙醇酸水凝胶
chitosan composite	壳聚糖复合材料
chitosan derivative，CD	壳聚糖衍生物
chitosan fiber，CSF	壳聚糖纤维
chitosan hydrogel，CSH	壳聚糖水凝胶
chitosan microsphere，CM	壳聚糖微球
chitosan quaternary salt，CQS	壳聚糖季铵盐
chitosan sponge，CSS	壳聚糖海绵
chnoospora	毛孢藻属
chnoosporaceae	毛孢藻科
chorda	绳藻属
chordaceae	绳藻科
chordariaceae	索藻科
chordariales	索藻目
circular dichroism，CD	圆二色性
cleaning-in-place，CIP	在线清洁消毒系统
clinical attachment level，CAL	临床附着水平
clinical evaluation	临床评价

续　表

collagen	胶原
collagen canonical	胶原域
collagen fibril	胶原原纤维
collagen peptide	胶原多肽
collagen type Ⅰ antibody，COL-Ⅰ Ab	Ⅰ型胶原抗体
collagenous fiber	胶原纤维
colony forming unit，CFU	菌落形成单位
colpomenia	囊藻属
complaint handling	投诉处理
concanavalin A，Con A	刀豆蛋白A
confocal laser scanning microscope，CLSM	激光扫描共聚焦显微镜
corrective actions，CA	纠偏措施
creatinine，Cr	肌酐
critical concentration	临界聚集浓度
critical control point，CCP	关键控制点
critical micelle concentration，CMC	临界胶束浓度
cross-polarized magic angle spinning nuclear magnetic resonance，CP/MAS NMR	交叉极化魔角旋转固体磁法
cyclosporeae	圆子纲
cysteine，Cy	半胱氨酸
cystoseiraceae	囊链藻科
_D_-glucosamine，GlcN	2-氨基-_D_-吡喃葡萄糖
danazol alginate microsphere，DKMG	达那唑海藻酸钠血管栓塞剂
degree of deacetylation，DD	脱乙酰度
degree of polymerization，DP	聚合度
denaturation temperature	热变性温度
desmarestia	酸藻属
dexamethasone sodium phosphate injection，DEXSP	地塞米松磷酸钠
dextran aldehyde，DA	右旋糖酐醛
dichloroacetic acid，DCA	二氯乙酸
dichloromethane，DCM	二氯甲烷
dictyopteris	网翼藻属

dictyosiphon	网管藻科
dictyota	网地藻属
dictyotales	网地藻目
differential scanning calorimetry，DSC	示差扫描量热法
diffusion coefficient	扩散系数
digital subtraction angiography，DSA	数字减影血管造影
dilophus	厚缘藻属
dimethylformamide，DMF	二甲基甲酰胺
dionyl hydrazine adipate，AAD	己二酸二酰肼
doxorubicin，DOX	阿霉素
drug carrier	药物载体
duck hepatitis virus，DHV	鸭病毒性肝炎病毒
dynamic light scattering，DLS	动态光散射仪
ecklonia	昆布属
ectocarpaceae	水云科
ectocarpales	水云目
ectocarpus	水云属
elachista	短毛藻属
elastic modulus，EM	弹性模量
electronic data capture，EDC	电子化的数据录入和管理
electronic medical record，EMR	电子病历
electrospinning	静电纺丝
elongation at break，EB	断裂伸长率
endothelial cell	内皮细胞
environmental scanning electron microscope，ESEM	环境扫描电子显微镜
enzyme-linked immuno sorbent assay，ELISA	酶联免疫吸附测定
epidermal growth factor，EGF	表皮生长因子
epidermal growth factor receptor，EGFR	表皮生长因子受体
establish critical limit，ECL	关键限值
ethylene oxide，EO	环氧乙烷
ethylenediaminetetraacetic acid，EDTA	乙二胺四乙酸
eudesme	真丝藻属

European Medicines Agency，EMA	欧洲药品管理局
European Pharmacopoeia，EP	欧洲药典
extracellular matrix，ECM	细胞外基质
feldmannia	费氏藻属
fibrillar or fibril-forming collagen	成纤维胶原
fibroblast，FB	成纤维细胞
fibroblast growth factor，FGF	成纤维细胞生长因子
fish collagen	鱼胶原
fish collagen peptide	鱼胶原多肽
fish gelatin	鱼明胶
fluorescein isothiocyanate，FITC	异硫氰酸荧光素
Food and Drug Administration，FDA	（美国）食品药品监督管理局
formic acid，FA	甲酸
Fourier transform infrared spectroscopy，FI-IR	傅里叶变换红外光谱
fucaceae	墨角藻科
fucales	墨角藻目
functional wound dressing	功能性医用敷料
gadusmorhua	大西洋鳕鱼
gas chromatography-mass spectrometer，GC-MS	气相色谱-质谱联用仪
gel blocking	凝胶阻断
gel permeation chromatography，GPC	凝胶渗透色谱
gelatin	明胶
genipin	京尼平
gingival index，GI	牙龈指数
glacial acetic acid，GAA	冰醋酸
glass transition temperature	玻璃化转变温度
Global Harmonization Task Force，GHTF	国际医疗器械协调组织
glucosaminoglycan，GAG	葡糖胺聚糖
glutamine transaminase，GT	谷氨酰胺转氨酶
glycerophosphate，GP	甘油磷酸钠
glycine，Gly	甘氨酸
glycine-arginine-glycine-aspartic-serine-proline，GRGDSP	正（甘氨酸）-精氨酸-甘氨酸-天冬氨酸-丝氨酸-脯氨酸

续　表

glycosaminoglycan，GAG	糖胺聚糖
good clinical practice，GCP	药品临床试验质量管理规范
graphene oxide，GO	氧化石墨烯
guided bone regeneration，GBR	引导骨再生术
guided tissue regeneration，GTR	引导组织再生术
guinea pig maximum test，GPMT	豚鼠最大剂量试验
guluronic acid	古罗糖醛酸
halothrix	褐毛藻属
hazard analysis and critical control point，HACCP	危害分析与关键控制点
hazard analysis and preventive measure，HAPM	危害分析和预防措施
hepatocellular carcinoma，HCC	肝细胞癌
heteroralfsia	异形褐壳藻属
high performance liquid chromatography，HLPC	高效液相色谱法
hincksia	褐茸藻属
hizikia	羊栖菜属
homotrimer	同型三聚体
horseradish peroxidase，HRP	辣根过氧化物酶
human like collagen，HLC	类人胶原
human neutrophil elastase，HNE	人嗜中性粒细胞弹性蛋白酶
human periodontal ligament cell，HPDLC	人牙周膜成纤维细胞
human umbilical vein endothelial cell，HUVEC	人脐静脉内皮细胞
hydroclathrus	网胰藻属
hydroxyapatite，HAP	羟基磷灰石
hydroxybutyl chitosan，HBC	羟丁基壳聚糖
hydroxylysine，Hyl	羟赖氨酸
hydroxyproline，Hyp	羟脯胺酸
hydroxypropyl-methylcellulose，HPMC	羟丙基甲基纤维素
hypodermic hematopoietic necrosis virus，HHNV	皮下造血器官坏死病毒
immunofluorescence assay，IFA	免疫荧光试验
immunoglobulin A，IgA	免疫球蛋白 A
immunoglobulin G，IgG	免疫球蛋白 G
immunoglobulin M，IgM	免疫球蛋白 M

implant registration	植入物登记
induced pluripotent stem cell，IPS	诱导多能干细胞
insoluble collagen，ISC	不溶胶原
intelligent hydrogel	智能型水凝胶
intent to treat，ITT	意向性治疗
interleukin，IL	白介素
International Conference on Cardiovascular Research，ICCR	国际心血管注册登记联盟
International Conference on Orthopaedic Research，ICOR	国际骨科注册登记联盟
International Conference on Vessel Research，ICVR	国际血管注册登记联盟
International Medical Device Regulators Forum，IMDRF	国际医疗器械监管机构论坛
International Organization for Standardization，ISO	国际标准化组织
International Union of Pure and Applied Chemistry，IUPAC	国际纯粹与应用化学联合会
ishige	铁钉菜属
ishigeaceae	铁钉菜科
isoelectric point	等电点
isoleucine	异亮氨酸
jellyfish	海蜇
keloid fibroblast，KFB	瘢痕疙瘩成纤维细胞
kelp micro gelation，KMG	海藻酸钠血管栓塞剂
kilogray，kGy	千戈瑞
kuckuckia	库氏藻属
labeorohita	南亚野鲮
lamellibranchia	双壳纲
laminaria	海带属
laminaria digitata	掌状海带
laminaria hyperborea	极北海带
laminaria japonica	海带
laminariaceae	海带科
laminariales	海带目
laminariocolar	带绒藻属
laser scattering-gel permeation chromatography，LLS-GPC	激光散射-凝胶渗透色谱联用法
leathesia	黏膜藻属

续 表

leathesiaceae	黏膜藻科
lessonia flavicans	巨藻 LF
lessonia nigrescens	巨藻 LN
lessoniaceae	巨藻科
limulus amoebocyte lysate，LAL	鲎变形细胞溶解物
lipopolysaccharide，LPS	脂多糖
liquid chromatography-mass spectrometer，LC-MS	液相色谱-质谱联用仪
lobophora	匍扇藻属
loop electrosurgical excisional procedure，LEEP	宫颈环形电切术
lophotrochozoa	冠轮动物
low critical solution temperature，LCST	低临界溶解温度
macrocystis	巨藻属
macrocystis pyrifera	巨藻 MP
macrophage activating factor，MAF	巨噬细胞活化因子
mannuronic acid	甘露糖醛酸
mast cell chymase，MCT	肥大细胞蛋白酶
matrix-assisted laser desorption/ionization time-of-flight，MALDI-TOF	基质辅助激光解析电离飞行时间
matrix metalloproteinase，MMP	基质金属蛋白酶
methionine	蛋氨酸
methyl isobutyl ketone，MIBK	4-甲基-2-戊酮
minimum inhibitory concentration，MIC	最低抑菌浓度
mitoxantrone，MTO	米托蒽醌
moist healing	湿润愈合
molecular weight，MW	分子量
molecular weight cut-off，MWCO	可截留物质的分子量
mollusca	软体动物门
monitoring	监控体系
mouse embryonic fibroblast，MEF	小鼠胚胎成纤维细胞
mucosa delivery	黏膜递送
multiangle laser light scattering，MALLS	多角度激光光散射法
myagropsis	囊链藻属

myelophycus	肠髓藻属
myriactula	多毛藻属
mytilidae	贻贝科
mytilus coruscus	厚壳贻贝
mytilus edulis foot protein，MEFP	贻贝足蛋白
mytilus edulis linnaeus	紫贻贝
mytioida	贻贝目
nanoparticle	纳米颗粒
National Joint Registry，NJR	国家关节登记库
National Medical Products Administration，NMPA	国家药品管理局
nemacystus	海蕴属
nerve growth factor，NGF	神经生长因子
N-hydroxysuccinimide，NHS	N-羟基丁二酰亚胺
N-octyl-O, N-carboxymethyl chitosan，OCC	N-辛基-O,N-羧甲基壳聚糖
non-fibrillar or non-fibril-forming collagen	非成纤维胶原
nonwovens	非织造布
nordihydroguaiaretic acid，NDGA	去甲二氢愈创木酸
normal fibroblast，NFB	正常成纤维细胞
nuclear magnetic resonance，NMR	核磁共振
ommochrome	眼色素
ornithine	鸟氨酸
osteoarthritis，OA	骨关节炎
osteocalcin，OCN	骨钙素
osteopontin，OPN	骨桥蛋白
oxidative stress，OS	氧化应激
pachydictyon	厚网藻属
padina	团扇藻属
papenfussiella	异丝藻属
paugusiushamiltoa	芒鲶
pectin dialdehyde，PD	果胶二醛
pepsin-soluble collagen，PSC	酶溶性胶原
periodontal pocket depth，PPD	牙周袋深度

peripheral nervous system，PNS	外周神经系统
peritoneal exudate cell，PEC	腹腔渗出细胞
perna viridis	翡翠贻贝
petalonia	幅叶藻属
petrospongium	海绵藻属
phaeosporeae	褐子纲
Pharmaceuticals and Medical Devices Agency，PMDA	（日本）药品和医疗器械管理局
phosphate buffer solution，PBS	磷酸盐缓冲液
pilayella	间囊藻属
pilayellaceae	间囊藻科
plaque	糖胺聚糖
platelet-derived growth factor，PDGF	血小板衍生生长因子
platelet factor，PF	血小板因子
pogotrichum	髭毛藻属
polyacrylamide，PAM	聚丙烯酰胺
polyacrylic acid，PAA	聚丙烯酸
polycaprolactone，PCL	聚己内酯
polydimethylsiloxane，PDMS	聚二甲基硅氧烷
polyelectrolyte，PE	聚电解质
polyelectrolyte complex，PEC	聚电解质复合物
polyethersulfone，PES	聚醚砜
polyethylene glycol，PEG	聚乙二醇
polyethylene glycol diamine，PEG-DA	聚乙二醇二胺
polyglycolide，PGA	聚乙交酯
polyhydroxybutyrate hydroxyvalerate，PHBV	聚羟基丁酸羟基戊酸酯
polylactic acid，PLA	聚乳酸
polylactic acid-glycolic acid，PLGA	聚乳酸羟基乙酸
polymethacrylic acid，PMA	聚甲基丙烯酸
polymorphonuclear leukocyte，PMN	多形核白细胞
polystyrene，PS	聚苯乙烯
polytretus	多孔藻属
polyvinyl alcohol，PVA	聚乙烯醇

续　表

polyvinylpyrrolidone，PVP	聚乙烯吡咯烷酮
porcine parvovirus，PPV	猪细小病毒
porphyromonasgingivalis	福赛坦氏菌
post-marketing	上市后
pragmatic randomized clinical trial，pRCT	实用性随机临床试验
primary irritation index，PII	原发性刺激指数
primary structure	一级结构
probing depth，PD	探测深度
problem reporting	不良事件上报
proline	脯氨酸
proline-valine-glycine-leucine-isoleucine-glycine，PVGLIG	脯氨酸-缬氨酸-甘氨酸-亮氨酸-异亮氨酸-甘氨酸
propylene glycol alginate，PGA	海藻酸丙二醇酯
propylene oxide，PEO	聚氧乙烯
pseudo rabies virus，PRV	伪狂犬病病毒
pufferfis	河豚
punctaria	点叶藻属
punctariaceae	点叶藻科
pyrogen	热原
quaternary structure	四级结构
ralfsia	褐壳藻属
ralfsiaceae	褐壳藻科
ralfsiales	褐壳藻目
randomized clinical trial，RCT	随机临床试验
rapid prototyping，RP	原位快速成形
rapid prototyping manufacturing，RPM	快速成形技术
reactive oxygen species，ROS	活性氧
real-world data，RWD	真实世界数据
real-world evidence，RWE	真实世界证据
real-world study，RWS	真实世界研究
recall procedure	召回程序
recombinant human granulocyte-macrophage colony-stimulating factor，rhGM-CSF	重组人粒细胞-巨噬细胞刺激因子

续　表

record-keeping procedure，RKP	记录保持程序
relative growth rate，RGR	相对生长速率
relative humidity，RH	相对湿度
reverse transcription polymerase chain reaction，RT-PCR	逆转录聚合酶链式反应
risk management	风险管理
rosenvinges	如氏藻属
rotiramulus	粗轴藻属
S. polycystum	匍枝马尾藻
S. pallidum	海蒿子
salt-soluble collagen，SSC	盐溶性胶原
sargassaceae	马尾藻科
sargassum	马尾藻属
saundersella	褐条菜属
scaling and root planning，SRP	根面平整术
scanning electron microscope，SEM	扫描电子显微镜
schwann cell，SC	雪旺细胞
scytosiphon	萱藻属
scytosiphonaceae	萱藻科
seaweed pipefish	海草尖嘴鱼
secondary structure	二级结构
silver carp	银鲤鱼
silver containing wound dressing	含银医用敷料
silvetia	鹿角菜属
simulated body fluid，SBF	模拟体液
size exclusion chromatography-multi angle light scatterer，SEC-MALLS	尺寸排阻色谱-多角度激光散射测定仪
smooth muscle cell，SMC	平滑肌细胞
Society of Thoracic Surgeons，STS	（美国）胸外科医师协会
sodium alginate，SA	海藻酸钠
sodium dodecyl-sulfate polyacrylamide gel electrophoresis technology，SDS-PAGE	十二烷基硫酸-聚丙烯酰胺凝胶
sorocarpaceae	聚果藻科

spatoglossum	褐舌藻属
spermatochnaceae	狭果藻科(海蕴科)
sphaecelariaceae	黑顶藻科
sphaerotrichia	球毛藻属
spongonema	绵线藻属
standard operating procedure，SOP	标准操作程序
stem	足丝茎部
sterility assurance level，SAL	无菌保证水平
stimulus responsiveness	刺激响应性
streblonema	扭线藻属
striaria	环囊藻属
striariaceae	环囊藻科
sucrose aldehyde，SA	蔗糖醛
super-paramagnetic iron oxide nanoparticle，SPIO	载超顺磁氧化铁纳米粒
super-secondary structure	超二级结构
swelling index，SI	溶胀系数
swelling rate，SR	溶胀率
tannerella forsythia	牙龈卟啉单胞菌
taura syndrome virus，TSV	对虾桃拉病毒
TdT-mediated dUTP nick end labeling technique，TUNEL	原位缺口末端标记法
tea polyphenol，TP	茶多酚
tensile strength，TS	拉伸强度
tertiary structure	三级结构
tetrabutyl ammonium hydroxide，TBA-OH	四丁基氢氧化铵
tetracycline hydrochloride，TH	盐酸四环素
thermal shrinkage temperature	热收缩温度
thermal transition temperature	热转变温度
thermogravimetric analysis，TGA	热重分析
thrombin loadedalginate-calcium microsphere，TACM	开发止血栓塞微球
tilapia	罗非鱼
tinocladia	面条藻属
tissue culture plate，TCP	细胞培养板

续 表

tissue engineered medical product，TEMP	组织工程医疗产品
tissue engineering scaffold	组织工程支架
tissue repair and regeneration	组织修复与再生
transcatheter arterial chemoembolization，TACE	经导管动脉栓塞
transcatheter valve therapy，TVT	经导管瓣膜治疗
transforming growth factor，TGF	转化生长因子
transglutaminase-1，TGase-1	转谷氨酰胺酶-1
transmission electron microscope，TEM	透射电子显微镜
tricalcium phosphate，TCP	磷酸三钙
triethylenetetramine hexaacetic acid，TTHA	三乙烯四胺六乙酸
trifluoroacetic acid，TFA	三氟乙酸
trimethylsilane modified chitosan	三甲基硅烷改性的壳聚糖
tripolyphosphate，TPP	三聚磷酸盐
tropocollagen	原胶原
tryptophan，Trp	色氨酸
tumor necrosis factor，TNF	肿瘤坏死因子
tuna	金枪鱼
turbinaria	喇叭藻属
type Ⅰ collagen，COL-Ⅰ	Ⅰ型胶原
type Ⅱ collagen，COL-Ⅱ	Ⅱ型胶原
tyrosine，Tyr	酪氨酸
undaria	裙带菜属
Unique Device Identification，UDI	医疗器械唯一标识
United States Pharmacopoeia，USP	美国药典
upper critical solution temperature，UCST	上限临界溶解温度
uterine arterial embolization，UAE	子宫动脉栓塞术
UV-visible absorption spectrum，UV-VIS	紫外可见吸收光谱
vacuum sealing drainage，VSD	负压封闭引流
vascular endothelial cell，VEC	血管内皮细胞
vascular endothelial growth factor，VEGF	血管内皮生长因子
vascular smooth muscle cell，VSMC	血管平滑肌细胞
verification procedures，VP	验证程序

volume exclusion chromatography	体积排除色谱法
von Willebrand factor，vWF	血管性血友病因子
water in oil	油包水
water soluble chitosan，WSC	水溶性壳聚糖
water vapor permeability，MVP	水蒸气透过率
white blood cell，WBC	白细胞
white spot syndrome virus，WSSV	白斑病病毒
World Health Organization，WHO	世界卫生组织
X-ray diffraction，XRD	X线衍射
X-ray photoelectron spectroscopy，XPS	X线光电子能谱法
yellowhead virus，YHV	黄头症病毒
zonaria	圈扇藻属
1-[3-(Dimethylamino)propyl]-3-ethylcarbodimide hydrochloride，EDC	1-(3-二甲氨基丙基)-3-乙基碳二亚胺盐酸盐
3-(4,5-dimethyl-2-thiazolyl)-2,5-diphenyl-2-H-tetrazolium bromide，MTT	3-(4,5-二甲基噻唑-2)-2,5-二苯基四氮唑溴盐
3,3',5,5'-tetramethylbenzidine，TMB	3,3',5,5'-四甲基联苯胺
3D printing	3D打印
5-fluorouracil，5-FU	5-氟尿嘧啶